中医师承学堂
一所没有围墙的大学

内经学说　原创精品

竟然是一部形神离合关系学
用图还原内经原创理论体系

内经真原

——还原内经原创理论体系

田合禄　著

U0307914

中国中医药出版社
·北京·

图书在版编目（CIP）数据

内经真原：还原内经原创理论体系 / 田合禄著 . —北京：中国中医药出版社，2019.1
（2023.3 重印）

（中医师承学堂）

ISBN 978 – 7 – 5132 – 4845 – 7

Ⅰ . ①内⋯ Ⅱ . ①田⋯ Ⅲ . ①《内经》—研究 Ⅳ . ① R221

中国版本图书馆 CIP 数据核字（2018）第 061313 号

中国中医药出版社出版

北京经济技术开发区科创十三街 31 号院二区 8 号楼

邮政编码 100176

传真 010-64405721

三河市同力彩印有限公司印刷

各地新华书店经销

开本 710×1000 1/16 印张 40.5 字数 727 千字

2019 年 1 月第 1 版 2023 年 3 月第 3 次印刷

书号 ISBN 978 – 7 – 5132 – 4845 – 7

定价 138.00 元

网址 www.cptcm.com

服 务 热 线 010-64405510

购 书 热 线 010-89535836

维 权 打 假 010-64405753

微信服务号 zgzyycbs

微商城网址 https://kdt.im/LIdUGr

官 方 微 博 http://e.weibo.com/cptcm

天猫旗舰店网址 https://zgzyycbs.tmall.com

如有印装质量问题请与本社出版部联系（010-64405510）

版权专有 侵权必究

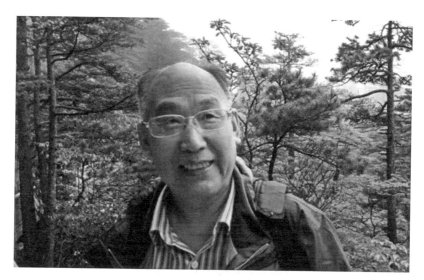

2016 年 5 月 75 岁老翁重游黄山

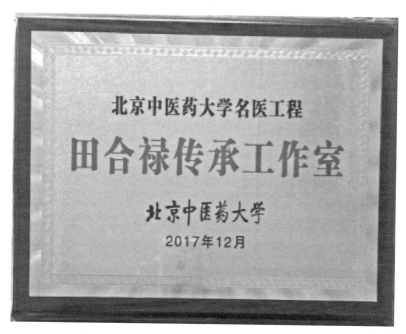

北京中医药大学名医工程

田合禄传承工作室

北京中医药大学

2017年12月

2017 年 12 月田合禄传承工作室在北京中医药大学成立

与田合禄老师一起学习五运六气

序

　　人人都说《黄帝内经》难学，这是为什么呢？因为现在的中医是哲学中医、模型中医、功能中医、黑箱中医、虚拟中医、意会中医，让你丈二和尚摸不着头脑，成了空中楼阁的中医，毫无根基，容易使人迷迷糊糊，这怎么能学好中医呢？

　　医学研究的对象是个体人，只有清楚人这个生命体的原型结构，才能明白人的生理病理，以及治疗用药和针灸。人是一个实实在在的活人实体，有确实的原型结构，不是虚构的，所以中医是形质原型医学，是建立在形体解剖基础上的医学，不是模型中医，是原型实体脏腑，不是模型脏腑、功能脏腑。《黄帝内经》是建立在自然科学的基础上，并具有奠定在崇高道德——生命基础上的道德观念。要想理解中医理论的科学内涵，首先必须知道中医基础理论的本源结构是什么，继承什么，然后才有创新发展。不思本源，高喊创新有何用？能创什么新？光读《黄帝内经》就能读懂了吗？西医为什么发展得快？因为西医用的是还原论。中医自己却清高地说用整体论，比西医高明，其实，当中医实实在在用起还原论的时候，就能清清楚楚读懂《黄帝内经》了。人们读《黄帝内经》是在读书，读模型功能性中医的书，笔者读《黄帝内经》是在读个体人，读生活在自然环境中的个体人。笔者强调的是个体人，与人是有区别的。只有出生后启动肺呼吸和脾摄入饮食才能是个体人，胎儿是母亲的一个附属物，不是个体人。笔者将一个人分两个阶段，附属于母亲的先天胎儿形体加后天的呼吸消化系统生"神"后才成为一个个体人。所以笔者研究《黄帝内经》的主要方法是发生学和解释学，用发生学还原《黄帝内经》的原创中医基础理论，从而诠释《黄帝内经》

1

文本。

研究《黄帝内经》、解读中医学从哪里开始呢？从个体人生命本源开始。《汉书·艺文志》在"方技略·序"说：

> 医经者，原人血脉、经络、骨髓、阴阳、表里，以起百病之本，死生之分，而用度箴石汤火所施，调百药齐和之所宜。至齐之得，犹磁石取铁，以物相使，拙者失理，以愈为剧，以生为死。

这一求实思路的关键是"原"，即还原个体人生命之本源，谁说中医不用还原论？通过还原的方法论述个体人的生命到底是怎么来的，病是怎么发生的，生死的分界是什么，中医的终极目的是什么，最终在治疗上要求达到"至齐之得"。

研究人体医学，首先是还原人体生命原型是双生命结构，一个是父母给的有形体生命，一个是自然天地给的无形生命，二者合一才构成了一个完整的个体人生命体。父母遗传的形体生命是主体，人体主体生存的自然环境是客体，主客体之间有合一和相应的密切关系，不可分离。在此人体生命双结构理论下，《黄帝内经》形成了先后天形、神理论。实际上《黄帝内经》只讲了两件事，那就是"形"和"神"，其他论述都是围绕着形、神展开的讨论。这种形神学的"形与神俱"的生命结构学说出现在《黄帝内经》，《素问》首篇《上古天真论》提出"形与神俱"，《灵枢》首篇《九针十二原》提出"粗守形，上守神"，所以只要读懂《素问·上古天真论》和《灵枢·九针十二原》，则学习《黄帝内经》思过半矣。一部《黄帝内经》就是一部"形神学"，一部《黄帝内经》就是在围绕着"形神学"做文章，阐发"形"与"神"的关系。人活着的关键就是形神关系，形神合一就是健康人，不合一则病，病则需要治疗，治疗要"守形神"。带着形神的观念去读《黄帝内经》，大致上无往而不通，否则便基本上读不懂。"形"和"神"是中医基础理论的最核心概念，是建立在构建人体生命事实上的概念，离开这个形神核心概念，中医就不复存在，中医理论在很大程度上可以说是关于形神的学说。所以养生分为"养形论"和"养神论"两派[①]。形器讲"生化"，神的物质基础是营卫血气，是人体生命养料的源泉，神舍于心布为五脏之神，又游行于经络365穴，故云凡刺之要，在于调神。现在的中医基础理论忽视掉了最基础的

---

① 杜正胜，从眉寿到长生——中国古代生命观念的转变 [J].中央研究院历史语言研究所集刊.1995，66（2）：446.

"形"，所以成了空中楼阁。

笔者从发生学生成论出发阐明了"形"和"神"的来源，还原其原始生态，"形"是先天的，"神"是后天的，后天之"神"滋养着先天之"形"。接着从"神气舍心"阐明人体生命的整体观，阐明了中医整体观的生成过程——整体生成论，"神"是个体人生命存活的主宰者，从而肃清那些意会中医观点，让中医扎根，让中医有实实在在的根基。在形神观思维下，一是要研究形质解剖；二是注重研究形质之器的"生化"；三是更要深入研究滋养形质之器的"神"的升降出入活动方式、方法，以及形神合一的整体机能；四是研究生命形成的过程及其机制与规律。所以中医理论包含形神整体观、形神疾病观、形神防治观等。

医学研究的对象个体人是主体，自然界是客体，研究自然界生物起源属于客体中的事，但客体养育着主体。现在的《黄帝内经》教材，多把中医思维哲学化，生怕中医理论低人一等，于是多以哲学论自然界的"气一元论"或"精气一元论"开始，作为立命之始，不是论人体形质从父母精卵合子发育成人开始，而是将自然界生物过程加于人体发育过程，将二者混论不分，是造成中医学术理论混乱的根本原因。只有明确了二者的分合原理，才能清楚《黄帝内经》原创中医理论体系的系统性、逻辑性、科学性。

近年来，有几本讲"气化结构"理论的中医书，只是偏重于天道、地道、人道之气化，讲"通天下一气耳"的"一气之周流"，只讲"生命状态"下的"气化结构"，不研究"解剖结构"，更没有认识到个体人有"生命"之先后天"形""神"双结构。要知道，西医正是深入研究"解剖结构"起家的，反而成了现代医学界的主流，现代中医为什么要抛弃"解剖结构"呢？《黄帝内经》也是依据"解剖结构"讲"气化结构"的，没有脱离"解剖结构"单纯讲"气化结构"，可是现在的中医总是说我们中医只讲"气化结构"，是功能性的五脏结构，成了没有根基的空中楼阁式的五脏六腑，痛心啊！《灵枢·寿夭刚柔》在论述"形与气相任则寿，不相任则夭"后，说："此天之生命，所以立形、定气而视寿夭者。必明乎此，立形、定气，而后以临病人，决死生。"所谓"天之生命"是指《素问·宝命全形论》所说"夫人生于地，悬命于天，天地合气，命之曰人"的后天生命，即《素问·六节藏象论》所说"天食人以五气，地食人以五味。五气入鼻，藏于心肺，上使五色修明，音声能彰。五味入口，藏于肠胃，味有所藏，以养五气，气和而生，津液相成，神乃自生"之生命，这就是所谓的"定

3

气"。而"立形"则是指父母给的先天形质生命，只有明白此先天"立形"之命和后天天地"定气"之命，才能"而后以临病人，决死生"。不明个体人"生命双结构"的医生，是当不了好医生的。

其次要明白主持生命双结构的心、肺、脾三本是中医学说的核心，心是父母遗传先天形体生命之本，肺脾是天地遗传无形生命之本，肺天脾地主天地之气。由此产生了命门学说，心为先天命门，肠胃腹脑黄庭——肾间动气——冲气为后天神命门，二者合一表现在目脑，故《黄帝内经》说目为命门，从而形成了道家的上、中、下三丹田之说。因为是神命门主宰着个体人生命的存活，所以道家、佛家都是以守神命门——脐中丹田腹脑神阙为根本。这就是《黄帝内经》三命门四海说，《灵枢·海论》说："胃者，水谷之海，其输上在气街（冲），下至三里；冲脉者，为十二经之海，其输上在于大杼，下出于巨虚之上下廉；膻中者，为气之海，其输上在于柱骨之上下，前在于人迎；脑为髓之海，其输上在于其盖，下在风府。"冲脉既为"十二经脉之海"（《灵枢·海论》《素问·痿论》），又为"五脏六腑之海"（《灵枢·逆顺肥瘦》），其经"并足阳明"，其穴属足太阴脾经公孙，所以冲脉实属黄庭丹田腹脑之脉。冲者，动也，即黄庭肾间动气，就是丹田之气，所以"胃者，水谷之海"和"冲脉者，为十二经之海"可以合为"神命门"；"膻中者，为气之海"是"心命门"；"脑为髓之海"则为"目命门"，因为目系入脑，目脑是一家，故《灵枢·海论》说："髓海不足，则脑转耳鸣，胫酸眩冒，目无所见，懈怠安卧。"

中医的目的是使个体人健康，即人体生命存活的唯一条件——"形与神俱"，追求"长生久视"的"天年"，其手段是追求"得神"，"失神者死，得神者生"。

第三，明白人体生命原型双结构，与外界接触的两个通道是体表表皮和体里的呼吸消化道。体表直接与自然大气接触，出入通道是汗孔——鬼门；体里消化道接触的是摄入的水谷，出入通道是从口到肛门的腑道。这既是人体营养摄入的两个通道，也是人体发病的两个通道，称作病发于阴、病发于阳，故《黄帝内经》有开鬼门、洁净府之说。

先天形体是立命的基础，为内机制，具有内在恒定机制。神——营卫气血出于体里肠胃之水谷，来源于天地外界气味，属于后天，具有出入升降机制，谓之"神机""气立"，影响着先天形体的变化。神（营卫气血）通过先天心输布到周身，后天命门滋养先天命门。营卫病则形体病矣。

第四，神生于天地水谷之气味，其精髓是营卫二气。然天地属于天道，以天道明医道是中医的核心内容。

第五，阴阳五行源于天道，是自然科学，不是哲学，医学不是哲学，不要把中医的阴阳五行理论美其名为哲学。

第六，熟悉五运六气。形体接触天地之气，既可以养生，又可以发病，而天地之气运动规律尽在五运六气之中，所以一个上工中医不可不通五运六气。五运六气理论的司天在泉和标本中气两大系统，统摄着中医的外感和内伤两大类疾病，可以说五运六气铃百病。

第七，两个生命体，构建了人体两套生理病理体系。先天心命门主血脉循环系统——体液循环，其动力源是宗气，司呼吸而贯心脉，营血注其中，动静脉在组织间隙进行交换形成组织液循环，三焦心包主之；后天神命门主经脉循环系统，其动力源是冲脉动气——即黄庭肾间动气，营气卫气注其中。人体生命这两套基础理论体系，展现了中医基础理论的发展细节，不了解人体生命这两套基础理论体系，就不能理清血脉循环系统和经脉循环系统的发展脉络，以及血脉循环系统和经脉循环系统之间的关系。血脉循环系统和经脉循环系统之间共有的是神，神气舍心随血脉"留于四脏"成五脏神，生神随经脉之海冲脉游行于365穴。后天命门之神舍于先天命门心合二为一则彰显于目。脑命门主神经循环系统指挥着人体生命的一切活动。三命门的三大循环系统是人体生命的命根子，保障着人体生命的长视久生。

《黄帝内经》具有形神合一的整体观，分为"形"和"神"两大体系，"形"系统包括脏腑五体等形质组织，"神"系统包括五运六气、经络、营气卫气宗气等。《黄帝内经》逻辑严谨，尊重人体生命结构原型，基础科学性强。医者，当以识别形神生命结构最为枢要。其次是心肺脾三本，再次才是阴阳五行。

笔者学习《黄帝内经》归纳为三化：一是形神化，二是以天文历法时间精准化，三是标准化。

上述皆为学习《黄帝内经》之要，知其要者，一言而终，学习易矣；不知其要，流散无穷，难登大雅之堂，不可以为工矣。为了便于学习，一目了然，特绘制一幅还原《黄帝内经》原创中医理论体系图加以说明。

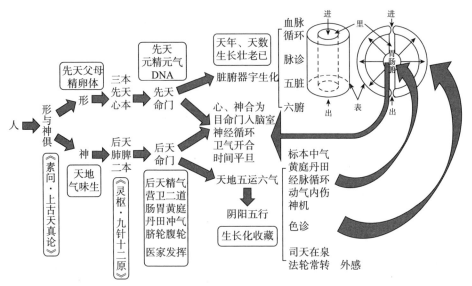

　　笔者将《黄帝内经》的文字陈述结构系统转换为图形结构系统，将文字逻辑思维变换为图形结构性思维，所以本书完全坚持依据这幅还原《黄帝内经》原创中医理论体系图形结构系统展开论述，笔者认为这就是黄帝师徒从直观实践中设计出的特定结构性思维模式，谁说中医没有结构体系？用图还原《黄帝内经》原创中医理论体系，说明中医的科学规律性、形式逻辑严密性，一眼就能看出其"返璞归真"的效果，以及象数思维效果和知雄白而守雌黑效应。

　　本书以图形还原《黄帝内经》原创中医理论体系为目的，以《素问·上古天真论》提出的"形与神俱"人体生命双结构体系为基础，创建了心主先天形体和肺天脾地主后天肠胃黄庭腹脑的新三本理论，在此三本理论基础上阐释了先后天命门合于目命门的道理。后天肺脾摄入的天地气味在肠胃黄庭生成营卫——"神"养育着先天形体。人体生命的一切生生化化、生长壮老已都是在此基础上完成的，这是黄帝师徒集体创作一气写成的完整中医理论体系，不是论文汇编，有很强的科学性、逻辑性、系统性。

　　《灵枢·本脏》阐述了五脏六腑及精神血脉经脉等各自的功能，《灵枢·五变》探讨了五脏病变见于皮肉脉筋骨五体，并说可以通过司外揣内法诊断内脏病证，于此可知《灵枢·九针十二原》提出"粗守形，上守神"是个非常大的纲领性原则。"粗守形"指病位，"上守神"指正气及"神客在门"了解病因，从而达到"宝命全形"的目的。可用下面的"守形守神图"加以说明。

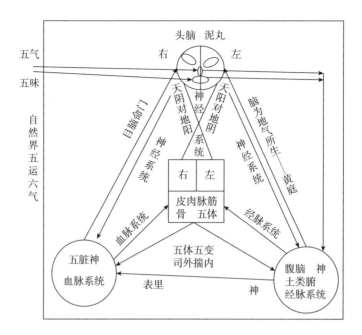

《黄帝内经》将还原论和系统论完美结合在一起，笔者在还原论基础上建立起了中医的生理病理系统。首先是由命门说建立起来的生命系统，即三丹田命门系统：

后天脐部黄庭丹田命门（经脉系统）→先天膻中丹田心命门（血脉系统）→脑丹田目命门（神经系统）。

疾病就是在内外一定综合病因的损害作用下，形神合一健康态发生的异常生命活动过程，形神不合就是病。如《素问·上古天真论》说："今时之人不然也，以酒为浆，以妄为常，醉以入房，以欲竭其精，以耗散其真，不知持满，不时御神，务快其心，逆于生乐，起居无节，故半百而衰也。"《素问·汤液醪醴论》说："嗜欲无穷，而忧患不止，精气弛坏，营泣卫除，故神去之而病不愈也。"众所周知，经脉系统是营卫的通道，血脉系统以营为养，神经系统以营卫为养，总归之于神。《灵枢·营卫生会》说："营卫者，精气也；血者，神气也，故血之与气，异名同类焉。"

中医不但重整体联系，也重部分实体。人体的器官与器官、组织与组织等要素之间的联系是通过经脉系统——血脉系统——神经系统网络来完成的。中医理论所阐述的概念，多是从解剖分析、实验总结获得的。所以中医是系统医学和系统生物学结合的医学，要注意在系统整体变化时，其部分要素有什么变化，要素之间及要素与整体之间有什么变化。

现在的中医理论基础教材忽视掉了它最重要的基础——形神学说，使得中医理论漂浮起来了，成了没有根基的空中楼阁。如由孙广仁、郑洪新主编的第九版"十二五"规划教材《中医基础理论》，第一章是中医学哲学基础，包括精气学说、阴阳学说、五行学说，根本没有"形神"；第二章是藏象，包括藏象学说概论、五脏、六腑、奇恒之腑。这哪里是"以人为本"？根本没有一个整体活人形体的感觉，完全缺乏孔子在《系辞传》中说的"形而上者谓之道，形而下者谓之器"的统一整体观。五脏、六腑、奇恒之腑都是生化之器，神是源于天地之气的道，器也好，道也好，是包容在"形"之内的，没有"形"，哪里有"道器"？器是有，道是无，老子《道德经》说"有无相生"，"道"与"器"只是一个事物的两个方面，互依互存，没有贵贱之分，就像一个家庭一样，虽有夫主外、妻主内之分，只有夫妻合一才是一个家庭。

中医研究的对象是活体人，以形神为本，形神是中医最根本的医理，阴阳、五行、针灸、方药、天干地支等只是诊断治疗推算的工具，属于医术。现在的中医本末颠倒，以精气、阴阳、五行为本，而轻形神，日损中医，悲矣！

综合以上所述可知，《黄帝内经》原创医学理论体系结构可以表述如下：

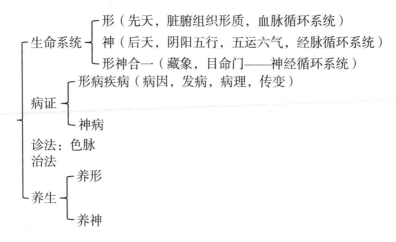

本书据此撰写而成：

第一编为《黄帝内经》方法论（主形神及心肺脾三本），第二编为先天形体，第三编为后天神气，第四编为形神合一，第五编为形神发病。

滑县田堤口　　　田合禄

2017 年端午节于北京寓所

8

非汝还者又是谁？

杏花春雨自纷飞。

旧里依稀梁上燕，

穿梭来去入翠微。

吴新明

吴新明，博士，广东省中医院名医工作室助理研究员，从事中医经典和民间中医药特色诊疗技术研究。

目　录

第一编 《黄帝内经》方法论

《黄帝内经》是中国古代医学家黄帝与岐伯、伯高、少师、少俞、雷公、僦贷季、鬼臾区等师徒集体讨论撰写的中医学巨著。大概成书于春秋战国至秦汉时期，但并不等于说《黄帝内经》原创理论始于春秋战国至秦汉时期。《黄帝内经》记述了他们研究中医学的方法，也是今天我们学习中医的好方法。

现在的中医教材多将精气神、阴阳五行作为学习《黄帝内经》的方法论，这不妥当。从个体人的形神入手才是学习《黄帝内经》的最好方法。

黄帝师徒认为，中医研究的主体对象是每一个个体人生命体，即研究我们每一个生命体——活人从哪里来（笔者不研究人从哪里来）和其生长发育，以及其发病死亡的原因。《黄帝内经》用"形与神俱"概括之，认为形神合一则生，形神分离则死。《黄帝内经》就是围绕着"形"与"神"展开论述的。一部《黄帝内经》讲的就是一部形神学说发展史。"形"来源于父母之精为先天，"神"来源于天地气味为后天，天地有阴阳五行，后天之神入住先天之心——"神气舍心"才能成为一个完整的个体生命体——活人，达到天人合一。个体生命体生活于大自然客体之中则是天人相应，从而有了"天人合一"和"天人相应"的区分，现在人们多将这两个不同的概念混淆。所以学习《黄帝内经》要从"形"入手，从父母精卵的"合二为一"入手，而胚胎发育为婴儿、成人则是从"一分为二"来看。活人生活在客体自然环境之中，所以天地阴阳五行是次于形神一级的概念。人生活在大自然之中，受大自然的主宰。因此我们中华民族传统文化方法论的思维方式是以天道明人事，这就决定了中医学次一级方法论的思维方式只能是以天道明医道，这在《黄帝内经》里有明确记载，贯穿中医学的始终。

生命双结构是人体存活的唯一条件
心肺脾三本则是生命双结构的保证

第一章　人体生命双结构

中医研究的对象是人，是有生命的活人，所以研究中医首先要明白人这个生命体——个体活人是从哪里来的，这在《黄帝内经》里有明确阐述，笔者将逐步一一论述。

第一节　《素问·上古天真论》阐释人体生命双结构

一般人都认为《素问·上古天真论》是研究养生长寿方法及其意义的，强调肾气对人体生长发育的重要作用，其实这是望文生义的认识，没有深入研究。

上古指上古时代，一般不会有异议。那么"天真"是什么意思呢？《庄子·渔父》说："礼者，世俗之所为也；真者，所以受于天也，自然不可易也。故圣人法天贵真，不拘于俗。"由此可知，所谓"天真"，乃指自然宇宙而言，就是"生气通天"的意思。说明在上古时代，我们的祖先已经认识到人体生命的存活离不开天。为了说明真道理，《素问·上古天真论》开篇就提出人体生命双结构的命题。

《素问·上古天真论》说"形与神俱"是唯一的健康标准，即人体生命存活的唯一条件。那么"形"是什么呢？"神"又是什么呢？《素问·上古天真论》说，人的"形体"是父母男女交合形成的，"神"来源于"天地之精气"，即"提挈天地，把握阴阳，呼吸精气""积精全神"，并对此做了进一步论述。

这就告诉我们，个体人是一个结构体系，是由"形"构造的体系和"神"构造的体系合一的结构体系。而且这个结构生命体系是主体，要生活在自然界客体体系之中，这样便又形成了一个复杂的结构体系。

第二节　父母遗传有形生命体

《黄帝内经》说有形之精是构成人体的基本物质，如：

《灵枢·决气》说："两神相搏，合而成形，常先身生，是谓精。"

《灵枢·本神》说："生之来，谓之精。两精相搏，谓之神。"

《素问·金匮真言论》说："夫精者，身之本也。"

《灵枢·天年》也谈到了父母合精而生人之事，谓：

黄帝问于岐伯曰：愿闻人之始生，何气筑为基，何立而为楯，何失而死，何得而生？岐伯曰：以母为基，以父为楯，失神者死，得神者生也。

黄帝曰：何者为神？岐伯曰：血气已和，荣卫已通，五脏已成，神气舍心，魂魄毕具，乃成为人。

人体之精与生俱来，就是禀受于父母双亲的生殖之精，即双亲的遗传之物，是构成人体胚胎发育的原始物质。

《黄帝内经》认为，人这个生命体首先是父母给的，是父母之精合成的，所以父母之精是人体的根本，是人体生命发生的基本物质。所谓"两神相搏"，乃指父母性交前的氤氲状态，即亲昵状态。性交后精卵结合谓"合而成形"，即有了胎形。所谓"常先身生，是谓精"，乃指胎形来源于父母之精，即生命诞生于父母之精合，故云"生之来，谓之精""精者，生之本"，但不能说是个体人有了先天之肾精。所谓"两精相搏，谓之神"要与"两神相搏，合而成形"合看，只有在父母"两神相搏"的情况下才有"两精相搏"，所以"谓之神"的"神"，就是"两神相搏"的"神"，指父母之神，不是胎形之神，不是个体人先天之神。只有父母之神先动，然后才有两精之动。一般认为这是个体人先天之神，我原先也随大家如此认识，但是这个认识不对，我纠正。《灵枢·天年》指出，只有在"五脏已成"的条件下才能"神气舍心"，可知此"神"是后天之神。胎儿在母体内得到滋养，发育出脑髓、骨骼、筋肉、皮肤、毛发、脏腑等形成胎儿的形体。因此，精是人体形成的原始物质。但这个精是父母的精，是生成个体人形体的物质基础，而不是个体人的"先天之精"。个体人之肾精都是后天形成的，如《素问·上古天真论》说："肾者主水，受五脏六腑之精而藏之，故五脏盛，乃能泻。"要经历"二七""二八"之年才能积蓄满溢。而五脏六腑之精源于胃中水谷之精气，故知肾精本源于后天脾胃。

第三节　自然遗传无形生命体

《黄帝内经》继承了《周易》天地合气生物的思想而论说人体生命科学，如《素问·宝命全形论》说：

天覆地载，万物悉备，莫贵于人；人以天地之气生，四时之法成……夫人生于地，悬命于天，天地合气，命之曰人。人能应四时者，天地为之父母……人生有形，不离阴阳。

《素问·四气调神大论》说：

阴阳四时者，万物之终始也，死生之本也。

《灵枢·本神》说：

天之在我者德也，地之在我者气也，德流气薄而生者也。

《素问·六节藏象论》说：

天食人以五气，地食人以五味。五气入鼻，藏于心肺，上使五色修明，音声能彰；五味入口，藏于肠胃，味有所藏，以养五气，气和而生，津液相成，神乃自生。

《周易·系辞传》说："天地之大德曰生。"即人是无形生命体由天地之气合生的。《灵枢·决气》说："人有精、气、津、液、血、脉，余意以为一气耳。"这种观点和《庄子·知北游》所说"人之生，气之聚也"及《论衡·言毒》所说"万物之生，皆禀元气"等观点是完全一致的，显示了气学理论在人体生命科学中的重要性。

《周易·文言传》说人"与天地合其德，与日月合其明，与四时合其序"。《吕氏春秋·情欲篇》说："人之与天地也同……其情一体也。"因此，《丹台玉案》卷四虫门说"人之气，即天地之气也"；《医门棒喝·温暑提纲》说"人身一小天地"。于此可知，人是天、地、人三才合一的生物，故云人"与天地合其德，与日月合其明，与四时合其序"。

人体生命双结构可以用图 1-1 表示。

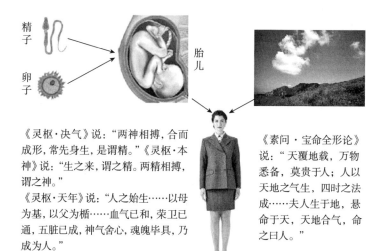

《灵枢·决气》说："两神相搏，合而成形，常先身生，是谓精。"《灵枢·本神》说："生之来，谓之精。两精相搏，谓之神。"
《灵枢·天年》说："人之始生……以母为基，以父为楯……血气已和，荣卫已通，五脏已成，神气舍心，魂魄毕具，乃成为人。"

《素问·宝命全形论》说："天覆地载，万物悉备，莫贵于人；人以天地之气生，四时之法成……夫人生于地，悬命于天，天地合气，命之曰人。"

图 1-1　人体生命双结构示意图（1）

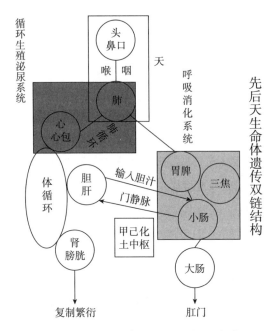

图 1-1 人体生命双结构示意图（2）

由此可以概括出，人体生命由三部分组成：

一是父母遗传的有形生命体。

二是天地之气，包括天之五气和地之五味。

三是神，天地合气之神。

父母遗传的形体属于基因编码系统，是生命体存活的基础。天地遗传无形生命体属于天地——宇宙编码系统，是生命体存活的保证，主宰着形体的有序运动，而且天地之气的变化主宰着形体的突变，其交接中介是经络系统。

张景岳在《类经·七卷·经络类》说："经脉者，脏腑之枝叶；脏腑者，经脉之根本。"这种说法值得商榷，因为后天生成的神——营卫气血滋养着先天形体，而神生于胃肠系统之土类，土类属于腑，是腑生成的神在滋养着五脏系统，腑神并通过经络系统与五脏联系着，所以从个体人来说，腑比脏重要，腑是根本，经络和脏是枝叶，经络是腑通向脏的通道。脾胃主四肢手足，十二经脉出于手足就是出于胃肠神阙处，而行于躯干五脏。在胎儿期则是通过先天之本心脏将胎儿营养——母血，输布于全身。

第四节 生命三要素——形、气、神

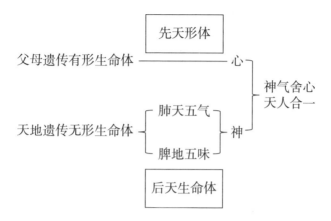

这就是说，人体生命是结构理论，由父母给的形体生命和自然给的无形生命两部分组成。换个说法就是，人生有两个阶段，第一阶段是父母精卵合成的胎儿寄生于母腹之中，第二阶段是出生之后寄生于天地自然环境之中。父母精卵合胎成形属于地道而分五行（在地成形），化生血脉循环系统。出生之后纳天之五气、摄地之五味而生神，属于天道而分三阴三阳之六气。然后天地气味生成之"神气舍心"则天人合一矣。所以"形"是靠"神"养育的。《素问·五常政大论》说："化不可代，时不可违。夫经络以通，血气以从，复其不足，与众齐同，养之和之，静以待时，谨守其气，无使倾移，其形乃彰，生气以长，命曰圣王。故大要曰：无代化，无违时，必养必和，待其来复，此之谓也。"

（一）形与神

1. 释形

《灵枢·决气》说："两神相搏，合而成形，常先身生，是谓精。"这是《灵枢·决气》对"形"下的定义，男女精卵是其物质基础。"形"是人体生命存在之本，没有形体，人体生命就不存在，故称之为先天命门。人形指身体、形体，有形状、形象等，名之为器。人之形体具有形质结构，如《灵枢·经水》所说："五脏六腑之高下、小大、受谷之多少亦不等……若夫八尺之士，皮肉在此，外可度量切循而得之，其死可解剖而视之。其脏之坚脆，腑之大小，谷之多少，脉之长短，血之清浊，气之多少……皆有大数。"《灵枢·本脏》也说："五脏者，固

7

有小大、高下、坚脆、端正、偏倾者，六腑亦有小大、长短、厚薄、结直、缓急。"说明人是一个实实在在的实体，占有一定的空间，不只具有生化功能，还有组织结构，如五脏六腑、筋骨、肌肉、皮毛、四肢百骸等，从而才有身体形象和概念。

形器具有生化作用。《素问·六微旨大论》说："器者，生化之宇，器散则分之，生化息矣。"所以形器是"生化"功能的载体。

2. 释神

神是天地气味的产物，如《素问·六节藏象论》说：

天食人以五气，地食人以五味。五气入鼻，藏于心肺，上使五色修明，音声能彰；五味入口，藏于肠胃，味有所藏，以养五气，气和而生，津液相成，神乃自生。

《素问·八正神明论》说："血气者，人之神。"《灵枢·营卫生会》说："血者，神气也。"《灵枢·平人绝谷》说："神者，水谷之精气也。"《灵枢·小针解》说："神者，正气也。"这是《黄帝内经》对"神"下的基本定义，神就是营卫气血。可知神存在于五气、五味合和化生而成的营卫气血中。血液是"神"的物质基础，以滋养濡泽着先天形体，故称之为后天神命门。

由"神气舍心"可知，心是神之室、宿舍，神归之，而心主脉，脉为血液流通之道，故有"神归其室""神去其室"归来别去的流动性。如《灵枢·周痹》说："此痛安生？何因而有名？岐伯对曰：风寒湿气，客于外分肉之间，迫切而为沫，沫得寒则聚，聚则排分肉而分裂也，分裂则痛，痛则神归之，神归之则热，热则痛解，痛解则厥，厥则他痹发，发则如是。"《灵枢·胀论》说："凡此诸胀者，其道在一，明知逆顺，针数不失，泻虚补实，神去其室，致邪失正，真不可定，粗之所败，谓之夭命。补虚泻实，神归其室，久塞其空，谓之良工。"

由于"神"来源于天地自然，所以《黄帝内经》要特别强调"四气调神"，即四季养神，"生气通天"。

"神"本源于天地气味，天五气地五味在出生时打开肺门脾门吸摄入体，这本是很自然的科学基础知识，却被宗教渲染为"灵魂入体""神童转世"。

天地之气本源于宇宙日月星辰，本有日月星光。《黄帝内经》多次称其为"神明"，《素问·八正神明论》称其为"天光"，当其被摄入于人体，人体自然会发出辉光。《素问·本病论》称其为"神光"，谓："人气不足，天气如虚，人神失守，神光不聚。"所以《素问·刺法论》说："神失位，使神彩之不圆……神守天息，复入本元，命曰归宗。"所谓"神守天息"就是要通天五气，顺天时吸入五气。而这"神光"却被宗教宣扬为"佛光"，神乎其神。

（二）形神合一

《素问·上古天真论》提出人体生命存活和健康的唯一条件是"形与神俱"，即后天之"神"与先天之"形"合一才是一个完整的个体人。《灵枢·天年》说：

血气已和，荣卫已通，五脏已成，神气舍心，魂魄毕具，乃成为人。

"神气舍心"就是指后天之神合于心，故《素问·宣明五气》说："心藏神。"《素问·六节藏象论》说："心者，生之本，神之变也。"《素问·灵兰秘典论》说："心者，君主之官，神明出焉。"因为心主血脉，神在其中。心输送血气给五脏机体，然后才有五脏之神和神的外在表象，如《灵枢·本神》说：

血、脉、营、气、精神，此五脏之所藏也……

肝藏血，血舍魂，肝气虚则恐，实则怒。

脾藏营，营舍意，脾气虚则四肢不用，五脏不安，实则腹胀经溲不利。

心藏脉，脉舍神，心气虚则悲，实则笑不休。

肺藏气，气舍魄，肺气虚，则鼻塞不利少气，实则喘喝胸盈仰息。

肾藏精，精舍志，肾气虚则厥，实则胀。

《素问·本脏》说：

五脏者，所以藏精神血气魂魄者也。

《灵枢·九针论》说：

五藏：心藏神，肺藏魄，肝藏魂，脾藏意，肾藏精志也。

《素问·调经论》说：

夫心藏神，肺藏气，肝藏血，脾藏肉，肾藏志，而此成形。志意通，内连骨髓而成身形五脏。

《素问·八正神明论》说：

神乎神，耳不闻，目明，心开而志先，慧然独悟，口弗能言，俱视独见，适若昏，昭然独明，若风吹云，故曰神。

《灵枢·五色》说：

积神于心，以知往今。

神合于心，而心主于目，入脑系，故心神必表现于目。心脑一体，共主精神活动及思维。《灵枢·本神》说：

所以任物者，谓之心；心有所忆，谓之意；意之所存，谓之志；因志而存变，谓之思；因思而远慕，谓之虑；因虑而处物，谓之智。

经文用意、志、思、虑、智对人的思维活动的回忆、记忆、思虑、处事、判断等进行了概括，并加以区别，认为这些思维活动都是在心脑一体的基础上产生的，是心神的具体表现。人病就表现在形与神。

神舍心有了"心神说"，心神入脑有了"脑神说"，于是有了"心神说"和"脑神说"之争。中医却将二者统一了起来。西医只主张"脑神说"。"脑神说"认为精神、意识、思维属于"大脑功能"，属于神经系统。中医则将其归入"心脑一体"说，认为其为人体生命的主宰。心神主营卫气血，具有营养和防御的功能。营卫气血生于黄庭，现代称之为腹脑，可知大脑与腹脑是有区别的。

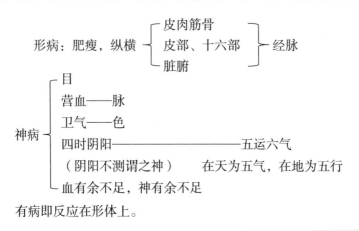

有病即反应在形体上。

（三）形气神

父母遗传的是先天有形生命体，天地遗传的是后天无形生命体。对此，《素问·阴阳应象大论》说："帝曰：余闻上古圣人，论理人形，列别脏腑，端络经脉，会通六合，各从其经，气穴所发，各有处名，溪谷属骨，皆有所起。分部逆从，各有条理，四时阴阳，尽有经纪，外内之应，皆有表里，其信然乎？"所谓"人形"，即指父母遗传的先天有形生命体。所谓"外内之应"，外指天地遗传后天无形生命体——神气，内指先天有形生命体形。《淮南子·原道训》说："形者，生之舍也。气者，生之充也。神者，生之制也。"明确指出人体生命由形、气、神三者组成。形指有形的身体（形态结构），来源于先天的身体，是生命存在的基础，故云形是生命居住的宿舍，可以引申为器具。气指来源于后天的天地之气，是滋养先天形体的营养品（物质能量），故云"充"，乃充养、充实之意，让其有活力，此气藏于形体器具之中。神指心神，心主神，是生命活动的主宰，故云"生之制"，即制约或掌握生命活动的意思（信息控制，属于意识）。《太平经》则说："故以形体为家，以气为舆马，以精神为长吏，兴衰往来，主理也。"形、气、神是中医的整体理论基础。形是神的载体，神是形的主宰。司马谈在《论六家要旨》中说：

> 凡人所生者神也，所托者形也。神大用则竭，形大劳则蔽，形神离则死。死者不可复生，离者不可复反，故圣人重之。由是观之，神者生之本也，形者生之具也。不先定其神，而曰"我有以治天下"，何由哉？

心主神，故《素问·灵兰秘典论》说："故主明则下安，以此养生则寿，殁世不殆，以为天下则大昌。主不明则十二官危，使道闭塞而不通，形乃大伤，以此养生则殃，以为天下者，其宗大危，戒之戒之。"

关于形、气、神三者之间的关系，形是生命生存的基地（心是先天形体之本，故云"心者，生之本"）。天地之气是生命存活的根本，是产生万物的本源，而且是万物万事发展运动变化的动力，"生气通天"是人"寿命之本"（《素问·生气通天论》），即言后天生命本源于天地之气，但不能说整个人体生命是气生成的，因为有形生命是由父母之精所生成。《素问·五常政大论》说："气始而生化，气散而有形，气布而蕃育，气终而象变，其致一也。"这是指天地之气说的，不等于是说天地之气直接生成人这个双生命体。神是在气的基础上产生的，是意识之本，故云"生之本，本于阴阳"，"阴阳不测谓之神"，即言气的阴阳变化是谓神。

从生成角度来说，形是第一位的，形是基础，形是载体，有形才能生神，形存才能神存，故《荀子·天论》说"形具而神生"，明确指出"形"先"神"后的事实。"形"是人体生命的基础，故《黄帝内经》特别强调"宝命全形"（《素问·宝命全形论》）。《抱朴子·至理》说："形者，神之宅也。"《素问·上古天真论》说："形体不敝，精神不散。"没有这个形，神气就无藏身之地。形又称器，《素问·六微旨大论》说："器者，生化之宇，器散则分之，生化息矣。"形体不存在了，没有"生化"的器了，神也就不能生了。刘河间《素问病机气宜保命集·原道》说："人受天地之气，以化生性命也。是知形者，生之舍也；气者，生之元也；神者，生之制也。形以气充，气耗形病，神依气位，气纳神存。"故《素问·阴阳应象大论》说："形不足者，温之以气。"

从生命气角度来说，气是第一位，神是第二位，形是第三位。有天地之气才能使生命存活，无气则死，气病则形、神俱病，气和神属于无形，形体有形，人死存形，气、神俱灭。生命是什么？生命就是天地之气的运动。《素问·五常政大论》说："气始而生化，气散而有形，气布而蕃育，气终而象变，其致一也。"《素问·五运行大论》说："从其气则和，逆其气则病。"《庄子·知北游》："人之生，气之聚也。聚则为生，散者为死……故万物一也……故曰：'通天下一气耳。'"刘河间也说："气者，形之主，神之母。"

从生存角度说，神是第一位，气是第二位，形是第三位。形是先天之本，神是后天之本，后天之"神"滋养着先天之"形"，没有后天之神，先天之形就活不了，所以养生之本就是养后天之神，故《素问》第二篇就是《四气调神大论》，而道家《内经图》《修真图》的丹田之说其实就是养神。胡孚琛在《道学通论——道家·道教·仙学》中说："道学历来将人体看作是由形、气、神三个层次组成的巨型动态开放系统，形（躯体结构）、气（生命结构）、神（心理结构）三重结构不分离才能组成有生命有思想的人，形、气、神相分离就意味着死亡。因而道学的养生方术，也是从形（肉身）、气（能量）、神（意识）三个层次入手展开人体修炼工程。"（社会科学文献出版社，1999 年版，375 页）其中就是以神为主导。

总之，正如张景岳在《类经·针刺类》中所说："无神则形不可活，无形则神无以生。""神去离形为之死。"形神合一则生，形神分离则死。形谓之器和有，神谓之道和无，但以形为基础，包含于形之内。用《周易·系辞》说中的话就是："形而上者谓之道，形而下者谓之器。"虽有道器之分，但《道德经》说"有无相生"，不得分离，分离则死。

心主先天形体，故称之为"五脏六腑之大主"。《荀子·解蔽》说："心者形之君也，而神明之主也。"将心比喻为君主，有主宰之意。其次，后天神命门之神舍于心，先后天合一，就有了心主神明之说，二者并不矛盾，说其矛盾者，不明其原意也。

实际上《黄帝内经》只讲了两件事，那就是"形"和"神"，其他论述都是围绕着形、神展开的讨论。这种形神学的"形与神俱"思想出现在《黄帝内经》首篇《素问·上古天真论》中，所以只要读懂《素问·上古天真论》，则学习《黄帝内经》思过半矣。一部《黄帝内经》就是一部"形神学"，一部《黄帝内经》就是在围绕着"形神学"在做文章，在阐发"形"与"神"的关系，人活着的关键就是形、神关系。笔者从发生学生成论出发阐明了"形"和"神"的来源，还原其原始状态，"形"是先天的，"神"是后天的，后天之"神"滋养着先天之"形"。接着从"神气舍心"阐明人体生命的整体观，天人合一观，阐明了中医整体观的生成过程——整体生成论。"神"是个体人生命存活的主宰者，从而肃清那些意会中医观点，让中医扎根，让中医有实实在在的根基。天人合一就是形神合一，形神合一就是心神合一，心神合一的状态就是形神合一的状态，形神合一的状态是什么？《素问·上古天真论》说是"法则天地""和于阴阳，调于四时""提挈天地，把握阴阳，呼吸精气，独立守神，肌肉若一"。肌肉即形体，即"守神"与形合一。

如果用哲学概念来说，"形"为形而下之器，"神"为形而上之道。如《周易·系辞》说："形而上者谓之道，形而下者谓之器。"道与器是辩证统一体，是二元论，不是一元论，以谁为第一性是有条件的，不是绝对的。

《周礼·天官·疾医》说"参之以九脏之动"，《注》"正脏五，又有胃、膀胱、大肠、小肠"，《疏》"正脏五者，谓心、肝、脾、肺、肾，气之所藏"。这里的"九脏"即是《素问·六节藏象论》里说的"九脏"，谓"形脏四，神脏五，合为九脏"。"形脏四"指胃、小肠、大肠、膀胱，"神脏五"指心、肝、脾、肺、肾。这里明确指出，有形的脏腑是藏天地之"气"的器具。《素问·六节藏象论》首先讨论六六之节和九九制会，显然是五运六气理论，而五运六气理论是讲"天之度，气之数"的，所以《素问·六节藏象论》得出的结论是"天食人以五气，地食人以五味"及脏腑通藏四时天地之气，即所谓"人以天地之气生，四时之法成"。这才是"藏象"的内涵，即天地之象藏于形体之中。这个象，就是《系辞传》说的"天垂象"的"象"，即四时天象、物象、气象等。

人体从外界获得五气、五味之有益能量，现代科学称之为负熵，奥地利物理学家埃尔温·薛定谔在《生命是什么》中首先提出"生命以负熵为生"。他第一次从非平衡热力学角度，诠释出生命的本质，与《黄帝内经》的认识相差两千多年。笔者不理解，我们的祖先在两千多年前就已经知道人体生命是依靠后天天地之气存活的，却有很多人说中医是不科学的，非要等西方人憋出来个"负熵"才是科学的，岂非咄咄怪事？

现代科学将天地之气的五气、五味称作人与外界的物质交换（呼吸饮食、呼吸排泄），还认为人体通过分解食物获得化学能，供给生命的能量消耗，并将人体的散热与做功看成是人与外界的能量交换（散热与做功），其实都是因为他们没有认识到人体是天人合一产物这个道理。

五气、五味就是《素问·上古天真论》所说的"天地之精气"。因为"生气通天"是人"寿命之本",所以《素问》第一篇《上古天真论》即讲人服食"天地之精气",谓"提挈天地,把握阴阳,呼吸精气,独立守神,肌肉若一,故能寿敝天地";第二篇《四气调神大论》讲"阴阳四时者,万物之终始也,死生之本也";第三篇《生气通天论》讲天气是"生之本";第四篇《金匮真言论》讲四时配五脏;第五篇《阴阳应象大论》讲四时阴阳之气应于五脏;直到第九篇《六节藏象论》才点出中医之真谛在五运六气理论,天地之气藏于脏腑。所谓"六节"者,《素问·至真要大论》说"天地合气,六节分而万物化生矣",六节即指一年之六气,并说"六气分治,司天地……天地之大纪,人神之通应也",这个人之神,即是"神乃自生"之神。《上古天真论》就是讲形与神的关系,《生气通天论》讲生命存活之本是天地之气,天地之气表现在四时,天地之气是产生神的基础,故《四气调神大论》讲通过适应四气来调神。

中医对神的认识,《黄帝内经》云天地合气"神乃自生",而天地气味在肠胃化生成营卫气血。故《素问·八正神明论》说:"血气者,人之神,不可不谨养。"《灵枢·营卫生会》说:"血者,神气也。"《灵枢·平人绝谷》说:"神者,水谷之精气也。"《灵枢·小针解》说:"神者,正气也。"《周易》谓"知变化之道者,其知神之所为","阴阳不测谓之神",指神的变化表现多端。天地之气是产生"神"的本源,故云"四气调神"。虽然这个神本源于天地之气,但不能把这个"神"转换成"天神"。因为这个"神"产生于天地合气,生成于营卫血气之中,随血气而藏于心。正如《灵枢·天年》所说:"何者为神……血气已和,营卫已通,五脏已成,神气舍心,魂魄毕具,乃成为人。"从后天功能来说,神舍心之后,又成为意识的主宰者,所以《素问·上古天真论》提到"是以志闲而少欲,心安而不惧,形劳而不倦","形体不敝,精神不散",心安就是神安,心安神不散,形劳而不伤,就能活百岁。《素问·灵兰秘典论》说:"心者,君主之官也,神明出焉……故主明则下安,以此养生则寿,殁世不殆,以为天下则大昌。主不明则十二官危,使道闭塞而不通,形乃大伤,以此养生则殃,以为天下者,其宗大危。"《灵枢·天年》说:"失神者死,得神者生。"《素问·移精变气论》说:"得神者昌,失神者亡。"何以"失神"?《素问·汤液醪醴论》说:"帝曰:形弊血尽而功不应者何?岐伯曰:神不使也。帝曰:何谓神不使?岐伯曰:针石,道也。精神不进,志意不治,故病不可愈。今精坏神去,营卫不可复收。何者?嗜欲无穷,而忧患不止,精气弛坏,营泣卫除,故神去之而病不愈也。"为什么

"神去"呢？因为"嗜欲无穷，而忧患不止"，损伤了营卫血气，故而"神去"，而不是先有"神去"，然后营卫血气亏损。如何"得神"长寿？《素问·四气调神大论》说："夫四时阴阳者，万物之根本也。所以圣人春夏养阳，秋冬养阴，以从其根；故与万物沉浮于生长之门，逆其根则伐其本，坏其真矣。故阴阳四时者，万物之终始也；死生之本也；逆之则灾害生，从之则苛疾不起，是谓得道。道者，圣人行之，愚者佩之。"什么是"得道"呢？《素问·上古天真论》也说："帝曰：夫道者，年皆百岁，能有子乎？岐伯曰：夫道者，能却老而全形，身年虽寿，能生子也。黄帝曰：余闻上古有真人者，提挈天地，把握阴阳，呼吸精气，独立守神，肌肉若一，故能寿敝天地，无有终时，此其道生。中古之时，有至人者，淳德全道，和于阴阳，调于四时，去世离俗，积精全神，游行天地之间，视听八远之外，此盖益其寿命而强者也，亦归于真人。"原来"提挈天地，把握阴阳，呼吸精气，独立守神，肌肉若一"就是"得道"，即顺四时天地阴阳之气养生则寿，如果发挥人的主动性，一是静心，二是呼吸天地之气，即《素问·脏气法时论》所说"气、味合而服之，以补精益气"。"神"生于五气、五味所生之"精气"，即营卫气血，如《灵枢·营卫生会》说"营出中焦"，"此所受气者，泌糟粕，蒸津液，化其精微，上注于肺脉乃化而为血，以奉生身，莫贵于此，故独得行于经隧，命曰营气"，"营卫者，精气也，血者，神气也，故血之与气，异名同类焉"。由此可知"神乃自生"之处多么重要，故被道家称为丹田、黄庭，佛家称为脐轮、腹轮，医家称为中气、神机。

　　人体生命有两次大变革，第一次是父母精卵的合一，表现为妊娠反应，使个体人的体质既不单纯是父亲的，也不单纯是母亲的。第二次是先天形和后天神的合一，表现为小儿变蒸反应，使个体人体质既有先天父母的特征，也有后天天地自然规律的特征。

　　《素问·五常政大论》说："根于中者，命曰神机，神去则机息；根于外者，命曰气立，气止则化绝。"天地之气没有了，哪里还有生化呢？《素问·六节藏象论》云："天食人以五气，地食人以五味。"故称"气立"为生命体"根于外者"。《素问·生气通天论》说："是以圣人陈阴阳，筋脉和同，骨髓坚固，气血皆从。如是则内外调和，邪不能害，耳目聪明，气立如故。"《素问·六微旨大论》指出："出入废则神机化灭，升降息则气立孤危。故非出入，则无以生长壮老已；非升降，则无以生长化收藏。是以升降出入，无器不有。故器者，生化之宇，器散则分之，生化息矣。故无不出入，无不升降。"天地五气五味的出入没有了，也就是没有"气"了，"神机"也就没有了。如果人体生命活动出现异常，一个重要原因就是气的升降出入失调，因而也才有"百病生于气"的著名论断，只有内外和谐了，身体才能健康。《黄帝内经》说上工"治神"，"必先治神"，"得神者昌，失神者亡"。下工守"形"，中工守"气"，上工守"神"。现在中医教科书讲的生理都属于形体方面的生理，笔者现在提出的是人体生命生理，这是个新概念，不同于形体生理。

心为先天形体之主，神为后天肺脾所生则以胃肠土为中心，神舍于心，先后天合一，则心就具有了生神之脾土意义。故《说文解字》释心时说："人心，土藏，在身之中。"《礼记·月令》和《吕氏春秋·十二纪》都说：中央土"祭先心"。孔颖达疏："中央主心。"以前人们对《说文解字》的说法不理解，有了神舍于心、先后天合一的概念后就不难理解了。（图1-2）

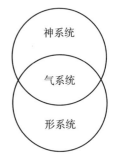

图1-2　形气神关系示意图

"形"是医学的基础，以眼见为实。

"形、气、神"整体观是中医的基础，中医也以"形"为基础，但以"神"为主宰。《灵枢·九针十二原》说"粗守形，上守神"，为什么粗工治形、上工治神呢？因为形是先天的，神是后天的。后天之神滋养着先天之形，病因在神邪之争，病位在形，"粗工"只知道头痛治头、脚痛治脚而"守形"；"上工"治其病因而"守神"，所以中医注重的是辨证求因、审因论治，辨证论治是"粗工"。西医所治不离形体，中医则治神气，这就是中西医的最大差别。尽管如此，西医研究的是人，中医研究的也是人，既然研究同一个人，必有沟通之处，即必有沟通的切入点，绝对不是南辕北辙、毫无关系，希望大家能客观对待，吸收对方可以为我所用的部分。有人认为中医不重视"原型"、只用"模型"，这种说法是不对的，事实上中医总是在"原型"的基础上论述一切生理、病理，以及诊断与治疗用药。

形、气、神是人体生命存活的三个必要条件，是人体的命根子，人的命门之所。《灵枢·天年》说："黄帝曰：何者为神？岐伯曰：血气已和，营卫已通，五脏已成，神气舍心，魂魄毕具，乃成为人……百岁，五脏皆虚，神气皆去，形骸独居而终矣。"形骸即躯体，没有了"神气"，只有"形骸"就是尸体。《素问·上古天真论》说："上古之人，其知道者，法于阴阳，和于术数，食饮有节，起居有常，不妄作劳，故能形与神俱，而尽终其天年，度百岁乃去。"所谓"形与神俱"，其先决条件是"气之充"（天地之气充），即"气味合而服之，以补精益气"（《素问·脏气法时论》）。生病就是"气神"生病，"神"是在"气"基础上产生的，所以实际上生病就是"气"病。而气源于天，故云"生气通天"和"人以天地之气生，四时之法成"。"四时之法"即春夏秋冬之法，成于天道也。关于"天地之气"的内容，全在五运六气理论里，所以察"气"离不开五运六气理论。《黄帝内经》提出的"形与神俱"，是世界上最早提出的健康标准，也是人体生命存活的唯一条件。

《灵枢·邪客》说："心者，五脏六腑之大主也，精神之所舍也，其脏坚固，邪弗能容也。容之则心伤，心伤则神去，神去则死矣。"心为五脏六腑形体之主宰，即心主形体。"精神之所舍"，即"神气舍心"之意。《素问·阴阳应象大论》曰："故天有精，地有形。"所谓"天有精"即言天气，在天为气，在地为形。心为生命活动的主宰。

形是先天父母精卵合子在心血养育下发育成的，精卵的 DNA 即基因是传宗接代的基础，就是人体的先天命门。因为心主形体，所以是先天命门，故精卵合子分裂出来的细胞可以克隆，可以复制，甚至可以再生。而神生于后天天地气味，位置在肠胃神阙，是后天命门。《黄帝内经》称作"神机"，老子《道德经》称作"谷神""玄牝之门"，孔子《系辞传》称作"太极"，《黄庭经》称作"黄庭、丹田"，佛家称作脐轮、腹轮，现代称作腹脑。先天心本主目及开窍于目，后天神彰显于目，可知目命门是先后天命门合一之所。

《黄帝内经》只讲形、气、神，不讲精、气、神。精也是气。《管子·内业》说："精也者，气之精也。"精是气中的精微。不要一见"精"就以为是肾精。如《管子·内业》说："人之生也，天出其精，地出其形，合此以为人。"所谓"天出其精"就是指"天食人以五气"；"地出其形"就是指"地食人以五味"。《素问·阴阳应象大论》对形、味、精、气之间的转化作了精辟的阐述，谓"阳为气，阴为味。味归形，形归气，气归精，精归化，精食气，形食味，化生精，气生形"。天为阳"食人以五气"，地为阴"食人以五味"，形体是靠五气、五味来滋养的，精是气中的精微生化成的，五气生化精神，五味生化形体。

人不仅是父母结合的产物，更是天地之气结合的产物，即是天人合一的产物。因此，人体具有了宇宙日月星辰运动的信息规律。《素问·气交变大论》说："夫道者，上知天文，下知地理，中知人事，可以长久。"而推演天地之气的规律尽在五运六气理论之中。

胎儿和婴儿是两个不同的概念。胎儿在母腹之中，是母体的一部分，可以说是母体的附属品，不是一个个体人，现在一些人把胎儿当作一个个体人看是不对的。只有剪断脐带吸纳天地之气后才能成为一个个体人，称作婴儿，然后发育为儿童、成人。胎儿的营养是母亲输送的，是被动接受营养，婴儿是个体人主动由口鼻摄入营养。

这里必须明白两个概念，即天人相应和天人合一。

所谓相应，是指两个物体之间有相互感应的关系，如磁场、气场之类，以及一个物体对另一个物体的作用，如太阳对万物的光照作用。而合一则是指一个物体进入另一个物体内部融合为一。由此可知，现在的主流观点认为《黄帝内经》只有天人相应，没有天人合一，这是不对的，其实这两种观点《黄帝内经》中都有。

中医基础理论最核心的是生命学说，生命学说包括"形"、"神"及"形神合一"三大部分。

第一，"形"器部分讲形质，就是讲脏腑各系统的解剖及其"生化"功能。这是人体生命存活的基础。这是人道。

第一部分是父母遗传的生理形体，分为五脏六腑十一个系统，组合为以五脏为主的五大系统，称谓"器"。《素问·六微旨大论》说"器者，生化之宇，器散则分之，生化息矣"，"器"的作用是生化物质和能量，就是我们常说的气化过程，即人的生、长、壮、老、已过程，就是从诞生到死亡的过程。这个"器"是有寿命的，《素问·上古天真论》称之为"天数"；《素问·六节藏象论》称之为"气数"，谓"气数者，所以纪化生之用也"。这个"气数"就是指人的自然生命周期和生殖周期。在正常的情况下，以《黄帝内经》的说法，平常人的生命周期大概是一百岁。用现代科学的话说，这个自然生命周期是由基因 DNA 决定的。

第二，"神"来源于天地气味，天垂象，"神"部分讲天地之"象"，天象、地象、日月星象、阴阳之象、五行之象、人象、气象、物象等等，一句话即五运六气理论，其中包括天文历法、司天在泉法轮常转的"气立"和标本中气的"神机"三部分。这是人体生命存活的必要条件。这是天道、地道。

第二部分是天地自然遗传的"天地合气，命之曰人"的无形生理生命体，是天的五气和地的五味合成的"神"——营卫气血。这个后天之"神"是人体生命存活的原材料。这个后天的"神"归舍于先天之"器"心，就是"天人合一"，才能成为一个完整的人体生命体。如《灵枢·天年》说："血气已和，荣卫已通，五脏已成，神气舍心，魂魄毕具，乃成为人。"这就是《素问·上古天真论》说的"形与神俱"的健康人，可以活到自然天命100岁。当"神气舍心"之后，心神就成了宇宙自然网络的枢纽，内联形体，外联天地，于是"天人相应"。这个天地之气属于五运六气理论，以及阴阳五行理论。

生命是什么？生指生气，即生生之气。《系辞传》说"天地之大德曰生"，故《素问·生气通天论》说"生气通天"。命指天命、天数、气数。生命就是天地之气的运动。

脏腑系统即诸"器"系统是储藏后天天地气味合成的营卫气血、营养物质的，在诸"器"的"生化"作用下发生新陈代谢，用现代的话说就是物质、能量和信息的转化，吸纳营养成分养育形体的生、长、壮、老、已过程，并把废物排出体外。

脏腑系统诸"器"藏纳天地气味之精气，含有天地之象，故云"藏象"，此乃《素问·六节藏象论》所论之本义，所以说"夫自古通天者"为"生之本"，而且这个"生之本，本于阴阳"，即天地阴阳，实乃五运六气之大义。五运六气本源于日、月、地三体之间的运动规律，从而有了生物节律和生物周期，所以研究活着的人，必须研究天地阴阳。《素问·阴阳应象大论》说："阴阳者，天地之道也，万物之纲纪，变化之父母，生杀之本始，神明之府也。治病必求于本。"《素问·四气调神大论》说："夫四时阴阳者，万物之根本也。所以圣人春夏养阳，秋冬养阴，以从其根；故与万物沉浮于生长之门，逆其根则伐其本，坏其真矣。故阴阳四时者，万物之终始也；死生之本也；逆之则灾害生，从之则苛疾不起，是谓得道。"这就是《系辞传》说的"一阴一阳之谓道"。

第三，形神合一部分讲营卫气血学说、经络学说。其中最重要的是黄庭学说，即太极学说、丹田学说，就是脾胃学说、胃气中气学说，涉及阴阳升降浮沉、五行生克及其制化理论。这"形与神俱"的形神合一是人体生命健康活到天年的唯一标准。这也是人道。

"形"是父母遗传给的，属于先天，决定着人的生命周期，《黄帝内经》称作"天数"、"气数"。用现代科学的话说，就是DNA决定了人的生命周期，大约是100岁。"形"为器，《素问·六微旨大论》说："器者，生化之宇，器散则分之，生化息矣。"形器的功能是"生化","生化"也有"天数"周期性,女子"七七任脉虚,太冲脉衰少,天癸竭,地道不通,故形坏而无子也",男子八八"天癸竭,精少,肾脏衰,形体皆极",所谓"形坏""形体皆极"就是指"形器"没有"生化"作用了,所以一般说女子的"生化"周期是49年,男子的"生化"周期是64年。"生化"功能有个衰败的过程,女子始于"五七"35岁,男子始于"五八"40岁,所以"衰"不同于"老","衰"指"生化"功能,"老"指"天数"生命周期。形器虽然衰败不能"生化"了,但还可以靠其蓄积生存一段时间,蓄积尽了,也就到了"天数"年了。"生化"周期比生殖周期长。生殖周期从"天癸至"开始,到"天癸竭"结束,生殖周期男女有别,女子从"二七"(14岁)"天癸至"到"七七"(49岁)"天癸竭",只有36年的生殖周期;男子从"二八"(16岁)"天癸至"到"八八"(64岁)"天癸竭",则有49年。这个先天之"器"是人体生命存活的基础。"天癸"有形属阴,"阳予之主",是"阳生阴长"的产物,先有阳气衰,后有天癸竭,故女子"五七"后阳气开始衰退至"七七"而"天癸竭",男子"六八"后"阳气衰竭于上"至"八八"而"天癸竭"。故《素问·阴阳应象大论》说:"年四十而阴气自半也,起居衰矣。年五十体重,耳目不聪明矣。年六十,阴痿,气大衰,九窍不利,下虚上实,涕泣俱出矣。"

第三部分是输布"神"——营卫气血的通道。

天之五气和地之五味自然原材料是通过"器"肺和脾摄入胃肠生成"神"的。《素问·六节藏象论》说:"天食人以五气,地食人以五味;五气入鼻,藏于心肺,上使五色修明,音声能彰;五味入口,藏于肠胃,味有所藏,以养五气,气和而生,津液相成,神乃自生。"五气和五味进入胃肠之后,在少阳三焦相火和脾胃土"器"的生化作用下生成了"神",这个火、土之"器",古人称作"灶",《周易》称作"鼎"。

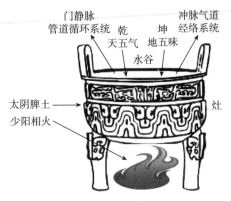

图1-3 肺天脾地乾坤交媾图

图1-3乃肺天脾地乾坤交媾图,也是肺金脾土三焦火三家相见图,肺金为天一之水,所以即是水火土三家相见成胎之图。

在这个"灶"里生成的营卫气血，通过门静脉管道循环系统和冲脉气道经络系统输布到周身。《素问·经脉别论》说：

> 食气入胃，散精于肝，淫气于筋。食气入胃，浊气归心，淫精于脉。脉气流经，经气归于肺，肺朝百脉，输精于皮毛。毛脉合精，行气于腑，腑精神明，留于四脏。气归于权衡，权衡以平，气口成寸，以决死生。

> 饮入于胃，游溢精气，上输于脾，脾气散精，上归于肺，通调水道，下输膀胱，水精四布，五经并行。合于四时，五脏阴阳，揆度以为常也。

食气进入管道循环系统，饮气进入气道经络系统。

由此可知，中医学讲的就是天、地、人三才之道。

（四）形神研究的必要性

形体是生命的基础，没有形体就没有生命。形是生物遗传的载体，神是天地阴阳二气的载体，形又是神的载体，所以形神才是中医理论最基础的核心。阴阳五行只是研究人体生命科学的工具。形体是器物，神是无形之道，而形是基础。故孔子在《系辞传》中说："形而下者谓之器，形而上者谓之道。"道也好，器也好，不出"形"之范围。形是具体的实物，是有；神是无形的，是无。所以老子在《道德经》中说："有无相生。"说明形与神是互依互存的，没有高低之分，也不得分离，分离则死。形神是中医自然科学的基础。

（五）中医用形神作为理论基础的建构是合理的

笔者为什么要选择形神作为中医基础理论研究的重点，而不是阴阳五行、营卫气血呢？这是方法论选择的必然结果。因为对于个体人来说，形神不存在，哪里还有个体人呢？哪里还有脏腑组织呢？经络运行在哪里？营卫气血从哪里生？营卫气血到哪里运行？而形神却是这一切的基础。皮之不存，毛将焉附？而形则是中医与西医联系的切入点，形神将黄庭命门、胸命门、脑命门三大命门统一在一起，由营卫运行其间得到滋养。人家为什么说中医不科学？就是因为中医自己忽视掉了生命存活最基础的"形"，而高唱阴阳五行啊！虽然中医与西医都以"形"为基础，抓形体组织及血液，但由于方法论及思维方式不同，所以走上了两条不同的道路。西医走的是还原论、系统生物论，中医走的是整体系统论和还原系统论的结合。西医研究的是尸体，中医研究的是活体，所以中医比西医多出个命门"神"系统，西医现在虽然搞出个"熵"系统，但与中医的"神"系统还是没法比。

（六）《黄帝内经》研究形神的方法

既然形神是中医最核心的基础理论，那么《黄帝内经》是用什么方法来研究的呢？用司外揣内的取象思维方法，如通过腠理、皮脉肉筋骨五体、肥瘦等来研究"形"，通过色脉来研究"神"。

《灵枢·本脏》说："三焦膀胱者，腠理毫毛其应……密理厚皮者，三焦膀胱厚；粗理薄皮者，三焦膀胱薄；疏腠理者，三焦膀胱缓；皮急而无毫毛者，三焦膀胱急；毫毛美而粗者，三焦膀胱直；稀毫毛者，三焦膀胱结也。"《中华大字典》载："腠理，谓文理逢会之中。"又"理，肌肤之文"。《金匮要略》说："腠者，是三焦通会元真之处，为血、气所注。理者，是皮肤脏腑之文理也。"何谓"文"？《经籍篡诂》载："文者，物象之本。"《系辞》说："物相杂故曰文，文不当者，吉凶生焉。"关于"杂"，《中华大字典》载：阴阳错居也。张仲景在《金匮要略·脏腑经络先后病脉证》中解释说："腠者，是三焦通会元真之处，为血气所注；理者，是皮肤脏腑之纹理也。""理"就是细胞与细胞组合排列的纹理。细胞与细胞排列之间的空隙，或称间质之处就是腠，合称腠理。此处通行营卫气血，是组织交换之处，符合腑能藏能泻的特点。《黄帝内经》经云营卫气血通腠理，如《素问·生气通天论》说："气血以流，腠理以密……长有天命。"《灵枢·岁露论》说："人气血虚……腠理开，毛发残，膲理薄。"膲通焦，就是说，气血运行畅通，经络无阻碍，腠理固密，就能活到天赋寿命。气血是人体健康的基本物质，《素问·至真要大论》说："气血正平，长有天命。"天命就是天赋的寿命，即自然寿命。气血和平了，就能活到自然寿命。如何达到腠理固密呢？《灵枢·本脏》说："卫气者，所以温分肉，充皮肤，肥腠理，司开阖者也……卫气和，则分肉解利，皮肤调柔，腠理致密矣。"肥，指饱满、丰润。肥腠理，指腠理丰满。必须卫气和，腠理才能致密。《灵枢·本脏》说："上焦出气，以温分肉而养骨节，通腠理。"《太素经》说："月满则海水西盛，人焦理却；月郭空则海水东盛，人焦理薄。"杨上善注："三焦之气发于腠理，故曰焦理。"（引自《章太炎医论》）《灵枢·决气》说："上焦开发，宣五谷味，熏肤，充身泽毛，若雾露之溉，是谓气。"上焦是心肺，不单指肺，心主营主血脉，肺主卫主皮毛，故能温分肉、肥腠理、充皮毛。反之，开发皮毛也可以宣发心肺三焦，因为皮肤上的毛窍本是气门，是三焦主呼吸的主要通道。腠理在皮肤肌肉之间，通腠理就得调和营卫。

《吕氏春秋·先己》说："啬其大宝，用其新，弃其陈，腠理遂通。"用新弃陈，即指新陈代谢。新陈代谢正常进行，说明腠理畅通，阐明了腠理间可进行新陈代谢的功能。

《灵枢·论勇》说："勇士者……三焦理横，怯士者……其焦理纵。"所谓"三焦理横""其焦理纵"，"理横"指腠理间的血、气、津液充盈饱满，"理纵"指腠理间的血、气、津液不充盈不饱满。比如在布袋中，如果充满气体或水液则布袋就胀满，否则布袋纵缓。所以《金匮要略·中风历节病脉证并治第五》说："荣气不通，卫不独行，荣卫慎微，三焦无所御，四属断绝，身体羸瘦。"没有了营卫，三焦腑腠理就是"纵"的，不能"肥腠理"就"横"不起来，故"身体羸瘦"。

肌肉间的空隙多不可数，无有具体形状，为气、血、津液往来之处。所以，"三焦，有名无形，主持诸气，以象三才之用，故呼吸升降，水谷往来，皆待此以通达"（《医学发明》）。《难经》谓"三焦者，水谷之道路也，气之所终始也"。

腠理间进行气、血交换，谓微循环。微循环的主要功能是实现血液与组织细胞间的物质交换，运送养料和排出废物。在微循环中，同时进行三个工作：

（1）血液交换，由动脉血变成静脉血。

（2）气体交换，动脉血液中的氧气进入组织中，组织中的二氧化碳进入静脉血液中。

（3）生成组织液。

所以，三焦既主诸气，又主通调水道，即为水谷之道路，或称之为气街。

《灵枢·五癃津液别》说："三焦出气，以温肌肉，充皮肤，为其津，其流而不行者为液。"这就说明了三焦腑——气街的作用是秘津液于腠理间和温肌肤。又说："天暑衣厚则腠理开，故汗出；寒留于分肉之间，聚沫则为痛。天寒则腠理闭，气湿不行，水下留于膀胱，则为溺与气。"以及："阴阳气道不通，四海闭塞，三焦不泻，津液不化，水谷并行肠胃之中，别于回肠，留于下焦，不得渗膀胱，则下焦胀，水溢则为水胀。"《素问·宣明五气》说："下焦溢为水。"此讲水肿的形成在于腠理微循环间，隧道不通，血、气、阴阳不和。

《素问·八正神明论》说："故养神者，必知形之肥瘦，荣卫血气之盛衰。血气者，人之神，不可不谨养。"《素问·阴阳应象大论》说："形不足者，温之以气；精不足，补之以味。"神生于五气、五味，而气味合和化生营卫气血，营卫气血充养形体，故可从形体的肥瘦查看营卫气血之盛衰而知有神无神，即神之盛衰。而营卫气血行于脉中，所以要诊脉查健康，这就是张仲景把脉诊置于卷首的道理。

《素问·阴阳应象大论》说："善诊者，察色按脉，先别阴阳。"《素问·移精变气论》说："色脉者，上帝之所贵也，先师之所传也……上古使僦贷季理色脉而通神明，合之金木水火土，四时八风六合，不离其常，变化相移，以观其妙，以知其要，欲知其要，则色脉是矣。色以应日，脉以应月，常求其要，则其要也。夫色之变化以应四时之脉，此上帝之所贵，以合于神明也。"经文明确指出，诊脉可以察四时阴阳。

《素问·玉机真脏论》说："凡治病察其形气色泽，脉之盛衰，病之新故，乃治之，无后其时。形气相得，谓之可治，色泽以浮，谓之易已；脉从四时，谓之可治；脉弱以滑，是有胃气，命曰易治，取之以时；形气相失，谓之难治；色夭不泽，谓之难已；脉实以坚，谓之益甚；脉逆四时，为不可治。必察四难，而明告之。"脉诊以察血液循环而观形气，色诊以察神。《素问·方盛衰论》说："是以形弱气虚死，形气有余，脉气不足死；脉气有余，形气不足生。"此"脉"指血脉，形有余，脉中血气不足不能滋养形体则死；形不足，但脉中血气有余能够滋养形体则生。

望神之要是望目，目为命门，心神主于目。《灵枢·邪客》说："因视目之五色，以知五脏，而决死生。视其血脉，察其色，以知其寒热痛痹。"《素问·五脏生成》说："凡相五色之奇脉，面黄目青，面黄目赤，面黄目白，面黄目黑者，皆不死也。面青目赤，面赤目白，面青目黑，面黑目白，面赤目青，皆死也。"

人体的健康唯一标准是什么？是形神合一。正常的生理顺序是先有形体，后有神气。病理则逆之，先神气病，后形质病。形是父母给的先天形质，神是后天天地自然给的生命存活原料。神气养活着形体，神气离去，独留形体则死矣。形神合一则健康，形神不和则病。

第五节　解读《素问·上古天真论》

医家对《素问·上古天真论》的解读不尽如人意，所以笔者重新解读如下，希望读者指教。

一、"形与神"是研究《黄帝内经》的总纲领及中医生命科学的主线

《黄帝内经》第一篇《素问·上古天真论》首先提出了天人合一"形与神

俱"的中医学总纲领及生命科学的主线，其要点是以父母精卵结合给予我们的先天"形"体为生命基础，然后结合后天天地阴阳气味给予的后天生命主宰者——"神"，"形神"二者合一，成为一个完整的双生命体，才能与天地阴阳相应。因为是后天生成的营卫气血——"神"滋养先天"形"体，故《素问·上古天真论》强调说"上古有真人者，提挈天地，把握阴阳，呼吸精气，独立守神，肌肉若一，故能寿敝天地，无有终时，此其道生"，"提挈天地，把握阴阳"是为了"呼吸（天地气味）精气"而"独立守神"，与"肌肉（形）若一"，即"形神"合一，强调的是"形与神俱"，不是单独强调"天道"。人是中医研究的主体，天地阴阳是客体，主体人生活在客体自然环境中，有形人体是本是基础，无形天地阴阳是末是主宰，不能本末颠倒。

因为是后天滋养先天，先天形体生命如果没有后天血气——神的滋养就会死亡，故《灵枢·天年》说："黄帝问于岐伯曰：愿闻人之始生，何气筑为基，何立而为楯，何失而死，何得而生？岐伯曰：以母为基，以父为楯，失神者死，得神者生也。"又说："百岁，五脏皆虚，神气皆去，形骸独居而终矣。"《素问·移精变气论》说："得神者昌，失神者亡。"形骸即形体，没有了"神气"，只有"形骸"就是尸体。先天"形骸"得不到后天"神气"的滋养，就会死亡。为什么"神气皆去"呢？《素问·汤液醪醴论》说："嗜欲无穷，而忧患不止，精气弛坏，营泣卫除，故神去之而病不愈也。"因为"嗜欲无穷，而忧患不止"，损伤了营卫血气，故而"神去"。

二、"形"的产生及其生长发育（是生命的基础）

《黄帝内经》将"形"体分为男女加以论述：

女子七岁，肾气盛，齿更发长。二七而天癸至，任脉通，太冲脉盛，月事以时下，故有子。三七，肾气平均，故真牙生而长极。四七，筋骨坚，发长极，身体盛壮。五七，阳明脉衰，面始焦，发始堕。六七，三阳脉衰于上，面皆焦，发始白。七七，任脉虚，太冲脉衰少，天癸竭，地道不通，故形坏而无子也。

丈夫八岁，肾气实，发长齿更。二八，肾气盛，天癸至，精气溢泻，阴阳和，故能有子。三八，肾气平均，筋骨劲强，故真牙生而长极。四八，筋骨隆盛，肌肉满壮。五八，肾气衰，发堕齿槁。六八，阳气衰竭于上，面焦，发鬓颁白。七八，肝气衰，筋不能动，天癸竭，精少，肾脏衰，形体皆极。八八，则齿发去。肾者主水，受五脏六腑之精而藏之，故五脏盛乃能泻。今五脏皆衰，筋骨懈惰，天癸尽矣。故发鬓白，身体重，行步不正，而无子耳。

帝曰：有其年已老而有子者，何也？岐伯曰：此其天寿过度，气脉常通，而肾气有余也。此虽有子，男不过尽八八，女不过尽七七，而天地之精气皆竭矣。

帝曰：夫道者年皆百数，能有子乎？岐伯曰：夫道者能却老而全形，身年虽寿，能生子也。

1. "形"来源于父母

这里说得很明白，人的"形"体来源于父母交媾，女子二七和男子二八后交媾可以生子，其谓"全形"是健康的，"形坏"是不健康的。

2. 人体生命周期

"形"是父母遗传的，属于先天，决定着人的生命周期，《黄帝内经》称作"天数""气数"。用现代科学说，就是DNA决定了人的生命周期，大约是100岁。"形"为器，《素问·六微旨大论》说："器者，生化之宇，器散则分之，生化息矣。"形器的功能是"生化"，"生化"也有"天数"周期性，女子"七七任脉虚，太冲脉衰少，天癸竭，地道不通，故形坏而无子也"，男子八八"天癸竭，精少，肾脏衰，形体皆极"。所谓"形坏""形体皆极"就是指"形器"没有"生化"作用了，所以一般说，女子的"生化"周期是49年，男子的"生化"周期是64年。"生化"功能有个衰败过程，女子始于"五七"35岁，男子始于"五八"40岁，所以"衰"不同于"老"，"衰"指"生化"功能，"老"指"天数"生命周期。形器虽然衰败不能"生化"了，但还可以靠其蓄积生存一段时间，蓄积尽了，也就到了"天数"年了。"生化"周期比生殖周期长。生殖周期从"天癸至"开始，到"天癸竭"结束，生殖周期男女有别，女子从"二七"（14岁）"天癸至"到"七七"（49岁）"天癸竭"，只有36年的生殖周期；男子从"二八"（16岁）"天癸至"到"八八"（64岁）"天癸竭"，则有49年。这个先天之"器"是人体生命存活的基础。"天癸"有形属阴，"阳予之主"，是"阳生阴长"的产物，先有阳气衰，后有天癸竭，故女子"五七"岁后阳气开始衰退，至"七七"而"天癸竭"，男子"六八"岁"阳气衰竭于上"，至"八八"而"天癸竭"。故《素问·阴阳应象大论》说："年四十而阴气自半也，起居衰矣。年五十体重，耳目不聪明矣。年六十，阴痿，气大衰，九窍不利，下虚上实，涕泣俱出矣。"

人是一个生物，生物就会有生物周期，由DNA决定。人这个形体生物周期功能有四：

（1）生命周期

天数、气数、天命——生长壮老死，1～100岁。100岁就是按大衍之数50来计算的，正负阴阳一个周期就是100岁。从胎儿开始，是虚岁。

《灵枢·天年》说：

人生十岁，五脏始定，血气已通，其气在下，故好走；

二十岁，血气始盛，肌肉方长，故好趋；

三十岁，五脏大定，肌肉坚固，血脉盛满，故好步；

四十岁，五脏六腑十二经脉，皆大盛以平定，腠理始疏，荣华颓落，发颇斑白，平盛不摇，故好坐；

五十岁，肝气始衰，肝叶始薄，胆汁始减，目始不明；

六十岁，心气始衰，若忧悲，血气懈惰，故好卧；

七十岁，脾气虚，皮肤枯；

八十岁，肺气衰，魄离，故言善误；

九十岁，肾气焦，四脏经脉空虚；

百岁，五脏皆虚，神气皆去，形骸独居而终矣。

请看，人50岁首先从应春的肝气开始衰退，接着是应夏的心气衰退，春夏主阳气属于阳仪系统，接下去是应长夏的脾阳衰退，最后是应秋肺气和应冬肾气的衰竭，诸器宇生化终止，人体无法生"神"了，人体没有"神气"了，只剩下没有"生化"能力的"形骸"就死了。

（2）生殖周期

《素问·上古天真论》说：

女子七岁，肾气盛，齿更，发长；

二七，而天癸至，任脉通，太冲脉盛，月事以时下，故有子；

三七，肾气平均，故真牙生而长极；

四七，筋骨坚，发长极，身体盛壮；

五七，阳明脉衰，面始焦，发始堕；

六七，三阳脉衰于上，面皆焦，发始白；

七七，任脉虚，太冲脉衰少，天癸竭，地道不通，故形坏而无子也。

丈夫八岁，肾气实，发长，齿更；

二八，肾气盛，天癸至，精气溢泻，阴阳和，故能有子；

三八，肾气平均，筋骨劲强，故真牙生而长极；

四八，筋骨隆盛，肌肉满壮；

五八，肾气衰，发堕齿槁；

六八，阳气衰竭于上，面焦，发鬓颁白；

七八，肝气衰，筋不能动，天癸竭，精少，肾脏衰，形体皆极；

八八，则齿发去。肾者主水，受五脏六腑之精而藏之，故五脏盛，乃能泻；今五脏皆衰，筋骨解堕，天癸尽矣，故发鬓白，身体重，步行不正，而无子耳。

男：49年（16～64岁），女：35年（14～49岁）。生殖周期是由天癸决定的。

（3）生化周期

女1～49岁，男1～64岁，"器者，生化之宇"，就是说，49和64是"生化"的顶峰期，之后为衰败期。生化作用是由阳气决定的，如同春夏为"阳生阴长"，秋冬为"阳杀阴藏"一样。这个周期是周岁，出生肺门脾门打开，服食气味后才有"生化"作用。

《系辞传》大衍之数五十其用七七四十九节律是讲女性的节律，八八六十四六十四卦节律是讲男性的节律。乾道成男，坤道成女，男女节律有别，相差十五年。

（4）肾气

何谓"肾气"？"肾气"是肾器的"生化"反映。肾精不是先天的物质，是后天的储存。《素问·上古天真论》说："肾者主水，受五脏六腑之精而藏之，故五脏盛，乃能泻。"由此可知，肾藏的是五脏六腑之精，肾藏的脏腑之精在肾"生化"作用下，肾精"化生"了"肾气"，故有"肾气衰"之言。

《素问·上古天真论》说："人年老而无子者，材力尽邪？将天数然也？"所谓"材力"是指原材料，原材料来源于生"神"的"天地之精气"，即天地之气味，到了女子七七、男子八八之年，形器已坏，不能"生化"了，故云"天地之精气皆竭"。所以"得道"之人往往在黄庭丹田"神"上下功夫，"提挈天地，把握阴阳，呼吸精气，独立守神"，用"四气调神"。

现在都认为肾是先天之本，因为《素问·上古天真论》讲到肾气盛才能有子，肾气衰则无子。可是《素问·上古天真论》说"肾者主水，受五脏六腑之精而藏之，故五脏盛，乃能泻"，就是说，肾气的盛衰决定于五脏的盛衰，五脏的盛衰不是决定于肾气，而是决定于生命周期"逆于生乐，起居无节"，只有生殖周期决定于肾气，这一错误观念必须纠正。

3. 七、八发育周期

经文明白提出女人以 7 年为一个阶段周期，男人以 8 年为一个阶段周期，这是为什么？因为男人为阳为日，以阳生为基础，阳生于春配肝；女人为阴为月，以阴生为基础，阴生于秋配肺。与洛书相配的话，左 8 肝，右 7 肺，如《素问·刺禁论》说："肝生于左，肺藏于右。"

$$4 \cdot 9$$
$$3 \cdot 8 \quad 5 \quad 2 \cdot 7$$
$$1 \cdot 6$$

图 1-4　洛书

《灵枢·九宫八风》也记载左 8 肝、右 7 肺，见图 1-5。

重		热		弱
	胃	心	脾	
湿	肝		肺	燥
	大肠	肾	小肠	
		寒		

图 1-5　九宫八风示意图

《素问·阴阳应象大论》说："阴阳者，血气之男女也；左右者，阴阳之道路也。"《素问·天元纪大论》说："金木者，生成之终始也。"左右是阴阳升降之道路，是肝木和肺金生成之终始，因此配应"血气之男女也"，故谓左男阳以 8 为周期，右女阴以 7 为周期。肺金属 7，因此女子月经以生阴之肺为源头，肺为天，故称"天癸"，月经不调当调心、肺，而不是肝、肾、脾。

《素问·阴阳应象大论》将此七七、八八发展为"七损八益"说，谓："能知七损八益，则二者可调；不知用此，则早衰之节也。"八是生阳，阳生阴长而有益，七是生阴，阳杀阴藏而损阳，故云七损。

但有形之阴为无形阳之主，如《素问·阴阳离合论》说"阳予之正，阴为之主"，当以阴七为基础，故《灵枢·阴阳二十五人》说："黄帝曰：得其形（阴），不得其色（阳也，神也），何如？岐伯曰：形胜色，色胜形者，至其胜时年加，感则病行，失则忧矣。形色相得者，富贵大乐。黄帝曰：其形色相胜之时，年加可知乎？岐伯曰：凡人之大忌，常加九岁，七岁、十六岁、二十五岁、三十四岁、四十三岁、五十二岁、六十一岁，皆人之大忌，不可不自安也，感则病行，失则忧矣。"其加九者，因九为天地之至数、天地之纲纪，至者极也，极则变，故云大忌。

左右、阴阳、七八、男女，正常的生理是左阳生阴长、右阳杀阴藏，其病理则是阴阳反作。

三、"神"的主宰作用

论"形"之后，紧接着论神，谓：

上古有真人者，提挈天地，把握阴阳，呼吸精气，独立守神，肌肉若一，故能寿敝天地，无有终时，此其道生。

中古之时，有至人者，淳德全道，和于阴阳，调于四时，去世离俗，积精全神，游行天地之间，视听八达之外，此盖益其寿命而强者也，亦归于真人。

其次有圣人者，处天地之和，从八风之理，适嗜欲于世俗之间，无恚嗔之心，行不欲离于世，被服章，举不欲观于俗，外不劳形于事，内无思想之患，以恬愉为务，以自得为功，形体不敝，精神不散，亦可以百数。

其次有贤人者，法则天地，象似日月，辨列星辰，逆从阴阳，分别四时，将从上古合同于道，亦可使益寿而有极时。

论"神"，强调"守神""全神"，并强调以"形"为基础，谓"形体不敝"则"精神不散"。因为"神"来源于天地四时阴阳气味（《素问·六节藏象论》），所以"守神""全神"离不开"天地""四时阴阳"，所以要把握天地、四时、阴阳，这个规律就是"道"，没有高于天地、四时、阴阳的虚无之"道"。所谓"天真"，指人体生命双结构的真实来源。于此可知，《黄帝内经》所论人体生命的主线是由先天父母给予的"形"到后天天地给予的"神"啊，这是实实在在的真理啊！

要想"全神"，就必须按春夏秋冬四时时序调神，故第二篇就是《四气调神大论》。《四气调神大论》先讲春夏秋冬四时生、长、收、藏正常之气，四时四象，谓"夫四时阴阳者，万物之根本也，所以圣人春夏养阳，秋冬养阴，以从其根，故与万物沉浮于生长之门"，后讲逆四时失道者，谓"逆春气，则少阳不生，肝气内变。逆夏气，则太阳不长，心气内洞。逆秋气，则太阴不收，肺气焦满。逆冬气，则少阴不藏，肾气独沉"。

"天地合气，命之曰人"而生神，故云"生气通天"。虽然《素问》第三篇云《生气通天论》，强调天阳之气，谓"阳气者，若天与日，失其所则折寿而不彰，故天运当以日光明，是故阳因而上卫外者也""阳气者，一日而主外，平旦人气生，日中而阳气隆，日西而阳气已虚，气门乃闭"，如果"反此三时，形乃困薄"，还是要回到主体人之"形"体来，所以最后说："阴之所生，本在五味……是故谨和五味，骨正筋柔，气血以流，腠理以密，如是则骨气以精，谨道如法，长有天命。"只有天气五气和地气五味合和生神，形体腠理、筋骨"气血以流"，《素问·脏气法时论》说"气味合而服之，以补精益气"，如是才能"长有天命"。《灵枢·根结》也说："用针之要，在于知调阴与阳，调阴与阳，精气乃光，合形与气，使神内藏。""神内藏"才是生命之要。

对于人体生命来说，"形"是基础，没有这个先天之"形"，"神"则无所舍。故《黄帝内经》非常重视"形"，并提出形器心为"形"之主，于是有《素问·灵兰秘典论》一篇，突出"心为君主之官""心为五脏六腑之大主"。

"形"虽然是人体生命的基础，但养之者是天地气味合成的"神"，所以《素问·六节藏象论》专论生神天地之气，以肝、心、肺、肾应天之气春、夏、秋、冬四时四象，"脾、胃、大肠、小肠、三焦、膀胱"应地之气属阴土。从而提出"天以六六为节，地以九九制会"的规矩，"六六之节，所以正天之度"，"九九制会"为"气之数"。"天度者，所以制日月之行也；气数者，所以纪化生之用也"，为五运六气理论打下了基础。五运六气理论的两大内容——司天在泉和标本中气都有论及。如云"五日谓之候，三候谓之气，六气谓之时，四时谓之岁，而各从其主治焉。五运相袭，而皆治之，终期之日，周而复始，时立气布，如环无端，候亦同法。故曰：不知年之所加，气之盛衰，虚实之所起，不可以为工矣"及五运的太过不及就是阐述司天在泉，而谓：

心者，生之本，神之变也。其华在面，其充在血脉，为阳中之太阳，通于夏气。

肺者，气之本，魄之处也。其华在毛，其充在皮，为阳中之太阴，通于秋气。

肾者主蛰，封藏之本，精之处也。其华在发，其充在骨，为阴中之少阴，通于冬气。

肝者，罢极之本，魂之居也。其华在爪，其充在筋，以生血气，其味酸，其色苍，此为阳中之少阳，通于春气。

脾、胃、大肠、小肠、三焦、膀胱者，仓廪之本，营之居也，名曰器，能化糟粕，转味而入出者也。其华在唇四白，其充在肌，其味甘，其色黄，此至阴之类，通于土气。凡十一脏，取决于胆也。

则是在阐述标本中气。其"脾、胃、大肠、小肠、三焦、膀胱者，仓廪之本，营之居也，名曰器，能化糟粕，转味而入出者也。其华在唇四白，其充在肌，其味甘，其色黄，此至阴之类，通于土气。凡十一脏，取决于胆也"就是讲从本的太阴、少阳两经，《素问·五脏别论》说："夫胃、大肠、小肠、三焦、膀胱，此五者，天气之所生也，其气象天"，肺主天气，于是肺吸入天之气，脾摄入地之气，谓："天食人以五气，地食人以五味，五气入鼻，藏于心肺，上使五色修明，音声能彰。五味入口，藏于肠胃，味有所藏，以养五气，气和而生，津液相成，神乃自生。"神就是营卫气血，在肠胃生成的营卫气血分两道输布于身体各部，《灵枢·五味》说"谷始入于胃，其精微者，先出于胃之两焦，以溉五脏，别出两行，营卫之道"，则是由从中气的厥阴、阳明两经来完成，就是《素问·阴阳应象大论》说的"左右者，阴阳之道路也"，厥阴从中气少阳由左升阳，阳生阴长，上奉阳气、营血于心火，阳明从中气太阴由右降阴，阴降阳藏于肾水，故就是《素问·阴阳应象大论》所说"水火者，阴阳之征兆也"，此"征兆"就是心肾的外在表象，讲心肾病。合起来就是四时四象。

第六节　形神小结

《黄帝内经》以形神学说为总纲纪，以生命科学为主线，这是中医基础理论最核心的内容。脏腑、经络、形体都是围绕"形"展开论述的，而天地、阴阳、四时、五运、六气都是围绕神展开论述的。

一、人

《素问·三部九候论》说："上应天光星辰历纪，下副四时五行，贵贱更互，冬阴夏阳，以人应之……此天地之至数。帝曰：愿闻天地之至数，合于人形、血气，通决死生。"《素问·八正神明论》说："血气者，人之神。"《灵枢·营卫生会》说："血者，神气也。"故知"血气"指"神"。因为"天地之至数，合于人形、血气（神）"，故能"通决死生"。而洛书、河图"天地之至数"本于"天光星辰历纪，下副四时五行……冬阴夏阳"，记录日月地的运行规律，故能"合于人形、血气，通决死生"。

《素问·上古天真论》说："上古之人，其知道者，法于阴阳，和于术数，食饮有节，起居有常，不妄作劳，故能形与神俱，而尽终其天年，度百岁乃去。"其"法于阴阳，和于术数，食饮有节"是讲源于天地阴阳的"神"，其"起居有常，不妄作劳"是讲"形"。又说："上古有真人者，提挈天地，把握阴阳，呼吸精气，独立守神，肌肉若一，故能寿敝天地，无有终时，此其道生。"其"呼吸精气"指"天食人以五气"，"提挈天地，把握阴阳，呼吸精气，独立守神"是讲"守神"在于天地五气阴阳，其"肌肉若一"是讲"形"，"神"与"肌肉若一"，即形神合一，"故能形与神俱"。

《灵枢·天年》说："血气已和，荣卫已通，五脏已成，神气舍心，魂魄毕具，乃成为人。"所谓"神、气舍心"，就是营血归心，就是后天气、味化生之营血注入心脉，先后天就合一了，即心肺脾三合一了，是一个铁三角。

人，《素问·宝命全形论》说："人以天地之气生，四时之法成……夫人生于地，悬命于天，天地合气，命之曰人。

人 ⎰ 悬命于天——神：《灵枢·九针十二原》说："节之交，三百六十五会……所言节者，神气之所游行出入也，非皮肉筋骨也。""天以六六为节"，为天之度，即三阴三阳十二经络。《素问·三部九候论》说："上应天光星辰历纪，下副四时五行，贵贱更互，冬阴夏阳，以人应之……此天地之至数。帝曰：愿闻天地之至数，合于人形、血气，通决死生。"

人生于地——形：《素问·阴阳应象大论》说："上古圣人，论理人形，列别脏腑，端络经脉，会通六合，各从其经；气穴所发，各有处名；溪谷属骨，皆有所起；分部逆从，各有条理；四时阴阳，尽有经纪，外内之应，皆有表里。"

神：生于天地气味，《素问·天元纪大论》说："夫五运阴阳者，天地之道也，万物之纲纪，变化之父母，生杀之本始，神明之府也。"《素问·阴阳应象大论》说："阴阳者，天地之道也，万物之纲纪，变化之父母，生杀之本始，神明之府也，治病必求于本。……天有四时五行，以生长收藏，以生寒暑燥湿风。"所谓"本"者，天地之气味也，含天地、阴阳、四时、五行、六节。所谓"神明之府"，因为"神"生于天地气味，故云天地为"神明之府"。

《素问·三部九候论》说："上应天光星辰历纪，下副四时五行，贵贱更互，冬阴夏阳，以人应之……此天地之至数。帝曰：愿闻天地之至数，合于人形、血气，通决死生。"《素问·八正神明论》说："血气者，人之神。"《灵枢·营卫生会》说："血者，神气也。"故知"血气"指"神"。因为"天地之至数，合于人形、血气（神）"，故能"通决死生"。而洛书、河图"天地之至数"本于"天光星辰历纪，下副四时五行……冬阴夏阳"，记录日月地的运行规律，故能"合于人形、血气，通决死生"————数（五运六气用数）。

《素问·六节藏象论》说："肝者……以生血气。"血气为人之神。黄庭少阳太阴生化成的营卫血气——神经门静脉入肝，故云肝生血气。黄庭之所以生营卫血气，全是少阳春生之气的功劳，故云"凡十一脏，取决于胆也"。就是说，少阳主人神气，入心脑。

《素问·离合真邪论》说："不知三部者，阴阳不别，天地不分。地以候地，天以候天，人以候人，调之中府，以定三部。"所谓"中府"，黄庭太极也，神之升降出入也。

《素问·生气通天论》说："故阳气者，一日而主外，平旦人气生。"所谓"人气"，就是阳气、神气。《素问·生气通天论》说："阳气者，若天与日，失其所，则折寿而不彰。阳气者，精则养神，柔则养筋。"

形：《素问·阴阳应象大论》说："上古圣人，论理人形，列别脏腑，端络经脉，会通六合，各从其经；气穴所发，各有处名；溪谷属骨，皆有所起；分部逆从，名有条理；四时阴阳，尽有经纪；外内之应，皆有表里。"

$$形（象）\begin{cases} 脏腑：生化之器 \\ 经络：营卫血气——神气运行通道 \end{cases}$$

二、人参天地

《素问·气交变大论》说："余闻之，善言天者，必应于人；善言古者，必验于今；善言气者，必彰于物；善言应者，同天地之化；善言化言变者，通神明之理。非夫子孰能言至道欤！"

《素问·举痛论》说："善言天者，必有验于人；善言古者，必有合于今；善言人者，必有厌于已。如此则道不惑而要数极，所谓明也。"天指天道四时八节，就是五运六气。

《素问·疏五过论》说："圣人之治病也，必知天地阴阳，四时经纪，五脏六腑，雌雄表里……"

《灵枢·刺节真邪》说："与天地相应，与四时相副，人参天地，故可为解。"

《素问·离合真邪论》说："因不知合之四时五行，因加相胜，释邪攻正，绝人长命。"

《素问·阴阳应象大论》说："故天有精，地有形，天有八纪，地有五理，故能为万物之父母……故治不法天之纪，不用地之理，则灾害至矣。"

《灵枢·邪客》说："人与天地相应也。"

《灵枢·阴阳二十五人》说："天地之间，六合之内，不离于五，人也应之。"

《素问·金匮真言论》说："此皆阴阳表里，内外雌雄相输应也，故以应天之阴阳也。"

《灵枢·经水》说："此人之所以参天地而应阴阳也。"

《灵枢·岁露论》说："人与天地相参也，与日月相应也。"

《灵枢·本脏》说："五脏者，所以参天地，副阴阳，而运四时，化五节者也。"

天指天道四时六节，就是五运六气。《素问·疏五过论》说："圣人之治病也，必知天地阴阳，四时经纪，五脏六腑，雌雄表里。"《灵枢·刺节真邪》说："与天地相应，与四时相副，人参天地，故可为解。"《素问·离合真邪论》说："因不知合之四时五行，因加相胜，释邪攻正，绝人长命。"《素问·阴阳应象大论》说："故天有精，地有形，天有八纪，地有五理，故能为万物之父母……故治不法天之纪，不用地之理，则灾害至矣。"《素问·五常政大论》说："故治病者，必明天道地理，阴阳更胜，气之先后，人之寿夭，生化之期，乃可以知人之形气矣。"就是强调一个医生要懂天、地、人三才之道。而天、地、人三才之事尽融于五运六气理论之中，所以五运六气理论才是《黄帝内经》的核心理论。

现在医家不以人为主体、天地为客体，却往往以天地自然为主体，颠倒本末。

医家一定要以人形体为主体，天地自然为客体。人有了父母给的形体，然后才有天地阴阳之应，故《灵枢·经水》说："此人之所以参天地而应阴阳也。"

《灵枢·岁露论》说："人与天地相参也，与日月相应也。"

《灵枢·本脏》说："五脏者，所以参天地，副阴阳，而运四时，化五节者也。"

《灵枢·邪客》说："人与天地相应也。"

《周易·文言传》说："夫大人者，与天地合其德，与日月合其明，与四时合其序。"

1. 横膈膜上下和腰上下分天地阴阳

那么天人相应是如何进行的呢？《黄帝内经》的天人相应是建立在形态解剖结构基础上的，不是简单看作是天地阴阳气化结构。如以横膈膜分天地阴阳、腰

分天地阴阳、脐部天枢分天地阴阳。（图1-6）

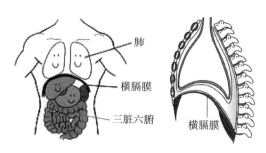

图1-6　横膈膜上下分天地阴阳示意图

横膈膜 ⎰ 上：心肺系统，主外主表属天，手经，应日、十天干（阴阳系日月）
　　　 ⎱ 下：消化道土类，主内主里属地，足经，应月、十二地支

《素问·阴阳离合论》说："阴阳者，数之可十，推之可百，数之可千，推之可万，万之大不可胜数，然其要一也。"《素问·五运行大论》说："夫阴阳者，数之可十，推之可百，数之可千，推之可万。天地阴阳者，不以数推，以象之谓也。"

《灵枢·阴阳系日月》说：

天为阳，地为阴，日为阳，月为阴，其合之于人，奈何？岐伯曰：腰以上为天，腰以下为地，故天为阳，地为阴。足之十二经脉，以应十二月，月生于水，故在下者为阴。手之十指，以应十日，日生于火，故在上者为阳。……

寅者，正月之生阳也，主左足之少阳；未者，六月，主右足之少阳；卯者，二月，主左足之太阳；午者，五月，主右足之太阳；辰者，三月，主左足之阳明；巳者，四月，主右足之阳明，此两阳合于前，故曰阳明。申者，七月之生阴也，主右足之少阴；丑者，十二月，主左足之少阴；酉者，八月，主右足之太阴；子者，十一月，主左足之太阴；戌者，九月，主右足之厥阴；亥者，十月，主左足之厥阴，此两阴交尽，故曰厥阴。

甲主左手之少阳，己主右手之少阳，乙主左手之太阳，戊主右手之太阳，丙主左手之阳明，丁主右手之阳明，此两火并合，故为阳明。庚主右手之少阴，癸主左手之少阴，辛主右手之太阴，壬主左手之太阴。

故足之阳者，阴中之少阳也；足之阴者，阴中之太阴也；手之阳者，阳中之太阳也；手之阴者，阳中之少阴也。

腰以上者为阳，腰以下者为阴。

其于五脏也，心为阳中之太阳，肺为阳中之少阴，肝为阴中之少阳，脾为阴中之至阴，肾为阴中之太阴。……

正月、二月、三月，人气在左，无刺左足之阳；四月、五月、六月，人气在右，无刺右足之阳；七月、八月、九月，人气在右，无刺右足之阴；十月、十一月、十二月，人气在左，无刺左足之阴。

《素问·金匮真言论》说：

背为阳，阳中之阳，心也；背为阳，阳中之阴，肺也；

腹为阴，阴中之阴，肾也；腹为阴，阴中之阳，肝也；腹为阴，阴中之至阴，脾也。此皆阴阳、表里、内外、雌雄相输应也，故以应天之阴阳也。……阴阳、表里、雌雄之纪，藏之心意，合心于精，非其人勿教，非其真勿授，是谓得道。

横膈膜之上为天、为阳、主表、主外、主手经，横膈膜之下为地、为阴、主里、主内、主足经。此乃天地之道。

表1-1 横膈膜上下分天地阴阳表（《素问·金匮真言论》《灵枢·阴阳系日月》）

横膈膜上	天阳	心肺	手经	天阳降	日	表	外	天干	病发阳	头面	六淫
横膈膜下	地阴	土类	足经	地阴升	月	里	内	地支	病发阴	四肢	水谷

《素问·金匮真言论》天地阴阳说：

心为阳中之阳

肺为阳中之阴

肾为阴中之阴

肝为阴中之阳

脾为阴中之至阴

《素问·六节藏象论》天地阴阳说：

心为阳中之太阳

肺为阳中之太阴

肾为阴中之少阴

肝为阴中之少阳

脾为阴中之至阴

《灵枢·阴阳系日月》天地阴阳说：

心为阳中之太阳

肺为阳中之少阴

肾为阴中之太阴

肝为阴中之少阳

脾为阴中之至阴

这个横膈膜天地阴阳分，横膈膜前在胸骨剑突，后在第十二胸椎，故前以胸骨剑突分上下，后以腰分上下。所以《素问·金匮真言论》说"背为阳，腹为阴。"《灵枢·阴阳系日月》说："天为阳，地为阴……腰以上为天，腰以下为地……腰以上者为阳，腰以下者为阴。"《灵枢·终始》说："从腰以上者，手太阴阳明皆主之；从腰以下者，足太阴阳明皆主之。"手经肺系统主天气，足经脾系统（土类）主地气，并且互相影响，故杨善上《黄帝内经太素》说："手太阴阳明有病，宜疗足太阴阳明，故曰下取之；足太阴阳明有病，宜疗手太阴阳明，故曰高取之。"

因为背为阳，则感受风寒暑湿燥火之天气为病，五脏背俞穴皆在腰以上而受邪，五脏之外有皮肉筋骨脉五体而病，腹为阴，则感受水谷之寒热为病。如《素问·阴阳应象大论》说："故天之邪气，感则害人五脏；水谷之寒热，感则害于六腑；地之湿气，感则害皮肉筋脉。"

《金匮要略·水气病脉证并治第十四》说："诸有水者，腰以下肿当利小便，腰以上肿当发汗乃愈。"此言疾病治则，本乎天者亲上而发汗，本乎地者亲下而利小便。

此言经脉虽有天地手足阴阳之分，但又是天地手足阴阳相贯通的。《素问·太阴阳明论》说："故阴气从足上行至头，而下行循臂至指端；阳气从手上行至头，而下行至足。故曰阳病者，上行极而下；阴病者，下行极而上。"《灵枢·逆顺肥瘦》说："手之三阴，从胸走手；手之三阳，从手走头；足之三阳，从头走足；足之三阴，从足走腹。"《素问·阴阳应象大论》说："唯贤人上配天以养头，下象地以养足。"天阳下降，故天之阳气及阳经脉从手上行至头而下行至足。地阴上升，故地之阴气及阴经脉从足上行至头而下行循臂至指端。而且是手足同名经相贯通，如《灵枢·终始》说："人迎一盛，病在足少阳，一盛而躁，病在手少阳；人迎二盛，病在足太阳，二盛而躁，病在手太阳；人迎三盛，病在足阳明，三盛而躁，病在手阳明……脉口一盛，病在足厥阴，一盛而躁，在手心主；脉口二盛，病在足少阴，二盛而躁，在手少阴；脉口三盛，病在足太阴，三盛而躁，在手太阴。"

手足同名经，同气相求、同气相通、同经相应，然而手三阴三阳经为天阳循行横膈膜以上，属天之位；足三阴三阳经为地阴循行背腹，属地之位，而且是天包地。所以脏腑经络之阴阳属性皆以天地阴阳属性为根本。

手经为阳，主天、主横膈膜之上，太阳心、阳明肺则"病发于阳"（夏秋）。足经为阴，主地、主横膈膜之下，"脾、胃、大肠、小肠、三焦、膀胱者……转味而入出"通"土气"，属地为阴，则"病发于阴"（冬春）。

2. 脐部天枢上下分天地阴阳

腹为阴属地，指横膈膜之下的腹部，而脐腹地阴又有阴阳之分。（图1–7）

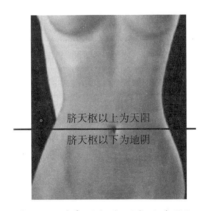

图 1–7 脐部天枢上下分天地阴阳

《素问·六微旨大论》说："帝曰：何谓气交？岐伯曰：上下之位，气交之中，人之居也。故曰：天枢之上，天气主之；天枢之下，地气主之；气交之分，人气从之，万物由之……气之升降，天地之更用也……升已而降，降者谓天；降已而升，升者谓地。天气下降，气流于地，地气上升，气腾于天，故高下相召，升降相因，而变作矣。"此言"神机"之升降出入也。"本乎天者，天之气也"，"本乎天者亲上"。"本乎地者，地之气也"，"本乎地者亲下"。

《素问·至真要大论》说："本乎天者，天之气也，本乎地者，地之气也，天地合气，六节分，而万物化生矣。"又说："身半以上，其气三矣，天之分也，天气主之。身半以下，其气三矣，地之分也，地气主之。以名命气，以气命处，而言其病。半，所谓天枢也。故上胜而下俱病者，以地名之，下胜而上俱病者，以天名之。"《素问·太阴阳明论》说："阳者，天气也，主外；阴者，地气也，主内。故阳道实，阴道虚。故犯贼风虚邪者，阳受之；食饮不节，起居不时者，阴受之。阳受之则入六腑，阴受之则入五脏。入六腑则身热不时卧，上为喘呼；入五脏，则䐜满闭塞，下为飧泄，久为肠澼。故喉主天气，咽主地气。故阳受风气，阴受湿气。……脾与胃以膜相连耳……足太阴者三阴也，其脉贯胃属脾络嗌，故太阴为之行气于三阴。阳明者表也，五脏六腑之海也，亦为之行气于三阳。"

《灵枢·邪气脏腑病形论》说："身半以上者，邪中之也。身半已下者，湿中之也。"肺主呼吸六气外邪，脾主水湿之气。

$$脐腹天枢\begin{cases} 上：天气主之，五脏属天，感受天之邪气 \\ \\ 下：地气主之，六腑属地，感受地湿及水谷寒热 \end{cases}$$

表1-2 脐上下分天地阴阳表（《素问·六微旨大论》《素问·至真要大论》）

脐上	天气	五脏	脏阴降
脐下	地气	六腑	腑阳升

腹部天枢脐上下分天地阴阳法；主出入升降运动。

此处乃后天肺脾二本"气、味"合和之处，"神"自生之地，名曰黄庭、丹田、太极、腹脑。肺吸入"天之五气"，主"气立"，脾食入"地之五味"，气味合和生"神"，主"神机"（神机、气立见《素问·五常政大论》）。肺主天气，脾主地气，共主"神机"。此黄庭有两大功能：一是《素问·脏气法时论》说的"气、味合服""以补精益气"而充养形体；二是《素问·六微旨大论》说的"出入升降"运动，"出入"主"生长壮老已"，"升降"主"生长化收藏"。其升降运动作用，《素问·阴阳应象大论》这样说："故清阳为天，浊阴为地；地气上为云，天气下为雨；雨出地气，云出天气。故清阳出上窍，浊阴出下窍；清阳发腠理，浊阴走五脏；清阳实四肢，浊阴归六腑。"李东垣在《脾胃论》中发挥最多。这种分法以升降出入运动为主。

更重要的是黄庭生"神"，主神病，如神志病、精神焦虑、抑郁不乐、高度紧张等，还有《难经·十六难》说的脐腹五脏系统病及李东垣说的脾胃不足病等，此处会有明显压痛及腹动悸。治疗注重少阳、太阴，以及黄庭主脉冲脉和冲脉循行的足阳明胃经、足少阴肾经。

再者，张仲景外感医学以横膈膜上下分天地阴阳为主，言"病发于阳""病发于阴"。李东垣内伤医学则以脐上下分天地阴阳为主，主出入升降运动，言脾、胃、肝、胆、三焦阳气当升，此阳不升则病，是阴阳反作病，上见心火克肺及心火乘脾土，下见水湿流于肾与膀胱。少腹部主阴主水，故常阳气不足，而阴气有余。

手经肺系统主天气，足经脾系统（土类）主地气，体现了肺天脾地二本在黄庭太极生神的突出作用，以及"神机"的地位。

《金匮要略·水气病脉证并治第十四》说："诸有水者，腰以下肿当利小便，腰以上肿当发汗乃愈。"此言疾病治则，本乎天者亲上而发汗，本乎地者亲下而利小便。

脐上为脏诊气口，脐下为腑诊人迎，脐下土类腑阳之气上升于肩背，此地气生奇恒之腑，若水湿下流于少腹，则必反映于腹之表骶骨部位，所以小肠俞、大肠俞、膀胱俞、关元俞都在骶骨部。五脏在脐上，所以五脏俞都在腰背以上。湿气下流，"恐左迁之邪，卒不肯退，反致项上及臀尻肉消而反行阴道，故使引之以行阳道，使清气之出地，右迁而上行，以和阴阳之气也"（李东垣，清暑益气汤）。

人们对于肚脐分上下天地阴阳多不理解其深意。其实，肚脐黄庭是后天肺脾二本生化营卫气血的源头，肺主天气，脾主地气，身半以上邪气中之，故从肺发汗；身半以下湿气中之，故从脾利湿。

《素问·阴阳离合论》所论属于横膈下脐部地阴：此是阴中之六经，乃足之表里六经也。

太阳为阴中之阳

阳明为阴中之阳

少阳为阴中之少阳

太阴为阴中之阴

少阴为阴中之少阴

厥阴为阴之绝阴

此足六经属于《灵枢·根结》说及开阖枢说，谓：

太阳根于至阴，结于命门。命门者，目也。

阳明根于厉兑，结于颡大。颡大者，钳耳也。

少阳根于窍阴，结于窗笼。窗笼者，耳中也。

太阳为开，阳明为阖，少阳为枢，故开折则肉节渎而暴病起矣，故暴病者取之太阳，视有余不足，渎者皮肉宛膲而弱也。阖折则气无所止息而痿疾起矣，故痿疾者取之阳明，视有余不足，无所止息者，真气稽留，邪气居之也，枢折即骨

41

繇而不安于地，故骨繇者取之少阳，视有余不足，骨繇者节缓而不收也，所谓骨繇者摇故也，当穷其本也。

太阴根于隐白，结于太仓。

少阴根于涌泉，结于廉泉。

厥阴根于大敦，结于玉英，络于膻中。

太阴为开，厥阴为阖，少阴为枢。故开折则仓廪无所输膈洞，膈洞者取之太阴，视有余不足。故开折者气不足而生病也，阖折即气弛而喜悲，悲者取之厥阴，视有余不足。枢折则脉有所结而不通，不通者，取之少阴，视有余不足，有结者皆取之。

可知开阖枢属于足六经说。

《素问·阴阳离合论》又说："阳予之正，阴为之主。故生因春，长因夏，收因秋，藏因冬。"此为常，"失常则天地四塞"。这就是说，足阴是根本，足阳是用。足十二经应一年十二月是常理。

足之表里十二经应十二月。一年十二月分为春、夏、秋、冬四季四时四象，上、下半年。

《灵枢·阴阳系日月》说：

正月、二月、三月，人气在左，无刺左足之阳；（春）

四月、五月、六月，人气在右，无刺右足之阳；（夏）

七月、八月、九月，人气在右，无刺右足之阴；（秋）

十月、十一月、十二月，人气在左，无刺左足之阴。（冬）

此将足经转换为四时四季，春夏主阳经，秋冬主阴经。

3. 十二月分为上、下半年

《素问·六元正纪大论》又分春夏为前（上）半年，秋冬为后（下）半年，谓："岁半之前，天气主之；岁半之后，地气主之。上下交互，气交主之，岁纪毕矣。"岁半之前有初之气、二之气、三之气，岁半之后有四之气、五之气、终之气。岁半以上，天气主之，乃厥阴风木、少阴君火、少阳相火；岁半以下，地气主之，乃太阴湿土、阳明燥金、太阳寒水。

由于足经与手经同气相求、同气相通，进一步将五脏配应于四时。《素问·四气调神大论》十二月分上、下半年说：一年十二月有四时四季、五季说。

肝为春少阳

心为夏太阳

肺为秋太阴

肾为冬少阴

《灵枢·顺气一日分为四时》说：

春生、夏长、秋收、冬藏，是气之常也，人亦应之。

以一日分为四时，朝则为春，日中为夏，日入为秋，夜半为冬。

朝则人气始生，病气衰，故旦慧；日中人气长，长则胜邪，故安；夕则人气始衰，邪气始生，故加；夜半人气入脏，邪气独居于身，故甚也。

《素问·金匮真言论》说：

平旦至日中，天之阳，阳中之阳也；

日中至黄昏，天之阳，阳中之阴也；

合夜至鸡鸣，天之阴，阴中之阴也；

鸡鸣至平旦，天之阴，阴中之阳也。

故人亦应之。

《素问·金匮真言论》说：（五方、五行、五星）

东方青色，入通于肝，开窍于目，藏精于肝，其病发惊骇，其味酸，其类草木，其畜鸡，其谷麦，其应四时，上为岁星，是以春气在头也，其音角，其数八，是以知病之在筋也，其臭臊。

南方赤色，入通于心，开窍于耳，藏精于心，故病在五脏，其味苦，其类火，其畜羊，其谷黍，其应四时，上为荧惑星，是以知病之在脉也，其音徵，其数七，其臭焦。

中央黄色，入通于脾，开窍于口，藏精于脾，故病在舌本，其味甘，其类土，其畜牛，其谷稷，其应四时，上为镇星，是以知病之在肉也，其音宫，其数五，其臭香。

西方白色，入通于肺，开窍于鼻，藏精于肺，故病在背，其味辛，其类金，其畜马，其谷稻，其应四时，上为太白星，是以知病之在皮毛也，其音商，其数九，其臭腥。

北方黑色，入通于肾，开窍于二阴，藏精于肾，故病在溪，其味咸，其类水，其畜彘，其谷豆，其应四时，上为辰星，是以知病之在骨也，其音羽，其数六，其臭腐。

肝、心、肺、肾与脾分应四方与中央，肝、心、肺、肾阴阳属性通天道应四时四象，脾居中央属地阴之性，通土气。

《素问·六节藏象论》说：

心者，生之本，神之变也。其华在面，其充在血脉，为阳中之太阳，通于夏气。

肺者，气之本，魄之处也。其华在毛，其充在皮，为阳中之太阴，通于秋气。

肾者主蛰，封藏之本，精之处也。其华在发，其充在骨，为阴中之少阴，通于冬气。

肝者，罢极之本，魂之居也。其华在爪，其充在筋，以生血气，其味酸，其色苍，此为阳中之少阳，通于春气。

脾、胃、大肠、小肠、三焦、膀胱者，仓廪之本，营之居也，名曰器，能化糟粕，转味而入出者也。其华在唇四白，其充在肌，其味甘，其色黄，此至阴之类，通于土气。

春、夏、秋、冬属天道为阳，则心、肝、肺、肾应之为阳，"脾、胃、大肠、小肠、三焦、膀胱者……转味而入出"通"土气"，属地为阴。

4. 脏腑阴阳

（1）脏阴腑阳

《素问·金匮真言论》说："言人身之脏腑中阴阳，则脏者为阴，腑者为阳。肝、心、脾、肺、肾五脏皆为阴，胆、胃、大肠、小肠、膀胱、三焦六腑皆为阳。"《灵枢·寿夭刚柔》说："是故内有阴阳，外亦有阴阳。在内者，五脏为阴，六腑为阳；在外者，筋骨为阴，皮肤为阳。"这是中医界现行公认的说法。

《灵枢·本脏》说："五脏者，所以藏精神血气魂魄者也。六腑者，所以化水谷而行津液者也。"《素问·五脏别论》说："五脏者，藏精气而不泻也，故满而不能实。六腑者，传化物而不藏，故实而不能满也。"从解剖形态结构角度说，"藏精气而不泻"为脏，静藏属阴；"传化物而不藏"为腑，传动属阳。

（2）脏阳腑阴

现在中医界没有这个说法。

《素问·阴阳应象大论》说："天之邪气，感则害人五脏；水谷之寒热，感则害于六腑。"天气属阳，五脏通天气为阳。水谷地气属阴，六腑藏水谷属阴。

《素问·六节藏象论》说：（此四时不属于地阴十二月）

心者，生之本，神之变也。其华在面，其充在血脉，为阳中之太阳，通于夏气。

肺者，气之本，魄之处也。其华在毛，其充在皮，为阳中之太阴，通于秋气。

肾者主蛰，封藏之本，精之处也。其华在发，其充在骨，为阴中之少阴，通于冬气。

肝者，罢极之本，魂之居也。其华在爪，其充在筋，以生血气，其味酸，其色苍，此为阳中之少阳，通于春气。

脾、胃、大肠、小肠、三焦、膀胱者，仓廪之本，营之居也，名曰器，能化糟粕，转味而入出者也。其华在唇四白，其充在肌，其味甘，其色黄，此至阴之类，通于土气。

春、夏、秋、冬属天道为阳，则心、肝、肺、肾应之为阳，"脾、胃、大肠、小肠、三焦、膀胱者……转味而入出"通"土气"属地为阴。

$$脏腑 \begin{cases} 肝、心、肺、肾应四季属天 \\ 土类属地 \end{cases}$$

$$整体 \begin{cases} 形属地 \\ 神属天 \end{cases}$$

5. 天道、地道的区别

为什么有"脏阴腑阳"和"脏阳腑阴"的区别呢？其实这是天道、地道的区别。天阳对地阴，天阴对地阳。（图1-8）

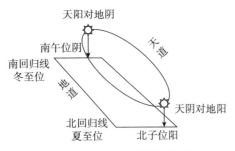

图1-8　天地阴阳异性对位图

在地道从解剖形态结构角度说，五脏属阴，六腑属阳。

在天道从相应角度说，五脏通天气属阳，六腑通地气属阴。

即天阳五脏对地阴五脏，天阴六腑对地阳六腑。

第二章　心肺脾三本

《素问·灵兰秘典论》讲五脏之中的君主心和宰相肺最重要，并将它们置于皇城——胸肋之中保护起来。可是现在的主流观点却遵从明代李中梓《医宗必读》的观点，认为肾脾最重要，谓肾为先天之本，脾为后天之本。笔者从发生学角度研究胎儿和出生后的婴儿、成人人体生理差异，发现人体真正的生理三本，先天之本不是肾而是心，后天之本非脾一个，还有一个肺，肺比脾更重要。从现代医学得知，呼吸系统、循环系统和消化系统是人体中重要的三大系统，对维持人体内环境的稳定有很重要的作用。肺主呼吸，不断从外界摄取清气，同时不断地排出体内废气；心主血脉，通过心的推动作用，将富含营养的动脉血液输送到全身各部，并将静脉血回输心脏；脾主饮食，摄取人体需要的营养物质。一旦呼吸、血液循环和营养摄取停止，生命活动就随即终止。可以说，呼吸、血液循环和水谷营养是维持人体生命的基础，直接关系着人体生命的延续与身体的健康状况。特别是呼吸和水谷的摄入功能更为重要。

第一节　先天之本——心

在胚胎发育时，心脏及血液循环系统是最先成形的。一般在怀孕 7 周左右，就可以用 B 型超声设备看到胎儿心跳；怀孕 12 周左右，使用多普勒胎心仪可检测到胎儿心跳；妊娠 18 ～ 20 周可用听筒经孕妇腹壁听到胎心音。可知胎儿最早生成心脏，而不是肾。胎儿期只有血液单循环，属于体循环，没有心肺小循环，不与外界接触。胎儿依靠母亲血液供给生命营养物质，从脐静脉进入心脏，然后输送到全身。

从生理角度来说，胎儿的成长及生命决定于母血的供养。所以在胎儿时期，首先是心、血液循环系统供给全身营养，心脏起主导作用，是胎儿先天之本，即父母遗传有形生命体存活之本，故称心为君主之官，为生之本。没有这个生命之本，就没有个体人。如《荀子·解蔽》说："心者形之君也，而神明之主也。"现代医学证实，心脏分泌的荷尔蒙是人体最重要的免疫物质，它可以调整人体的自愈、康复能力，这更加突出了心脏在人体的主导地位。由此可知，心脏为什么不得癌症是有原因的。

《黄帝内经》认为，人这个生命体是父母遗传的，是父母之精合成的，所以父母之精是人体的根本，是人体生命发生的基本物质。父母之精结合，形成新生命之体，为人生命存活之本，并在母体内得到滋养，发育成脑髓、骨骼、筋肉、皮肤、毛发等形成胎儿的形体。因此，精是人体形成的原始物质。但这个精是父母的精，是生成个体人形体的物质基础，而不是个体人肾中的"先天之精"，个体人之肾精都是后天形成的。故《素问·上古天真论》说："肾者主水，受五脏六腑之精而藏之，故五脏盛，乃能泻。"肾精要经历"二七""二八"之年才能积蓄满溢。

关于"肾为先天之本"是明代李中梓《医宗必读》首先提出来的。他说：

肾何以为先天之本？盖婴儿未成，先结胞胎，其象中空，一茎透起，形如莲蕊。一茎即脐带，莲蕊即两肾也，而命寓焉。水生木而后肝成，木生火而后心成，火生土而后脾成，土生金而后肺成。五脏既成，六腑随之，四肢乃具，百骸乃全。《仙经》曰：借问如何是玄牝？婴儿初生先两肾。未有此身，先有两肾，故肾为脏腑之本，十二脉之根，呼吸之本，三焦之源，而人资之以为始者也。故曰，先天之本在肾。

此说不妥，"盖婴儿未成，先结胞胎"乃是父母之精结成，一茎之脐带也是父母之精结成，"莲芯"不是婴儿"两肾"，是想象臆说，根本不成立。现代医学已经很清楚胎儿的发育过程，最早生成的不是肾脏。

360百科网有一段解释最具有代表性，现在引叙于下，谓：

肾为先天之本，首见于《医宗必读》。肾为先天之本是与脾为后天之本相对而言的。先天是指人体受胎时的胎元。《灵枢·决气》曰："两神相搏，合而成形，常先身生，是谓精。"《灵枢·经脉》亦云："人始生，先成精，精成而后脑髓生，骨为干，脉为营，筋为刚，肉为墙，皮肤坚而毛发长。"由上述可知，"先天"是指禀受于父母的"两神相搏"之精，以及由先天之精化生的先天之气，是由遗传而来，为人体生命的本原。其在个体生命过程中，先身而生，是后天脏腑形成及人体生长发育的动力。肾为先天之本，是指肾的功能是决定人体先天禀赋强弱、生长发育迟速、脏腑功能盛衰的根本。

肾居下焦，为阴中之阴脏，具有封藏、贮存精气的作用。如《素问·上古天真论》说："肾者主水，受五脏六腑之精而藏之。"《素问·六节藏象论》云："肾者，主蛰，封藏之本，精之处也。"肾所藏之精，既包括先天之精，又包括后天之精。肾所藏的先天之精是人体先天的基础，它禀受于父母，充实于后天，从内容上包括两个方面：一是与生俱来的、有生命的物质，是人体生命活动的基础，即所谓"人始生，先成精"（《灵枢·经脉》），以及"生之来，谓之精"（《灵枢·本神》）之"精"。二是指人类生殖繁衍的基本物质，即所谓"男女媾精，万物化生"（《易经》），"两神相搏，合而成形，常先身生，是谓精"（《灵枢·决气》）。可见，先天之精藏之于肾，并在人体出生之后，得到后天之精的充养，成为人体生育繁殖的基本物质，故又名之曰"生殖之精"。

肾所藏的后天之精，是指五脏六腑之精。它源于后天水谷精微，具有营养脏腑组织的作用，即所谓"肾者主水，受五脏六腑之精而藏之"（《素问·上古天真论》）。肾中先天之精与后天之精密切相关：先天之精时时激发后天之精，后天之精则不断充养先天之精，二者相辅相成，互助互用，共同构成肾中精气。肾所藏之精，根据机体的需要，重新输送至其他脏腑，成为脏腑功能活动的物质基础。如此，藏中有泻，泄而又藏，循环往复，生生不息。正如《怡堂散记》所说："肾者，主受五脏六腑之精而藏之，故五脏盛乃能泄，是精藏于肾而非生于肾也。五脏六腑之精，肾实藏而司其输泄，输泄以时，则五脏六腑之精相续不绝，所以成其次而位乎北，上交于心，满而后溢，生生之道。"

其实，《灵枢·决气》所说是指父母之精。父母之精是个体人躯体形成的基础，没有父母之精就没有个体人的躯体，所以称个体人的"躯体"是先天之物，父母之精是先天之精，这个精不可能储藏于个体人肾中。《素问·上古天真论》说："肾者主水，受五脏六腑之精而藏之。"而五脏六腑之精皆受于胃，如《灵枢·决气》说："胃者，五脏六腑之海也，水谷皆入于胃，五脏六腑皆禀气于胃。"又说："中焦受气取汁，泌糟粕，蒸津液，化其精微，上注于肺脉，乃化而为血。"《灵枢·营卫生会》说："人受气于谷，谷入于胃，以传于肺，五脏六腑皆以受气。"故《素问·脏气法时论》说："气、味合而服之，以补精益气。"于此可知，只有脾胃才能"补精益气"，肾藏"五脏六腑之精"，就是藏来于脾胃的水谷之精。

《灵枢·经脉》所说"人始生，先成精，精成而后脑髓生"，脑、髓、骨、脉为奇恒之腑。《素问·五脏别论》说："脑、髓、骨、脉、胆、女子胞，此六者，地气之所生也，皆藏于阴而象于地，故藏而不泻，名曰奇恒之府。夫胃、大肠、小肠、三焦、膀胱，此五者，天气之所生也，其气象天，故泻而不藏，此受五脏浊气，名曰传化之府，此不能久留，输泻者也。"这里说得很清楚，脑、髓、骨、脉是"地气"所生。地气属于后天。

《素问·阴阳应象大论》说："天气通于肺。""胃、大肠、小肠、三焦、膀胱，此五者"为肺所生。地气就是土气。《素问·六节藏象论》说："脾、胃、大肠、小肠、三焦、膀胱者，仓廪之本，营之居也，名曰器，能化糟粕，转味而入出者也，其华在唇四白，其充在肌，其味甘，其色黄，此至阴之类，通于土气。"地气就是脾胃之气。《素问·通评虚实论》说："五脏不平，六腑闭塞之所生也。头痛耳鸣，九窍不利，肠胃之所生也。"所以《脾胃论》说："《阴阳应象大论》云：'谷气通于脾。六经为川，肠胃为海，九窍为水注之气。'九窍者，五脏主之。五脏皆得胃气，乃能通利。《通评虚实论》云：'头痛，耳鸣，九窍不利，肠胃之所生也。'胃气一虚，耳、目、口、鼻，俱为之病。"耳鸣是髓海不足。《灵枢·海论》说："髓海有余，则轻劲多力，自过其度；髓海不足，则脑转耳鸣，胫酸眩冒，目无所见，懈怠安卧。"于此可知，这个生"脑、髓、骨、脉"的"精"是后天水谷之精。

《伤寒论·平脉法》说："卫气和，名曰缓；荣气和，名曰迟；缓迟相搏，名曰沉。寸口脉缓而迟，缓则阳气长，其色鲜，其颜光，其声商，毛发长；迟则阴气盛，骨髓生，血满，肌肉紧薄鲜硬。阴阳相抱，荣卫俱行，刚柔相搏，名曰强也。"营卫气血生于后天水谷，营卫气血旺盛才能生骨髓。营卫气血旺盛，五脏六腑才能旺盛，肾才能受五脏六腑之精而藏之。故《素问·阴阳应象大论》说："肾生骨髓，髓生肝。"只有营卫气血充足，脑、髓、骨、脉才能生。

还有人说"肾是受于父母的先天之精所藏之所，故称先天之本"，这种说法不靠谱，父母之精不可能藏于个体人之肾中。

还有人说"因为肾是人天癸所出之脏，天癸乃人之本元物质，是化生精气和生殖繁衍的精微物质，所以肾是先天之本"，这种说法是没有理解"天癸"本意的错误说法。癸为水，所谓"天癸"，乃是天上之水，即天一之水，来源于水之上源肺，而藏之于肾，故称"天癸"。而且天癸是后天生成的，生于肺，藏于肾。

《素问·上古天真论》说女子"二七而天癸至，任脉通，太冲脉盛，月事以时下，故有子……七七任脉虚，太冲脉衰少，天癸竭，地道不通，故形坏而无子也"，得知月经之系统如下图所示。

《素问·评热病论》说："月事不来者，胞脉闭也。胞脉者，属心而络于胞中，今气上迫肺，心气不得下通，故月事不来也。"可知月经与心肺有直接关系。（图2-1）

心为先天之本，形体之主宰，这在《黄帝内经》中早有论述。如《灵枢·邪客》说："心者，五脏六腑之大主也。"心为五脏六腑形体之主宰，即心主形体。《素问·灵兰秘典论》说："心者，君主之官也，神明出焉……主明则下安……主不明则十二官危。"明确指出心不但为形体之主，也为神之主。心是生命活动的主宰。

心主形体，形体来源于父母精卵合子，精卵合子是人体生命之本。用现代科学的话说精卵合子的根本是DNA，这就是人的先天命门，称之为心命门，主十二官之安危。

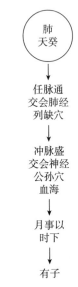

图 2-1　天癸示意图

肺
天癸

↓

任脉通
交会肺经
列缺穴

↓

冲脉盛
交会神经
公孙穴
血海

↓

月事以
时下

↓

有子

第二节　后天之本——肺、脾

婴儿出生断脐后，从首次自主呼吸（或啼哭）开始，即由胎儿的血液单循环变为婴儿的双循环，开始接触外界，从外界吸收营养，启动了肺功能和脾、胃、肠、膀胱、三焦土类功能。如《素问·宝命全形论》说：

天覆地载，万物悉备，莫贵于人；人以天地之气生，四时之法成……夫人生于地，悬命于天，天地合气，命之曰人。人能应四时者，天地为之父母……人生有形，不离阴阳。

《素问·六节藏象论》说：

天食人以五气，地食人以五味；五气入鼻，藏于心肺，上使五色修明，音声能彰；五味入口，藏于肠胃，味有所藏，以养五气，气和而生，津液相成，神乃自生。

《黄庭内景经·上睹章》说："神生腹中衔玉铛，灵注幽阙那得丧，琳条万寻可荫仗，三魂自宁帝书命。"所谓"神生腹中"，即指"神乃自生"之神，即黄庭之神。

这就是人体之外的物质，有天之"五气"

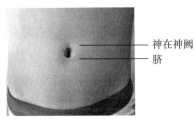

神在神阙
脐

图 2-2　神在神阙

和地之"五味"之分。天之"五气"，即《素问·阴阳应象大论》说的"寒暑燥湿风"。地之"五味"即"辛甘酸苦咸"，则与五方五季有关。

老子《道德经》第六章称此为"谷神"，谓：

谷神不死，是谓玄牝。玄牝之门，是谓天地根。绵绵若存，用之不勤。

谷神，即指五气、五味所化生之"神"，有这个"神"就生，没有这个"神"就死。河上公注："玄，天也，于人为鼻；牝，地也，于人为口。天食人以五气，从鼻入……地食人以五味，从口入……言口鼻之门，是乃通天地之元气所从往来。"就是说，人体先天形体生命，要以天地气味为养，方能全神固形，长命百岁。《素问·生气通天论》说："阳气者，精则养神，柔则养筋。"又说："故圣人传精神，服天气而通神明。失之则内闭九窍，外壅肌肉，卫气散解，此谓自伤，气之削也。阳气者，若天与日，失其所，则折寿而不彰。故天运当以日光明。是故阳因而上，卫外者也……阳气者，烦劳则张，精绝，辟积于夏，使人煎厥；目盲不可以视，耳闭不可以听，溃溃乎若坏都，汨汨乎不可止。阳气者，大怒则形气绝而血菀于上，使人薄厥。"这就告诉人们，过于烦劳是要伤神的，所以警告说"用之不勤"。于此可知，出生时空只标示对出生后成为个体人的婴儿、成人的影响，不可能对胎儿有影响。因此把出生时空与胎儿相结合的理论是错误的，应该是出生时空影响婴儿至成年人。这个"神"，是天地自然遗传的无形生命体，是个体人的后天命门，称之为黄庭神命门。

一个中医首先要明白个体人的起始时刻，那就是出生那一刻，笔者之所以强调个体人这个概念，因为它十分重要，出生之前的胎儿只是母亲的一个附件，没有心肺小循环，不能摄入饮食，不是个体人，只有出生之后，有了自主呼吸，打开了心肺小循环，有了摄入饮食之功能，才是一个个体人。先天和后天要有一个严格区分界限，其区分点是看肺门打开没有，有没有肺循环，及鼻口打开能不能吃东西。没有打开鼻口之前为胎儿，为先天，当出生之时打开鼻口则为婴儿，为后天。出生时间纳入自然遗传不能归入先天体质。

婴儿出生后，首先打开肺呼吸，启动血液小循环，或称肺循环，肺吸入五气，婴儿才能存活，所以肺是最重要的后天之本，故称为"相傅之官"。

肺门打开之后，脾门随之打开，五味进入脾土（包括脾、胃、小肠、大肠、三焦、膀胱），气、味合和而生神。据此可知，从婴儿到成人，五脏之本在肺天和脾地。

所以从生理角度来说，人有三本：心、肺、脾也。肺为五脏之天，孰有大于天者哉！脾为百骸之母，孰有大于地者哉！《素问·灵兰秘典论》和《素问·刺法论》说"心为君主之官"，孰有大于此君主哉！"肺为宰相之官"，一人之下，万人之上，其不伟哉！"脾为谏议之官"，专门检查纠正"君主心"的错误，俗称二宰相，孰有此胆大哉！肺为天王，脾为地王，心为人王，天、地、人之三大王，三才之道也。于此可知，《素问·灵兰秘典论》和《素问·刺法论》两篇的重要性，是取象比类，以社会之象说明人体的生理现象。正因为心肺重要，所以把两者置于"皇城"——肋骨之内保护起来。供给胎儿营养的血液是经脐静脉输入心脏，然后输送到胎儿全身，所以先天胎儿时期心最重要，胎儿之后是肺脾最重要。先天之本心为君主，后天之本肺为宰相，先后天之本心肺居横膈膜之上，可见其重要性。

婴儿及成人的身体运作机制，首先是肺呼吸，肺通过呼吸扩张和收缩，一是推动循环系统的运动，二是推动各脏腑系统的运动。消化道吸收到的各种营养物质，由门静脉进入肝心肺之后输送到全身各处。

医家常言肾为先天之本，非也，当是心为先天之本，肺、脾为后天之本。心主胎儿血液单循环，是胎儿生命生存过程的保障。肺脾主后天，肺的鼻和皮肤主司吸纳天之五气，脾主司地之五味，五气和五味合于肠胃黄庭太极而生神，由黄庭太极肠胃吸收的营养物质经门静脉进入肝心，从而代替母血供给婴儿以营养物质，形成后天养先天。《素问·上古天真论》说，人到七八岁才能"肾气实"，并说肾"受五脏六腑之精而藏之，故五脏盛，乃能泻"，知肾成于五脏之最后者，何能为先天之本？非要说它是"本"的话，只能是生殖之本。心肺脾三本居上，肝肾次之，从下图可以看出。

从图2-3中可以看出，肝的作用是吸纳并输送新的营养物质于心循环系统，而肾的作用是储藏血生成的精卵以繁殖下一代。

《灵枢·九针论》说："肺者五脏六腑之盖也。"《素问·病能论》说："肺为脏之盖也。"《素问·痿论》说："肺者，脏之长也，为心之盖。"王冰注："位高而布叶于胸中，是故为脏之长，心之盖。"《难经集注·三十二难》虞庶注："肺为华盖，位亦居膈。"因肺在体腔脏腑中位居最高，并有覆盖和保护诸脏抵御外邪的作用，故名。可知在心肺脾三本中，肺最重要，《修真图》说"肺为生门"，既和先天心结合成宗气行呼吸而贯心脉，又和脾结合"补精益气"滋养全身，形成人体的两条生命链。所以肺有四大功能：

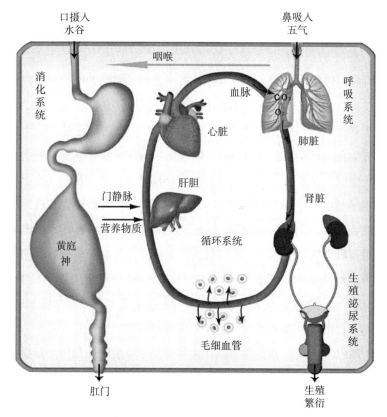

图 2-3 肝肾作用示意图

第一，通天气。肺司呼吸通天气而主六节。

第二，保皇。心为君主皇帝。《素问·痿论》曰："肺者，脏之长也，为心之盖。"王冰注："位高而布叶于胸中，是故为脏之长，心之盖。"肺司呼吸而推动心脉运行。

第三，保民。肺主天气，胃、小肠、大肠、三焦、膀胱等腑皆天气所生也。脾土类为民众。

第四，生血。《素问·六节藏象论》说："天食人以五气，地食人以五味。五气入鼻，藏于心肺，上使五色修明，音声能彰；五味入口，藏于肠胃，味有所藏，以养五气，气和而生，津液相成，神乃自生。"神是肺脾气味在肠胃生成的，神者血气也，营血卫气都生于肠胃黄庭太极，这里生成的是通过门静脉输给肝心肺的静脉血。《灵枢·营气》说："黄帝曰：营气之道，内谷为宝。谷入于胃，气

53

乃传之肺，流溢于中，布散于外，精专者行于经隧，常营无已，终而复始，是谓天地之纪。"《灵枢·营卫生会》说："中焦亦并胃中，出上焦之后……上注于肺脉，乃化而为血。"经文明确指出肺能生血。《素问·经脉别论》说："食气入胃，散精于肝，淫气于筋。食气入胃，浊气归心，淫精于脉。脉气流经，经气归于肺，肺朝百脉，输精于皮毛。毛脉合精，行气于腑，腑精神明，留于四脏。气归于权衡，权衡以平，气口成寸，以决死生。"《灵枢·营卫生会》又说："人受气于谷，谷入于胃，以传与肺，五脏六腑皆以受气。"在肺这是经过氧化生成的动脉血。所以肺生血包括动脉血和静脉血，并非只是骨髓生血。何况骨髓也是由肠胃黄庭太极所生呢！《素问·五脏生成》说："诸髓者，皆属于脑。"《素问·五脏别论》说："脑、髓、骨、脉、胆、女子胞，此六者，地气之所生也。皆藏于阴而象于地，故藏而不泻，名曰奇恒之腑。"经文说得很明白，脑、骨、髓属于奇恒之腑，是肠胃黄庭太极地气所生，所以髓生血的根本还是在肺。这就说明肺对水谷精微生成血液的重要性。所以笔者在临床中常从肺的角度治疗血液之病。近日，《自然》在线刊登了美国加州大学旧金山分校科学家们的发现，即肺有造血功能。而且，它们不仅可以生成血小板，还能生成各种种类的血细胞，甚至包括嗜中性粒细胞、B细胞与T细胞等免疫细胞。这些研究结果表明肺部是大量血液组细胞与干细胞的居住地。在有需要时，这些细胞能够重塑受损骨髓的能力，制造血液的不同成分。

心肺脾三本在《素问·灵兰秘典论》中得到了肯定，心为君主之官，肺为相傅之官，是两个人体最高统治者，相当于现在国家的总统、主席和首相、总理。

肺的四大作用是古人的重大发现，根据现代生理解剖知识来看，肺生于人体胚胎内胚层，位于内胚层消化道上端，应该说肺是实实在在的消化道成员，故《素问·六节藏象论》说"肺主胃肠而生神"，《修真图》说"肺为生门"。肺生成后又加入了血液循环系统（中胚层），与心同主气血的运行，更换静脉血为动脉血，以滋养身体，既主卫气，又主营血。如《素问·平人气象论》说："脏真高于肺，以行荣卫阴阳也。"这要比现代生理解剖知识早两千多年啊，你说我们的古人伟大不伟大！

后天二本肺脾合成人体的腹脑。肺脾的五气、五味进入人体，仅仅只是气和食物吗？不是，五气和食物带有大量的病毒、细菌等微生物。胃肠里的病毒、细菌比全宇宙的行星还多。法国电视台讲腹脑时说，肠子的细菌群落是全宇宙最大的生态系统……比宇宙的行星还多、还要丰富。细菌出现早于人类，人体内细菌这么多，其实可以称为是"细菌人"。人的肠道菌群很丰富，每个人体内的细菌可以达到1～2公斤，而这细菌可以生产人体30%的卡路里。我们给细菌提供住宿，细菌帮我们消化和产生能量，所以不要杀灭这些细菌而要跟它们共存，人和大自然不是分开而是一体……从这里就可以体现出中国的天人合一思想与中医的和谐治病方法。纪录片还提到了怎么用细菌治疗疾病，怎么加强肠道菌群和人体免疫力……有些类似于疫苗的方法。（图2-4、图2-5、图2-6、图2-7）

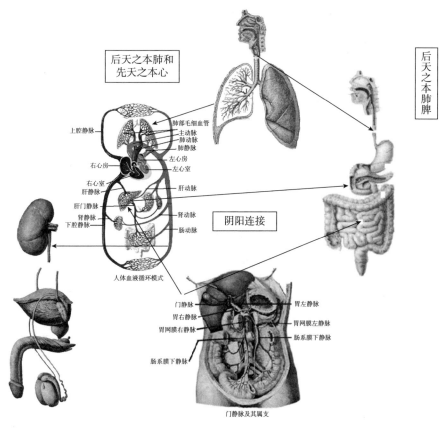

图2-4 三本解剖图

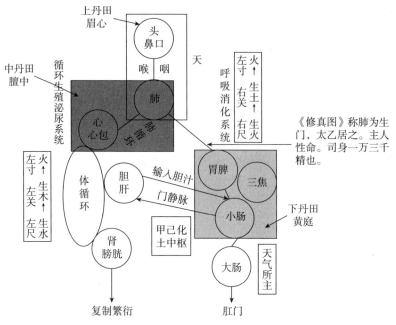

图 2-5 三本示意图

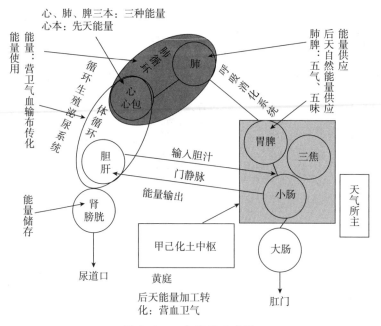

图 2-6 三本能量示意图

《素问·脏气法时论》说"气味合而服之，以补精益气"。

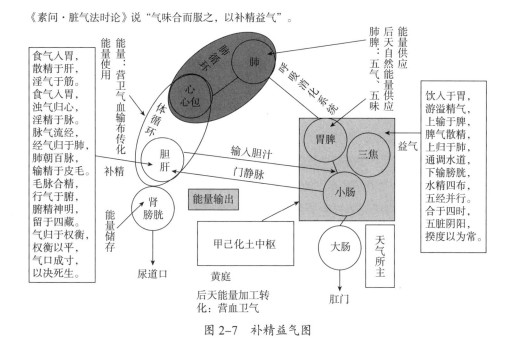

图 2-7　补精益气图

第三节　心肺脾三本确定人体生命的主要指征

心肺脾是人体的三本，这三本确定了人体生命的主要指征。

一、心本以心脏搏动运行血脉为主要生命指征

心为先天形体之本，故《素问·六节藏象论》说"心者生之本"。心有两大功能：一是《素问·痿论》说的"心主身之血脉"，把血液输送到全身各处以滋养形体；二是《素问·宣明五气》说的"心藏神"。《黄帝内经》对"神"进行了定义。《素问·八正神明论》说："血气者，人之神。"《灵枢·营卫生会》说："血者，神气也。"《灵枢·平人绝谷》说："神者，水谷之精气也。"《灵枢·本神》说"心藏脉，脉舍神"，所以血是藏神的物质基础。营卫气血在血脉中的循环运动，滋养着脏腑组织四肢百骸，主导着人体生命的一切活动，以及生长壮老死，所以《黄帝内经》将推动血脉运行的心脏搏动——心跳作为人体生命的主要指征。而心跳的指征有二：一是《素问·平人气象论》说的"左乳之下，其动应衣（衣当为手）"，直接用手触摸到心跳；二是《素问·痿论》说的"心主身之血脉"，通过脉动来体察心跳，有《素问·三部九候论》所记载的遍身动脉诊法和人迎、寸

口动脉诊法。心跳的动力源是宗气。《灵枢·邪客》说："五谷入于胃也，其糟粕、津液、宗气分为三隧。故宗气积于胸中，出于喉咙，以贯心脉，而行呼吸焉。"其根本是肺的呼吸运动，推动了心脏搏动从而去运行血脉。

二、肺本以呼吸动力为生命最重要指征

肺为后天第一本，胎儿出生后的第一个工作就是打开肺门，进行呼吸，摄纳天地之气，没有这个呼吸婴儿就活不成，所以《素问·六节藏象论》说"肺者气之本"，故云肺为后天第一本，也就是人体生命最重要的指征。

之所以说肺呼吸是人体生命最重要的生命指征，主要有两个原因。一是肺呼吸之气与胃气合成宗气。《素问·平人气象论》说："胃之大络，名曰虚里，贯膈络肺，出于左乳下，其动应衣，脉宗气也。"《灵枢·刺节真邪》说："宗气留于海，其下者，注于气街；其上者，走于息道。"《灵枢·五味》说："其大气之抟而不行者，积于胸中，命曰气海。"二是肺脾摄纳入气味生成营卫气血，生成神。肺主天气，故《素问·生气通天论》说"生气通天"。

正因为肺的重要性，《黄帝内经》才对肺呼吸做了深入详细的研究。《灵枢·五十营》精确记载人一昼夜呼吸总次数为13500息，并精确计算出正常人心跳（脉率）与呼吸之间的比率是4次/息，认为"人一呼脉再动，气行三寸，一吸脉亦再动，气行三寸，呼吸定息，气行六寸"。《灵枢·营气》《灵枢·营卫生会》还阐述了在肺呼吸的推动下，营气、卫气布散到全身，而且肺还是营气、卫气运行起始和终而复始的交汇点，进一步突出了肺的重要性。

三、脾本以摄纳水谷生成胃气为主要生命指征

婴儿出生时，肺门打开，脾门就随之而开，所以脾为后天第二本。脾胃摄入水谷，并进行消化吸收生成营卫气血——神，是保证人体生命存活的基本条件。如《素问·六节藏象论》说："天食人以五气，地食人以五味；五气入鼻，藏于心肺，上使五色修明，音声能彰；五味入口，藏于肠胃，味有所藏，以养五气，气和而生，津液相成，神乃自生。"《素问·八正神明论》说："血气者，人之神。"《灵枢·营卫生会》说："血者，神气也。"《灵枢·平人绝谷》说："神者，水谷之精气也。"其吸收敷布的过程，《素问·经脉别论》做了详细描述，谓：

食气入胃，散精于肝，淫气于筋。食气入胃，浊气归心，淫精于脉。脉气流经，经气归于肺，肺朝百脉，输精于皮毛。毛脉合精，行气于腑，腑精神明，留

于四脏。气归于权衡，权衡以平，气口成寸，以决死生。

饮入于胃，游溢精气，上输于脾，脾气散精，上归于肺，通调水道，下输膀胱，水精四布，五经并行。合于四时，五脏阴阳，揆度以为常也。

由此可知，饮食是生成营、卫、气、血、胃气等唯一的途径和源泉，一旦饮食功能不能进行，《灵枢·五味》说"谷不入，半日则气衰，一日则气少矣"，《灵枢·平人绝谷》说"平人不食饮七日而死者，水谷精气津液皆尽故也"。因此《素问·平人气象论》说："平人之常气禀于胃，胃者平人之常气也，人无胃气曰逆，逆者死……人以水谷为本，故人绝水谷则死，脉无胃气亦死。"《灵枢·营卫生会》说："营卫者，精气也，血者，神气也，故血之与气，异名同类焉。"这就是说，营气、卫气、血气、神等都是同类，总之谓胃气，生于胃肠土类。

《灵枢·海论》说："胃者，水谷之海。"《灵枢·玉版》说："胃者，水谷气血之海也。"《灵枢·五味》说："胃者，五脏六腑之海也，水谷皆入于胃，五脏六腑，皆禀气于胃。"《素问·玉机真脏论》说："五脏者，皆禀气于胃，胃者，五脏之本也；脏气者，不能自致于手太阴，必因于胃气，乃至于手太阴也。故五脏各以其时，自为而至于手太阴也。故邪气胜者，精气衰也。故病甚者，胃气不能与之俱至于手太阴，故真脏之气独见，独见者，病胜脏也，故曰死。"胃气通行于脉，"脉无胃气亦死"。这就突出了脾胃在人体生命中的重要性，故为人体生命的重要指征。

四、目命门以神气为主要生命指征

心为先天之本，称之为心命门，候于膻中，道家称之为中丹田。肺脾为后天之本，生神于黄庭，道家称之为下丹田，笔者名之为神命门。当黄庭所生之神舍于心则先后天形神合一，成为一个完整的生命体，从而达到"形与神俱"的存活条件。

《素问·解精微论》说："夫心者，五脏之专精也。目者，其窍也。"《灵枢·大惑论》说："五脏六腑之精气，皆上注于目而为之精……裹撷筋、骨、血、气之精，而与脉并为系，上属于脑……目者，五脏六腑之精也，营卫魂魄之所常营也，神气之所生也……目者，心使也。心者，神之舍也。"《灵枢·口问》说："心者，五脏六腑之主也。目者，宗脉之所聚也。"《灵枢·经脉》说："心手少阴之脉……其支者，从心系上挟咽，系目系。"《灵枢·邪气脏腑病形》说："十二经脉，三百六十五络，其血气皆上于面而走空窍。其精阳气上走于目而为睛。"经文说得明明白白，心主目，心主神，目为神之门户。所以先后天命门合一彰显于目，这就是《黄帝内经》命名目命门的道理。所以目命门成了神的主要生命指征，表现于眼神、目光，甚至面色。

第四节　心肺脾三本的诊断

对于心肺脾三本之病，《黄帝内经》有明确的诊断。《素问·金匮真言论》说："南风生于夏，病在心，俞在胸胁。西风生于秋，病在肺，俞在肩背……背为阳，阳中之阳，心也；背为阳，阳中之阴，肺也。"所以《素问·五脏别论》说："心肺有病，而鼻为之不利也。"《素问·脉要精微论》说："背者胸中之府，背曲肩随，府将坏矣。"

《素问·五脏别论》说："夫胃、大肠、小肠、三焦、膀胱，此五者天气之所生也，其气象天，故泻而不藏。此受五脏浊气，名曰传化之府，此不能久留，输泻者也……六腑者，传化物而不藏，故实而不能满也。所以然者，水谷入口则胃实而肠虚，食下则肠实而胃虚。故曰实而不满，满而不实也。"肺主天气，肺不肃降则胃肠腑病矣，故云"凡治病必察其下"。

少阳三焦和太阴脾从本守中，肺脾气味在中而生营卫血气之神，故肺脾有病则伤营血神矣。而营血神气藏于脉，充于形体。所以《素问·八正神明论》说："故养神者，必知形之肥瘦，荣卫血气之盛衰。血气者，人之神，不可不谨养。"就是从形神两方面诊断，诊断在脉。所以《素问·五脏别论》说："凡治病必察其下，适其脉。"《素问·阴阳应象大论》说："善诊者，察色按脉。"《素问·邪气脏腑病形》说："按其脉，知其病。"《灵枢·逆顺》说："脉之盛衰者，所以候血气之虚实有余不足也。"诊脉可以知道一个人的健康情况，可以知道得的是什么病。脉为血府，而"血气者，人之神"，故察气血就是察神。《灵枢·终始》说："持其脉口、人迎，以知阴阳有余不足，平与不平，天道毕矣。所谓平人者不病，不病者，脉口、人迎应四时也，上下相应而俱往来也，六经之脉不结动也，本末之寒温之相守司也。形肉血气必相称也，是谓平人。"《素问·移精变气论》说："色脉者，上帝之所贵也，先师之所传也。上古使僦贷季，理色脉而通神明，合之金木水火土，四时八风六合，不离其常，变化相移，以观其妙，以知其要，欲知其要，则色脉是矣。色以应日，脉以应月，常求其要，则其要也。夫色之变化以应四时之脉，此上帝之所贵，以合于神明也。"经文明确指出，诊脉可以察血气神。

神生于中，位于脐腹神阙，由心布于五脏。故《素问·脉要精微论》说："五脏者，中之守也。"诊察五脏在脐。《难经》云："脾病，'当脐有动气，按之牢若痛'。动气筑筑然坚牢，如有积而硬，若似痛也，甚则亦大痛，有是则脾虚病也，无则非也。更有一辨，食入则困倦，精神昏冒而欲睡者，脾亏弱也。"（《脾胃论》胃虚脏腑经络皆无所受气而俱病论）

况脾胃病则当脐有动气，按之牢若痛，有是者乃脾胃虚，无是则非也，亦可作明辨矣。

胃病其脉缓，脾病其脉迟，且其人当脐有动气，按之牢若痛。

凡脾胃虚弱的诊断：一是脐部有"动气"，即腹动悸；二是有硬积，按压痛；三是吃饭后就困倦欲睡。四是脉迟缓。脉迟则阳虚寒盛，脉缓则胃气不足。

李东垣曾阐述脾胃病的主要证候，主要脉象，以及主要病位。《脾胃论·脾胃胜衰论》说："是以检讨《素问》、《难经》及《黄帝针经》中说脾胃不足之源，乃阳气不足，阴气有余。""大抵脾胃虚弱，阳气不能生长，是春夏之令不行，五脏之气不生。脾病则下流乘肾，土克水，则骨乏无力，是为骨蚀，令人骨髓空虚，足不能履地，是阴气重叠，此阴盛阳虚之证。""夫脾胃不足，皆为血病，是阳气不足，阴气有余，故九窍不通。诸阳气根于阴血中，阴血受火邪则阴盛，阴盛则上乘阳分，而阳道不行，无生发升腾之气也。夫阳气走空窍者也，阴气附形质者也，如阴气附于土，阳气升于天，则各安其分也。"

笔者根据心肺脾三本创建了胸背诊和腹骶诊两种诊法。

第二编　先天形体

父母精卵合成的形体是个体人生成的物质基础

第三章　脏腑形体

脏腑形体是父母遗传给我们的立命之本，是生命存在的基础，没有脏腑形体就没有生命存在。形体是有形的物质，包括五脏六腑、奇恒之腑、皮肉筋骨脉五体、骨度、脉度、肠胃、血脉循环等。

"形"是中医基础理论的核心内容之一，《黄帝内经》对此论述颇多，十分重视对形体的研究，而且深入精细。《素问·阴阳应象大论》说"论理人形，列别脏腑"，《灵枢·小针解》说"守形"。《灵枢·寿夭刚柔论》说："形与气相任则寿，不相任则夭。皮与肉相果则寿，不相果则夭，血气经络胜形则寿，不胜形则夭……形充而皮肤缓者则寿，形充而皮肤急者则夭，形充而脉坚大者顺也，形充而脉小以弱者气衰，衰则危矣。若形充而颧不起者骨小，骨小则夭矣。形充而大肉䐃坚而有分者肉坚，肉坚则寿矣；形充而大肉无分理不坚者肉脆，肉脆则夭矣。此天之生命，所以立形定气而视寿夭者，必明乎此立形定气，而后以临病人，决生死……平人而气胜形者寿；病而形肉脱，气胜形者死，形胜气者危矣。"《灵枢·通天》《灵枢·阴阳二十五人》论述了五种形态人，《灵枢·骨度》《灵枢·肠胃》《灵枢·平人绝谷》等论述了肠胃的形态。《灵枢·九针论》说："请言身形之应九野也，左足应立春，其日戊寅己丑；左胁应春分，其日乙卯；左手应立夏，其日戊辰己巳；膺喉首头应夏至，其日丙午；右手应立秋，其中戊申己未；右胁应秋分，其日辛酉；右足应立冬，其日戊戌己亥；腰尻下窍应冬至，其日壬子；六腑及膈下三脏应中州，其大禁，大禁太一所在之日，及诸戊己。凡此九者，善候八正所在之处。所主左右上下身体有痈肿者，欲治之，无以其所直之日溃治之，是谓天忌日也。形乐志苦，病生于脉，治之于灸刺。形苦志乐，病生于筋，治之以熨引。形乐志乐，病生于肉，治之以针石。形苦志苦，病生于咽喝，治之以甘药。形数惊恐，筋脉不通，病生于不仁，治之以按摩醪药。是谓形。"《素问·三部九候论》说："必先度其形之肥瘦，以调其气之虚实，实则泻之，虚则补之。必先去其血脉而后调之，无问其病，以平为期……形盛脉细，少气不足以息者危。形瘦脉大，胸中多气者死。形气相得者生。"总之，《黄帝内经》对"形"进行了多层次、全方位的阐述。"形"可以度量，是诊疗的标准。

《素问·方盛衰论》说："诊有十度，度人脉度、脏度、肉度、筋度、俞度。"

第一节　形体的生成

人的形体是父母遗传给的。《灵枢·天年》说："人之始生……以母为基，以父为楯，失神者死，得神者生也……血气已和，营卫已通，五脏已成，神气舍心，魂魄毕具，乃成为人。"《灵枢·经脉》说："人始生，先成精，精成而脑髓生，骨为干，脉为营，筋为刚，肉为墙，皮肤坚而毛发长，谷入于胃，脉道以通，血气乃行。"《灵枢·决气》说："两神相搏，合而成形，常先身生，是谓精。"《灵枢·本神》说："生之来，谓之精。两精相搏，谓之神。"《素问·金匮真言论》说："夫精者，生之本也。"就是说，人的形体是父母之精合成的，前文已经详细论述过，就不再赘述了。

第二节　解剖认识形体

《黄帝内经》明确记载，黄帝师徒曾通过解剖了解人形体的结构。《灵枢·经水》说："若夫八尺之士，皮肉在此，外可度量切循而得之，其死可解剖而视之。其脏之坚脆，腑之大小，谷之多少，脉之长短，血之清浊，气之多少，十二经之多血少气，与其少血多气，与其皆多血气，与其皆少血气，皆有大数。"这说明解剖知识是最基本的医学理论基础，每一个医护人员都必须掌握。现在的中医大家，只注重脏腑的形态及功能结构，不重视脏腑的解剖结构。脏腑是"器物"，是"生化之宇"，即功能是"生化"，但"生化"的基础是脏腑器物的健康存在。没有脏腑之器，哪里有"生化"？所以不能说中医的脏腑只是功能结构，应该首先是解剖结构。

一、从解剖认识脏腑有序排列

《灵枢·胀论》说：

脏腑之在胸胁腹里之内也，若匣匮之藏禁器也，各有次舍，异名而同处……夫胸腹，脏腑之郭也。膻中者，心主之宫城也。胃者，太仓也；咽喉、小肠者，传送也；胃之五窍者，闾里门户也；廉泉、玉英者，津液之道也。故五脏六腑者，各有畔界。

正如《素问·阴阳应象大论》说"论理人形，列别脏腑"，脏腑居于胸腹之内，有次序地排列着，"各有次舍""各有畔界"。特别是心为先天之本，肺为后天第一本，心肺最重要，像藏于"匣匮"之"禁器"而居于"宫城"。故《素问·刺禁论》说："膈肓之上，中有父母，七节之傍中有小心。"大家知道，第七胸椎是至阳穴，其傍是膈俞、膈关，横膈膜之上是心肺居住，故言"膈肓之上，中有父母"。父母最尊贵，针刺要小心，不能刺伤心肺。胃肠各有其位，形成了一个在里的消化道。解剖发现横膈膜之上是心肺，其余脏腑居于横膈膜之下，见载于《素问·金匮真言论》，谓"夫言人之阴阳，则外为阳，内为阴。言人身之阴阳，则背为阳，腹为阴。言人身之脏腑中阴阳，则脏者为阴，腑者为阳。肝、心、脾、肺、肾五脏皆为阴，胆、胃、大肠、小肠、膀胱、三焦六腑皆为阳"，"故背为阳，阳中之阳心也；背为阳，阳中之阴肺也；腹为阴，阴中之阴肾也，阴中之阳肝也；腹为阴，阴中之至阴脾也"。

通过解剖还发现了脏腑的不同结构，《素问·五脏别论》说：

脑、髓、骨、脉、胆、女子胞，此六者……藏而不泻，名曰奇恒之府。

夫胃、大肠、小肠、三焦、膀胱，此五者……泻而不藏。此受五脏浊气，名曰传化之府，此不能久留，输泻者也。魄门亦为五脏使，水谷不得久藏。

所谓五脏者，藏精气而不泻也，故满而不能实。六腑者，传化物而不藏，故实而不能满也。所以然者，水谷入口则胃实而肠虚，食下则肠实而胃虚。故曰实而不满，满而不实也。

脏是藏而不泻，腑是泻而不藏。

二、建立解剖测量标准

有解剖就需要测量，所以必须建立测量标准。《灵枢·骨度》建立了"同身尺寸度量法"，谓"发以下至颐，长一尺"，"角以下至柱骨，长一尺"。即从前额发际至下颚为一尺，从额角到颈项根部为一尺。后世称为"同身寸"法。

三、五脏分居横膈膜上下

《素问·金匮真言论》说："言人身之阴阳，则背为阳，腹为阴……故背为阳，阳中之阳心也；背为阳，阳中之阴肺也；腹为阴，阴中之阴肾也，阴中之阳肝也；腹为阴，阴中之至阴脾也。"这是中医的解剖理论，以横膈膜为界线，横膈膜之上是心肺，横膈膜之下是肝脾肾。

四、解剖见脏腑

《灵枢·本脏》说："五脏者，固有小大、高下、坚脆、端正、偏倾者，六腑亦有小大、长短、厚薄、结直、缓急。"

《灵枢·肠胃》说："唇至齿长九分，口广二寸半；齿以后至会厌，深三寸半，大容五合；舌重十两，长七寸，广二寸半；咽门重十两，广一寸半。至胃长一尺六寸，胃纡曲屈，伸之，长二尺六寸，大一尺五寸，径五寸，大容三斗五升。小肠后附脊，左环回周叠积，其注于回肠者，外附于脐上。回运环反十六曲，大二寸半，径八分分之少半，长三丈二尺。回肠当脐，右环回周叶积而下，回运还反十六曲，大四寸，径一寸寸之少半，长二丈一尺。广肠传脊，以受回肠，左环叶脊上下，辟大八寸，径二寸寸之大半，长二尺八寸。肠胃所入至所出，长六丈四寸四分，回曲环反，三十二曲也。"

《灵枢·平人绝谷论》说："胃大一尺五寸，径五寸，长二尺六寸，横屈受水谷三斗五升，其中之谷，常留二斗，水一斗五升而满。上焦泄气，出其精微，慓悍滑疾，下焦下溉诸肠。小肠大二寸半，径八分分之少半，长三丈二尺，受谷二斗四升，水六升三合合之大半。回肠大四寸，径一寸寸之少半，长二丈一尺，受谷一斗，水七升半。广肠大八寸，径二寸寸之大半，长二尺八寸，受谷九升三合八分合之一。肠胃之长，凡五丈八尺四寸，受水谷九斗二升一合合之大半，此肠胃所受水谷之数也。"

《灵枢·大惑论》说："此人肠胃大而皮肤湿，而分肉不解焉……其肠胃小，皮肤滑以缓，分肉解利。"肠胃大、肠胃小也是从解剖得来的。

《黄帝内经》为什么不厌其烦地论述肠胃结构及其功能呢？因为脾胃肠是后天之本黄庭、丹田、腹脑、太极之处，是仓廪之本，是生化营卫气血之处，是生神的地方，是神机升降出入的地方。而五脏是藏神的地方，所以要抓五脏六腑。

由解剖而见五脏小大、高下、坚脆、端正、偏倾及六腑小大、长短、厚薄、结直、缓急等，由五脏小大、高下、坚脆、端正、偏倾及六腑小大、长短、厚薄、结直、缓急而见病，如《灵枢·本脏》说：

五脏皆小者，少病，苦燋心，大愁忧；五脏皆大者，缓于事，难使以忧。五脏皆高者，好高举措；五脏皆下者，好出人下。五脏皆坚者，无病；五脏皆脆者，不离于病。五脏皆端正者，和利得人心；五脏皆偏倾者，邪心而善盗，不可以为人平，反复言语也。

这是中医解剖学的特点，西医解剖学没有这个概念。脏腑居体内，如何知道活人五脏小大、高下、坚脆、端正、偏倾及六腑小大、长短、厚薄、结直、缓急呢？《灵枢·本脏》说：

黄帝曰：厚薄美恶皆有形，愿闻其所病。岐伯答曰：视其外应，以知其内脏，则知所病矣。

《灵枢·外揣》说：

五音不彰，五色不明，五脏波荡，若是则内外相袭，若鼓之应桴，响之应声，影之似形。故远者司外揣内，近者司内揣外，是谓阴阳之极，天地之盖，请藏之灵兰之室，弗敢使泄也。

"有诸内者，必形诸外"，所以《灵枢·论疾诊尺》说"从外知内"，即"司外揣内"法。其依据是什么呢？外应之五体：皮、脉、筋爪、肉、腠理毫毛。如《灵枢·本脏》说：

肺合大肠，大肠者，皮其应；

心合小肠，小肠者，脉其应；

肝合胆，胆者，筋其应；

脾合胃，胃者，肉其应；

肾合三焦膀胱，三焦膀胱者，腠理毫毛其应。

肺应皮。皮厚者，大肠厚；皮薄者，大肠薄；皮缓，腹里大者，大肠大而长；皮急者，大肠急而短；皮滑者，大肠直；皮肉不相离者，大肠结。

心应脉。皮厚者，脉厚，脉厚者，小肠厚；皮薄者，脉薄，脉薄者，小肠薄；皮缓者，脉缓，脉缓者，小肠大而长；皮薄而脉冲小者，小肠小而短。诸阳经脉皆多纡屈者，小肠结。

脾应肉。肉䐃坚大者，胃厚；肉䐃么者，胃薄。肉䐃小而么者，胃不坚；肉䐃不称身者，胃下，胃下者，不管约不利。肉䐃不坚者，胃缓；肉䐃无小里累者，胃急。肉䐃多少里累者，胃结，胃结者，上管约不利也。

肝应爪。爪厚色黄者，胆厚；爪薄色红者，胆薄。爪坚色青者，胆急；爪濡色赤者，胆缓。爪直色白无约者，胆直；爪恶色黑多纹者，胆结也。

肾应骨。密理厚皮者，三焦膀胱厚；粗理薄皮者，三焦膀胱薄。疏腠理者，三焦膀胱缓；皮急而无毫毛者，三焦膀胱急。毫毛美而粗者，三焦膀胱直；稀毫毛者，三焦膀胱结也。

这是根据皮、脉、筋爪、肉、腠理毫毛（骨）五体的辨识诊察，还可以从音色辨识诊察病情，如《灵枢·阴阳二十五人》说：

愿闻二十五人之形，血气之所生，别而以候，从外知内……先立五形金、木、水、火、土，别其五色，异其五形之人，而二十五人具矣……

木形之人，比于上角，似于苍帝。其为人苍色，小头，长面，大肩背，直身，小手足，好有才，劳心，少力，多忧，劳于事。能春夏不能秋冬，感而病生，足厥阴佗佗然。大角之人，比于左足少阳，少阳之上遗遗然。左角（一作少角）之人，比于右足少阳，少阳之下随随然。钛角（一作右角）之人，比于右足少阳，少阳之上推推然。判角之人，比于左足少阳，少阳之下栝栝然。

火形之人，比于上徵，似于赤帝。其为人赤色，广䏚，脱面，小头，好肩背髀腹，小手足，行安地，疾心，行摇，肩背肉满，有气轻财，少信多虑，见事明，好颜，急心，不寿暴死。能春夏不能秋冬，秋冬感而病生，手少阴核核然。质徵之人，比于左手太阳，太阳之上，肌肌然。少徵之人，比于右手太阳，太阳之下慆慆然。右徵之人，比于右手太阳，太阳之上鲛鲛然。质判之人，比于左手太阳，太阳之下支支颐颐然。

土形之人，比于上宫，似于上古黄帝。其为人黄色，圆面，大头，美肩背，大腹，美股胫，小手足，多肉，上下相称，行安地，举足浮，安心，好利人，不喜权势，善附人也。能秋冬不能春夏，春夏感而病生，足太阴敦敦然。大宫之人，比于左足阳明，阳明之上婉婉然。加宫之人，比于左足阳明，阳明之下坎坎然。少宫之人，比于右足阳明，阳明之上枢枢然。左宫之人，比于右足阳明，阳明之下兀兀然。

金形之人，比于上商，似于白帝。其为人方面，白色，小头，小肩背，小腹，小手足，如骨发踵外，骨轻，身清廉，急心，静悍，善为吏。能秋冬不能春夏，春夏感而病生，手太阴敦敦然。钛商之人，比于左手阳明，阳明之上廉廉然。右商之人，比于左手阳明，阳明之下脱脱然。左商之人，比于右手阳明，阳明之上监监然。少商之人，比于右手阳明，阳明之下严严然。

水形之人，比于上羽，似于黑帝。其为人黑色，面不平，大头，廉颐，小肩，大腹，动手足，发行摇身，下尻长，背延延然。不敬畏，善欺给人，戮死。能秋冬不能春夏，春夏感而病生，足少阴汗汗然。大羽之人，比于右足太阳，太阳之上颊颊然。少羽之人，比于左足太阳，太阳之下纡纡然。众之为人，比于右足太阳，太阳之下洁洁然。桎之为人，比于左足太阳，太阳之上安安然。是故五形之人二十五变者，众之所以相欺者是也。

现在的中医人还有几个能从这种组织解剖形态诊断病情呢？此乃从"形"察病，应该组织中医人进行认真研究。这属于中医的望诊，望而知之谓之神。李东垣在《兰室秘藏·自汗门》中说："色以候天，脉以候地，形者，乃候地之阴阳也，故以脉气候之，皆有形无形之可见者也。"不仅脉可以候形，望诊更能候形矣。

五、从解剖认识脏腑关系

心主血，解剖发现血来源于小肠所吸收的营血，故心与小肠相表里。

肺主气主肃降，解剖发现大肠排泄糟粕，大肠能不能正常排泄糟粕关系到肺的肃降，故肺与大肠相表里。

《素问·太阴阳明论》说脾"与胃以膜相连"，主消化系统，是确立脾胃相表里的解剖学基础。

《灵枢·天年》通过解剖发现肝有"肝叶"之分，胆有"胆汁"。《难经·四十二难》补充说"胆附于肝之短叶（即左叶）间"，并盛纳肝分泌的"精汁"——"胆汁"，故肝胆互为表里。

经解剖发现，从肾延伸出两条输尿管连接膀胱，膀胱是盛尿液的器官，故肾与膀胱相表里。《灵枢·本输》说"肾合膀胱，膀胱者，津液之府"，《素问·灵兰秘典论》说"膀胱者，州都之官，津液藏焉，气化则能出矣"。膀胱连接阴茎。《灵枢·经脉》说阴囊"垂"内又有"睾""卵"，《灵枢·邪客》说男子阴茎分"茎""垂"两部分，《灵枢·五色》说"茎"有"首"——龟头和"本"——阴茎根干两部分。《灵枢·刺节真邪》则说"茎、垂者，身中之机，阴精之候，津液之道也"，从解剖得知男子生殖和排尿同出一道，没有解剖实践是得不出这种结论的。《素问·骨空论》则说女子前阴有"溺孔""廷孔"之分，可知古人的解剖观察是很细致的。

六、骨骼解剖

《灵枢·骨度》说："头之大骨围二尺六寸，胸围四尺五寸，腰围四尺二寸。发所复者，颅至项尺二寸，发以下至颐长一尺，君子终折。结喉以下至缺盆中长四寸，缺盆以下至𩩲骭长九寸，过则肺大，不满则肺小。𩩲骭以下至天枢长八寸，过则胃大，不及则胃小。天枢以下至横骨长六寸半，过则回肠广长，不满则狭短。横骨长六寸半，横骨上廉以下至内辅之上廉长一尺八寸，内辅之上廉以下至下廉长三寸半，内辅下廉下至内踝长一尺三寸，内踝以下至地长三寸。膝腘以下至附属长一尺六寸，附属以下至地长三寸。故骨围大则太过，小则不及。角以下至柱骨长一尺。行腋中不见者长四寸，腋以下至季胁长一尺二寸，季胁以下至髀枢长六寸，髀枢以下至膝中长一尺九寸，膝以下至外踝长一尺六寸，外踝以下至京骨长三寸，京骨以下至地长一寸。耳后当完骨者广九寸。耳前当耳门者广一尺三寸，两颧之间相去七寸。两乳之间广九寸半。两髀之间广六寸半。足长一尺二寸，广四寸半。肩至肘长一尺七寸，肘至腕长一尺二寸半，腕至中指本节长四寸，本节至其末长四寸半。项发以下至背骨长二寸半，膂骨以下至尾骶二十一节长三尺，上节长一寸四分分之一，奇分在下，故上七节至于膂骨九寸八分分之七。此众人骨之度也，所以立经脉之长短也。"详细记载了人体各部的解剖尺寸。

还有很多关于表部的解剖知识，如《素问·骨空论》说：

辅骨上横骨下为楗，侠髋为机，膝解为骸关，侠膝之骨为连骸，骸下为辅，辅上为腘，腘上为关，头横骨为枕……髓空在脑后三分，在颅际锐骨之下，一在龈基下，一在项后中复骨下，一在脊骨上空在风府上。脊骨下空在尻骨下空，数髓空在面侠鼻，或骨空在口下当两肩。两髆肩空在髆中之阳。臂骨空在臂阳，去踝四寸两骨空门间。股骨上空在股阳，出上膝四寸。䯒骨空在辅骨之上端。股际骨空在毛中动下。尻骨空在髀骨之后，相去四寸。扁骨有渗理，凑无髓孔，易髓无空。

七、从解剖认识组织结构

通过解剖不仅识别了脏腑的区别及其各自的不同位置，还分别认识了各个不同层面的组织结构，并把它们分为皮、肉、脉、筋、骨五个层次，称为"五体"。

解剖发现，皮肤分部着很多汗孔即"玄府"（《素问·调经论》），又叫"气门"（《素问·生气通天论》），皮肤之内有"皮腠""肤腠""腠理"。汗孔有气出入，故将其与主呼吸的肺联系起来。《素问·阴阳应象大论》说："肺在体合皮，其华在毛。"《素问·痿论》说："肺主身之皮毛。"

解剖发现肌肉内有"肉理""肉腠"，与皮肤之纹理合称为"腠理"。由它们组成了大大小小的肌肉块、肌肉群。《素问·气穴论》说："肉之大会为谷，肉之小会为溪。"《素问·阴阳应象大论》说："溪谷属骨（连接着骨），皆有所起，分部逆从，各有条理。"这就从解剖学角度阐明了肌肉分部的规律，与骨骼的关系及其联合主运动的功能。

同样，解剖发现了筋、筋膜、经筋、膜等。《素问·脉要精微论》说："膝者，筋之府。"《素问·五脏生成》说："诸筋者皆属于节。"从而建立了筋的生理病理理论基础。

进而解剖发现了骨骼。《灵枢·经脉》说："人始生，先成精，精成而脑髓生，骨为干，脉为营，筋为刚，肉为墙，皮肤坚而毛发长。"《素问·脉要精微论》说："骨者，髓之府。"《素问·五脏生成》说："诸髓者，皆属于脑。"从而形成了脑、髓、骨等人体的主架结构，筋、肉、脉、皮等组织都必须在"骨为干"的支撑下才能构建成相对稳定的体态。

脉是输送营养到皮肤、肌肉、筋膜、骨髓等组织的通道。《素问·脉要精微论》说："夫脉者，血之府也。"《灵枢·经脉》说："脉为营。"然《素问·五脏生成》说："诸血者，皆属于心。"《素问·平人气象论》说："心藏血脉之气。"《素问·痿论》说："心主身之血脉。"《素问·六节藏象论》说："心者，生之本，神之变也，其华在面，其充在血脉。"突出了心在生命体中的地位，以及心与脉的关系。

《灵枢·论勇》说：

勇士者，目深以固，长冲直扬，三焦理横，其心端直，其肝大以坚，其胆满以傍，怒则气盛而胸张，肝举而胆横，眦裂而目扬，毛起而面苍，此勇士之由然者也……

怯士者，目大而不减，阴阳相失，其焦理纵，𩩲骬短而小，肝系缓，其胆不满而纵，肠胃挺，胁下空，虽方大怒，气不能满其胸，肝肺虽举，气衰复下，故不能久怒，此怯士之所由然者也。

这里的"理"就是腠理的理。唐代王冰注："腠，为津液渗泄之所；理，谓文理逢会之中。"又"理，肌肤之文。"《金匮要略》说："腠者，是三焦通会元真之处，为血、气所注。理者，是皮肤脏腑之文理也。"何谓"文"？《经籍纂诂》载："文者，物象之本。"《系辞》说："物相杂故曰文，文不当，故吉凶生焉。"杂，《中华大字典》载：阴阳错居也。由此看来，文理即是生成机体的原始物质，相交合且有条理地排列组合表现出来的物象。腠，即是文理组合逢会之中的空隙。生成机体的原始交合物质，即是父母之精的细胞。父母之精在子宫中相结合，形成胚泡，胚泡植入子宫内膜形成胚胎。胚泡植入后获得较好的营养环境，滋养层细胞迅速增殖分化形成三层。最外面是一些不规则的细胞，细胞境界逐渐消失，并在其中出现一些含有母血的腔隙，这就逐渐形成了机体的腠理。胚胎受母亲气血注入而获得滋养，逐渐生长发育，直到婴儿出世。所以，相术和中医学以望文理来判断人的吉凶和病的进退，就是基于这种机理。近代用皮纹学作为某遗传病的一种诊断方法，也说明文理是生成机体的原始物质相交合后，有条理地排列组合之后表现出来的现象。所以，文理即是肌肤脏腑组织构成的井然有序的条理。用现代话说就是细胞排列组织的纹理，即细胞间质部位。

所谓"三焦理横""其焦理纵"，"理横"指腠理间的血、气、津液充盈饱满，"理纵"指腠理间的血、气、津液不充盈不饱满。比如在布袋中，如果充满气体或水液则布袋胀满，否则布袋纵缓，没有精细的解剖知识是写不出来这样的文字的。

这些都是来自于中医解剖所得，怎能说中医没有解剖呢？父母遗传的先天形体必然涉及解剖知识，这个形体是立命之基础，只有还原脏腑基础才能了解中医。

还有五官七窍也是经解剖发现的，就不一一介绍了。

八、经脉线路解剖位置

《灵枢·根结》说："足太阳根于至阴，溜于京骨，注于昆仑，入于天柱、飞扬也。足少阳根于窍阴，溜于丘墟，注于阳辅，入于天容、光明也。足阳明根于厉兑，溜于冲阳，注于下陵，入于人迎、丰隆也。手太阳根于少泽，溜于阳谷，注于小海，入于天窗、支正也。手少阳根于关冲，溜于阳池，注于支沟，入于天牖、外关也。手阳明根于商阳，溜于合谷，注于阳溪，入于扶突、偏历也。"这里的根、溜、注、入都是解剖部位。

九、最小的解剖单位

古人解剖见到的最小组织是"孙络""皮腠""肤腠""腠理"。孙络就是微循环系统。腠理就是细胞之间的间隙，属于细胞。唐代王冰注："腠，为津液渗泄之所；理，谓文理逢会之中。"又"理，肌肤之文"。《金匮要略·脏腑经络先后病脉证》说："腠者，是三焦通会元真之处，为血、气所注。理者，是皮肤脏腑之文理也。"何谓"文"？《经籍纂诂》载："文者，物象之本。"《系辞》说："物相杂故曰文，文不当，故吉凶生焉。"杂，《中华大字典》载：阴阳错居也。理就是细胞与细胞组合排列的纹理；细胞与细胞排列之间的空隙，或间质之处就是腠，合称腠理，此处通行营卫气血，是组织交换物质之处。腠理间进行气、血交换，谓微循环。

形体大概分为三大部分：第一,五脏；第二,六腑；第三, 皮肉脉筋骨五体。

这三部分正是感受外邪的部位,《素问·阴阳应象大论》说:"天之邪气, 感则害人五脏；水谷之寒热, 感则害于六腑；地之湿气, 感则害皮肉筋脉。"对于"水谷之寒热, 感则害于六腑；地之湿气, 感则害皮肉筋脉"注家都有明确的解释, 但对于"天之邪气, 感则害人五脏"注家都解释得不明不白、不清不楚。为什么天之邪气害人五脏呢? 这要从五运六气中找答案。

《素问·气交变大论》说:

岁木太过, 风气流行, 脾土受邪。

岁火太过, 炎暑流行, 肺金受邪。

岁土太过, 雨湿流行, 肾水受邪。

岁金太过, 燥气流行, 肝木受邪。

岁水太过, 寒气流行, 邪害心火。

《素问·至真要大论》说:

厥阴司天, 风淫所胜……病本于脾。

少阴司天, 热淫所胜……病本于肺。

太阴司天, 湿淫所胜……病本于肾。

少阳司天, 火淫所胜……病本于肺。

阳明司天, 燥淫所胜……病本于肝。

太阳司天, 寒淫所胜……病本于心。

大家看, 是不是"天之邪气, 感则害人五脏"呀, 并且以胜相克很好记。

第三节　脏腑为生化之器

一、脏腑为生化之器

父母遗传给我们的形体, 由不同的脏腑组织构成, 如五脏、六腑、奇恒之腑、筋肌、骨骼等,《黄帝内经》统称之为"形器",《素问·六微旨大论》说:"器者, 生化之宇, 器散则分之, 生化息矣。"就是说, 各个脏腑都是"生化"的器具, 它们分别有各自的生化功能。

形应包括脏腑、奇恒之腑、骨、筋、肉、脉、皮, 以及骨度、脉度、气穴、气府等。

二、脏腑生化功能不同

各脏腑有不同的"生化"功能，如《灵枢·本脏》说：

人之血气精神者，所以奉生而周于性命者也。

经脉者，所以行血气而营阴阳，濡筋骨，利关节者也。

卫气者，所以温分肉，充皮肤，肥腠理，司开阖者也。

志意者，所以御精神，收魂魄，适寒温，和喜怒者也。

是故血和则经脉流行，营复阴阳，筋骨劲强，关节清利矣。

卫气和则分肉解利，皮肤调柔，腠理致密矣。

志意和则精神专直，魂魄不散，悔怒不起，五脏不受邪矣。

寒温和则六腑化谷，风痹不作，经脉通利，肢节得安矣。此人之常平也。

五脏者，所以藏精神血气魂魄者也。

六腑者，所以化水谷而行津液者也。

此人之所以具受于天也，无愚智贤不肖，无以相倚也。然有其独尽天寿，而无邪僻之病，百年不衰，虽犯风雨卒寒大暑，犹弗能害也；有其不离屏蔽室内，无怵惕之恐，然犹不免于病，何也？愿闻其故。

五脏六腑是先天形体，五脏之器的生化作用是"藏精神血气魂魄"，而"人之血气精神者，所以奉生而周于性命者也；经脉者，所以行血气而营阴阳，濡筋骨，利关节者也"。所以"血和则经脉流行，营复阴阳，筋骨劲强，关节清利矣"。六腑之器的生化作用是"化水谷而行津液"，即化生营卫血气。《灵枢·邪客》说："五谷入于胃也，其糟粕、津液、宗气，分为三隧。故宗气积于胸中，出于喉咙，以贯心脉，而行呼吸焉。营气者，泌其津液，注之于脉，化以为血，以荣四末，内注五脏六腑，以应刻数焉。卫气者，出其悍气之慓疾，而先行于四末分肉皮肤之间，而不休者也。"故"卫气者，所以温分肉，充皮肤，肥腠理，司开阖者也"，"寒温和则六腑化谷，风痹不作，经脉通利，肢节得安矣"。

岐伯对曰：窘乎哉问也。五脏者，所以参天地，副阴阳，而连四时，化五节者也。五脏者，固有小大、高下、坚脆、端正、偏倾者。六腑亦有小大、长短、厚薄、结直、缓急。凡此二十五者，各不同，或善或恶，或吉或凶，请言其方。

五脏六腑各有其形态，形态决定了脏腑的善恶吉凶。

心小则安，邪弗能伤，易伤以忧；心大则忧不能伤，易伤于邪。心高则满于肺中，悗而善忘，难开以言；心下则脏外，易伤于寒，易恐以言。心坚则藏安守固，心脆则善病消瘅热中。心端正，则和利难伤；心偏倾则操持不一，无守司也。

肺小则少饮，不病喘喝；肺大则多饮，善病胸痹、喉痹、逆气。肺高则上气，肩息咳；肺下则居贲迫肺，善胁下痛。肺坚则不病咳上气；肺脆则苦病消瘅易伤。肺端正则和利难伤；肺偏倾则胸偏痛也。

肝小则脏安，无胁下之病；肝大则逼胃迫咽，迫咽则苦膈中，且胁下痛。肝高则上支贲，切胁悗，为息贲；肝下则逼胃，胁下空，胁下空则易受邪。肝坚则脏安难伤；肝脆则善病消瘅易伤。肝端正则和利难伤；肝偏倾则胁下痛也。

脾小则脏安，难伤于邪也；脾大则苦凑䏚而痛，不行疾行。脾高则䏚引季胁而痛；脾下则下加于大肠，下加于大肠，则脏苦受邪。脾坚则脏安难伤；脾脆则善病消瘅易伤。脾端正则和利难伤；脾偏倾则善满善胀也。

肾小则脏安难伤；肾大则善病腰痛，不可以俛仰，易伤以邪。肾高则苦背膂痛，不可以俛仰；肾下则腰尻痛，不可以俛仰，为狐疝。肾坚则不病腰背痛；肾脆则善病消瘅易伤。肾端正则和利难伤；肾偏倾则苦腰尻痛也。凡此二十五变者，人之所苦常病。

此言五脏的大小、高下、坚脆、正偏形态，知病与不病，及病何处。

黄帝曰：何以知其然也？岐伯曰：

赤色小理者，心小；粗理者，心大。无髑骬者，心高；髑骬小、短、举者，心下。髑骬长者，心下坚；髑骬弱小以薄者，心脆。髑骬直下不举者，心端正；髑骬倚一方者，心偏倾也。

白色小理者，肺小；粗理者，肺大。巨肩反膺陷喉者，肺高；合腋张胁者，肺下。好肩背厚者，肺坚；肩背薄者，肺脆。背膺厚者，肺端正；胁偏疏者，肺偏倾也。

青色小理者，肝小；粗理者，肝大。广胸反骹者，肝高；合胁兔骹者，肝下。胸胁好者，肝坚；胁骨弱者，肝脆。膺腹好相得者，肝端正；胁骨偏举者，肝偏倾也。

黄色小理者，脾小；粗理者，脾大。揭唇者，脾高；唇下纵者，脾下。唇坚者，脾坚；唇大而不坚者，脾脆。唇上下好者，脾端正；唇偏举者，脾偏倾也。

黑色小理者，肾小；粗理者，肾大。高耳者，肾高；耳后陷者，肾下。耳坚者，肾坚；耳薄而不坚者，肾脆。耳好前居牙车者，肾端正；耳偏高者，肾偏倾也。凡此诸变者，持则安，减则病也。

帝曰：善。然非余之所问也，愿闻人之有不可病者，至尽天寿，虽有深忧大恐，怵惕之志，犹不能减也，甚寒大热，不能伤也；其有不离屏蔽室内，又无怵惕之恐，然不免于病者，何也？愿闻其故。岐伯曰：五脏六腑，邪之舍也，请言其故。

五脏皆小者，少病，苦燋心，大愁忧；五脏皆大者，缓于事，难使以忧。五脏皆高者，好高举措；五脏皆下者，好出人下。五脏皆坚者，无病；五脏皆脆者，不离于病。五脏皆端正者，和利得人心；五脏皆偏倾者，邪心而善盗，不可以为人平，反复言语也。

黄帝曰：愿闻六腑之应。岐伯答曰：

肺合大肠，大肠者，皮其应；

心合小肠，小肠者，脉其应；

肝合胆，胆者，筋其应；

脾合胃，胃者，肉其应；

肾合三焦膀胱，三焦膀胱者，腠理毫毛其应。

黄帝曰：应之奈何？岐伯曰：

肺应皮，皮厚者，大肠厚，皮薄者，大肠薄；皮缓，腹里大者，大肠缓而长；皮急者，大肠急而短；皮滑者，大肠直；皮肉不相离者，大肠结。

心应脉，皮厚者，脉厚，脉厚者，小肠厚；皮薄者，脉薄，脉薄者，小肠薄；皮缓者，脉缓，脉缓者，小肠大而长；皮薄而脉冲小者，小肠小而短。诸阳经脉皆多纡屈者，小肠结。

脾应肉，肉䐃坚大者，胃厚；肉䐃么者，胃薄。肉䐃小而么者，胃不坚；肉䐃不称身者，胃下，胃下者，不管约不利。肉䐃不坚者，胃缓；肉䐃无小里累者，胃急。肉䐃多少里累者，胃结，胃结者，上管约不利也。

肝应爪，爪厚色黄者，胆厚；爪薄色红者，胆薄；爪坚色青者，胆急；爪濡色赤者，胆缓；爪直色白无约者，胆直；爪恶色黑多纹者，胆结也。

肾应骨，密理厚皮者，三焦膀胱厚；粗理薄皮者，三焦膀胱薄。疏腠理者，三焦膀胱缓；皮急而无毫毛者，三焦膀胱急。毫毛美而粗者，三焦膀胱直，稀毫毛者，三焦膀胱结也。

黄帝曰：厚薄美恶皆有形，愿闻其所病。岐伯答曰：视其外应，以知其内脏，则知所病矣。

《灵枢·本脏》就是论述脏腑形态的，从形态论述脏腑的强弱与病否，"厚薄美恶皆有形"，"视其外应，以知其内脏，则知所病矣"。

《素问·灵兰秘典论》说：

心者，君主之官也，神明出焉。

肺者，相傅之官，治节出焉。

肝者，将军之官，谋虑出焉。

胆者，中正之官，决断出焉。

膻中者，臣使之官，喜乐出焉。

脾胃者，仓廪之官，五味出焉。

大肠者，传道之官，变化出焉。

小肠者，受盛之官，化物出焉。

肾者，作强之官，伎巧出焉。

三焦者，决渎之官，水道出焉。

膀胱者，州都之官，津液藏焉，气化则能出矣。

《素问·五脏别论》说：

脑、髓、骨、脉、胆、女子胞，此六者，地气之所生也。皆藏于阴而象于地，故藏而不泻，名曰奇恒之府。

夫胃、大肠、小肠、三焦、膀胱，此五者天气之所生也，其气象天，故泻而不藏。此受五脏浊气，名曰传化之府，此不能久留，输泻者也。魄门亦为五脏使，水谷不得久藏。

所谓五脏者，藏精气而不泻也，故满而不能实。

六腑者，传化物而不藏，故实而不能满也。所以然者，水谷入口则胃实而肠虚，食下则肠实而胃虚。故曰实而不满，满而不实也。

这些都是论述脏腑之器的生化作用。

三、藏象本义

中医的脏腑理论是以当时的解剖知识为基础的，属于先天"形"的范畴，是中医基础理论最核心的部分。而脏腑的功能却表现于皮、肉、脉、筋、骨五体，于是古人就采取"司外揣内"的方法解说脏腑。《灵枢·外揣》就非常形象地表述了这种方法，谓："日与月焉，水与镜焉，鼓与响焉。夫日月之明，不失其影，水镜之察，不失其形，鼓响之应，不后其声，动摇则应和，尽得其情……合而察之，切而验之，见而得之，若清水明镜之不失其形也。五音不彰，五色不明，五脏波荡，若是则内外相袭，若鼓之应桴，响之应声，影之似形。故远者司外揣内，近者司内揣外，是谓阴阳之极，天地之盖。"于是中医把脏腑功能在整个身体外的表现称为"象",并用这个"象"来推断脏腑的作用。于是现代中医就把中医脏腑学说改为"藏象学说",这是天大的误会,天大的错误。

我们看看古人是怎样论述"藏象"的吧。《周礼·天官·疾医》说"参之以九脏之动";《注》说"正脏五,又有胃、膀胱、大肠、小肠";《疏》说"正脏五者,谓心、肝、脾、肺、肾,气之所藏"。这里的"九脏"即是《素问·六节藏象论》里说的"九脏",谓"形脏四,神脏五,合为九脏以应之也"。"形脏四"指胃、小肠、大肠、膀胱,"神脏五"指心、肝、脾、肺、肾。这里明确指出,有形脏腑是藏天地之"气"的器具也,故云"合为九脏以应之"。《素问·六节藏象论》首先讨论六六之节和九九制会,显然是五运六气理论,而五运六气理论是讲"天之度,气之数"的,所以《素问·六节藏象论》得出的结论是"天食人以五气,地食人以五味"及脏腑通藏四时天地之气,"皆通乎天气","生气通天",即所谓"人以天地之气生,四时之法成"。这才是"藏象"的内涵,即天地之象藏于形体之中。这个"象",就是《系辞传》说的"天垂象"的"象",即四时天象的象。所以"藏象学说"的本义是研究"天人合一"和"天人相应"关系的理论,用人体的表象推断脏腑功能只是其引申意义而已,不是本义。天地之气藏于脏腑,在脏腑器物的"生化"作用下生成人体需要的各种营养物质,并排除体内的糟粕。

四、脏腑元真

《素问·平人气象论》说:

> 脏真散于肝,肝藏筋膜之气也……脏真濡于脾,脾藏肌肉之气也……脏真通于心,心藏血脉之气也……脏真高于肺,以行营卫阴阳也……脏真下于肾,肾藏骨髓之气也。

先天之"形"有五脏,五脏为"生化之器",所以脏腑的"生化"能力属于先天元真,故称"脏真"。但这些先天脏腑元真之气,必须得到后天"胃气"——营卫气血——神之滋养,才能发挥其正常生理功能。所以《素问·平人气象论》说:"人以水谷为本,故人绝水谷则死,脉无胃气亦死。所谓无胃气者,但得真脏脉,不得胃气也。所谓脉不得胃气者,肝不弦,肾不石也。"并有《素问·玉机真脏论》专论"真脏脉",谓:

> 大骨枯槁,大肉陷下,胸中气满,喘息不便,其气动形,期六月死。真脏脉见,乃予之期日。

> 大骨枯槁,大肉陷下,胸中气满,喘息不便,内痛引肩项,期一月死。真脏

见，乃予之期日。

大骨枯槁，大肉陷下，胸中气满，喘息不便，内痛引肩项，身热、脱肉破䐃。真脏见，十月之内死。

大骨枯槁，大肉陷下，肩髓内消，动作益衰。真脏来见，期一岁死，见其真脏，乃予之期日。

大骨枯槁，大肉陷下，胸中气满，腹内痛，心中不便，肩项身热，破䐃脱肉，目眶陷。真脏见，目不见人，立死；其见人者，至其所不胜之时则死。

急虚身中卒至，五脏绝闭，脉道不通，气不往来，譬如堕溺，不可为期。其脉绝不来，若人一息五、六至，其形肉不脱，真脏虽不见，犹死也。

真肝脉至，中外急，如循刀刃责责然，如按琴瑟弦，色青白不泽，毛折，乃死。

真心脉至，坚而搏，如循薏苡子累累然，色赤黑不泽，毛折，乃死。

真肺脉至，大而虚，如以毛羽中人肤，色白赤不泽，毛折，乃死。

真肾脉至，搏而绝，如指弹石辟辟然，色黑黄不泽，毛折，乃死。

真脾脉至，弱而乍数乍疏，色黄青不泽，毛折，乃死。

诸真脏脉者，皆死不治也。

黄帝曰：见真脏曰死，何也？岐伯曰：五脏者，皆禀气于胃，胃者五脏之本也；脏气者，不能自致于手太阴，必因于胃气，乃至于手太阴也。故五脏各以其时，自为而至于手太阴也。故邪气胜者，精气衰也。故病甚者，胃气不能与之俱至于手太阴，故真脏之气独见，独见者，病胜脏也，故曰死。

由此可知，先天五脏元真之气不可能单独运动流行于周身，必须合"胃气"后才能周流于四肢百骸。所谓"脏气者，不能自致于手太阴，必因于胃气，乃至于手太阴也……病甚者，胃气不能与之俱至于手太阴，故真脏之气独见，独见者，病胜脏也，故曰死"，故云"人以胃气为本，有胃气则生，无胃气则死"。

而"胃气"也是在脾胃小肠大肠三焦膀胱等脏腑"生化之器"作用下产生的。器毁坏无"生化"能力就不会产生"胃气"了。二者是相辅相成的，形神合则生，形神离则死。

第四节　五脏体系

父母遗传的形体，按照解剖五脏划分成五大系统，以及奇恒之腑系统。

《素问·五脏生成》说："心之合脉也，其荣色也……肺之合皮也，其荣毛也……肝之合筋也，其荣爪也……脾之合肉也，其荣唇也……肾之合骨也，其荣发也。"

《素问·阴阳应象大论》说：

肝主目……在体为筋，在脏为肝……在窍为目……

心主舌……在体为脉，在脏为心……在窍为舌……

脾主口……在体为肉，在脏为脾……在窍为口……

肺主鼻……在体为皮毛，在脏为肺……在窍为鼻……

肾主耳……在体为骨，在脏为肾……在窍为耳……

《素问·痿论》说：

肺主身之皮毛；

心主身之血脉；

肝主身之筋膜；

脾主身之肌肉；

肾主身之骨髓。

综合五脏系统如下：

五脏：肝　心　脾　肺　肾

五腑：胆　小肠　胃　大肠　膀胱

五体：筋　脉　肉　皮　骨

五华：爪　面　唇　毛　发

五液：泪　汗　涎　涕　唾

奇恒之腑系统：脑、髓、骨、脉、胆、女子胞。

第五节　论命门

中医命门说，就像三焦说一样是千古疑案，至今没有定论。自从笔者提出人体生命双结构和心、肺、脾三本观念之后，命门的实质也就迎刃而解了。"目命门说"曾三见于《黄帝内经》。《素问·阴阳离合论》说："太阳根起于至阴，结于命门。"《灵枢·根结》说："太阳根于至阴，结于命门。命门者，目也。"《灵枢·卫气》说："足太阳之本，在跟以上五寸中，标在两络命门。命门者，目也。"

一、先后天命门

笔者在 2007 出版的《医易生命科学》一书中首次公布了人体生命双结构的研究成果，在此基础上于 2012 年 11 月 15 日的《中国中医药报》发表了自己的心肺脾三本观点，这两大学术观点是笔者今天揭开命门实质的依据。

父母遗传精卵合子在母血的养育下发展为胎儿形体，可知父母遗传的精卵合子是人体生命存活的根本物质，精卵合子分裂出来的体细胞逐渐发育成了脏腑形体。由此可知，精卵细胞就是人体生命的先天命门根子，称为先天命门。先天命门是受精卵，受精卵含有父母遗传的先天元精、元气、元阳、元阴，充斥在所有形体之中，但那并不是个体人肾中的元精、元气、元阳、元阴。精卵合子在母血的滋养下，发育成体细胞，各种组织、脏腑器官等，这种分裂发育数之可十，推之可百、可千、可万，但其基础不变，高度统一在精卵合子 DNA 基因下，所以每个细胞都是同源于精卵合子 DNA 下，都是全息的，都可以克隆复制，甚至可以再生。由精卵合子生成的人体脏腑、形器命门都含有先天父母元精、元气、元阳、元阴，故脏腑都是"生化之宇"，有"生化"作用，其规律叫天数、天命，有生化周期，以生长壮老死。（图 3-1）

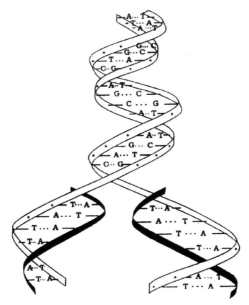

图 3-1　形质命门 DNA 结构示意图

（秦新华，《八卦图与 DNA》，《潜科学》1984 年第一期）

众所周知，精卵合子是在母血供给胎儿心脉输布滋养下发育长大成形体的，所以心为先天之本主形体，先天命门就是心命门，位于皇城膻中，道家称为中丹田，佛家称为心轮。因为心主形体，故云心为五脏六腑之大主。

心所主形体既是中医的命根子，也是西医的命根子，形体解剖是中西医的共有财产。不过西医在现代先进科学时代对解剖发挥得更加淋漓尽致，抓住精卵合子 DNA 基因继续做更大更深的科学研究。而中医则用道生、太极生发挥其全息、复制克隆理论。如《道德经》说："道生一，一生二，二生三，三生万物。万物负阴而抱阳，冲（出土马王堆甲本作"中"）气以为和。"《系辞传》说："易有太极，是生两仪，两仪生四象，四象生八卦。"在这方面西医比中医先进，但这个形体命门却是中医西医沟通的切入点。

胎儿出生剪断脐带的瞬间，就发生了天翻地覆的变化，从此切断了母血的供养，打开肺门鼻和脾门口，开始自主摄入天地之气味而获得营养，所以肺、脾为后天之本。胎儿和婴儿是两个不同的概念，胎儿是母体的一个附件，被动接受母亲输送给的营养，婴儿是一个个体人，主动由口鼻摄入营养。从婴儿开始，由后天肺、脾二本摄入的营养便开始滋养先天形体了。天地之气遗传给人的是另一个生命体，如《素问·宝命全形论》所说："人以天地之气生……天地合气，命之曰人。"天地之气是如何生成这个生命体的呢？《素问·六节藏象论》说：

天食人以五气，地食人以五味。五气入鼻，藏于心肺，上使五色修明，音声能彰；五味入口，藏于肠胃，味有所藏，以养五气，气和而生，津液相成，神乃自生。

经文说得明白，肺天脾地摄入气味生成的这个无形生命体叫"神"，在肠胃中形成，位于宫殿神阙之中，《黄帝内经》称为"神机"处。《灵枢·天年》说："失神者死，得神者生也。"《素问·移精变气论》说："得神者昌，失神者亡。"所以这是后天命门，《道德经》称为"谷神""冲气""玄牝之门"，《黄庭经》称为"黄庭""丹田"，佛家称为"脐轮""腹轮"，《难经》称为"肾间动气"，现代称为"腹脑"，笔者称为神命门。（图 3-2）

神命门为中医所独有，西医缺之。中医的气本原说只适合用于神命门说中，不适合用于心命门中。

从图 3-3 可以看出心有类似脾土灌溉四旁的功能，故

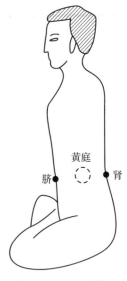

图 3-2　黄庭神命门

《说文解字》说："人心，土藏，在身之中。象形。"

　　心主形为先天命门，称之为先天心命门。黄庭丹田为后天命门，称之为神命门。所以《素问·上古天真论》提出人体生命存活的唯一条件是"形与神俱"，先天心命门和后天神命门合一存在是人体生命存活的必要条件，如《素问·上古天真论》说："能形与神俱，而尽终其天年，度百岁乃去。"《灵枢·天年》说："百岁，五脏皆虚，神气皆去，形骸独居而终矣。"形骸即形体，没有了"神气"，只有"形骸"就

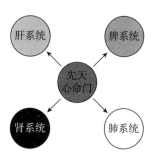

图 3-3　先天心循环灌溉四脏四象图（膻中中丹田）

是尸体。先天"形骸"得不到后天"神气"的滋养，就会死亡。为什么"神气皆去"呢？《素问·汤液醪醴论》说："嗜欲无穷，而忧患不止，精气弛坏，营泣卫除，故神去之而病不愈也。"因为"嗜欲无穷，而忧患不止"，损伤了营卫血气，故而"神去"。救治的方法，如《素问·脏气法时论》所说"气、味合而服之，以补精益气"。"神"生于五气、五味所生之"精气"，即营卫气血，所以还得从这里调治。（图 3-3）

　　神注四象图，实际上就是脾灌溉四脏四象图。

　　因为是后天滋养先天，所以中医重视后天神命门天地之气，西医重视形质心命门。（图 3-4）

　　我们必须明白，胚胎是父母男女阴阳（雌雄）的共体生物，DNA 基因是其物质基础，大概各占一半染色体。但胚胎的发育生长却是靠母亲的血气来滋养的，所以母亲遗传给个体人的遗传信息及进化信息量要大于父亲。然而当胚胎发育成胎儿，从出生断脐那

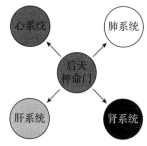

图 3-4　后天神注四象图（黄庭下丹田）

一刻开始，成为一个独立的婴儿——个体人后，开始从外界获得新的营养物质以滋养父母遗传的形体，这说明生物进化的实质是新的生存技术的产生和新的生活方式的形成，而新生存技术和新生活方式的出现，离不开新营养物质来提供新功能。那么个体人获得的新营养物质是什么呢？是天地气味生成的"神"，即水谷精微物质——营卫气血，又称胃气。而营卫气血新物质的生产制造者却是父母遗传 DNA 基因生成之"形器""生化"出来的，其原料来源于肺脾摄入的天地气味。这样，父母遗传的基因旧有细胞在获得新能量以后，就会生成新的细胞、智能细胞，希望有关科学家可以深入研究。

二、目命门实质

《灵枢·天年》说："黄帝曰：何者为神？岐伯曰：血气已和，营卫已通，五脏已成，神气舍心，魂魄毕具，乃成为人……百岁，五脏皆虚，神气皆去，形骸独居而终矣。"经文告诉我们，要想活命成为一个完整的个体活人，就得先天命门和后天命门合一，即"神气舍心"，后天命门"神"合于先天命门"心"，从而达到"形与神俱"的存活条件，也是判断人体健康的唯一标准。

《素问·解精微论》说："夫心者，五脏之专精也。目者，其窍也。"《灵枢·大惑论》说："五脏六腑之精气，皆上注于目而为之精……裹撷筋、骨、血、气之精，而与脉并为系，上属于脑……目者，五脏六腑之精也，营卫魂魄之所常营也，神气之所生也……目者，心使也。心者，神之舍也。"《灵枢·口问》说："心者，五脏六腑之主也。目者，宗脉之所聚也。"《灵枢·经脉》说："心手少阴之脉……其支者，从心系上挟咽，系目系。"《灵枢·邪气脏腑病形》说："十二经脉，三百六十五络，其血气皆上于面而走空窍。其精阳气上走于目而为睛。"经文说得明明白白，心主目，心主神，目为心神之门户。所以先后天命门合一彰显于目，这就是《黄帝内经》命名目命门的道理。

《灵枢·经别》说：

足太阳之正，别入于腘中，其一道下尻五寸，别入于肛，属于膀胱，散之肾，循膂当心入散；直者，从膂上出于项，复属于太阳，此为一经也。足少阴之正，至腘中，别走太阳而合，上至肾，当十四椎，出属带脉；直者，系舌本，复出于项，合于太阳，此为一合。成以诸阴之别，皆为正也。

足少阳之正，绕髀入毛际，合于厥阴；别者，入季胁之间，循胸里，属胆，散之上肝，贯心，以上挟咽，出颐颔中，散于面，系目系，合少阳于外眦也。足厥阴之正，别跗上，上至毛际，合于少阳，与别俱行，此为二合也。

足阳明之正，上至髀，入于腹里，属胃，散之脾，上通于心，上循咽出于口，上颐颔，还系目系，合于阳明也。

足太阴之正，上至髀，合于阳明，与别俱行，上结于咽，贯舌中，此为三合也。

手太阳之正，指地，别于肩解，入腋，走心，系小肠也。

手少阴之正，别入于渊腋两筋之间，属于心，上走喉咙，出于面，合目内眦，此为四合也。

手少阳之正，指天，别于巅，入缺盆，下走三焦，散于胸中也。

手心主之正，别下渊腋三寸，入胸中，别属三焦，出循喉咙，出耳后，合少阳完骨之下，此为五合也。

手阳明之正，从手循膺乳，别于肩髃，入柱骨，下走大肠，属于肺，上循喉咙，出缺盆，合于阳明也。

手太阴之正，别入渊腋少阴之前，入走肺，散之大肠，上出缺盆，循喉咙，复合阳明，此六合也。

《灵枢·寒热病》说："足阳明有挟鼻入于面者……入系目本。"又说："足太阳有通项入于脑者，正属目本，名曰眼系。"《灵枢·经脉》说"膀胱足太阳之脉，起于目内眦"，"胆足少阳之脉，起于目锐眦"，"三焦手少阳之脉……至目锐眦"，"小肠手太阳之脉……至目锐眦……其支者……至目内眦"，"心手少阴之脉，起于心中，出属心系……系目系"，"肝足厥阴之脉……连目系"。由此可知，以上六合十二经脉皆通于心命门和目命门。

目命门，因为目系入脑，实际是目脑命门，即脑命门，道家称作泥丸。泥丸是土，说明与脾胃土有关，土色黄，故称"黄庭"，并统先后天命门。众所周知，脑髓为奇恒之腑，乃地气土所生也。所以《素问·六节藏象论》说："形脏四，神脏五，合为九脏以应之也。"《黄庭经》称此九脏为九真人。实际上是指脑命门——脑神经指挥着脏腑。（图3-5）

《紫清指玄集》说："头有九宫，上应九天，中间一宫，谓之泥丸，亦曰黄庭，又曰昆仑，又名天谷。"说明泥丸位居脑中间。《修真十书》说："夫脑者，一身之宗，百神之会，道合太玄，故曰泥丸。"《道枢·平都》说："天脑者，一身之灵也，百神之命窟，津液之山源，魂精之玉室也。"又说："泥丸者，形之上神也。"泥丸就是脑神，功统百神，故有"百会"穴。《黄庭内景经·至道》说：

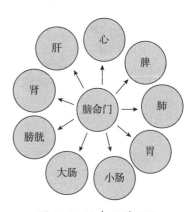

图3-5　脑命门灌溉图
（神经系统，上丹田）

> 至道不烦决存真，泥丸百节皆有神。发神苍华字太元，脑神精根字泥丸，
> 眼神明上字英玄，鼻神玉垄字灵坚，耳神空闲字幽田，舌神通命字正伦，
> 齿神崿峰字罗千。一面之神宗泥丸，泥丸九真皆有房，方圆一寸处此中，
> 同服紫衣飞罗裳。但思一部寿无穷，非各别住俱脑中，列位次坐向外方，
> 所存在心自相当。

所谓"百节",是指身体百骸。脑命门之脑神通身体百骸,实指脑神经通百骸,故云"百节皆有神"。百神相会泥丸宫,名云"百会"穴。虽然脑神通百节,只有心神为其总,故云"所存在心自相当"。神虽舍于心,但生神之本源在天地气味,故"至真之要,在乎天玄,神守天息,复入本元,命曰归宗"(《素问·刺法论》),这就是《素问·生气通天论》说的"生气通天"。一面七窍之神皆归脑神指挥,《灵枢·邪气脏腑病形》说:"十二经脉,三百六十五络,其血气皆上于面而走空窍,其精阳气上走于目而为睛,其别气走于耳而为听,其宗气上出于鼻而为臭,其浊气出于胃,走唇舌而为味。"

泥丸乃道家用语,是道家根据大脑的解剖结构而创的一种形象化的名称,大家看看大脑像不像泥丸。(图3-6)

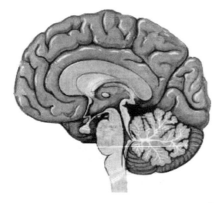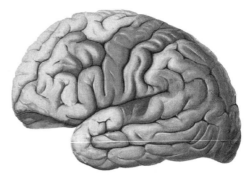

图3-6 大脑

《紫清指玄集》说:"头有九宫,上应九天,中间一宫,谓之泥丸,亦曰黄庭,又曰昆仑,又名天谷,其名颇多。"《修真十书》说:"天脑者,一身之宗,百神之会,道合太玄,故曰泥丸。"《道枢·平都》亦说:"天脑者,一身之灵也,百神之命窟,津液之山源,魂精之玉室也。夫能脑中园虚以灌真,万空真立,千孔生烟,德备天地,洞同大方,故曰泥丸。泥丸者,形之上神也。"就是说主形体的神居住在这里。《云笈七签·元气论》则把泥丸与人体健康联系在一起,原文说:"脑实则神全,神全则气全,气全则形全,形全则百关调于内,八邪消于外。"由于泥丸与生死联系在一起:"中间一宫,谓之泥丸……乃元神所住之宫,其空如谷,而神居之,故曰谷神。神存则健,神去则死,日则接于物,夜则接于梦,神不能安其居也。"于此可知,泥丸为人生命中枢所在。所以《素问·刺禁论》强调并指出:"刺脑,中脑户,入脑立死。"脑死亡才是生命真正终结。

《灵枢·寒热病》说："足阳明有挟鼻入于面者……对入系目本。"又说："足太阳有通项入于脑者，正属目本，名曰眼系。"《灵枢·大惑论》说："故邪中于项，因逢其身之虚，其入深，则随眼系以入于脑。入于脑则脑转，脑转则引目系急。目系急则目眩以转矣。"可知目系，又名眼系、目本。目系入脑，可知心脑一家矣。所以我说心命门，也是脑命门。脑内有脑髓及脊髓，脑命门是神经系统的指挥者，以及思维者。

又《灵枢·经脉》说"膀胱足太阳之脉，起于目内眦"，"胆足少阳之脉，起于目锐眦"，"三焦手少阳之脉……至目锐眦"，"小肠手太阳之脉……至目锐眦……其支者……至目内眦"，"心手少阴之脉，起于心中，出属心系……系目系"，"肝足厥阴之脉……连目系"。《灵枢·经别》说"足少阳之正……系目系"，"足阳明之正……系目系"，"手少阴之正……合目内眦"。诸阳经通于目，所以平旦卫气出于目而行于诸阳经。

目系入脑，目为命门之门，有门必有室，则脑为命门之室矣。故《素问·脉要精微论》说头为精明之府，谓："头者精明之府，头倾视深，精神将夺矣。"又说："夫精明者，所以视万物，别白黑，审短长，以长为短，以白为黑。如是则精衰矣。"

《灵枢·卫气行》说："平旦阴尽，阳气出于目，目张则气上行于头，循项下足太阳，循背下至小趾之端。"可见命门以阳气为主，昼行于阳经则寤，夜行于阴经则寐，平旦复出于目。命门之门必有开合，其开合表现于目，其开启钥匙是卫阳之气，开启时间是平旦日出时。

目为命门，所以有病会反映于目。如《灵枢·邪客》说："因视目之五色，以知五脏，而决死生。视其血脉，察其色，以知其寒热痛痹。"

《黄帝内经》最早发现头与身躯左右交叉的事实，即左右手足与大脑的交叉管理，现代医学称为感觉神经跟运动神经在脊髓进行交叉。《黄帝内经》说目命门平旦开，即阳光通过目系入脑分布诸经的过程，就是西医感受器→传入神经→中枢→传出神经→效应器的过程。

大脑是人体各种控制系统中枢，语言，视觉，感觉，运动，记忆，其实这是心脑的共同作用。大家知道，生物钟是靠光调节的，是从视网膜的一个独立通道直达下丘脑，所以平旦卫气直达于目，阳光通过目系入脑可以直达下丘脑，而且入脑后可以调节神经，由神经调节全身的神经运动带动机体的各种运动。心脑一家，是心神在指挥着脑神经系统的运动以及脑的思维活动。当然，要想保证目命门的正常功能，必须首先保证血脉循环系统心命门和呼吸消化系统神命门的正常功能。

卫气平旦出于目命门，由目系入脑，主督脉、脑、髓、脊骨、神经而行"脊椎法"。如《灵枢·岁露》说：

邪客于风府，病循脊而下，卫气一日一夜，常大会于风府，其明日，日下一节，故其日作晏。此其先客于脊背也，故每至于风府则腠理开，腠理开则邪气入，邪气入则病作，此所以日作尚晏也。卫气之行风府，日下一节，二十一日下至尾底，二十二日入脊内，注于伏冲之脉，其行九日，出于缺盆之中，其气上行，故其病稍益早，其内搏于五脏，横连募原，其道远，其气深，其行迟，不能日作，故次日乃稽积而作焉……

卫气每至于风府，腠理乃发，发则邪入焉。其卫气日下一节，则不当风府，奈何？岐伯曰：风府无常，卫气之所应，必开其腠理，气之所舍节，则其府也。

冲脉行于后并督脉用"脊椎法"，行于前并任脉用"腹脉法"。联系着女子胞、胆、脉等呼吸消化系统。

从上述可知，心－目－脑为一体，我称之为目脑命门，为一身之主宰。我在1991年出版的《生命与八卦——医易启悟》一书中就提出了"脑命门"的观点。

卫气平旦出于目命门，所以太阳和卫气是打开目命门的金钥匙，锁芯在大脑。眼睛的感光器是视网膜，视网膜就像一架照相机里的感光底片，专门负责感光成像。当我们看东西时，物体的影像通过屈光系统，落在视网膜上。视信息在视网膜上形成视觉神经冲动，沿视路将视信息传递到视中枢形成视觉，这样边在我们的头脑中建立起图像。现代有科学家认为，松果体与视网膜相似，可能是直接的感光器官。他们将松果体称为"折叠的视网膜"。科学家假设大脑存在光传导通路，松果体就能直接感光。于是松果体被称为"第三只眼"。近年来，科学家发现，许多低等脊椎动物的内分泌器官松果体，对光会产生反应，松果体分泌的褪黑素（Melatonin）有助于识别昼夜时间。

松果体（pineal body），位于间脑脑前丘和丘脑之间，为长 5～8mm、宽 3～5mm 的红褐色椭圆形豆状小体。松果体重 120～200mg，位于第三脑室顶，故又称为蜂蜜脑上腺（epiphysis），其一端借细柄与第三脑室顶相连，第三脑室凸向柄内形成松果体隐窝。松果体是人体"生物钟"的调控中心。由于褪黑素的分泌受光照和黑暗的调节，因此，昼夜周期中光照与黑暗的周期性交替就会引起褪黑素的分泌量也相应地出现昼夜周期性变化。实验证实，褪黑素在血浆中的浓度白昼降低，夜晚升高。松果体通过褪黑素的这种昼夜分泌周期，向中枢神经系统发放"时间信号"，转而引发若干与时间或年龄有关的"生物钟"现象。如人类的睡眠与觉醒、月经周期中的排卵以及青春期的到来。新近发现，人体的智力"生物钟"以 33 天为周期进行运转，情绪"生物钟"为 28 天，体力"生物钟"为 23 天。这三大生物钟的调拨也是由松果体来执行的。关键是它把光的信号传递给了中枢神经系统，从而启动了由神经系统控制的人体运动，像汽车的机械运动一样。血脉系统像汽车的油路，经脉系统像汽车的电路。（图 3-7）

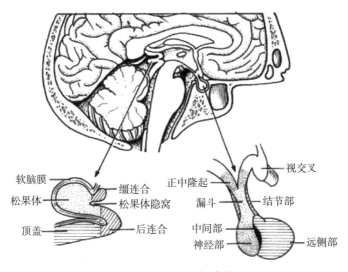

图 3-7　垂体和松果体

三、后世命门说

自从《黄帝内经》提出目命门说之后，后世医家多有不同见解，仁智互见。之所以出现这种混乱，是因为他们没有读懂《黄帝内经》有先天、后天命门之不同，及其合于目命门矣。

（一）心包络命门说

心为先天命门。《灵枢·邪客》说："少阴，心脉也。心者，五脏六腑之大主也，精神之所舍也，其脏坚固，邪弗能容也。容之则心伤，心伤则神去，神去则死矣。故诸邪之在于心者，皆在于心之包络。包络者，心主之脉也。"所以李东垣在《兰室秘藏》中说"心与包络者，君火、相火也"，"心者，君火也。主人之神，宜静而安。相火代行其令。相火者，包络也，主百脉，皆荣于目。凡心包络之脉，出于心中，以代心君之行事也。与少阳为表里"，"少阴为火，君主无为，不行其令，相火代之。兼心包络之脉，出心系，分为三道。少阳相火之体无形，其用在其中矣"，"心主血，血主脉，二者受邪，病皆在脉。脉者，血之府也。脉者，人之神也。心不主令，包络代之。故曰：心之脉主属心系。心系者，包络命门之脉也"。李氏从生理上分析了心与心包络的关系，因为心包络代君行事，于是心包络主血脉，故将先天心命门称为心包络命门。心命门，即包络命门，故《脾胃论·脾胃胜衰论》说："手厥阴为十二经之领袖，主生化之源。"《医学发明·病有逆从》说："厥阴心包乃包络，十二经之总也。"突出了心包络命门为十二经之本源，其根源在于心包络是相火。

心包络主血脉，血生精，即男子之精和女子之卵而藏于肾，故李东垣在《东垣试效方·妇人门·带下论》说："夫手、足厥阴者，生化之源也。足厥阴主肝木，肝藏血；手厥阴命门、包络相火，男子藏精施化，妇人系胞有孕，生化虽异，受病则同。"《兰室秘藏·小儿门·斑疹论》中说："夫胞者，一名赤宫，一名丹田，一名命门，主男子藏精施化，妇人系胞有孕，俱为生化之源，非五行也，非水亦非火，此天地之异名也，象坤土之生万物也。"心包络代君行事，主血脉而养育形体，可知此乃先天心命门说之发挥。心包络所主脉之血注于肾化为精卵，故云心包络"主男子藏精施化，妇人系胞有孕"。《素问·评热病论》说："包脉者属心而络于包中，今气上迫肺，心气不得下通，故月事不来也。"因为心包络主脉，所以"包脉者属心"即属于心包络。心包络所主之脉络于子宫中，心包络所主之脉不通于子宫则月事不来矣。心包络所主脉流于肾，故云命门通于肾。

心包络的募穴在膻中，《灵枢·胀论》说："膻中者，心主之宫城也。"《素问·灵兰秘典论》说："膻中者，臣使之官，喜乐出焉。"《灵枢·海论》说："膻中者，为气之海，其输上在柱骨之上下，前在于人迎。"所以李东垣认为，"三焦元气为父之气散也，包络相从母也，并行而不相离，母之元气也，故俱会于胸中。经云：膻中之分，父母居之，气之海也，如天地之尊，不系五形"。《医学发明·三焦统论》说："手少阳脉通于膻中。膻中者，臣使之官，为气之海。"此言三焦与心包络相表里，父为阳，母为阴，即三焦主阳元气、心包络主阴元气，此阴阳二元气会合于膻中气海，故乃以心包络命门为主。

《医学发明》中说："手少阴心之经，乃寒因热用。且少阴之经，真阴也。其心为根本，是真火也。故曰少阴经标阴本热。是内则心火为本，外则真阴为标。"于此可知，心命门为先天命门，有真阴、真火（真阳），即心包络命门有真阴、真火。故《奇效良方》卷二十一方（一说为《御药院方》）所载封髓丹（黄柏、砂仁、甘草）的功能是"降心火，益肾水"。《医学发明·两肾有水火之异》云：三才封髓丹"防心火，益肾水"。所谓"两肾有水火之异"，是指脉诊两尺部说的。

《兰室秘藏·妇人门》崩漏治验中说："脾主滋荣周身者也；心主血，血主脉，二者受邪，病皆在脉。脉者，血之府也。脉者，人之神也。心不主令，包络代之，故曰心之脉主属心系。心系者，包络命门之脉。"就是说，血脉病都属心包络命门病。《兰室秘藏·妇人门·经漏不止有三论》中曾三次提到"命门"（升阳除湿汤、黄芪当归人参汤、升阳举经汤），均以"包络命门"为主。从其云"少加生地黄去命门相火"知当为"包络命门相火"，即是心火，因为生地黄是凉血补血的。从受精卵合子发育成体细胞，以及组织、脏腑器官，都是心血的功劳，所以补这种元精、元气，朱丹溪用四物汤加炒黄柏、龟甲，《丹溪心法·发热》云：四物汤加炒黄柏，是降火补阴之妙剂。四物汤补血，是补血以涵养心火，则心火不起。心主血脉，脉为血府，心之真阴及心血，故补阴丸为四物汤加炒黄柏。

心包络命门包括心包络和三焦在内。笔者早在1991年出版的《生命与八卦——医易启悟》就阐述了三焦腠理说和心包络络脉说的观点，之后在多部著作中都重述了这种观点。

三焦腠理就是细胞间的缝隙，既是气的通道，也是血津液的通道。（图3-8）

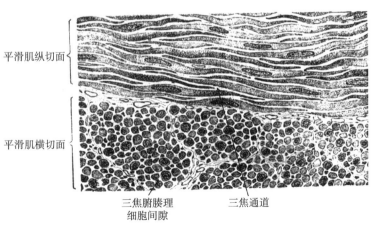

平滑肌纵切面

平滑肌横切面

三焦腠理　　　　三焦通道
细胞间隙

图3-8　平滑肌纵切面和横切面

《难经·三十一难》说:"三焦者……气之所终始也。"《难经·三十八难》说三焦:"有原气之别焉,主持诸气。"《难经·六十六难》说:"三焦所行之俞为原者,何也? 然: 脐下肾间动气者,人之生命也,十二经之根本也,故名曰原。三焦者,原气之别使也,主通行三气,经历于五脏六腑。原者,三焦之尊号也,故所止辄为原。五脏六腑之有病者,皆取其原也。"这些论述,充分说明了三焦是气呼吸出入及升降的通道,人体之气,是通过三焦输布到脏腑及全身各部分的。《中藏经》将三焦主持诸气的作用做了详细论述,它在《中藏经·论三焦虚实寒热生死顺逆脉证之法》中说:"总领五脏六腑、营卫、经络、内外、左右、上下之气也;三焦通,则内外、左右、上下皆通也,其于周身灌体,和内调外,荣左养右,导上宣下,莫大于此者也。"

《黄庭内景经》肺之章说"肺之为气三焦起",说明肺主呼吸是三焦在起主导作用。《黄庭外景经》老子章说"呼吸庐间入丹田""丹田之中精气微",这就是人们常说的肾主纳气的作用。

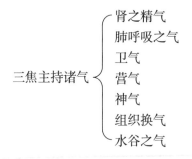

三焦主持诸气 { 肾之精气 / 肺呼吸之气 / 卫气 / 营气 / 神气 / 组织换气 / 水谷之气

《素问·灵兰秘典论》说:"三焦者,决渎之官,水道出焉。"决,疏通之意;渎,沟渠;决渎,即疏通水道。说明三焦有疏通水道、运行水液的作用,是水液升降出入流动的通道。人体的水液代谢,是由三焦和脾胃、肺系、肾系等多脏腑协作而完成的。但必须以三焦相火的气化为主导,如果没有三焦的气化作用,则肺系、脾系、肾系等输布调节水液的功能也难以实现。如《灵枢·五癃津液别》说:"三焦出气,以温肌肉,充皮肤,为其津,其流而不行者为液。"

《灵枢·本输》说:"三焦者,中渎之府也,水道出焉,属膀胱,是孤之府也。"说明三焦相火蒸化水液,"主持诸气",是体内水液正常运化的根本条件。这个水液的循环运行,上达于天——肺,肺主天气为水之上源,即《素问·经脉别论》所谓"上归于肺,通调水道";下归于地——脾土,即《素问·经脉别论》所谓"下输膀胱,水精四布,五经并行"。《素问·六节藏象论》说:"脾胃大肠小肠三焦膀胱者……此至阴之类，通于土气。"说明膀胱也属于土地。这可以从《素问·阴阳应象大论》所说"地气上为云，天气下为雨"的自然现象得到理解，"上归于肺"就是"地气上为云"的过程，"下输膀胱"就是"天气下为雨"的过程。少阳三焦和太阴脾组成了人体的太极，《灵枢·本输》说："少阳属肾，肾上连肺，故将两脏。"《灵枢·本脏》说："肾合三焦膀胱，三焦膀胱者，腠理毫毛其应。"所以它们之间的关系是：

$$三焦主持水道\begin{cases}肺系——水液上源\\脾系——水液来源\\肾系——水液下源\end{cases}\Big\}形成组织液$$

心包络主脉，包括络脉、孙脉，就是微循环。笔者在《五运六气解读脾胃论》中用一图表示之。（图3-9）

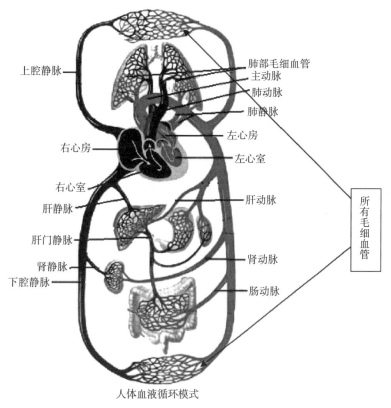

人体血液循环模式

图3-9　心包络示意图

心包络循环系统属于先天心命门血管管道，三焦气水循环系统属于黄庭后天神命门气管管道，两者会合于腠理孙脉处，共有 365 节，这就是命之门。

经络理论认为，《六十六难》说黄庭"肾间动气"为"十二经之根"，即冲脉为"十二经脉之海"。现在经络研究者提出，液晶经络说和生物膜经络说，并没有超出《黄帝内经》经络说，还没有触及经络学说的实质——经络传感问题和经络分部问题。

（二）右肾命门说

《难经·三十六难》说："肾两者，非皆肾也，其左者为肾，右者为命门。命门者，诸神精之所舍，原气之所系也。男子以藏精，女子以系胞。"《难经·三十九难》说："肾有两脏也，其左为肾，右为命门。"《难经》为什么提出"右肾命门"说呢？因为心包络脉诊在右手尺部。晋代王叔和《脉经》将心包络和三焦脉诊定在右手尺部，就与《难经》右肾命门三焦说糅合在了一起。《此事难知·表里所当汗下》记载李东垣"不传之秘"的脉是：

寸　　关　　尺

右手（行阴二十五度）　肺大肠　脾胃　命门心包三焦

左手（行阳二十五度）　心小肠　肝胆　肾膀胱

故云"右手尺脉为命门"，"命门之脉诊在右手尺"。

此法李东垣在《脉诀指掌·右手足六经脉》中亦说右尺候"手少阳三焦脉和手厥阴脉"。《脉诀指掌》是李东垣的著作，《此事难知》是李东垣高徒王好古的著作，尽记其师李东垣的"不传之秘"。两书均记载右手尺脉是诊候心包络命门相火及三焦相火的，故知所谓的右手尺脉命门说，不属于肾，而是属于心包络，只因从脉位来说两尺属肾，故有"右肾命门"说。宋代陈无择《三因极一病证方论·卷之八·三焦精腑辨证》说："古人谓左肾为肾脏，其腑膀胱；右肾为命门，其腑三焦。"金代刘河间在《素问玄机原病式·六气为病·火类》中将《素问·刺禁论》"七节之旁，中有小心"与《难经》"右肾命门"说以及《脉经》右尺诊心包络、三焦说糅合在一起，强调"右肾命门为小心，乃手厥阴相火包络之脏也……与手少阳三焦合为表里，神脉同出，现于右尺也。二经俱是相火，相行君命，故曰命门耳"。将命门与相火联系起来，认为右肾命门属相火，为手厥阴心包络经之脏，与手少阳三焦经相表里，其功用为"相行君命"，于是右肾命门说得以确立。与刘河间同时代的张元素在《脏腑标本寒热虚实用药式》说："命门为相火之原，天地之始，藏精生血……主三焦元气……三焦为相火之用，分布命门元气，主升降出入，游行天地之间。"刘河间的手厥阴、手少阳三焦相火命门说，为张元素和李东垣所传承，创建了"心包络命门"说。从相代君行令的角度提出心包络命门说，以代心命门说。

（三）肾命门说

心主血，心包络主脉，血生精，精藏于肾为精子、卵子，故明代医学家虞抟明确提出"两肾总号命门"之说，他说：

夫两肾固为真元之根本，性命之所关，虽为水脏，而实有相火寓乎其中，象水中之龙火，因其动而发也。愚意当以两肾总号为命门，其命门穴正象门中之枨闑，司开阖之象也。惟其静而阖，涵养乎一阴之真水；动而开，鼓舞乎龙雷之相火。夫水者常也，火者变也。若独指乎右肾为相火，以为三焦之配，尚恐立言之未精也，未知识者以为何如？（《医学正传·医学或问》）

现代医家多宗肾命门说。《素问·上古天真论》说肾受五脏六腑之精而藏之，五脏六腑精满才能藏于肾，肾的虚实反映了五脏六腑的虚实。因为是从上心肺生成的动脉血生成了精卵而藏于肾，正如《素问·评热病论》说月事来源于在上的心肺，故《素问·上古天真论》称之为"天癸"。天癸是复制繁衍后代的原始物质，虽然繁衍后代的功能属于肾，但不能说命门在肾及命门属于肾，命门属于心和心包络。男女交媾必是先有心动，心命门启动，阴茎充血勃起射精，故《灵枢·决气》说："两神相搏，合而成形，常先身生，是谓精。"所谓"两神相搏"，就是指男女交媾前的心神交会，然后才有射出的精、卵"合而成形"，所以男女之精在身形之先。如果硬要说肾为命门，那也是繁衍下一代的命门，而不是个体人的命门，个体人只有心命门（心包络命门）和神命门，并合一于目命门，单独精子或单独卵子没有生命，只有精卵合子后才有生命。所以精卵合子生成的 DNA 细胞可以复制克隆，但精子或卵子不能复制克隆。

（四）动气命门说

后世命门说，阐发最多的是后天黄庭"神命门说"。大家已经知道，是后天神命门在滋养先天心命门，从个体人来说，养护后天神命门更重要。这个"神命门"，《难经》称作"肾间动气"，从而形成了"动气命门说"。

肠胃后天神命门虽然源于天地气味水谷，然必得少阳三焦相火之蒸腾才能腐熟矣。所以五运六气标本中气理论以少阳三焦和太阴脾从本之火湿为六经之本，并得到《黄庭经》的有力支持。《黄庭内景玉经·上有章》说："上有魂灵下关元，左为少阳右太阴。"可知后天神命门离不开少阳三焦相火，三焦相火是命门的动力。

《难经·六十六难》提出"肾间动气者，人之生命也"的"动气"命门说。《难经·三十六难》说是"原气之所系"，《难经·八难》说是"五脏六腑之本，十二经脉之根，呼吸之门，三焦之原"。这个"动气"就是《道德经》说的"冲气"，脏腑和十二经脉之海冲脉的动气。所谓"肾间"，是指两肾之间的肠胃黄庭、丹田，不在肾脏。《素问·脏气法时论》说此肠胃黄庭神命门"气味合而服之，以补精益气"。《素问·阴阳应象大论》说："形不足者，温之以气；精不足者，补之以味。"故也可以气味补精气。《难经》动气命门说，有两大特点：一是说动气命门为无形；二是说动气命门为"五脏六腑之本，十二经脉之根，呼吸之门，三焦之原"，即人体营卫之气、脏腑之气、十二经脉之气的本源。特别是提出肾间动气命门与三焦相火有关系，成为"神机"的根本。

明代孙一奎继承了《难经》肾间动气命门说，在《医旨绪余》中说："命门乃两肾中间之动气，非水非火，乃造化之枢纽，阴阳之根蒂。"明代张景岳据此创立了水火命门说，赵献可据此创立了君主命门说，但赵献可的君主命门说，不是先天心命门，仍是后天黄庭神命门。

四、命门辨证

先天命门主形，后天命门主神，先后天命门合一主于目，故命门辨证在于形、神、目。

《灵枢·根结》说："形气不足，病气有余，是邪胜也，急泻之；形气有余，病气不足，急补之；形气不足，病气不足，此阴阳气俱不足也，不可刺之，刺之则重不足。重不足则阴阳俱竭，血气皆尽，五脏空虚，筋骨髓枯，老者绝灭，壮者不复矣。形气有余，病气有余，此谓阴阳俱有余也。急泻其邪，调其虚实。故曰：有余者泻之，不足者补之，此之谓也……满而补之，则阴阳四溢，肠胃充郭，肝肺内膜，阴阳相错。虚而泻之，则经脉空虚，血气竭枯，肠胃㑊辟，皮肤薄著，毛腠夭膲，予之死期。"

《素问·调经论》说："神有余则笑不休，神不足则悲……神有余，则泻其小络之血，出血勿之深斥，无中其大经，神气乃平。神不足者，视其虚络，按而致之，刺而利之，无出其血，无泄其气，以通其经，神气乃平。"

《素问·八正神明论》说："故养神者，必知形之肥瘦，荣卫血气之盛衰。血气者，人之神，不可不谨养。"血气行于脉中。脉，指血脉，是气血运行的管道，可以诊察营卫气血的盛衰。《素问·脉要精微论》说："夫脉者，血之府也。"《灵枢·决气》说："壅遏营气，令无所避，是谓脉。"脉与心密切相连，为心气所推动。《素问·痿论》说："心主身之血脉。"《素问·平人气象论》说："心藏血脉之气也。"因此，《素问·邪气脏腑病形》说："按其脉，知其病。"《灵枢·经脉》说："经脉者，常不可见也，其虚实也，以气口知之。"《灵枢·逆顺》说："脉之盛衰者，所以候血气之虚实有余不足。"诊脉可以知道一个人的健康情况，可以知道得的什么病。脉为血府，而"血气者，人之神"，故察气血就是察神。神生于五气、五味，而气味合和化生营卫气血，营卫气血充养形体，故可从形体的肥瘦查看营卫气血之盛衰而知有神无神，即神之盛衰。

《素问·阴阳应象大论》说："善诊者，察色按脉。"《灵枢·终始》说："持其脉口、人迎，以知阴阳有余不足，平与不平，天道毕矣。所谓平人者不病，不病者，脉口、人迎应四时也，上下相应而俱往来也，六经之脉不结动也，本末之寒温之相守司也。形肉血气必相称也，是谓平人。"《素问·移精变气论》说："色脉者，上帝之所贵也，先师之所传也。上古使僦贷季理色脉而通神明，合之金木水火土，四时八风六合，不离其常，变化相移，以观其妙，以知其要，欲知其要，则色脉是矣。色以应日，脉以应月，常求其要，则其要也。夫色之变化以应四时之脉，此上帝之所贵，以合于神明也。"经文明确指出，诊脉可以察四时阴阳。

《素问·八正神明论》说："然夫子数言形与神，何谓形？何谓神？愿卒闻之。岐伯曰：请言形，形乎形，目冥冥，问其所病，索之于经，慧然在前，按之不得，不知其情，故曰形。帝曰：何谓神？岐伯曰：请言神，神乎神，耳不闻，目明，心开而志先，慧然独悟，口弗能言，俱视独见，适若昏，昭然独明，若风吹云，故曰神。"

诊察形体的变化，即便肉眼看不出来，也可以通过问诊得知病人的痛苦所在，并诊察于脉，则病情就会清楚地摆在面前，要是按寻经脉还得不到，那么便不容易知道病人的病情了，所以临证要重视形体变化的诊察。

察神要通过望诊知之，虽然耳朵问诊不到，但用眼睛望诊就会明白神的变化，心中有了数，在思想上就可以先得出病情变化，这种心领神会的独悟，不能用语言来形容。如观察一个东西，大家没有看到，但他能运用望诊独自看到，就像在黑暗之中，大家眼前都很昏黑，只有他能望诊得到病情而昭然独明，通过望诊观察病情，宛如风吹云散，日丽天明，所以说望而知之谓之神。

五、命门经脉

先天形体心命门即心包络命门，其经脉是心包络经和三焦经，主有形病变。

后天神命门，其经脉是动气冲脉，冲者，动也，冲脉为十二经脉之海，主气的无形病变。

目命门，昼为阳经，夜为阴经。

六、命门与四海

《灵枢·海论》有胃为水谷之海、膻中为气之海、冲脉为十二经之海、脑为髓之海等四海说，其中胃和冲脉属于后天黄庭神命门，膻中属于先天心命门，脑髓属于目命门，由此可知，四海属于三命门，可知四海之重要性。但四海之总要在冲脉，例如心即针冲脉。《素问·气穴论》说：

岐伯再拜而起曰：臣请言之，背与心相控而痛，所治天突与十椎及上纪下纪。上纪者，胃脘也，下纪者，关元也。背胸邪系阴阳左右，如此其病前后痛涩，胸胁痛而不得息，不得卧，上气、短气、偏痛，脉满起，斜出尻脉，络胸胁，支心贯膈，上肩加天突，斜下肩交十椎下。

心为先天命门，心俞在背第五胸椎，心脏连背病为什么要针任脉天突穴、第十胸椎胆俞中间的中枢穴和上纪胃脘、下纪关元（小肠募穴）呢？因为冲脉在黄庭肠胃而联任脉，少阳属黄庭，是从冲脉着眼治疗的。冲脉和肠胃都为经脉之海、五脏六腑之海，心为五脏六腑之主也。

阳明胃肠和冲脉属于黄庭，生神之所。此神舍于心，故《史记·扁鹊仓公列传》说心属阳明（周身热，脉盛者，为重阳。重阳者，遏心主），阳明病多"是动"心神和"是主"心血病变。如《素问·脉解》说：

所谓上走心为噫者，阴盛而上走于阳明，阳明络属心，故曰上走心为噫也。

《灵枢·阴阳系日月》说：

此两阳合于前，故曰阳明……此两火并合，故为阳明。

《素问·经脉别论》说：

阳明脏独至，是阳气重并也。

《素问·阳明脉解》说：

黄帝问曰：足阳明之脉病，恶人与火，闻木音则惕然而惊，钟鼓不为动，闻木音而惊，何也？愿闻其故。岐伯对曰：阳明者，胃脉也，胃者土也，故闻木音而惊者，土恶木也。帝曰：善。其恶火何也？岐伯曰：阳明主肉，其脉血气盛，邪客之则热，热甚则恶火。帝曰：其恶人何也？岐伯曰：阳明厥则喘而惋，惋则恶人。帝曰：或喘而死者，或喘而生者，何也？岐伯曰：厥逆连脏则死，连经则生。帝曰：善。病甚则弃衣而走，登高而歌，或至不食数日，逾垣上屋，所上之处，皆非其素所能也，病反能者，何也？岐伯曰：四支者，诸阳之本也。阳盛则四支实，实则能登高也。帝曰：其弃衣而走者，何也？岐伯曰：热盛于身，故弃衣欲走也。帝曰：其妄言骂詈，不避亲疏而歌者，何也？岐伯曰：阳盛则使人妄言骂詈，不避亲疏，而不欲食，不欲食，故妄走也。

《灵枢·经脉》说：

胃足阳明之脉……是动则病洒洒振寒，善呻，数欠，颜黑，病至，恶人与火，闻木声则惕然而惊，心动，欲独闭户塞牖而处。甚则欲上高而歌，弃衣而走，贲响腹胀，是为骭厥。是主血所生病者，狂疟，温淫，汗出，鼽衄，口喎，唇胗，颈肿，喉痹，大腹水肿，膝膑肿痛，循膺乳、气街、股、伏兔、骭外廉、足跗上皆痛，中趾不用，气盛则身以前皆热，其有余于胃，则消谷善饥，溺色黄；气不足则身以前皆寒栗，胃中寒则胀满。

以前人们不理解，是因为不知道胃部生神舍于心之理。

七、小结

笔者在人体生命双结构和心、肺、脾三本思想指导下，破解了《黄帝内经》目命门说的实质内涵。目命门是由主先天形质的心命门和主后天营养的神命门合成的，开启目命门之门的钥匙是卫阳之气——太阳，开启时间是每日的平旦，关闭时间是日落，故云日出而作，日入而息。后天命门之神舍于心，先天后天命门合一，表现于目。所以中医有三丹田之说，黄庭神命门为下丹田，膻中心命门为中丹田，头脑目命门为上丹田。

后世医家将目命门分开言之，将先天心命门代之以心包络命门，将后天黄庭神命门以动气命门、右肾命门代之。个体人肾命门说不成立，肾藏五脏六腑之精的作用是繁衍后代，单独精或单独卵不能复制克隆，只有精卵合子的 DNA 细胞才能克隆。

命门是什么？命门就是生命体存活的本源，能够调控生命体的生、长、壮、老、已。有先天形体心命门和后天神命门之分。

命门的物质基础是什么？先天形体命门的物质基础是父母精卵合成的DNA细胞，后天神命门的物质基础是天地水谷气味。

命门位置在哪里？命门有解剖位置，先天形体命门在DNA细胞，主于心，穴在膻中。后天神命门在肠胃，主于肺脾，属黄庭、丹田、腹脑，穴在关元、石门。目命门，穴在睛明。所以后天命门的实质是在小肠……黄庭，小肠与心相表里，由此可知先后天命门都在心系统中，命门离不开心之君主。（图3-10）

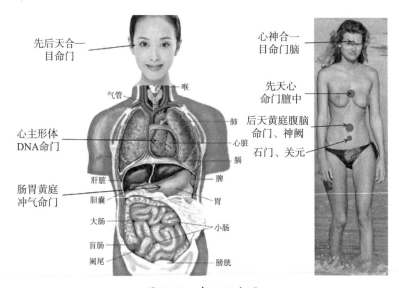

图 3-10　命门示意图

命门是生命之门，三命门都是神居住之宅，与生死有关。如《脉经·扁鹊华佗察声色要诀第四》卷五说：

病人唇反，人中反者，死；

病人唇肿齿焦者，死；

病人齿忽变黑者，十三日死；

病人舌卷卵缩者，必死；

病人汗出不流，舌卷黑者，死。

唇属于脾。人中穴是手足阳明脉和督脉会穴，齿通手足阳明脉和心①，脾胃乃后天神命门。心开窍于舌，汗为心液，心为先天命门。先后天命门绝神去者必死。《脉经·诊五脏六腑气绝证第三》卷四说：

病人心绝，一日死，何以知之？肩息回视，立死。

《新雕孙真人千金方·心藏脉论》卷十三说：

扁鹊云……心绝，一日死，何以知之？两目回回直视，肩息，立死。

《脉经·扁鹊华佗察声色要诀第四》卷五又说：

病人面黑，目直视，恶风者，死……病人目直视，肩息者，一日死。

《备急千金要方·扁鹊华佗察声色要诀第十》卷二十八说：

病人目回回直视，肩息者，一日死。

目乃先天后天合一之命门，是察神总汇处。《千金翼方·色脉》卷二十五说：

黄帝问扁鹊曰……虚者实之，补虚泻实，神归其室，补实泻虚，神舍其墟，众邪并进，大命不居。

《灵枢·胀论》说：

泻虚补实，神去其室，致邪失正，真不可定，粗之所败，谓之天命；补虚泻实，神归其室，久塞其空，谓之良工。

神去命门则死矣。神舍于血，神去之前必是血先衰，血先死，血者水也，故血死必面黑面青，如张家山出土汉简《脉书》说：

面黑，目环视雕，则血先死。

血衰，五脏六腑无所藏则肾也衰，故《千金翼方·色脉》卷二十五说：

扁鹊云……病患本色黑，欲如重漆之泽，有光润者佳，面色不欲黑如炭。若面黑目白，八日死，肾气内伤也。黑如乌羽者生，黑如炲煤者死。

从面、目就可以诊察神之衰旺，而决死生。

从解剖角度来说，三命门调控、调节着内分泌和免疫系统。众所周知，人体主要的内分泌腺有：甲状腺、甲状旁腺、肾上腺、垂体、松果体、胰岛、胸腺和

---

① 上海第二医学院附属第九人民医院口腔颌面外科.口腔颌面部手术中的经络现象［J］.新医药杂志.1974,（12）：21。

② 刘尚义.南方医话［M］.北京：科学技术出版社，1996：483。

③ 山下九三夫，竹之内佐夫.东洋医学の基础と临床［M］.日本：マクプロス出版社，1979：11。

④ 吕建清，时术兰，刘春洲，等.牙痛引起同侧足趾痛1例［J］.口腔医学，2003，23（3）：150。

⑤ 冯伟星.牙痛与心绞痛关系临床观察［J］.实用口腔医学杂志，2003，19（1）：80-81。

性腺等。胰腺、肾上腺、性腺属于脐腹命门，胸腺、甲状腺、甲状旁腺（人迎旁边属于胃经）属于膻中命门，垂体、松果体属于目脑命门。人体内免疫系统，它是人体抵御病原菌侵犯最重要的保卫系统。这个系统由免疫器官（骨髓、脾脏、淋巴结、扁桃体、小肠集合淋巴结、阑尾、胸腺等）、免疫细胞 {淋巴细胞、单核吞噬细胞、中性粒细胞、嗜碱粒细胞、嗜酸粒细胞、肥大细胞、血小板［因为血小板里有 IgG（免疫球蛋白 G）］等 }，以及免疫分子（补体、免疫球蛋白、干扰素、白细胞介素、肿瘤坏死因子等细胞因子）组成。其中脾脏、小肠集合淋巴结、阑尾及营卫气血体液属于脐腹命门，胸腺、扁桃体属于膻中命门，骨髓属于目脑命门。《黄帝内经》将其概括为四海。

第六节　万物演化规律

人体生命双结构和心肺脾三本理论认为，"形与神俱"的命题反映了自然界万物的演化规律。这一规律体现在老子的"道生说"和孔子的"太极说"之中。

一、形与神俱的万物衍生规律

前文笔者详细论述了人体生命双结构和心肺脾三本以及命门学说，现在将其概括于下。（图 3-11）

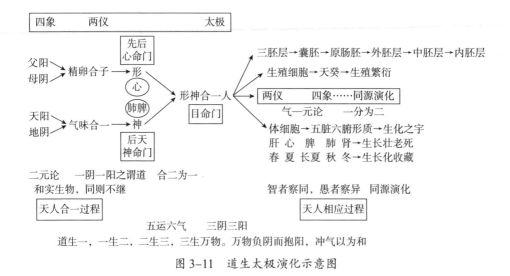

图 3-11　道生太极演化示意图

请看，一个个体人的生命来源，只有父母精卵合一形成的"形器"还不行，还必须有一个天地之气味生成的"神"藏于"形器",达到"形与神俱"的天人合一即"神气舍心"才是一个健康的活人。《周易·系辞传》将其概括为"天地氤氲,万物化醇;男女媾精,万物化生",一个是父母合成的形体,一个是天地气味生成的神。由此可知,一个完整的个体生命体是三合一的,一是父母精卵合一生成"形体",二是天地气味合一生成"神",三是形神合一生成一个完整生命体,可以说是人体生命三阶段吧。《周易·系辞传》进一步说,这里"有天道焉,有人道焉,有地道焉,兼三才而两之,故六。六者非它也,三才之道也",这就是中医的整体观,天地人三才之道。我们祖先的智慧是何等超越啊,是地地道道的超前科学!人的生成过程就是一个合二为一的过程,是孔子太极序列的逆过程。孔子的太极说,顺则一分为二,逆则合二为一,故称"一阴一阳之谓道"。

　　孔子的太极说准确地描述了人的生成过程,已被现代科学加以证明。父精细胞核和母卵细胞核结合形成双倍体,受精卵开始发育,逐渐分裂为2个细胞,再分裂为4个细胞、8个细胞、16个细胞、32个细胞、64个细胞、128个细胞……可以用2^n表示,这就是一分为二的过程。(图3-12)

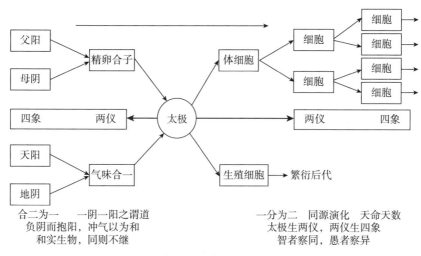

图3-12　太极顺逆图

　　我们的形体来源于父母之精,如《灵枢·决气》说:"两神相搏,合而成形,常先身生,是谓精。"《灵枢·本神》说:"生之来,谓之精。两精相搏,谓之神。"《素问·金匮真言论》说:"夫精者,生之本也。"即父母之"精"是形成个体人形体的物质基础,这是科学的论断。而"两神相搏"的"神"是指父母交媾之前的亲昵调情状态,《周易》称为交感之事,咸卦象辞说:"咸,感也。柔上而刚下，二气感应以相与，止而悦。男下女，是以亨利贞，取女吉也。天地感而万物化生，圣人感人心而天下和平。观其所感，而天地万物之情可见矣。"泰卦亦谓"天地交，而万物通也"。"两神相搏"的"神"不是个体人的"神"，个体人的"神"是后天吸纳天地气味合成的。于是有了个体人的体质差异，如《灵枢·寿夭刚柔》说："人之生也，有刚有柔，有弱有强，有短有长，有阴有阳……形有缓急，气有盛衰，骨有大小，肉有坚脆，皮有厚薄，其以立寿夭奈何。"

《素问·六节藏象论》说："气合而有形，因变以正名。"《灵枢·顺气一日分为四时》说："夫百病之所始生者，必起于燥湿寒暑风雨、阴阳喜怒、饮食居处，气合而有形，得脏而有名。"所谓"气合而有形"者，乃指父母气合及天地气合也。

太极顺逆规律可简化为太极序列图（图 3-13）。从此才能理解《素问·宝命全形论》所说的"人生有形，不离阴阳"的深刻含义。

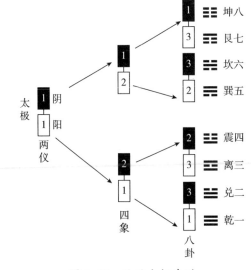

图 3-13　孔子太极序列

太极序列图给了笔者一些重大发现。

首先，发现老子和孔子师徒二人发明创建了万物的繁衍演化规律。道生、太极生才是中国传统文化的原创思维模式。

老子的合二为一是生物繁衍后代的规律，《国语·郑语》概括其规律说："和实生物，同则不继。"只有阴阳不同的事物和合才能生物，才能发展，孤阳不长，孤阴不生，同一事物不能使生物繁衍后代。这个过程其实就是老子道生过程，属于二元论。

从上述可知，用现代科学知识来说，万物都生于有，老子在《道德经》第四十章也这样说："天下万物生于有，有生于无。"老子首先肯定"万物生于有"，所谓"有生于无"只是表明后天无形之"神"滋养先天之"形"，"有物混成，先天地生"，形生于天地生神之前，但并不等于"无中生有"。《素问·天元纪大论》说"在天为气，在地成形，形气相感，而化生万物矣"，地之形与天之气相交感而"化生万物"，说得够明白啊！只有"和实生物"，没有"无中生有"。

孔子的一分为二是一个个体事物发育、发展、成长的过程，是同源的演化过程，如精卵合子生成以后，其 DNA 细胞分裂演化为脏腑组织、筋骨、肌肉等，都是同源于精卵合子的。孔子《文言传》概括其规律为"同声相应，同气相求"，《素问·阴阳应象大论》称为"智者察同，愚者察异"。这是一个生长壮老死的发育发展过程，这个过程其实就是孔子太极生的过程，属于气一元论。

父母遗传精卵合子是形成个体人的形体之本，为先天之物，在父母遗传的精卵合子的遗传基因里，含蕴着一定的父母的信息，特别是怀胎母亲的信息，如生理、心理、知识结构、经验阅历等，这些先天遗传因素直接影响着个体后天生理、心理，以及形体的成长、发育、发展，所以父母要想造就具有优良基因的后代，就必须加强自身的修养。父母遗传基因编码造成的个体秩序性是无法改变的，它决定了该个体人的先天体质特征。这也是 1980 年张颖清明确提出生物全息律的机理，并进一步提出全息胚和泛胚论概念。他认为全息胚是处于向新整体发育的某个阶段的胚胎，真正的全息胚能够发育成新整体；其泛胚论认为每一个全息胚都具有发育成新整体的全息而成为一个新的个体。在这种同源演化和全息律指导下，就有了现在的复制克隆技术，甚至再生技术。其实这种全息律的实质在《黄帝内经》里已经有了，如《灵枢·五阅五使》《灵枢·五色》的面诊，以及尺脉诊等，只不过当时没有"全息"这个名字罢了，而名之"司外揣内""司内揣外"而已。

胎儿出生后，与后天"神"合为一体，而且将个体主体人容纳到社会、自然环境客体之中，就必然受到"神"的改造和外部环境的影响。先天形和后天神的合一和外部环境的影响将会改变一些先天形体生理的成长发育，以及心理的变化，但那也是以先天体质为基础的。由于个体人既带有父母遗传的物质基因，又带有自然遗传的神基因，所以个体人与父母及自然界就会有同源感应。

于此可知，合二为一和一分为二是辩证统一体，不可分离。异者交感而生物，合二为一，合二为一是人类繁衍后代的科学规律。同者感通而类聚，一分为二，一分为二是个体人同源演化生长壮老死的科学规律，二者不得混淆。老子提出道生——万物的生成是合二为一的二元论——和则生物，孔子补充提出太极生——万物的成长发育是一分为二的一元论——同源发展。这是古人在生活中通过直观现象得出来的客观真理，又通过主观思维将其归纳出规律来，所谓"感而遂通天下之故"（《系辞传》）也。

从上述可知，原创中医理论体系起源于自然基础科学知识，而不是起源于哲学，是在形神合一的基础科学之上上升为哲学理论的，是古人通过直观自然现象得到的真理，如《道德经·象元第二十五》记载：

有物混成，先天地生。寂兮寥兮独立而不改，周行而不殆，可以为天下母。吾不知其名，强字之曰道，强为之名曰大。大曰逝，逝曰远，远曰反。故道大、天大、地大、人亦大，域中有四大，而人居其一焉。人法地，地法天，天法道，道法自然。

这是古人通过唯象直观天地人三才之道得出来的客观知识，故称之为"象元"，也是通过主观的思维得出来的自然规律。"有物混成"不是一元论，至少是二元论，有两种物质合成，故云"混成"，如父母精卵合成有形的胎儿就是"混成"之物。胎儿出生之后才接受天地之气味而生神，故云"有物混成，先天地生"。这就是太虚自然界周而复始、永不停息、永不衰竭的自然规律，是合二为一的生化万物的根本模式，故云"寂兮寥兮独立而不改，周行而不殆，可以为天下母"。对于这一自然规律，名之为"道"，其本质是"万物负阴而抱阳，冲气以为和"（《道德经·道化第四十二》），"和实生物"，故老子的弟子孔子将其概括为"一阴一阳之谓道"（《系辞传》）。因为这一规律是古人直观自然得来的，故云"道法自然"。《道德经》不仅讲了阴阳混成之物在先，还讲了后混成之物天地所生之"神"，谓：

谷神不死，是谓玄牝。玄牝之门，是谓天地根，绵绵若存，用之不勤。

河上公注："玄，天也，于人为鼻。牝，地也，于人为口。天食人以五气，从鼻入，藏于心。五气清微，为精神、聪明、音声、五性……主出入人鼻，与天通，故鼻为玄也。地食人以五味，从口入，藏于胃：五味浊厚，为形骸、骨肉、血脉、六情……主出入于口，与天地通，故口为牝也。""根，元也。言鼻口之门，是乃通天地之元气所从往来。鼻口呼吸喘息，当绵绵微妙，若可存，复若无有。""用之不勤"可以解释为用之不穷。此注是引用《素问·六节藏象论》

所说：

> 天食人以五气，地食人以五味。五气入鼻，藏于心肺，上使五色修明，音声能彰；五味入口，藏于肠胃，味有所藏，以养五气，气和而生，津液相成，神乃自生。

天地也是一阴一阳之道也。《道德经·体道第一》将其概括为：

> 道，可道，非常道。名，可名，非常名。无，名天地之始；有，名万物之母。故常无，欲以观其妙；常有，欲以观其徼。此两者，同出而异名，同谓之玄，玄之又玄，众妙之门。

观者，直视也，唯象思维也。"有物混成"之物为"有"，"天地生"无形为"无"。"有"与"无"是人们主观感觉对客观事实存在的最基本判断。但"有"与"无"的基本实质都是"一阴一阳"，故云"此两者，同出而异名"。"同"于"一阴一阳"，称之为"玄"。"玄"是什么？看看《黄帝内经》是怎么说的，谓：

> 夫五运阴阳者，天地之道也，万物之纲纪，变化之父母，生杀之本始，神明之府也，可不通乎。故物生谓之化，物极谓之变。阴阳不测谓之神，神用无方，谓之圣。夫变化之为用也，在天为玄，在人为道，在地为化，化生五味，道生智，玄生神。神在天为风，在地为木；在天为热，在地为火；在天为湿，在地为土；在天为燥，在地为金；在天为寒，在地为水。故在天为气，在地成形，形气相感，而化生万物矣。（《素问·天元纪大论》）

> 东方生风，风生木，木生酸，酸生肝，肝生筋，筋生心。其在天为玄，在人为道，在地为化；化生五味，道生智，玄生神，化生气。神在天为风，在地为木，在体为筋，在气为柔，在脏为肝。（《素问·五运行大论》）

于此可知，"玄"就是万物之变化，现在注家把"玄"解释得无上玄妙，任意发挥，空空如也。万物的变化就是阴阳的变化，阴阳变化莫测谓之神，故云"玄生神"。在天可变化为风、热、湿、燥、寒五气，在地可变化为木、火、土、金、水五行。"在天为气"就是"无"，"在地成形"就是"有"。

$$玄 \rightarrow 神 \begin{cases} 在天为气 \rightarrow 无 \rightarrow 五气 \\ 在地成形 \rightarrow 有 \rightarrow 五味 \end{cases} 气、味合和，神乃自生$$

阴阳合气而生物，和气生物（中气以为和）。《素问》云"天地（阴阳）合气，命之曰人"，《周易·系辞传》则云"天、地之大德曰生"，即《周易》泰卦说的"天地交而万物通也"。

《道德经·反朴第二十八章》说：

知其雄，守其雌，为天下溪；为天下溪，常德不离，复归于婴儿。

知其白，守其黑，为天下式；为天下式，常德不忒，复归于无极。

雌雄、黑白就是阴阳，这是宇宙的一般规律。德者，生也。宇宙的一般规律就是生化万物，像父母天地生婴儿一样。出生时刻是婴儿成为个体人的本命时刻，"无为而治"，不受任何干扰。这一规律是永远都不会变的，会永远传下去。

父母遗传之形体，老子《道德经》称作"有"。天地自然遗传无形之神，《道德经》称作"无"。二者的关系，《道德经》称作"有无相生"。肺主天之五气，脾主地之五味，在肠胃中焦而生"神"，《道德经》称作"天地之间，其犹橐钥乎……不如守中"，"谷神不死，是谓玄牝，玄牝之门，是谓天地根"，即谓"神"以天地气味为根。形体有形为器，天地无形为道，所以孔子《易经·系辞》说："形而上者谓之道，形而下者谓之器。"形可谓人体，道指神，器指脏腑组织，虽有"道""器"之分，然皆包于"形"之中，"同出"于"形"，而"异名"罢了，无高低贵贱之分，《道德经》称作"有无相生"，相互为用，合一则生，分离则死。《黄帝内经》称作形神合一，形神分离则死。

二、老子和孔子宇宙生成论

老子《道德经》的学术思想，最重要的命题，就是"道"。这个道，是宇宙的本源，可以生化万物。《道德经》说：

道生一，一生二，二生三，三生万物。万物负阴而抱阳，冲（出土马王堆甲本作"中"）气以为和。

道是什么？

《素问·阴阳应象大论》说："阴阳者，天地之道也。"道就是天地阴阳，所以《素问·四气调神大论》说顺春夏为阳、秋冬为阴的四时阴阳为"得道"，《素问·上古天真论》称为"合于道"，《系辞传》概括为"一阴一阳之谓道"。因为"一阴一阳之谓道"，故云"道生一"。《素问·天元纪大论》说："阴阳之气，各有多少，故曰三阴三阳也。"就是说阴阳在发展过程中有量的变化，那么这个三阴三阳量的多少变化是如何得来的呢？《素问·六微旨大论》说："因天之序，盛衰之时，移光定位，正立而待之，此之谓也。"《素问·八正神明论》也说："因天之序，盛虚之时，移光定位，正立而待之。"《素问·六节藏象论》说："立端于始，表正于中，推余于终，而天度毕矣。"表就是杆（竿），立竿测日影用的杆。立杆按天序太阳光的强弱"移光定位"得到日影就知道阴阳量多少的变化了，立竿测日影技术是一项古人探究天道自然规律的伟大发明，太阳运动产生的阴阳消长过程可以用太极图表示。太极图显示的是一阴一阳，故《周易大传》说"一阴一阳之谓道"，一阴发展为一阴、二阴、三阴，一阳发展为一阳、二阳、三阳。既有阴阳的循环，又有阴阳的对立。可用先天八卦图表示（图3-14）。

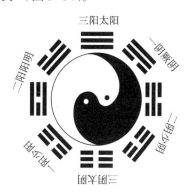

图3-14　三阴三阳八卦太极图

这是天地之道一阴一阳发展为三阴三阳，不受春夏秋冬地域的影响，本源于日地的相互运动规律，只受日地相互运动规律的影响，属于自然科学，有精度，有准确含义，有数学逻辑性。

"一"就是一阴一阳之"一"；一阴一阳发展到二阴二阳就是"一生二"；二阴二阳发展到三阴三阳就是"二生三"。《素问·阴阳类论》说"三阳为父，三阴为母"，《素问·宝命全形论》说"天地为之父母"，父天母地。《素问·阴阳应象大论》说："阴阳者，天地之道也，万物之纲纪，变化之父母，生杀之本始，神明之府也……天地者，万物之上下也。"故云"三生万物"。这个"三"就是《素问·生气通天论》说的"其气三"的"三"。面南而立竿测日影，前阳后阴，故云"负阴而抱阳"。冲者，动也。中气就是生生不停之动气。《难经》称此为肾间动气，即丹田、黄庭、腹脑之动气。

《素问·天元纪大论》说："寒暑燥湿风火，天之阴阳也，三阴三阳上奉之。木火土金水，地之阴阳也，生长化收藏下应之。"则天阳有三阴三阳六气，地阴有五行五运，故又说："在天为风，在地为木；在天为热，在地为火；在天为湿，在地为土；在天为燥，在地为金；在天为寒，在地为水。故在天为气，在地成形，形气相感，而化生万物矣。"于此可知，万物之生，是"在天为气，在地成形，形气相感"的天父地母交媾的结果。所谓"负阴而抱阳"乃指天阳地阴也。天地之气交媾而生万物，即"冲气（中气）"生于天地气之媾和。这个过程，《素问·宝命全形论》称作"天地合气，命之曰人……天地为之父母"。这个天地气是什么呢？《素问·六节藏象论》说：

天食人以五气，地食人以五味。五气入鼻，藏于心肺，上使五色修明，音声能彰；五味入口，藏于肠胃，味有所藏，以养五气，气和而生，津液相成，神乃自生。

原来这个天地气是五气五味，所生的"冲气（中气）"就是"神"。胃气，营卫之气，丹田之气，黄庭之气，《难经》称作肾间动气。

"道"是事物的开始，从一开始，然后由一发展到二，由二发展到三，其周期运动有始、中、终三种状态，就是现代说的"发生——发展——消亡"的事物发展三个阶段，用数学记为0、1、2。阐述物质运动从初始状态0开始，经过中间状态1，进入终点状态2，完成一个基本周期，即生成另一个物体，然后继续运动可以生成万物。由一到三，是发展的三个阶段，而不是一分为三。其中"一"为一阴厥阴、一阳少阳，"二"为二阴少阴、二阳阳明，"三"为三阳太阳、三阴太阴，在五运六气之中是互为司天在泉的三对阴阳关系，"和"则生成新的物质——"冲气（中气、动气、丹田之气）"。在这三个阶段发展过程中总是"负阴而抱阳"，阴阳相和合，和者，和谐。人们对于"万物负阴而抱阳，冲气以为和"的解释，总是含糊不清，甚至加以歪曲，其实这句话是讲万物都是由阴阳二者结合成的，负阴抱阳就是向太阳，万物生长靠太阳；阴阳二者和合才能生成"冲气"，故云"冲气以为和"。《国语·郑语》说："和实生物，同则不继。"明确指出阴阳和谐才能生化万物，孤阴不生，孤阳不长，故老子反对"孤、寡、不谷"之称。《礼记·中庸》说："喜怒哀乐之未发谓之中，发而皆中节谓之和。中也者，天下之大本也；和也者，天下之达道也。致中和，天地位焉，万物育焉。"所谓"中气以为和"，就是"致中和，天地位焉，万物育焉"。阴阳和谐的模型就是太极图。《系辞传》也说"夫乾，其静也专，其动也直，是以大生焉。夫坤，其静也翕，其动也辟，是以广生焉"，"天地之大德曰生"。所以"道德"就是"道生"，可知老子所论述的万物发展过程就是个"道生"过程，我称之为"道生体系"。这三个阶段所生之物是不相同的，有时空之异。所谓"万物负阴而抱阳，冲气以为和"，就是合二为一，"和"生"冲气"，"冲气"就是动的生命体。

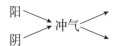

明白了这个道理，才能清楚《素问·上古天真论》所说"其知道者，法于阴阳，和于术数"之理。所谓"法于阴阳"，就是法于"万物负阴而抱阳"的规律；"和"就是"冲气以为和"的和、"致中和"的和；术数同数术。《汉书·艺文志·数术略》包括天文、历谱、五行、蓍龟、杂占、形法六类内容，并说："数术者，皆明堂、羲和、史卜之职也。"《汉书·艺文志》还说"阴阳家者流，盖出于羲和之官"，可知羲和是天文、历法、阴阳、五行的研究者，所谓"和于数术"，就是要和于天文、历法、阴阳、五行之道，达到天人合一。

　　从《道德经》来说，"道"为原始点物质，是宇宙爆炸的奇点，分出天地阴阳两仪，再由阴阳相合生成新的物质"冲气"。《系辞传》说："天地之大德曰生。"则"冲气"新生物就是中间原点，然后再继续衍生下去。这个中间原点"冲气"再生下去可用来知德太极图表示（图3-15）。"冲气"之前为道生，"冲气"之后为太极生。

　　中间圆圈为新物质"冲气"，然后继续生阴阳。其中就涉及老子学生孔子《系辞传》的太极理论了，谓：

　　　　易有太极，是生两仪，两仪生四象，四象生八卦，八卦生万物。

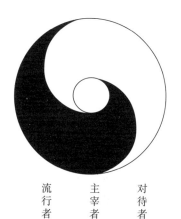

流　　主　　对
行　　宰　　待
者　　者　　者
气　　理　　数

图3-15　来知德太极图

　　这样的偶数二分法可以继续下去，《素问·阴阳离合论》说："阴阳者，数之可十，推之可百，数之可千，推之可万，万之大不可胜数。"《灵枢·阴阳系日月》说："夫阴阳者……数之可十，离之可百，散之可千，推之可万……"《素问·五运行大论》说："夫阴阳者，数之可十，推之可百，数之可千，推之可万。"虽然如此，"然其要一也"，阴阳而已。

三、道生太极生体系

　　笔者将"道生一，一生二，二生三，三生万物。万物负阴而抱阳，冲气以为和"称为道生体系，"易有太极，是生两仪，两仪生四象，四象生八卦"称为太极体系，将合二为一和一分为二两个阶段合起来就是"道生太极生体系"。

　　一对父母可以生几个孩子，就是有不同的精卵合子，各为一太极，可以用数学表示为n个。这就是《黄帝内经》说的天地父母阴阳生万物。每一个太极一分为二，继续分下去可以用数学表示为2^n个。其发展过程可以用下式表示。

　　阴阳→n个太极→2^n个阴阳

　　这就是道生太极生体系表达式。如图3-16所示。

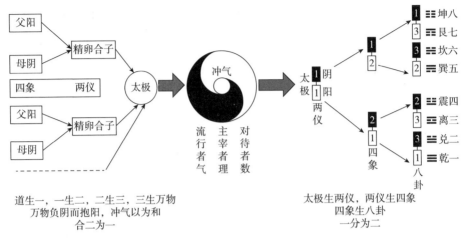

图 3-16　道生太极生体系

从对个体人的生成和成长过程的认识中，才能找出自然界中的普适"范式"规律，那就是道生太极生体系。

这幅道生太极生体系图的合二为一部分，表述了个体人的生命来源及生命结构，从外至内，从无到有，表达的是自然凝聚力，生长化收藏，生成种子，称为聚合表达，可以用天地自然太极图表达。而一分为二部分，表述了个体人的生长发育过程，个体人的脏腑皮肉筋骨脉等组织属于生物结构，从内至外，从有到无，表达的是生长壮老死，称为裂解表达，属于耗散结构，可以用来知德太极图表达。由物种和天地精气结合而生成生物，才有了生物结构。（图 3-17）

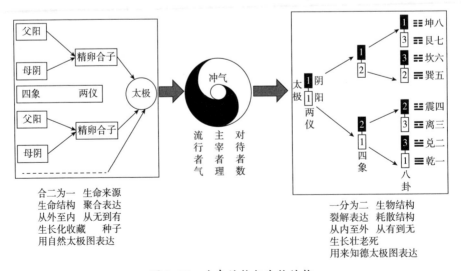

图 3-17　生命结构与生物结构

老子《道德经》提出的"道生一,一生二,二生三,三生万物"和孔子《系辞传》提出的"易有太极,太极生两仪,两仪生四象,四象生八卦,八卦生万物"是两种概括性很强的普适性的公理式阐述,反映了自然界万物繁衍演化规律的客观真实存在,却通过主观思维用语言文字表述了出来。老子的"道生"是"天人合一"的封闭的结构体系,由"形"和"神"构造的封闭结构体系,"形"与"神"的嵌合为一决定了个体人的体质性质差异。孔子的"太极生"是"天人相应"的开放的结构体系,由"人"和"自然"构造的开放结构体系,这种相应关系通过时空差异决定了区域人类的体质性质差异。这两种情况都伴有阴阳消长变化及其发展过程中形成的五行属性。阴阳消长发展的规律是太极图构造体系,而且阴阳消长的过程就是五行相生的过程,其阴阳五行关系可以用图 3-18 表示。

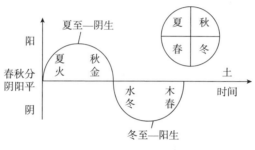

图 3-18　阴阳五行图

从道生太极生体系看,发生学图形完整结构的自然真实构造过程,也是人们主观思维命名的语言文字表述构造过程,两者又是统一的,显示的是自然生成公理式逻辑,不是人们的主观所能决定的。

无论是合二为一,还是一分为二,都离不开阴阳,故云"一阴一阳之谓道""覆冒阴阳之道",《素问·阴阳应象大论》说:"阴阳者,天地之道也,万物之纲纪,变化之父母,生杀之本始,神明之府也。"

《道德经·第四十章》说:"天下万物生于有,有生于无。"所谓"天下万物生于有"是指胚胎之"有形"生于父母之精,"有生于无"指天地所生"无形"之神养育"有"形之婴儿。从发生学看,道生太极生构造体系是中医生命科学的自然基础,辨明"形神"是学习《黄帝内经》的方法论基础和认识论基础。道生太极生体系(包括文字表达和图形结构)是一个完整的结构式思维理论体系。道生太极生结构图形体系是自然本质真实内容的载体,"道生一,一生二,二生三,三生万物"和"易有太极,太极生两仪,两仪生四象,四象生八卦,八卦生万物"是圣人主观思维逻辑过程的表达，并从"有"和"无"两方面加以阐述。"有"是客观真实存在的有物有象——象科学，"无"是主观思维考察，两者是一个事物的两个方面，缺一不可，彼此互动，共同构成一个完整的以自然为基础的认识论结构体系。

对于在阴阳变化周期中形成五行的过程，张景岳在《类经图翼·卷一·运气上》中概括为"四象既分，五行以出"，明确了阴阳与五行的密切关系。

先天父母精卵生成的形体是物质的真实存在为阴，承载着物质性信息——即基因、细胞、血液、脏腑组织等信息。后天天地气味生成的神具有能量的真实存在为阳，承载着能量性信息——用五运六气概括全部自然界信息。所以《黄帝内经》涵盖了西方认为"世界是由物质、能量、信息三个实体构成"的所谓科学与哲学，但是能量不能完全代表五运六气。诊断就是将"形体"信息和"神气"信息合一，如《素问·八正神明论》说：

> 星辰者，所以制日月之行也。八正者，所以候八风之虚邪，以时至者也。四时者，所以分春秋冬夏之气所在，以时调之也。八正之虚邪，而避之勿犯也。以身之虚，而逢天之虚，两虚相感，其气至骨，入则伤五脏，工候救之，弗能伤也。故曰：天忌不可不知也……法往古者，先知针经也。验于来今者，先知日之寒温，月之虚盛，以候气之浮沉，而调之于身，观其立有验也。观其冥冥者，言形气荣卫之不形于外，而工独知之。以日之寒温，月之虚盛，四时气之浮沉，参伍相合而调之，工常先见之。然而不形外，故曰观于冥冥焉！通于无穷者，可以传于后世也，是故工之所以异也。然而不形见于外，故俱不能见也。视之无形，尝之无味，故谓冥冥，若神髣佛。虚邪者，八正之虚邪气也。正邪者，身形若用力汗出腠理开，逢虚风，其中人也微，故莫知其情，莫见其形。

这是形和神同步随动的诊断，医者必有"感而遂通天下之故"的能力才能做到。

形体有象，天垂象，所以中医是唯象医学、唯象科学、唯象思维，故《黄帝内经》谓"不以数推，以象之谓也"。然物生而有象，象生则有数，象数生则理义存，故象数理义是中医的必然内容矣。

从道生太极演化示意图可以看出，以父母——雌雄（扩大到一切生物）遗传的形体是以空间结构为主，代表不同物种，带不同物种的信息，但不是达尔文进化论。

而天地自然遗传的神生命体是以时间结构为主，代表天地一切信息，作用于不同物种，天公无私，万物一同，只是不同时空下的物种选择不同的信息入体罢了。

天地形神合一生命体，同源演化，其基本结构是 DNA、RNA，DNA 主生长壮老死，RNA 主繁衍后代。

四、周敦颐太极图

宋代周敦颐《太极图说》原文中说（图 3-19 ）：

无极而太极。太极动而生阳，动极而静，静而生阴，静极复动。一动一静，互为其根。分阴分阳，两仪立焉。阳变阴合，而生水火木金土。五气顺布，四时行焉。五行一阴阳也，阴阳一太极也，太极本无极也。五行之生也，各一其性。无极之真，二五之精妙合而疑。乾道成男，坤道成女。二气交感，化生万物。万物生生，而变化无穷焉。

唯人也得其秀而最灵。形既生矣，神发知矣。五性感动，而善恶分，万事出矣。圣人定之以中正仁义而主静，立人极焉。故圣人与天地合其德，日月合其明，四时合其序，鬼神合其吉凶。君子修之，吉；小人悖之，凶。故曰："立天之道，曰阴与阳。立地之道，曰柔与刚。立人之道，曰仁与义"。又曰："原始反终，故知死生之说。"大哉易也，斯之至矣。

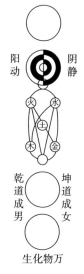

图 3-19　周敦颐太极图

笔者阐释：当我们明白了老子的道生说和孔子的太极生说之后，就好理解周敦颐《太极图说》的真实含义了。周敦颐原文的核心就是论述"形与神俱"的核心内容，前文笔者已经阐释了"形与神俱"的科学和哲学含义，这里不再赘述。从"太极动"至"变化无穷焉"主要是讲道生，"一阴一阳之谓道"所生之"神"和男女父母所生之"形"，天地、父母阴阳"二气交感，化生万物"，即《素问·阴阳应象大论》说的"阴阳者，天地之道也，万物之纲纪，变化之父母……阴阳者，血气之男女也"，讲合二为一、和实生物。天有"五气顺布，四时行焉"而有"五行"，五行无非就是"一阴一阳之谓道"所生。中间的五行图要用五运六气的标本中气理论才能解释清楚。中间五行图的关键是下面的无字圆圈，它就是老子所说"万物负阴而抱阳"所致"冲气以为和"的太极，也就是标本中气从本火湿二经少阳太阴所合成的黄庭，"水火者，阴阳之征兆也"，故无字圆圈联"水火"二行；太极图阳动、阴静层是离坎二卦，离火坎水，故下接火水二行。厥阴木从中气少阳，阳明金从中气太阴，"金木者，生成之终始也"，故无字圆圈联"木金"二行。而五行相生次序是木生火、火生土、土生金、金生水、水生木。木的生数三和火的生数二合为一个五，金的生数四和水的生数一合为一个五，故云"二五之精妙合而凝"。道生说是"化生万物"，物物一太极。而太极图最下边圆圈的"万物化生"则是讲孔子太极说的，太极的同源演化就是"万物化生"，讲一分为二而察同。

人既与天地合一，又与天地相应，故能"与天地合其德，与日月合其明，与四时合其序"，而有天地人三才之道。所谓"原始反终"，高亨注："此言'圣人'考察万物之始，故知其所以生，究求万物之终，故知其所以死。""原始"就是还原道生化生万物说，"反终"就是讲万物化生的生长壮老死的太极同源演化说。

笔者从发生学和诠释学角度阐释了"形与神俱"的科学、哲学内涵，总结出万物的道生太极生体系演化规律，这才是中国传统文化的核心内容，同时也是中医的核心内容，一部《黄帝内经》就是一部形神学说史，是建立在自然科学基础知识之上的，并将其规律上升为哲学范畴。

由此可以认识到，《黄帝内经》理论告诉我们，人类形体的活动需要精确的天文历法学定律，即天人相应理论。生物的发展，需要认识生物本身，认识道生太极生体系的过程，这是《黄帝内经》讲的生物进化论，不是达尔文的生物进化论。笔者将道生太极生体系概括为：

形神合一，天地同纪，道太生化，象数义理，阴阳五行，运气整体。

中医研究的是个体人，个体人不离形神，既与天合一，又与天相应。万物演化的普适规律是道生太极生体系，五运六气统摄阴阳五行与象数义理。总之，中医是以天道明医道的整体医学，不明天道，难明医道。

《左传·僖公十五年》记载："龟，象也；筮，数也。物生而后有象，象而后有滋，滋而后有数。"首先是有物生之形，然后有象，如《说文解字》注"形"："象也"，有象才有数。所以形神在前，象数在后，义理寓其中。生物不离阴阳，物生也不离阴阳，故《素问·宝命全形论》说："人生有形，不离阴阳。"

第七节　原创六大系统

《黄帝内经》在解剖的基础上，将人体组织分为土类腑系统、五脏系统、血脉系统、经脉系统、营卫系统、脑神系统等六大系统，现在分别叙述于下。

一、土类腑系统

土类腑系统包括脾、胃、小肠、大肠、三焦、膀胱等土类，《素问·六节藏象论》说：

脾、胃、大肠、小肠、三焦、膀胱者，仓廪之本，营之居也，名曰器，能化糟粕，转味而入出者也，其华在唇四白，其充在肌，其味甘，其色黄，此至阴之类，通于土气。

这个土类腑道是容纳水谷、生化营卫气血营养的加工厂，生产更高级的产品——神。《灵枢·卫气》说：

六府者，所以受水谷而行化物者也。

《灵枢·五味》说：

胃者，五脏六腑之海也，水谷皆入于胃，五脏六腑，皆禀气于胃……谷始入于胃，其精微者，先出于胃，之两焦以溉五脏，别出两行，营卫之道。

《灵枢·本脏》说：

六府者，所以化水谷而行津液者也……寒温和则六府化谷，风痹不作，经脉通利，肢节得安矣。

《灵枢·营气》说：“黄帝曰：营气之道，内谷为宝。谷入于胃，气传之肺，流溢于中，布散于外，精专者行于经隧，常营无已，终而复始，是谓天地之纪。”腑的主要作用是生神，《素问·六节藏象论》说：

天食人以五气，地食人以五味。五气入鼻，藏于心肺，上使五色修明，音声能彰；五味入口，藏于肠胃，味有所藏，以养五气，气和而生，津液相成，神乃自生。

《灵枢·邪客》说：

五谷入于胃也，其糟粕、津液、宗气，分为三隧。故宗气积于胸中，出于喉咙，以贯心脉，而行呼吸焉。营气者，泌其津液，注之于脉，化以为血，以荣四末，内注五脏六腑，以应刻数焉。卫气者，出其悍气之慓疾，而先行于四末分肉皮肤之间，而不休者也，昼日行于阳，夜行于阴，常从足少阴之分间，行五脏六腑。

所以人体的一切营养物质全来源于土腑，所以《黄帝内经》对六腑的定义如下。《灵枢·本脏》说："六腑者，所以化水谷而行津液者也。"《素问·五脏别论》说："六腑者，传化物而不藏，故实而不能满也。"

二、五脏系统

《黄帝内经》对五脏的定义是：

《灵枢·本脏》说：

五脏者，所以藏精神血气魂魄者也……五脏者，所以参天地，副阴阳，而运四时，化五节者也……志意者，所以御精神，收魂魄，适寒温，和喜怒者也。

《灵枢·本神》说：

血脉营气精神，此五脏之所藏也。

《素问·五脏别论》说："所谓五脏者，藏精气而不泻也，故满而不能实。"

三、血脉系统

《黄帝内经》对血脉的定义：

《灵枢·决气》说："壅遏营气，令无所避，是谓脉。"《灵枢·经水》说："经脉者（这里的经脉当指血脉），受血而营之。"《灵枢·本脏》说："经脉者，所以行血气而营阴阳、濡筋骨，利关节者也……是故血和则经脉流行，营复阴阳，筋骨劲强，关节清利矣。"血脉是血液的通道，故"受血而营之"，故《素问·脉要精微论》说："夫脉者，血之府也。"《灵枢·本脏》说："经脉者，所以行气血而营阴阳……是故血和则经脉流行，营复阴阳。"血脉有动脉、静脉，故云"经脉流行，营复阴阳"。《灵枢·动输》说："其脉阴阳之道相输之会。"《素问·阴阳别论》说："脉有阴阳……所谓阴阳者，去者为阴，至者为阳，静者为阴，动者为阳。"血脉主于心，故《素问·痿论》说："心主身之血脉。"《素问·五脏生成》说："心之合脉也。"《灵枢·口问》说："心动则五脏六腑皆摇，摇则宗脉感。"《灵枢·营气》说："营气之道……精专者，行于经遂。"

《灵枢·决气》说：

中焦受气，取汁变化而赤，是谓血……血脱者，色白，夭然不泽，其脉空虚，此其候也。

《灵枢·营卫生会》说："中焦亦并胃中，出上焦之后……上注于肺脉，乃化而为血。"经文明确指出肺能生血。《素问·经脉别论》说："食气入胃，散精于肝，淫气于筋。食气入胃，浊气归心，淫精于脉。脉气流经，经气归于肺，肺朝百脉，输精于皮毛。毛脉合精，行气于腑，腑精神明，留于四脏。气归于权衡，权衡以平，气口成寸，以决死生。"《灵枢·营卫生会》又说："人受气于谷，谷入于胃，以传于肺，五脏六腑皆以受气。"在肺这是经过氧化生成的动脉血。所以肺生血包括动脉血和静脉血，并非只是骨髓生血。何况骨髓也是肠胃黄庭太极所生呢？《素问·五脏生成》说："诸髓者，皆属于脑。"《素问·五脏别论》说："脑、髓、骨、脉、胆、女子胞，此六者，地气之所生也。皆藏于阴而象于地，故藏而不泻，名曰奇恒之府。"经文说得明白，脑、骨、髓属于奇恒之腑，是肠胃黄庭太极地气所生，所以髓生血的根本还是在肺。这就说明肺对于水谷精微生成血液的重要性，而且也是推动血脉运行的动力。《灵枢·动输》说："肺气从太阴而行之，其行也以息往来，故人一呼脉再动，一吸脉亦再动，呼吸不已，故动而不止。"《灵枢·十五营》说："故人一呼脉再动，气行三寸，一吸脉亦再动，气行三寸，呼吸定息，气行六寸。"

神者血气也，营血卫气都生于肠胃黄庭太极，这里生成的是通过门静脉输给肝心肺的静脉血。肺心生成的是动脉血。

四、经脉系统

《黄帝内经》对经脉的定义是：

《灵枢·经脉》说：

经脉者，所以能决死生、处百病、调虚实，不可不通。

经脉系统详见经脉章。

五、营卫系统

《黄帝内经》对营卫的定义是：

《灵枢·邪客》说：

营气者，泌其津液，注之于脉，化以为血，以荣四末，内注五脏六腑，以应刻数焉。

卫气者，出其悍气之慓疾，而先行于四末分肉皮肤之间，而不休者也，昼日行于阳，夜行于阴，常从足少阴之分间，行五脏六腑。

《灵枢·本脏》说：

卫气者，所以温分肉，充皮肤，肥腠理，司开阖者也……卫气和则分肉解利，皮肤调柔，腠理致密矣。

营卫系统详见营卫章。

六、脑神系统

《灵枢·海论》说：

脑为髓之海，其输上在于其盖，下在风府……髓海有余，则轻劲多力，自过其度；髓海不足，则脑转耳鸣，胫酸，眩冒，目无所见，懈怠安卧。

从"轻劲""胫酸""懈怠安卧"可知脑神系统与运动神经系统有关。

《灵枢·寒热病》说："足太阳有通项入于脑者，正属目本，名曰眼系。"《灵枢·大惑论》说："故邪中于项，因逢其身之虚，其入深，则随眼系以入于脑。入于脑则脑转，脑转则引目系急。目系急则目眩以转矣。"可知目系，又名眼系、目本。目系入脑，可知心脑一家矣。所以我说心命门，也是脑命门。脑内有脑髓及脊髓，脑命门是神经系统的指挥者，以及思维者。《素问·解精微论》说："夫心者，五脏之专精也。目者，其窍也。"《灵枢·大惑论》说："五脏六腑之精气，皆上注于目而为之精……裹撷筋、骨、血、气之精，而与脉并为系，上属于脑……目者，五脏六腑之精也，营卫魂魄之所常营也，神气之所生也……目者，心使也。心者，神之舍也。"《灵枢·口问》说："心者，五脏六腑之主也。目者，宗脉之所聚也。"《灵枢·经脉》说："心手少阴之脉……其支者，从心系上挟咽，系目系。"《灵枢·邪气脏腑病形》说："十二经脉，三百六十五络，其血气皆上于面而走空窍。其精阳气上走于目而为睛。"经文说得明明白白，心主目，心主神，目为神之门户。目神入脑为脑神明矣。

《紫清指玄集》说："头有九宫，上应九天，中间一宫，谓之泥丸，亦曰黄庭，又曰昆仑，又名天谷，其名颇多。"《修真十书》说："天脑者，一身之宗，百神之会，道合太玄，故曰泥丸。"《道枢·平都》亦说："天脑者，一身之灵也，百神之命窟，津液之山源，魂精之玉室也。夫能脑中园虚以灌真，万空真立，千孔生烟，德备天地，洞同大方，故曰泥丸。泥丸者，形之上神也。"就是说主形体的神居住在这里。《云笈七签·元气论》则把泥丸与人体健康联系在一起说："脑实则神全，神全则气全，气全则形全，形全则百关调于内，八邪消于外。"由于泥丸与生死联系在一起："中间一宫，谓之泥丸……乃元神所住之宫，其空如谷，而神居之，故曰谷神。神存则健，神去则死，日则接于物，夜则接于梦，神不能安其居也。"于此可知，泥丸为人生命中枢之所在。所以《素问·刺禁论》强调并指出："刺脑，中脑户，入脑立死。"脑死亡才是生命真正的终结。《紫清指玄集》指出泥丸位居脑中间。泥丸就是脑神，功统百神，故有"百会"穴。《黄庭内景经·至道》说：

> 至道不烦决存真，泥丸百节皆有神。发神苍华字太玄，脑神精根字泥丸，
> 眼神明上字英玄，鼻神玉垄字灵坚，耳神空闲字幽田，舌神通命字正伦，
> 齿神崿峰字罗千。一面之神宗泥丸，泥丸九真皆有房，方圆一寸处此中，
> 同服紫衣飞罗裳。但思一部寿无穷，非各别住俱脑中，列位次坐向外方，
> 所存在心自相当。

所谓"百节"，是指身体百骸。脑命门之脑神通身体百骸，实指脑神经通百骸，故云"百节皆有神"，百神相会泥丸宫，名云"百会"穴。虽然脑神通百节，只有心神为其总，故云"所存在心自相当"。神虽舍于心，但生神之本源在天地气味，故"至真之要，在乎天玄，神守天息，复入本元，命曰归宗"（《素问·刺法论》），这就是《素问·生气通天论》说的"生气通天"。一面七窍之神皆归脑神指挥，《灵枢·邪气脏腑病形》说："十二经脉，三百六十五络，其血气皆上于面而走空窍，其精阳气上走于目而为睛，其别气走于耳而为听，其宗气上出于鼻而为臭，其浊气出于胃，走唇舌而为味。"

目系入脑，目为命门之门，有门必有室，则脑为命门之室矣。故《素问·脉要精微论》说头为精明之府，谓："头者精明之府，头倾视深精神将夺矣……骨者髓之府，不能久立，行则振掉，骨将惫矣。"又说："夫精明者，所以视万物，别白黑，审短长，以长为短，以白为黑。如是则精衰矣。"这都是脑神经的作用。

《灵枢·卫气行》说："平旦阴尽，阳气出于目，目张则气上行于头，循项下足太阳，循背下至小趾之端。"可见命门以阳气为主，昼行于阳经则寤，夜行于阴经则寐，平旦复出于目。命门之门必有开合，其开合表现于目，其开启钥匙是卫阳之气，开启时间是平旦日出时。

目为命门，所以有病会反映于目。如《灵枢·邪客》说："因视目之五色，以知五脏，而决死生。视其血脉，察其色，以知其寒热痛痹。"

《黄帝内经》最早发现头与身躯左右交叉的事实，即左右手足与大脑的交叉管理，现代医学称为感觉神经跟运动神经在脊髓进行交叉。《黄帝内经》目命门平旦开，阳光通过目系入脑分部诸经的过程，就是西医所说的感受器→传入神经

→中枢→传出神经→效应器的过程。

大脑是人体各种控制系统中枢，如语言、视觉、感觉、运动、记忆，其实这是心脑的共同作用。大家知道，生物钟是靠光调节的，是从视网膜的一个独立通道直达下丘脑，所以平旦卫气直达于目，阳光通过目系入脑可以直达下丘脑，而且入脑可以调节神经。由神经调节全身的神经运动，从而带动机体的各种运动。心脑一家，是指心神在指挥着脑神经系统的运动以及脑的思维活动。当然，要想保证目命门的正常功能，必须首先保证血脉循环系统心命门和呼吸消化系统神命门的正常功能。卫气平旦出于目命门，由目系入脑，主督脉、脑、髓、脊骨、神经而行"脊椎法"。

七、人体生命活动的动力源

《素问·平人气象论》说："胃之大络，名曰虚里，贯鬲络肺，出于左乳下，其动应衣，脉宗气也。"《灵枢·邪客》说："宗气，积于胸中，出于喉咙，以贯心脉而行呼吸焉。"于此可知，人体生命的动力源，一是宗气，二是胃气。但生成宗气和胃气都离不开肺通天气，所以真正的动力源是肺。《素问·平人气象论》说："脏真高于肺，以行营卫阴阳也。"

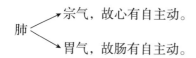

肺 → 宗气，故心有自主动。
　 → 胃气，故肠有自主动。

八、小结

中医六大系统各司其能，脏腑之器主生化，营卫系统是营养防卫之能源，血脉系统、经脉系统是通道，脑神系统是指挥司令部。

笔者将以上六大系统概括为血脉、经脉、神经三大系统，如图 3-20 所示。

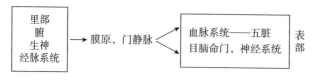

图 3-20　血脉、经脉、神经三大系统图

统括于"形而上者谓之道，形而下者谓之器"之中。（图 3-21）

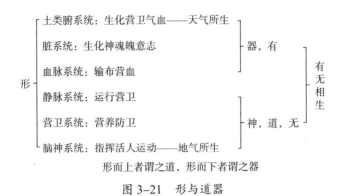

图 3-21　形与道器

血脉、经脉、神经这三大系统统帅着人体生命。打个不恰当的比喻吧，比如一辆汽车，车身内有油路系统、机械系统、电路系统三大系统，汽车的运行需要人用钥匙打开开关。人的形体好比车身，血脉系统好比油路系统，神经系统好比机械系统，经脉系统好比电路系统，目命门则是开关，太阳是钥匙，太阳出来平旦卫气出于目则日出而作，傍晚太阳落山则日入而息。

第四章　论三焦

自从《难经》提出三焦"有名而无形"之后，三焦问题就成了千古疑案。笔者认为，三焦说起源于《黄帝内经》，释疑还得从《黄帝内经》找根源。特别是对人体生命双结构和心肺脾三本及目命门的破解，就明确了三焦的来源、含义和临床意义。

研究三焦首先要有某些标准作为基础，否则公婆各有理：

1. 三焦主相火、主阳气。

2. 三焦是一个阳腑，能纳入能排出。

3. 三焦一体属胃（包括小肠大肠，中焦在胃，上焦出胃上口，下焦出胃下口，上下焦源胃）

4. 三焦相火腐熟水谷生化营卫血气——神。

5. 三焦主水道（体液流通渠道）。

6. 三焦主元气（相火阳气气化体液）。

笔者认为要在这些基础上来讨论三焦。

第一节 少阳三焦相火

三焦属于少阳相火,《素问·天元纪大论》说:"少阳之上,相火主之。"《素问·六微旨大论》说:"少阳之上,火气治之。"于此可知,三焦为相火,主人阳气。焦,从隹,从灬。隹,《说文解字》说:"鸟之短尾之总名也。"即一种鸟,象鸟形,代表鸟类。甲骨文𠁁,金文𠁁,篆文𠁁,像一只鸟。灬,即火。焦,是一只火鸟。鸟在古代是太阳的象征,将其称为太阳神鸟。古人看到太阳在天上每天东升西落,就像鸟在天空飞翔,因此将太阳比作飞鸟,或认为是鸟驮着太阳在飞行运动。太阳发热,如一团火,鸟、灬二者合一,创造了一个焦字。考古已发现先民们崇拜太阳的直观实物,如在浙江余姚河姆渡遗址出土的兽骨上雕刻的"双鸟负日"和象牙上雕刻的"双鸟朝阳"[①](图4-1)。

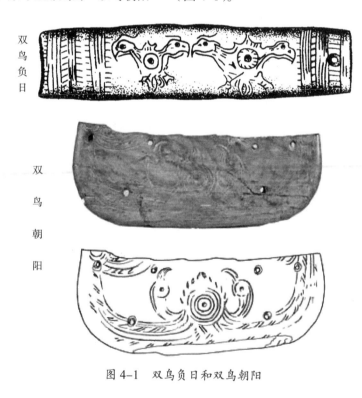

图4-1 双鸟负日和双鸟朝阳

---

① 陆思贤,李迪.天文考古通论[M].北京:紫禁城出版社,2000:56-59。

再如在陕西泉护村遗址出土陶片上发现的二足金乌负日图、河南庙底沟遗址出土陶片上发现的三足金乌负日图①（图4-2）。

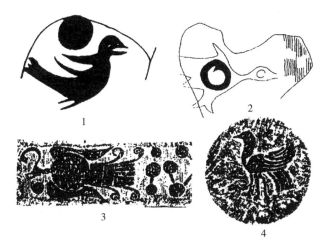

图4-2　金乌负日图（见冯时《中国天文考古学》）

1.仰韶文化彩陶图像　2.良渚文化彩陶图像　3、4.东汉石刻画像岩画②

由此可知，无论是河姆渡文化，还是仰韶文化，原始先民对太阳的崇拜，总是和鸟密切联系在一起，把鸟作为太阳的象征，这是为什么？赵国华先生说："鸟与太阳神话的起源密不可分，三足鸟是太阳的象征。"又说："太阳的凌空运行，鸟类的凌空飞翔，使远古人类认为太阳是一个飞行物，想象由一只鸟背负太阳运行。"③中国古籍多记有日鸟合璧的神话，如《淮南子·精神训》说："日中有踆乌。"《论衡·说日》说："日中有三足乌。"山东肥城孝堂山有东汉时代郭巨祠画像石刻，其中便有太阳神，太阳中便有一只飞鸟；陕西北部绥德军刘家沟东汉墓入口横额石上所雕画像中，也有一个太阳神，太阳中也有一只飞鸟。④吴天明先生由此认为，讨论太阳神话的起源，"应该追溯到人类文明的源头，追溯到母系氏族社会的中期甚至早期，我们要从那里寻找太阳神话的源头"。⑤那么先民们对太阳的崇拜应比太阳神话的产生还要早，最迟也应追溯到母系氏族社会的早期。

---

① 赵国华.生殖崇拜文化论［M］.北京：中国社会科学出版社，1991：265-266。

② 何新.中国远古神话与历史新探［M］.哈尔滨：黑龙江教育出版社，1988。

③ 赵国华.生殖崇拜文化论［M］.北京：中国社会科学出版社，1991：255-282。

④ ［日］小南一郎，孙昌武.中国的神话传说与古小说［M］.北京：中华书局，1993：4，85。

⑤ 吴天明.中国神话研究［M］.北京：中央编译出版社，2003：198。

如《天问》王逸注引古本《淮南子》说："尧时十日并出，草木焦枯。尧命羿仰射十日，中其九日，日中九乌皆死，坠其羽翼，故留其一日也。"[1]《淮南子·本经训》说："逮至尧之时，十日并出，焦禾稼，杀草木，民无所食……尧乃使羿……上射十日。"高注："十日并出，羿射去九。"[2]《论衡·感虚篇》说："尧之时，十日并出，万物焦枯。尧上射十日，九日去，一日常出。"[3]《易林·履之履》说："十乌俱飞，羿射九雌，雄独得全，虽惊不危。"[4]《山海经·大荒东经》说："汤谷上有扶木，一日方至，一日方出，皆载于乌。"《海外东经》说："汤谷上有扶桑，十日所浴，在黑齿北。居水中，有大木，九日居下枝，一日居上枝。"[5]（图4-3、4-4）

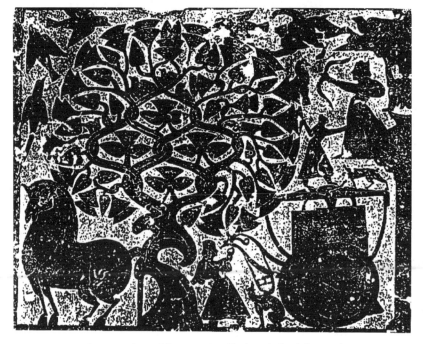

图4-3　东汉羿射日石刻画像（山东嘉祥武梁祠）

---

① 江林昌.楚辞与上古历史文化研究［M］.济南：齐鲁书社，1998：254。

② 刘安.淮南子［M］.上海：上海古籍出版社，1990：80。

③ 王充.论衡［M］.上海：上海古籍出版社，1990：50。

④ 焦延寿.易林注［M］.石家庄：河北人民出版社，1989：81。

⑤ 袁珂.山海经校注［M］.北京：北京联合出版公司，2014：354，260。

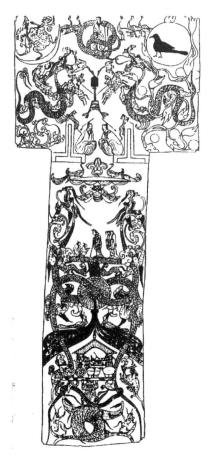

图 4-4　马王堆西汉墓出土帛画形象地描述了十日的运行情况

　　在中国神话传说中，太阳里有金黄色的三足乌鸦，因此就把"金乌"作为太阳的别称，也称"三足乌"。《淮南子·精神训》中说的"日中有踆乌"，即为三足乌，又称为阳乌或金乌，被认为是日之精魂。《春秋元命苞》说：日中有三足乌。乌者，阳精。东汉王充《论衡·说日》中说："日中有三足乌。"古籍《洞冥记》中则又说三足乌是羲和役使的日驭。为什么这个"三足乌"有三足呢？因为三足乌代表太阳视运

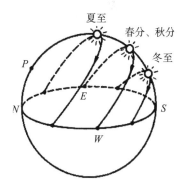

图 4-5　太阳回归运动示意图

动有三线、四特征点，即南回归线、北回归线和赤道线三线，以及冬至、春分、夏至、秋分四特征点。足是走路用的，用来表示太阳走过的路。（图 4-5）

人体不也是这样划分为部位三焦的吗？

太阳是一个大火球，是火之源，火来自于太阳，火是红色的，火与太阳一样，所以焦字将鸟和火结合在一起，取三足鸟之意，叫作三焦。在自然界，万物生长靠太阳；在人体，"凡十一脏取决于胆"，胆内寓有三焦相火，故少阳三焦为相火。《素问·天元纪大论》说："少阳之上，相火主之。"《素问·六微旨大论》说："少阳之上，火气治之。"所以张景岳将三焦相火比喻为人体的一轮红日。太阳视运动四特征点用四太阳鸟表示。《山海经·大荒经》说："帝俊生中容……使四鸟。"（图 4-6、图 4-7）

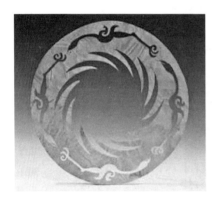

图 4-6 商周成都金沙遗址四个太阳鸟

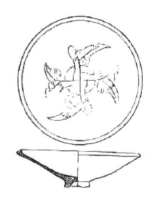

图 4-7 浙江余姚河姆渡遗址陶豆盘日鸟图

太阳运动四特征点之四个太阳鸟代表四时四季，正如《系辞传》说："法象，莫大乎天地；变通，莫大乎四时；县象著明，莫大乎日月。"即天地日月运动最大的变化，就是四时阴阳。《素问·阴阳应象大论》说："阴阳者，天地之道也，万物之纲纪，变化之父母，生杀之本始，神明之府也，治病必求于本。"而阴阳来源于天地日月运动变化，1973 年马王堆出土帛书《周易》说"阴阳之义合日月"，《灵枢·阴阳系日月》说"日为阳，月为阴"，故谓"阴阳系日月"，《素问·生气通天论》说"天运当以日光明"，所以"生杀之本始"还是太阳也，俗话说万物生长靠太阳啊！

太阳视运动的南回归线、北回归线、赤道三线运动反映在人体就是三焦。

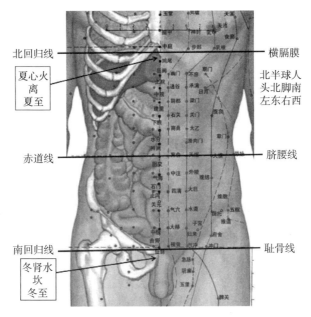

图 4-8　人体三焦示意图

横膈膜相当于北回归线，是北半球的夏至，为北半球夏天，心火主之，剑突下有心募穴巨阙、膏之原鸠尾穴。鸠即是一种鸟。《诗经》的第一篇就是《关关雎鸠》，谓："关关雎鸠，在河之洲，窈窕淑女，君子好逑……"尾，指交尾繁殖。鸠（太阳鸟）尾有太阳生万物之意，三焦是人体生化的源头。横膈膜之上是天（肺天），《素问·生气通天论》说"天运当以日光明"，故天上有太阳心。（图 4-8）

《黄帝内经》的核心是"形神"，养育"形神"的源头是天地，"天运当以日光明"，日的代表是"三足鸟"，具体到人体是三焦。少阳三焦从本气相火，三焦相火是人体一轮红日，形象地称之为"鸠尾"。推算天地变化的是五运六气，五运六气的核心是标本中气，标本中气的核心是从本的少阳三焦和太阴脾土，而从本的少阳三焦和太阴脾又以少阳三焦为主导，所以《黄帝内经》"形神"的核心是少阳三焦，故主人体元气的运行输布。

耻骨南回归线，是北半球的冬至，为北半球冬天，肾水主之，故这里有生殖器，有人体蓄水池膀胱，有膀胱募穴中极。水蓄于大地，代表大地。

在大地耻骨与横膈膜天之间是天地之间，有脾、胃、小肠、大肠、三焦、膀胱等土类，及其所生之万物。故这里有天枢、肓俞、神阙等穴。

太阳东升西落，故人体左为阳右为阴。《黄帝内经》将这种天人相应关系阐述于《灵枢·九针论》中，谓：

身形之应九野也，左足应立春，其日戊寅己丑。左胁应春分，其日乙卯。左手应立夏，其日戊辰己巳。膺喉首头应夏至，其日丙午。右手应立秋，其日戊申己未。右胁应秋分，其日辛酉。右足应立冬，其日戊戌己亥。腰尻下窍应冬至，其日壬子。六腑膈下三脏应中州。其大禁，大禁太一所在之日，及诸戊己。凡此九者，善候八正所在之处。

如图4-9所示。

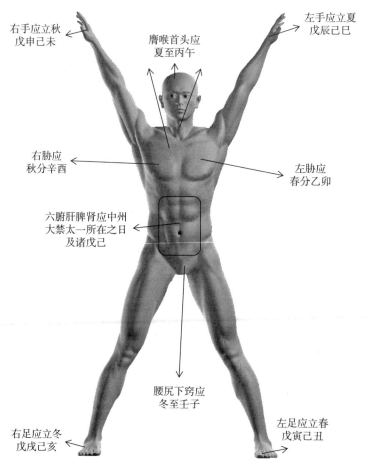

图 4-9　人体应八节九宫图

春应肝系统，夏应心系统，秋应肺系统，冬应肾系统，中应脾系统，这也是五脏病应该诊察的部位。

《难经·十六难》依据此天道之理将其概括为脐部五脏诊法，如图4-10所示。

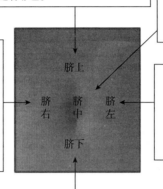

假令得心脉。其外证，面赤，口干，喜笑。其内证，脐上有动气，按之牢若痛。其病，烦心，心痛，掌中热而哕。有是者心也，无是者非也。

假令得脾脉。其外证，面黄，善噫，善思，善味。其内证，当脐有动气，按之牢若痛。其病，腹胀满，食不消，体重节痛，怠堕嗜卧，四肢不收。有是者脾也，无是者非也。

假令得肺脉。其外证，面白，善嚏，悲愁不乐，欲哭。其内证，脐右有动气，按之牢若痛。其病，喘咳，洒淅寒热。有是者肺也，无是者非也。

假令得肝脉。其外证，善洁、面青、善怒。其内证，脐左有动气，按之牢若痛。其病，四肢满闭，淋溲便难，转筋。有是者肝也，无是者非也。

假令得肾脉。其外证，面黑，喜恐，欠。其内证，脐下有动气，按之牢若痛。其病，逆气，少腹急痛，泄如下重，足胫寒而逆。有是者肾也，无是者非也。

图 4-10　脐部五脏诊法

天道右行，则北半球人头北脚南应之（面南），如上文《灵枢·九针论》所述。地道左行，则北半球人头南脚北（面北），则见于《灵枢·九宫八风》，谓：

是故太一入徙立于中宫，乃朝八风，以占吉凶也。风从南方来，名曰大弱风，其伤人也，内舍于心，外在于脉，其气主为热。风从西南方来，名曰谋风，其伤人也，内舍于脾，外在于肌，其气主为弱。风从西方来，名曰刚风，其伤人也，内舍于肺，外在于皮肤，其气主为燥。风从西北方来，名曰折风，其伤人也，内舍于小肠，外在于手太阳脉，脉绝则溢，脉闭则结不通，善暴死。风从北方来，名曰大刚风，其伤人也，内舍于肾，外在于骨与肩背之膂筋，其气主为寒也。风从东北方来，名曰凶风，其伤人也，内舍于大肠，外在于两胁腋骨下及肢节。风从东方来，名曰婴儿风，其伤人也，内舍于肝，外在于筋纽，其气主为身湿。风从东南方来，名曰弱风，其伤人也，内舍于胃，外在肌肉，其气主体重。

如图 4-11 所示。

《素问·天元纪大论》天地阴阳之不同，谓"上终天气，下毕地纪"，《素问·五运行大论》讲了面南、面北问题。对于《灵枢》中《九针论》和《九宫八

风》论述这种天地之道的差异，注家很少论及，笔者特阐发之。（图 4-11）

重		热		弱
	胃	心	脾	
湿	肝		肺	燥
	大肠	肾	小肠	
		寒		

图 4-11　九宫八风图

三焦属少阳相火，是人体阳气之源，主人体的基本温度，当然是阳气之道路了。《伤寒论·辨脉法》说："形冷、恶寒者，此三焦伤也。"少阳三焦相火所主阳气之源在哪里呢？

《素问·阴阳别论》说："所谓阳者，胃脘之阳也。"

《素问·阳明脉解》说："四肢者，诸阳之本也。"

《素问·阴阳应象大论》说："清阳出上窍，浊阴出下窍；清阳发腠理，浊阴走五脏；清阳实四肢，浊阴归六腑。"

《灵枢·邪气脏腑病形》说："诸阳之会，皆在于面。"

请看，《黄帝内经》说得清清楚楚明明白白，人体的阳气在"胃脘"，就是说在脾胃土。而脾胃土主四肢，故云"四肢者，诸阳之本也"及"清阳实四肢"。

头为首为天，天为阳，故云"头为诸阳之会"。

《黄帝内经》如此肯定地说人体阳气在脾胃土，根本就没有说过阳气在肾，奈何后世之人非要说阳气之本源在肾呢？

由上述可知，少阳三焦相火——阳气之源，当在中土脾胃处，以生化营卫气血，"以补精益气"。

第二节　腑三焦说

一、三焦腑

三焦是一腑，如《素问·五脏别论》说："夫胃、大肠、小肠、三焦、膀胱，此五者……名曰传化之府。"《灵枢·本输》说："三焦者，中渎之腑也，水道出焉，属膀胱，是孤之腑也。"于此可知，《黄帝内经》肯定了三焦是一腑，腑的功能是能藏能泻。

《素问·金匮真言论》说："腑者为阳……胆、胃、大肠、小肠、膀胱、三焦六腑皆为阳。"进一步肯定三焦是阳腑。

《素问·灵兰秘典论》说："三焦者，决渎之官，水道出焉。"此文肯定三焦是人体脏腑十二官之一。

二、三焦腑是腠理

《灵枢·本脏》说："三焦膀胱者，腠理毫毛其应……密理厚皮者，三焦膀胱厚；粗理薄皮者，三焦膀胱薄；疏腠理者，三焦膀胱缓；皮急而无毫毛者，三焦膀胱急；毫毛美而粗者，三焦膀胱直；稀毫毛者，三焦膀胱结也。"《中华大字典》载："腠理，谓文理逢会之中。"又"理，肌肤之文"。《金匮要略》说："腠者，是三焦通会元真之处，为血、气所注。理者，是皮肤脏腑之文理也。"何谓文？《经籍纂诂》载："文者，物象之本。"《系辞》说："物相杂故曰文，文不当，故吉凶生焉。"杂者，《中华大字典》载：阴阳错居也。理就是细胞与细胞组合排列的纹理。细胞与细胞排列之间的空隙，或称间质之处就是腠，合称腠理。此处通行营卫气血，是组织交换之处，符合腑能藏能泻的特点。经云营卫气血通腠理，如《素问·生气通天论》说："气血以流，腠理以密……长有天命。"《灵枢·岁露论》说："人气血虚……腠理开，毛发残，膲理薄。"膲通焦。就是说，气血运行畅通，经络无阻碍，腠理固密，就能活到天赋寿命。气血是人体健康的基本物质，《素问·至真要大论》说："气血正平，长有天命。"天命就是天赋的寿命，即自然寿命。气血和平了，就能活到自然寿命。如何达到腠理固密呢？《灵枢·本脏》说："卫气者，所以温分肉，充皮肤，肥腠理，司开阖者也……卫气和，则分肉解利，皮肤调柔，腠理致密矣。"肥，训饱满、丰润。肥腠理，指腠理丰满。必须卫气和，腠理才能致密。《灵枢·本脏》说："上焦出气，以温分肉而养骨节，通腠理。"《太素经》说："月满则海水西盛，人焦理却；月郭空则海水东盛，人焦理薄。"杨上善注："三焦之气发于腠理，故曰焦理。"（引自《章太炎医论》）《灵枢·决气》说："上焦开发，宣五谷味，熏肤，充身泽毛，若雾露之溉，是谓气。"上焦是心肺，不单指肺，心主营主血脉，肺主卫主皮毛，故能温分肉、肥腠理、充皮毛。反之，开发皮毛也可以宣发心肺三焦，因为皮肤上的毛窍本是气门，是三焦主呼吸的主要通道。腠理在皮肤肌肉之间，通腠理就得调和营卫。

《吕氏春秋·先己》说："啬其大宝，用其新，弃其陈，腠理遂通。"用新弃陈，即指新陈代谢。新陈代谢的正常进行，说明腠理畅通，阐明了腠理间可进行新陈代谢的功能。

《灵枢·论勇》说："勇士者……三焦理横，怯士者……其焦理纵。"所谓"三焦理横""其焦理纵"，理横指腠理间的血、气、津液充盈饱满，理纵指腠理间的血、气、津液不充盈不饱满。比如在布袋中，如果充满气体或水液则布袋就胀满，否则布袋纵缓。所以《金匮要略·中风历节病脉证并治第五》说："荣气不通，卫不独行，荣卫俱微，三焦无所御，四属断绝，身体羸瘦。"没有了营卫，三焦腑腠理就是纵的，不能"肥腠理"就横不起来，故"身体羸瘦"。

肌肉间的空隙多不可数，没有具体形状，为气、血、津液往来之处。所以，"三焦，有名无形，主持诸气，以象三才之用，故呼吸升降，水谷往来，皆待此以通达"（《医学发明》）。《难经》谓"三焦者，水谷之道路也，气之所终始也"。

腠理间进行气、血交换，谓微循环。微循环的主要功能是实现血液与组织细胞间的物质交换，运送养料和排出废物。在微循环中，同时进行三个工作：

（1）血液交换，由动脉血变成静脉血。

（2）气体交换，动脉血液中的氧气进入组织中，组织中的二氧化碳进入静脉血液中。

（3）生成组织液。

所以，三焦既主诸气，又主通调水道，既为水谷之道路，又称之为气街。

《灵枢·五癃津液别》说："三焦出气，以温肌肉，充皮肤，为其津，其流而不行者为液。"这就说明了三焦腑——气街的作用是秘津液于腠理间和温润肌肤。又说："天暑衣厚则腠理开，故汗出；寒留于分肉之间，聚沫则为痛。天寒则腠理闭，气湿不行，水下留于膀胱，则为溺与气。""阴阳气道不通，四海闭塞，三焦不泻，津液不化，水谷并行肠胃之中，别于回肠，留于下焦，不得渗膀胱，则下焦胀，水溢则为水胀。"《素问·宣明五气》说："下焦溢为水。"此讲水肿的形成在于腠理微循环间，隧道不通，血、气阴阳不和。

《中藏经》在总结三焦的功能时说得好，谓：

三焦者，人之三元之气也，号曰中清之府，总领五脏、六腑、荣卫、经络、内外、左右、上下之气也。三焦通，则内外、左右、上下皆通，其于周身灌体，和内调外，荣左养右，导上宣下，莫大于此也。又名玉海，水道。上则曰三管，中则曰霍乱，下则曰走哺，名虽三而归一，有其名而无形者也。亦号曰孤独之腑。而卫出于上，荣出于中。上者络脉之系也，中者经脉之系也，下者水道之系也。亦又属膀胱之宗始，主通阴阳，调虚实呼吸……三焦之气，和则内外和，逆则内外逆。故云三焦者，人之三元之气也，宜修养矣。

"络脉之系"即指腠理间的微循环，"经脉之系"是指中焦冲脉十二经之海，"水道之系"是指膀胱水腑之气化。这组织换气的功能遍及人体的所有部位，大象无形，故曰三焦有名无形。

腠理是由先天精卵合子 DNA 体细胞所组成，为先天心所主有形命门，所以三焦是先天命门之脉。

第三节　三焦三部说

一、三焦三部说

《灵枢·营卫生会》说：

上焦出于胃上口，并咽以上，贯膈而布胸中，走腋，循太阴之分而行，还注手阳明，上至舌，下注足阳明，常与营俱行于阳二十五度，行于阴亦二十五度，一周也。故五十度而复大会于手太阴矣。

中焦亦并胃中，出上焦之后。此所受气者，泌糟粕，蒸津液，化其精微，上注于肺脉，乃化而为血，以奉生身，莫贵于此，故独得行于经隧，命曰营气。

下焦者，别回肠，注于膀胱而渗入焉。故水谷者，常并居于胃中，成糟粕，而俱下于大肠，而成下焦，渗而俱下，济泌别汁，循下焦而渗入膀胱焉。

经文指出，三焦的源头在胃中，称为中焦，云"中焦亦并胃中"。因为少阳三焦相火主阳气在脾胃。《素问·阴阳别论》说："所谓阳者，胃脘之阳也。"《素问·阳明脉解》说："四肢者，诸阳之本也。"《难经·三十一难》说："中焦者，在胃中脘，不上不下，主腐熟水谷。"《灵枢·营卫生会》说"中焦如沤"。

"上焦出于胃上口"，胃上口指贲门，指上焦的根源在胃中。

"下焦者，别回肠……而俱下于大肠，而成下焦，渗而俱下"，回肠就是小肠。大肠属下焦。《灵枢·本输》说："大肠、小肠皆属于胃。"所以下焦根源也在胃。

由此可知，三焦属胃，上焦、中焦、下焦就是上脘、中脘、下脘。所以清初罗东逸尝著《内经博议》四卷，独倡言胃部三焦说，谓：

> 论三焦，则《经》曰："上焦出于胃口，并咽之上，贯膈而布胸中，中焦亦并胃中，出上焦之后，下焦别回肠注于膀胱。"而于阳明胃之经络，则曰："循喉咙，入缺盆，下膈属胃，其直者，缺盆下乳内廉；其支者，起胃口下循腹里，下至气街。"此与三焦同行在前，故知三焦者，特胃部上下之匡廓，三焦之地，皆阳明胃之地，三焦之所主，即阳明胃之所施。其气为腐熟水谷之用，与胃居太阴脾之前，实相火所居所游之地也。故焦者，以熟物为义。上焦如雾者，状阳明化物之升气也；中焦如沤者，状化时沃溢之象也；下焦如渎者，状济泌分别流水之象也。是以名为三焦者，特为两阳合明之胃，与相火之所职言之耳。其为后天谷神出化之本，以出营卫，以奉生身，使肾之气上升于肺，下输膀胱，后天之能事毕矣。（《内经博议·太冲三焦论》）

罗东逸据《灵枢·营卫生会》及《灵枢·经脉》所言三焦经气的循行，基本上与胃经的循行，如出一辙，而认为三焦为胃部上下的匡廓。罗氏能把三焦的行气、走水，如雾、如沤、如渎整个气化作用概举无遗，得其机要也。由此来看，虽然三焦名义上分为上、中、下三焦，即胃脘以上的胸中部位为上焦，系心肺所居；胃脘部至脐腹以上的部位为中焦，系脾胃所居；诸肠及膀胱所处的腹部为下焦，但实际上仍然是一个三焦，根源于胃脘，称为上脘、中脘、下脘。《灵枢·五味》说："谷始入于胃，其精微者，先出于胃，之两焦以溉五脏，别出两行，营卫之道。"根于胃而后出上下两焦。只是按脏腑所受三焦阳气后分工不同罢了，如《灵枢·营卫生会》说："上焦如雾，中焦如沤，下焦如渎。"好比一个连队打仗，一排攻左侧，二排攻右侧，三排攻中间而已。

由上述可知，少阳三焦在胃脘，其所生化之营卫出行两道。如《灵枢·五味》说："谷始入于胃，其精微者，先出于胃，之两焦以溉五脏，别出两行，营卫之道。"张介宾注："谷之精气，先出于胃，即中焦也。而后至上下两焦，以溉五脏。之，至也。溉，灌注也。两行，言清者入营，营行脉中，浊者入卫，卫行脉外，故营主血而濡于内，卫主气而布于外，以分营卫之道。"胃中的精微是什么呢？《灵枢·玉版》说："人之所受气者，谷也。谷之所注者，胃也。胃者，水谷气血之海也。"可知胃中的精微就是营卫气血。如《灵枢·卫气》说："其浮气之不循经者，为卫气；其精气之行于经者，为营气。"《灵枢·邪客》说："营气者，泌其津液，注之于脉，化以为血，以营四末，内注五脏六腑，以应刻数焉。卫气者，出其悍气之慓疾，而先行于四末分肉皮肤之间，而不休者也。昼日行于阳，夜行于阴，常从足少阴之分间，行于五脏六腑。"《素问·痹论》说："营者，水谷之精气，和调于五脏，洒陈于六腑，乃能入于脉也。"《灵枢·营卫生会》说："中焦亦并胃中，出上焦之后，此所受气者，泌糟粕，蒸津液，化其精微，上注于肺脉，乃化而为血，以奉生身，莫贵于此，故独得行于经隧，命曰营气。"《素问·痹论》说："卫气者，水谷之悍气，其气慓疾滑利，不能入于脉也，故循皮肤之中，分肉之间，熏于肓膜，散于胸腹。"营气从中焦出来之后行于经脉之中，卫气从中焦出来之后行于气分之中，所以分为两道。又《素问·经脉别论》说：

食气入胃，散精于肝，淫气于筋。食气入胃，浊气归心，淫精于脉。脉气流经，经气归于肺，肺朝百脉，输精于皮毛。毛脉合精，行气于腑，腑精神明，留于四脏。气归于权衡，权衡以平，气口成寸，以决死生。

饮入于胃，游溢精气，上输于脾，脾气散精，上归于肺，通调水道，下输膀胱，水精四布，五经并行。合于四时，五脏阴阳，揆度以为常也。

食化为营血走经脉，即营道。饮化为卫气走气分，即卫道。上焦肺司呼吸以行血脉，以肺为主，下焦大肠传糟粕而渗津液于膀胱，以大肠为主，而肺合大肠，于此可知肺系的重要性了。

由上述可知，脾胃主肌肉，肌肉内是腠理，腠理是三焦腑而行营卫气血，所以脾胃和三焦还是一家不分离。于此可知，三焦又主胃肠黄庭命门。如图4-12所示。

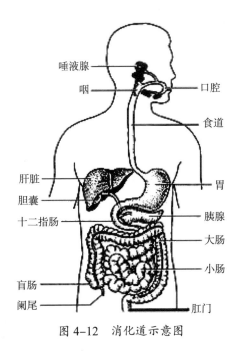

图4-12　消化道示意图

139

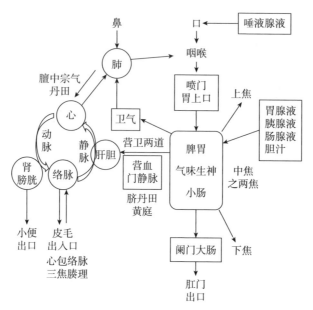

图 4-13　营卫生成运行示意图

三焦以中焦胃为体，出上焦以肺为主，出下焦以大肠为主，而胃、小肠、大肠、三焦、膀胱皆属于胃土，却由主天气的肺所主，所以三焦当以肺与大肠为主，三焦通大肠经和肺经。

二、腑三焦与部位三焦的关系

三焦腑是腠理，所以三焦遍布全身内外上下左右，而分为上中下三部。

虽然人体都是由细胞构成的，但不同部位细胞的功能是不同的，即不同部位细胞组成的"器"的"生化"功能是不同的，如五脏六腑的功能各不相同，所以《黄帝内经》按其功能的不同分为上中下三焦，二者是统一的，并不矛盾。如《灵枢·营卫生会》说：

上焦出于胃上口，并咽以上，贯膈而布胸中，走腋，循太阴之分而行，还注手阳明，上至舌，下注足阳明，常与营俱行于阳二十五度，行于阴亦二十五度一周也。故五十度而复大会于手太阴矣。

中焦亦并胃中，出上焦之后。此所受气者，泌糟粕，蒸津液，化其精微，上注于肺脉，乃化而为血，以奉生身，莫贵于此，故独得行于经隧，命曰营气。

下焦者，别回肠，注于膀胱而渗入焉。故水谷者，常并居于胃中，成糟粕，而俱下于大肠，而成下焦，渗而俱下，济泌别汁，循下焦而渗入膀胱焉……

上焦如雾，中焦如沤，下焦如渎。

上焦宣行卫气谐营气运行而"如雾"，中焦腐熟水谷而"如沤"，下焦气化而"如渎"。其实这都是少阳三焦相火的作用。

三、手足三焦

上焦属手三焦，下焦即足三焦。

（一）手三焦

《灵枢·经脉》说："三焦手少阳之脉，起于小指次指之端，上出两指之间，循手表腕，出臂外两骨之间，上贯肘，循臑外，上肩，而交出足少阳之后，入缺盆，布膻中，散落心包，下膈，循属三焦；其支者，从膻中上出缺盆，上项系耳后，直上出耳上角，以屈下颊至䪼，其支者，从耳后入耳中，出走耳前，过客主人前，交颊，至目锐眦。"

（二）足三焦

《灵枢·本输》说："三焦下腧在于足大趾，之前少阳，之后出于腘中外廉，名曰委阳，是太阳络也，手少阳经也。足（杨上善"三焦"上有足字）三焦者，足少阳太阴之所将，太阳之别也，上踝五寸，别入贯腨肠，出于委阳，并太阳之正，入络膀胱，约下焦，实则闭癃，虚则遗溺，遗溺则补之，闭癃则泻之。"

《灵枢·邪气脏腑病形》说："三焦病者……候在足太阳之外大络，大络在太阳、少阳之间。"

按：首先是原文断句有问题，现行的书多断为"三焦下腧在于足大趾之前，少阳之后"，应断为"三焦下腧在于足大趾，之前少阳，之后出于腘中外廉"，就是在足太阳经和足少阳经之间，即飞扬穴、外丘穴间以下部位。故《灵枢·邪气脏腑病形》说："三焦病者，候在足太阳之外大络（飞扬穴），大络在太阳、少阳之间。"《素问·刺腰痛论》说："肉里之脉令人腰痛，不可以咳，咳则筋缩急，刺肉里之脉为二痏，在太阳之外，少阳绝骨之后。"王冰注："绝骨之后，阳维脉所过，故指曰'在太阳之外，少阳绝骨之后'也。分肉穴，在足外踝直上，绝骨之端，如后同身寸之二分，筋肉分间，阳维脉气所发……"故《素问·刺腰痛论》又说："飞阳之脉令人腰痛，痛上拂拂然，甚则悲以恐，刺飞阳之脉……""阳维之脉令人腰痛，痛上怫然肿，刺阳维之脉，脉与太阳合腨下间，去地一尺所。"看来阳维脉也发于太阳、少阳之间。《太素》卷三十腰痛注和张志聪注都云"足太阳之别名曰飞阳……去外踝上七寸，别走足少阴"[①]。《灵枢·四时气》则从治疗上做了说明："小腹痛肿，不得小便，邪在三焦，约取之太阳大络，视其络脉与厥阴小络结而血者，肿上及胃脘，取三里。"王冰《素问·金匮真言论》注引："足三焦者，太阳之别名也。"《素问·宣明五气》注引："膀胱为津液之府，水注由之。然足三焦脉实，约下焦而不通，则不得小便；足三焦脉虚，不约下焦，则遗溺也。《灵枢经》曰：足三焦者，太阳之别也，并太阳之正，入络膀胱，约下焦，实则闭癃，虚则遗溺。"《太素》卷十一本输杨上善说："以此三焦原气行足，故名足三焦也。"《此事难知》引："足少阳胆之经，起于目锐眦，终足大趾三毛。头至心为上焦，心至脐为中焦，脐至足为下焦，此又足太阳之别也。又《灵枢》云：脐下膀胱至足，为足三焦……手三焦主持上也，足三焦主持下也，上、中、下三焦通为一气，卫于身也，为外护……下焦在脐下，膀胱上口，主分别清浊，出而不内，即传道也，治在脐下，名曰三焦，其腑在气冲中……成氏云：血室者……冲脉是矣，冲者奇经之一也，起于肾下，出于气冲……三焦之府在气冲中，为男女血海之府。"《灵枢·经脉》说："胆足少阳之脉……其支者，别跗上，入大指之间……出三毛。"足少阳经终于足大趾，冲脉下入足大趾，三焦下腧在足大趾，于是顺从足少阳经至足太阳经之别络，上合委阳冲脉（冲脉入腘中），上达气冲再合冲脉，此三焦不仅有出处，还有循行路线，及治疗穴位（太阳之大络飞扬穴），故称足三焦。足少阳、足太阳、足三焦、冲脉四经有密切关系，值得我们重视。

正因为三焦下合足太阳委阳，又"入络膀胱"，所以《黄帝内经》常常三焦膀胱一起论述，如谓：

肾合三焦膀胱，三焦膀胱者，腠理毫毛其应。

密理厚皮者，三焦膀胱厚；粗理薄皮者，三焦膀胱薄；疏腠理者，三焦膀胱缓；皮急而无毫毛者，三焦膀胱急；毫毛美而粗者，三焦膀胱直；稀毫毛者，三焦膀胱结也。（《灵枢·本脏》）

关于"足少阳太阴之所将"一句，历代注家有不同看法。《太素》卷十一本

---

① 山东中医学院、河北医学院.黄帝内经素问校释［M］.北京：人民卫生出版社，1982：535。

输无"足少阳"三字，"太阴"作"太阳"。《景岳全书》遗溺类引"少阳"作"少阴"。罗树仁《素问灵枢针灸合纂》说："按肾合三焦、膀胱，则三焦为足少阴太阳之所将。少阳太阴必系少阴太阳之误刊无疑。"周学海说："太阴之阴，原注一本作阳，今寻本篇文义，非'阴'误'阳'，乃'太'误'少'也。"以上诸说都不妥，因为他们不知少阳太阴合为人身之太极。《素问·六节藏象论》说："凡十一脏，取决于胆也。"李东垣《脾胃论》对此的解释非常精辟，谓："胆者，少阳春升之气，春气升则万化安。故胆气春升，则余脏从之。胆气不升，则飧泄、肠澼不一而起矣。病从脾胃生者三也。"就是从少阳、太阴解释的。因为少阳三焦相火寄于胆，胆气升必是三焦相火的作用，故曰"足少阳太阴之所将"。另外，足大趾是足太阴经所起之处。而少阳太阴相合为太极元气（参《中医外感三部六经说》）。故足大趾乃元气所聚之处。再者，《灵枢·终始》说："三脉动于足大趾之间……其动也，阳明在上，厥阴在中，少阴在下。"前有少阳、太阳、太阴，此有阳明、厥阴、少阴，说明六条经脉皆能动于足大趾之间。为什么六脉皆动于此呢？因有冲脉入于足大趾。《灵枢·动腧》说："黄帝曰：足少阴何因而动？岐伯曰：冲脉者，十二经之海也，与少阴之大络，起于肾下（按：命门所在处），出于气街，循阴股内廉，邪（斜）入腘中，循胫骨内廉，并少阴之经，下入内踝之后，入足下。其别者，邪入踝，出属跗上，入大指之间，注诸络，以温足胫，此脉之常动者也。"看来冲脉是关键。冲脉就是太极的经脉。六经汇聚一处，在人体有三个地方，一是头部，二是肚脐（太极部位，与冲脉有关），三是足大趾（也与冲脉有关）。

退一步言，就是按足少阳太阳之说，更与《灵枢·邪气脏腑病形》所说"候在足太阳之外大络，大络在太阳、少阳之间"者暗合。

足三焦经脉起于足大趾三毛，循足大趾足少阳经脉所起，上行足背冲阳穴，上行足太阳和足少阳之间，上踝五寸，过足太阳跗阳穴、足少阳阳辅穴、光明穴、阳交穴（《铜人腧穴针灸图经》名阳维），往上有阳陵泉、膝阳关，其别入贯腨肠过足太阳飞扬（应为阳字）、委阳、承山、承筋、合阳、会阳等穴，因为三焦相火为人身一轮红日，主持诸阳，故所过穴多姓"阳"。然后"并太阳之正，入络膀胱，约下焦"，所谓"并太阳之正"，就是并入足太阳正经上行，经历五脏六腑，故五脏六腑的俞穴都在背部足太阳经。足三焦"入络膀胱"，故膀胱经的募穴叫中极。足三焦主治膀胱之虚实，实则癃闭，虚则遗尿。

足三焦之病，如《灵枢·邪气脏腑病形》说："三焦病者，腹胀气满，小腹尤坚，不得小便，窘急，溢则为水，留即为胀，候在足太阳之外大络，大络在太阳、少阳之间，亦（一说为赤）见于脉，取委阳。"

足三焦经的循行路线如图4-14所示。

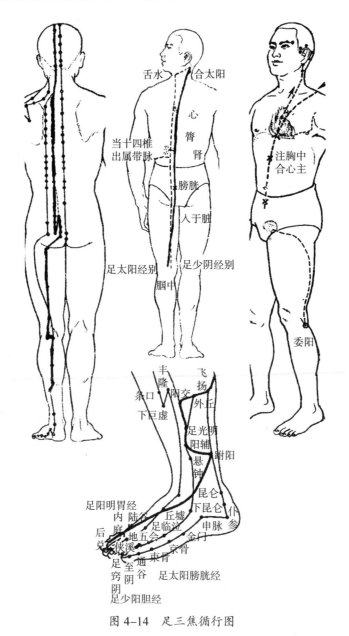

图4-14 足三焦循行图

足三焦不但有循行路线，有穴位，还有诊断部位。《黄帝内经》总是"三焦膀胱"一起谈论，就是因为膀胱的气化全靠少阳三焦相火，少阳三焦相火不足或衰亡，足太阳之气就会不足或气绝，则会发生"其足不可屈伸，死必戴眼"的太阳证候，这是以少阳三焦元气来"决死生之要"的方法，如《素问·三部九候论》说："以左手足上，上去踝五寸按之；庶右手，足当踝而弹之，其应过五寸以上蠕蠕然者不病，其应疾中手浑浑然者病，中手徐徐然者病。其应上不能至五寸，弹之不应者死。"又说："瞳子高者太阳不足，戴眼者太阳已绝，此决死生之要，不可不察也。手指及手外踝上，五指留针。"不仅如此，连足太阴经都随足三焦经上行外踝之上，如《灵枢·经脉》说："经脉十二者，伏行分肉之间，深而不见，其常见者，足太阴过于外踝之上，无所隐故也。"三焦合足太阴脾为太极，故能一起上行，并在外踝之上形成诊断区。足踝上五寸处即是光明穴处，是足三焦循行处，以左手按住病人足踝上五寸处，以右手弹病人足踝上足三焦循行处，看其振动波传及按在足踝上五寸左手处对左手的振感反应，以定少阳三焦相火的衰盛情况，并以此定养生和治疗方案。手外踝上五寸在三阳络穴附近，三阳络穴是手三焦经的络穴。足外踝尖上 3 寸有悬钟穴（一名绝骨，八会穴之一的髓会），《针灸甲乙经》称悬钟穴在足外踝上三寸动者脉中（指胫前动脉），足三阳络（《外台秘要》卷三十九作"足三阳大络"，《铜人腧穴针灸图经》卷五、《圣济总录》均作"足三阳之大络"），按之阳明脉绝（用手重按则足背动脉不跳动，故云按之阳明脉绝）乃取之。《素问·刺疟》说："胻酸痛甚，按之不可，名曰胕髓病，以镵针针绝骨出血，立已。"胕，同腑，不训腐、肤。《广韵·遇韵》："胕，肺胕心膂。"胃、胆、三焦、大小肠、膀胱之总称，以肠胃概括之。《素问·通评虚实论》说："头痛，耳鸣，九窍不利，肠胃之所生也。"六腑一病，阳不生、阴不长则脑髓病矣，故云"胕髓病"。《灵枢·经脉》说"脑为髓海"，"髓海不足，则脑转耳鸣，胫酸，眩冒，目无所见，懈怠安卧"。绝骨穴就在足三焦经上，故称足三阳络，与手三阳络对应。《灵枢·口问》说："上气不足，脑为之不满，耳为之苦鸣，头为之苦倾，目为之眩。中气不足，溲便为之变，肠为之苦鸣。下气不足，则乃为痿厥心悗。补足外踝下留之。"李东垣谓此是治"三焦元气衰旺"之处，真是老到之言啊！足外踝下指足少阳胆经丘墟穴，不是昆仑、申脉。为什么足少阳主骨病？为什么绝骨穴主髓病以及为髓会？难道不值得认真思考吗？

足大趾，七经并现，太重要了，所以也是气功之练功要处。如大周天功的另一派说法，与咸卦有关系。现在来分析咸卦的爻辞。爻辞开首说："初六：咸其拇（足大趾）。"接下去是：咸其腓（腿肚），咸其股（髋骨），咸其脢（背肉），咸其辅颊舌。这与艮卦的所经路线相同。咸卦卦辞为："咸，亨，利贞。取女，吉。"爻辞为："初六：咸其拇。六二：咸其腓，凶。居吉。九三：咸其股，执其随，往吝。九四：贞吉，悔亡。憧憧往来，朋从尔思。九五：咸其脢，无悔。上六：咸其辅颊舌。"《周易》六十四卦，详细阐述人体从脚趾开始，随后直达额辅上的，除咸卦之外，还有艮卦。咸，感也。感，动也。《说文解字》说："动人心也。"艮卦主静，主意守，主要讲要排除杂念、虚心静养。咸卦主动，主张以意引气动而通行。

《周易》中的艮卦（☶）卦辞说："艮：艮其背，不获其身，行其庭，不见其人。无咎。"爻辞说："初六：艮其趾，无咎，利永贞。六二：艮其腓，不拯其随，其心不快。九三：艮其限，列其夤，厉，熏心。六四：艮其身，无咎。六五：艮其辅，言有序，悔亡。上九：敦艮，吉。"

这如何解释呢？莫非气功锻炼中还存在着这样一种从意守脚趾开始进而意守头额的方法？确乎其然。在佛家的禅定中就充分体现了这一特点。《禅秘要法经》卷上说："结跏趺坐，齐整衣服，正身端坐……闭目以舌挂腭，定心令住，不使分散，先当系念着左脚大指上，谛观指半节……次观踝骨。"接下去是按顺序自下而上地谛观，如"胫骨""膝骨""髋骨""胁骨""脊骨""肩骨""头皮""脑"，及至"系念额上"。佛家《安般守意经》康僧会《序》讲得还要简明："还观其身，自头至足，反复微察内体。"令人吃惊的是，佛家禅定正是从意守脚趾开始，随后直达额上的。这的确给人以极大的启迪。由此可以推测艮卦从"艮其趾"到"艮其敦（额）"，大抵亦是一种古老的气功方法，并非以其罕见而不可思议。（《中国古代气功与先秦哲学》第十七章）

这个路线与冲脉的循行路线暗合（图4-15）。冲脉起足大趾，上入胫骨内廉（腓），上入阴股内廉（股），上入肾下丹田，上循背部（脢），上行入面舌（《灵枢经》）。大周天功从足大趾入足心引向足跟，沿小腿、大腿上升，至环跳向会阴合拢，接着提肛，沿督脉过三关，往上直达头顶，再分两道向眼外侧两耳前入口，会合于舌尖（参《气功精选续篇·大周天功法》）。所以这是一种古老的气功锻炼方法。

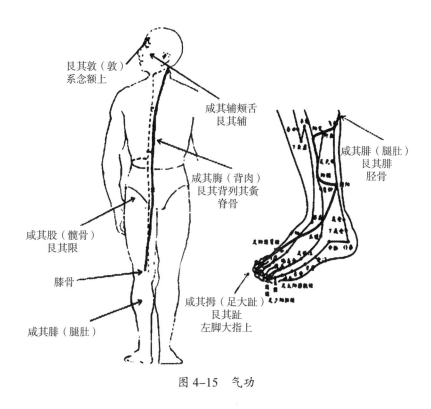

图 4-15　气功

（三）少阳统肺肾

《灵枢·本输》说："少阳属肾，肾上连肺，故将两脏。"《灵枢·本脏》又说："肾合三焦、膀胱。"属，训连接，指少阳三焦的下焦——足三焦连接着肾和膀胱，肾经又上通于肺，故云少阳统肾肺。又《黄庭内景经》肺之章说"肺之为气三焦起"，《脾胃论·五脏之气交变论》说："三焦之窍开于喉，出于鼻，鼻乃肺之窍。"又说："一说声者天之阳……在人为喉之窍，在口乃三焦之用……三焦于肺为用。"三焦于肺的关系当属于上焦——手三焦之事。于此也可以看出少阳统帅着肾肺两脏，也证明三焦有手三焦和足三焦之分。

第四节　三焦生理

《素问·灵兰秘典论》说："三焦者，决渎之官，水道出焉。"《灵枢·本输》说："三焦者，中渎之腑，水道出焉，属膀胱，是孤之腑也。"说明三焦是人体管理水液的器官，有疏通水道、运行水液的作用。

《素问·五脏别论》说："夫胃、大肠、小肠、三焦、膀胱，此五者……名曰传化之府，此不能久留，输泻者也。"《难经·三十一难》说："三焦者，水谷之道路，气之所终始也。"可知三焦为传化之府，具有传化水谷的功能。

《难经·三十一难》说："中焦者，在胃中脘，不上不下，主腐熟水谷。"说明三焦相火主腐熟水谷。

《难经·三十八难》说："所以腑有六者，谓三焦也，有原气之别使，主持诸气。"《难经·六十六难》说："三焦者，原气之别使也，主通行三气，经历五脏六腑。"《难经》说三焦主原气。

由上述可知，三焦有三大功能：一是腐熟水谷，化生营卫气血，所谓传化水谷也；二是主原气，宣通上下左右内外；三是主水道。

一、上焦

《黄帝内经》对上焦生理的描述如下：

《灵枢·营卫生会》说："卫出上焦，上焦如雾。"

《素问·调经论》说："阳受气于上焦，以温皮肤分肉之间。"

《灵枢·五味论》说："上焦者，受气而营诸阳者也。"

《灵枢·决气》说："上焦开发，宣五谷味，熏肤、充身、泽毛，若雾露之溉，是谓气；腠理发泄，汗出溱溱，是谓津。"

《灵枢·五癃津液别》说："津液各走其道，故上焦出气，以温肌肉，充皮肤，为其津。"

《灵枢·痈疽》说："上焦出气，以温分肉，而养骨节，通腠理。"

《灵枢·肠胃》说："上焦泄气，出其精微，慓悍滑疾。"

《灵枢·本脏》说：上焦卫气具有"温分肉，充皮肤，肥腠理，司开阖"的功能。还说"三焦膀胱者，腠理毫毛其应"，即布于表。

由此可知，上焦的主要生理功能是：

第一，输布卫气，谓："卫气者，水谷之悍气也，其气慓疾滑利，不能入于脉也，故循皮肤之中，分肉之间，熏于肓膜，散于胸腹。"（《素问·痹论》）"卫气者，出其悍气之慓疾，而先行于四末、分肉、皮肤之间，而不休者也。"（《灵枢·邪客》）卫气属于阳气，故云"营诸阳""温皮肤"，其特性是慓疾滑利，运行不休。

第二，统辖体表、肌肉腠理，故能"温肌肉，充皮肤""熏肤、充身、泽毛""温分肉，而养骨节，通腠理"。

第三，通行营卫二气，因心主营、肺主卫。

第四，通调水道的功能，即水液代谢功能。

第五，司腠理开阖。

二、中焦

《灵枢·营卫生会》说："中焦……此所受气者，泌糟粕，蒸津液，化其精微，上注于肺脉，乃化而为血，以奉生身。"并概括中焦的功能为"中焦如沤"。沤，是浸泡的意思。所谓"如沤"，是形容中焦脾胃腐熟、运化水谷，进而化生气血的作用。

《难经·三十一难》说："中焦者，在胃中脘，不上不下，主腐熟水谷。"

三、下焦

《灵枢·营卫生会》说："下焦者，别回肠，注于膀胱而渗入焉。故水谷者，常并居于胃中，成糟粕而俱下于大肠，而成下焦。渗而俱下，济泌别汁，循下焦而渗入膀胱焉。""下焦如渎。"

《难经·三十一难》说："下焦……主分别清浊，主出而不内，以传道也。"是说下焦的主要生理功能为传导糟粕，排泄二便。糟粕的排泄，一是从大肠排出大便，一是从膀胱排出小便。就是说下焦有排泄二便的作用。

下焦涉及小肠、大肠、膀胱及肾。

少阳三焦属胃，胃有上脘、中脘、下脘三脘之胃气，即所谓三焦所行三元之气也。胃生胃气，胃气包括营卫、血气、元气等，均属于黄庭太极神机，通行营卫津液于腠理间质也，即《灵枢·五味》所说三焦出中焦运行于上焦下焦携胃气——神气——营卫血气输布于全身腠理间质中也。人们很少能认识到这一点。所以《中藏经》说："三焦者，人之三元气也……总领五脏六腑营卫经络，内外上下左右之气也。三焦通，则内外上下皆通也。其于周身灌体，和调内外，营左养右，导上宣下，莫大于此者也。"总之，三焦腑腠理以营卫血气为营养，正如《伤寒论·平脉法》说："寸口脉微而涩，微者卫气不行，涩者荣气不逮。荣卫不能相将，三焦无所仰，身体痹不仁。荣气不足，则烦疼，口难言；卫气虚，则恶寒数欠。三焦不归其部，上焦不归者，噫而酢吞；中焦不归者，不能消谷引食；下焦不归者，则遗溲。"仰者，依赖、依靠也。《金匮要略·中风历节病脉证并治第五》说："荣气不通，卫不独行，荣卫俱微，三焦无所御，四属断绝，身体羸瘦。"御者，与仰同意。言三焦腑腠理依赖营卫血气也，营卫虚衰则三焦无所依靠，于是三焦生理功能失常。三焦有三大生理功能：一是三焦相火腐熟水谷化生营卫血气，此相火在后天黄庭太极——丹田命门，所以说"命门为相火之原"。二是三焦腑腠理主营卫血气之出入而输布营养身体，《素问·脏气法时论》说"气味合而服之，以补精益气"，故张元素《脏腑标本虚实寒热用药式》说此处"天地之始，藏精生血……主三焦元气"，"天"为"天食人以五气"之"天"，"地"为"地食人以五味"之"地"，"始"为气味生神——营卫血气之始也。营卫血气旺盛则三焦腑腠理充盈而腠理横，营卫不足则三焦腑腠理营卫血气亏虚而腠理纵。三是三焦主一身之阳气，气化水饮而卫外，故张元素《脏腑标本虚实寒热用药式》说"三焦为（命门）相火之用，分布命门元气，主升降出入，游行天地之间，总领五脏六腑营卫经络上下左右之气，号中清之府。上主纳，中主化，下主出"，以相火居中焦命门，故"号中清之府"。

少阳三焦相火居黄庭命门属于胃肠，有腐熟水谷蒸腾作用，《灵枢·邪客》说："五谷入于胃也，其糟粕、津液、宗气，分为三隧。"《灵枢·营卫生会》说："卫出上焦，上焦如雾。"《灵枢·决气》说："上焦开发，宣五谷味，熏肤、充身、泽毛，若雾露之溉，是谓气。"《灵枢·痈疽》说："上焦出气，以温分肉，而养骨节，通腠理。"《灵枢·本脏》说：上焦卫气具有"温分肉，充皮肤，肥腠理，司开阖"的功能。《灵枢·营卫生会》说："中焦……此所受气者，泌糟粕，蒸津液，化其精微，上注于肺脉，乃化而为血，以奉生身。"并概括中焦的功能为"中焦如沤"。沤，是浸泡的意思。所谓"如沤"，是形容中焦脾胃腐熟、运化水谷，进而化生气血的作用。《灵枢·营卫生会》说："下焦者，别回肠，注于膀胱而渗入焉。故水谷者，常并居于胃中，成糟粕而俱下于大肠，而成下焦。渗而俱下，济泌别汁，循下焦而渗入膀胱焉。""下焦如渎。"这里的焦，从火、从隹，"隹"意为"鸟头"、"尖头"，所以焦有火苗炎上之意，与蒸腾同义。

第五节　三焦病理

《灵枢·邪气脏腑病形》说："三焦病者，腹气满，小腹尤坚，不得小便，窘急，溢则水，留即为胀。候在足太阳之外大络，大络在太阳、少阳之间，亦见于脉，取委阳。"

《灵枢·决气》说："津脱者，腠理开，汗大泄。"

《灵枢·胀论》说："三焦胀者，气满于皮肤中，轻轻然而不坚。"

《素问·举痛论》说：

悲则心系急，肺布叶举，而上焦不通，荣卫不散，热气在中，故气消矣。

恐则精却，却则上焦闭，闭则气还，还则下焦胀，故气不行矣。

寒则腠理闭，气不行，故气收矣。

炅则腠理开，荣卫通，汗大泄，故气泄。

《灵枢·大惑论》说："邪气留于上焦，上焦闭而不通。"

《素问·调经论》说："上焦不通利，则皮肤致密，腠理闭塞，玄府不通。"

《素问·调经论》说：

有所劳倦，形气衰少，谷气不盛，上焦不行，下脘不通，胃气热，热气熏胸中，故内热。

寒气在外，则上焦不通，上焦不通，则寒气独留于外，故寒栗。

上焦不通利，则皮肤致密，腠理闭塞，玄府不通，卫气不得泄越，故外热。

《灵枢·大惑论》说："邪气留于上焦，上焦闭而不通，已食若饮汤，卫气留久于阴而不行，故卒然多卧焉。"

《灵枢·经脉》说："三焦手少阳之脉……是动则病：耳聋，浑浑焞焞，嗌肿，喉痹。是主气所生病者：汗出，目脱眦痛，颊痛，耳后、肩臑肘臂外皆痛，小指次指不用。"

《黄帝内经》三焦病理以上焦——手三焦和下焦——足三焦为主，上焦以肺的宣发和肃降失常为主，下焦以膀胱肾的气化失常为主，中焦以胃脘不通不能生化营卫气血为主。

《黄帝内经》全面论述了三焦学说，三焦是一个腑，三焦腑是腠理，具备能藏能泻的腑功能，所以《中藏经》说三焦通则上下、左右、内外皆宣通。三焦根于胃脘，主腐熟水谷、生化营卫气血，出上为上焦，名手三焦、主宣发营卫和肃降而通腑道，出下为下焦，名足三焦、主肾、膀胱的气化。

三焦有三大生理功能，三焦病理则逆生理，如《灵枢·口问》说："上气不足，脑为之不满，耳为之苦鸣，头为之苦倾，目为之眩。中气不足，溲便为之变，肠为之苦鸣。下气不足，则乃为痿厥心悗。补足外踝下留之。"《灵枢·海论》说："水谷之海有余，则腹满；水谷之海不足，则饥不受谷食。髓海有余，则轻劲多力，自过其度；髓海不足，则脑转耳鸣，胫酸眩冒，目无所见，懈怠安卧。"三焦之本在中焦黄庭命门相火，相火衰则肠胃虚冷不能食，不能腐熟水谷，而营卫血气生化无源，元气不足，神气匮乏，阴精不能上奉于上焦，心脑不足，水湿流于下焦则阳气衰，肾膀胱水寒，下焦多水、精漏精寒，崩漏带下，故张元素《脏腑标本虚实寒热用药式》说：命门"本病：前后癃闭，气逆，里急疝痛。奔豚，消渴，膏淋，精漏精寒，赤白浊，溺血，崩中带漏"。又说：三焦"本病：诸热瞀瘛，暴病暴卒暴喑，躁扰狂越，谵妄惊骇，诸血溢血泄，诸气逆冲上，诸疮疡痘疹瘤核。上热则喘满，诸呕吐酸，胸痞胁痛，食饮不消，头上出汗。中热则善饥而瘦，解㑊，中满，诸胀腹大，诸病有声，鼓之如鼓，上下关格不痛，霍乱吐利。下热则暴注下迫，水液浑浊，下部肿满，小便淋沥或不通，大便闭结，下痢。上寒则吐饮食痰水，胸痹，前后引痛，食已还出。中寒则饮食不化，寒胀，反胃吐水，湿泻不渴。下寒则二便不禁，脐腹冷，疝痛。标病：恶寒战栗，如丧神守，耳鸣耳聋，嗌肿喉痹，诸病胕肿，疼酸惊骇，手小指次指不用"。命门本病就是相火不足病，三焦标本病就是相火太过不及病及经络病。

第三编　后天神

天地气味生成后天之神

神是个体人生命的主宰

第五章　《黄帝内经》论神

神是中医的重要概念，必须明白。《灵枢》以论神为主，其首篇《灵枢·九针十二原》就论神。《黄帝内经》论神是有物质基础的，不是神灵的神，而是根于天地气味所生之营卫气血，所以《营卫生会》《营气》《卫气》《五味》《小针解》等都是在阐述神。神居于脐腹黄庭，其指挥系统是经络循环系统。神布于五脏，行于经络。心主形，心命门的指挥系统是血脉循环系统。目脑命门神的指挥系统是神经系统。既然神生于天地气味，则神与五运六气、阴阳五行都有密切关系。

第一节　论　神

一、神的诞生

（一）玄生神

《素问·天元纪大论》说：

夫五运阴阳者，天地之道也，万物之纲纪，变化之父母，生杀之本始，神明之府也，可不通乎。

故物生谓之化，物极谓之变；阴阳不测谓之神；神用无方，谓之圣。夫变化之为用也，在天为玄，在人为道，在地为化，化生五味，道生智，玄生神。神在天为风，在地为木；在天为热，在地为火；在天为湿，在地为土；在天为燥，在地为金；在天为寒，在地为水。故在天为气，在地成形，形、气相感，而化生万物矣。

《素问·五运行大论》说："东方生风，风生木，木生酸，酸生肝，肝生筋，筋生心。其在天为玄，在人为道，在地为化；化生五味，道生智，玄生神，化生气。神在天为风，在地为木，在体为筋，在气为柔，在脏为肝。"

《素问·阴阳应象大论》说："东方生风，风生木，木生酸，酸生肝，肝生筋，筋生心，肝主目。其在天为玄，在人为道，在地为化。化生五味，道生智，玄生神。神在天为风，在地为木，在体为筋，在脏为肝。"

故《素问·阴阳应象大论》说阴阳为"神明之府"，又说："天地之动静，神明为之纲纪。"（《素问·气交变大论》《素问·五运行大论》也有此语）

此"物生谓之化，物极谓之变"，是谓"变化"指春、夏、秋、冬的变化过程，即万物生长化收藏的过程，或说万物生长壮老死的过程，也就是天道阴阳变化的过程，这个阴阳变化莫测就是神。可以说天地阴阳生神。"玄生神"就是天地阴阳变化生神。但"人法地，地法天"，所以天统地人，故云神在天可变化为风、热、湿、燥、寒五气，在地可变化为木、火、土、金、水五行五味，说到底就是气味生神。

（二）气、味生神

《素问·六节藏象论》说："天食人以五气，地食人以五味；五气入鼻，藏于心肺，上使五色修明，音声能彰；五味入口，藏于肠胃，味有所藏，以养五气，气和而生，津液相成，神乃自生。"

此言神生于天地气味的变化。

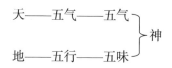

反之，

神 $\left\{\begin{array}{l}\text{在天——五气——五气}\\\text{在地——五行——五味}\end{array}\right\}$ 形、气相感，而化生万物

从上述可知，神生于天地合气。因为神源于天地，神通于天地，故《素问·至真要大论》说："天地之大纪，人神之通应也。"

《黄庭内景经·上睹章》说："神生腹中衔玉珰，灵注幽阙那得丧，琳条万寻可荫仗，三魂自宁帝书命。"所谓"神生腹中"，即指"神乃自生"之神，即黄庭之神。所谓"幽阙"，即指神阙穴之阙，神的居住处。

二、神的定义

《黄帝内经》对神的定义是什么？《素问·八正神明论》说："血气者，人之神。"《灵枢·营卫生会》说："血者，神气也。"《灵枢·平人绝谷》说："神者，水谷之精气也。"可知神是五气、五味合和化生成的血气。故《素问·脏气法时论》说："气、味合而服之，以补精益气。""补精益气"则生神。这就是说，神不是虚无玄虚的，而是有物质基础的，其物质就是血气，《灵枢·营卫生会》说："营卫者，精气也，血者，神气也，故血之与气，异名同类焉。"营气、卫气属于水谷精气，血属于神气，"异名同类"，都属于天地气味所生。

天之五气和地之五味所生之"神"，还有另一个名字叫"真气"。《灵枢·刺节真邪论》说："真气者，所受于天，与谷气并而充身者也。"同源而异名，都是后天生成的，充养先天形体，故《素问·上古天真论》说："恬惔虚无，真气从之，精神内守，病安从来。"只不过是把舍于心的物质称为"神"，行于经脉的称为"真气"而已，所以《素问·离合真邪论》说："真气者，经气也。"就是说，神气以行于血脉为主，真气以行于经脉为主。

三、神的归宿

《灵枢·天年》说："血气已和，荣卫已通，五脏已成，神气舍心，魂魄毕具，乃成为人。"所谓"神气舍心"，就是营血归心，就是后天气、味化生之营卫血气注入心脉，先后天就合一了，即神与形体合一了，所以《素问·上古天真论》说"形与神俱"，并说"上古有真人者，提挈天地，把握阴阳，呼吸精气，独立守神，肌肉若一，故能寿敝天地，无有终时，此其道生"。"神"与"肌肉若一"，即形神合一。因为这个"神"来自于自然界四季阴阳变化，故需要"四气调神"（见《素问·四气调神大论》）。

神生于天地阴阳气味，故《素问·阴阳应象大论》说："阴阳者，天地之道也，万物之纲纪，变化之父母，生杀之本始，神明之府也。"

神舍于心，所以《素问·灵兰秘典论》说："心者，君主之官也，神明出焉……凡此十二官者，不得相失也。故主明则下安，以此养生则寿，殁世不殆，以为天下则大昌。主不明则十二官危，使道闭塞而不通，形乃大伤，以此养生则殃，以为天下者，其宗大危，戒之戒之。"

四、神的作用

《素问·天元纪大论》说："神用无方……在天为气（五气），在地成形（五味、五行），形气相感，而化生万物矣。"此言神在自然界的作用。神在人的作用，首先是繁衍后代。如《灵枢·决气》说："两神相搏，合而成形。"《灵枢·本神》说："生之来，谓之精。两精相搏，谓之神。"二是神是生命的主宰，如《素问·灵兰秘典论》说"心者，君主之官也，神明出焉……主明则下安……主不明则十二官危"，明确指出心不但为形体之主，也为神之主，心是生命活动的主宰。

神作用于人体，就是用神。神何以生？何以养？何以用？何以知？是学习《黄帝内经》必须明白的事。

人体"神乃自生"于脾胃、黄庭、丹田、腹脑"神机"之处，其动气为冲脉，乃十二经脉之海，故《灵枢·九针十二原》说三百六十五穴是神出入的门户，谓："节之交，三百六十五会，知其要者，一言而终，不知其要，流散无穷。所言节者，神气之所游行出入也。非皮肉筋骨也。"所以《素问·宝命全形论》说："凡刺之真，必先治神。"治神就要了解神的运行性状，《素问·八正神明论》说："请言神，神乎神，耳不闻，目明心开而志先，慧然独悟，口弗能言，俱视独见，适若昏，昭然独明，若风吹云，故曰神。"连续用三个"独"字来形容神运行的特殊性。并说："法往古者，先知针经也。验于来今者，先知日之寒温，月之虚盛，以候气之浮沉，而调之于身，观其立有验也。观其冥冥者，言形气荣卫之不形于外，而工独知之。以日之寒温，月之虚盛，四时气之浮沉，参伍相合而调之，工常先见之。然而不形于外，故曰观于冥冥焉！通于无穷者，可以传于后世也，是故工之所以异也。然而不形见于外，故俱不能见也。视之无形，尝之无味，故谓冥冥，若神髣佛。"虽然人体神的运行不可知，但《素问·至真要大论》说："天地之大纪，人神之通应也。"可以通过日月四时阴阳而知之，如《素问·举痛论》说："余闻善言天者，必有验于人，善言古者，必有合于今；善言人者，必有厌于己。如此，则道不惑而要数极，所谓明也。"日月运行有时间周期，如《灵枢·九针十二原》说："刺之微，在速迟，粗守关，上守机，机之动，不离其空，空中之机，清静而微，其来不可逢，其往不可追。知机之道者，不可挂以发。不知机道，扣之不发，知其往来，要与之期。粗之暗乎，妙哉工独有之。"所谓"守机"，"神机"也。"空"者，穴位也。"期"者，时期也。一如营气十二经之流注，二如卫气昼夜之运行。如《素问·六微旨大论》说："天气始于甲，地气始于子，子甲相合，命曰岁立，谨候其时，气可与期。"《素问·至真要大论》说："审察病机，无失气宜，此之谓也。"

神的物质基础是血气，而《灵枢·海论》说冲脉为血海，又为十二经之海，由此可知，不只是神舍心，也会舍于血海冲脉，神舍心则行于循环系统，神舍冲脉则行经络系统，所以神出于黄庭、丹田、腹脑，分行两路，而会于腠理络脉。神有余则血旺而腠理横，神不足则血亏而腠理纵，病在腠理，故《灵枢·海论》说："血海有余，则常想其身大，怫然不知其所病；血海不足，亦常想其身小，狭然不知其所病。"《素问·调经论》说："血有余则怒，不足则恐，血气未并，五脏安定，孙络水溢，则经有留血……血有余则泻其盛经，出其血；不足则视其虚经，内针其脉中，久留而视，脉大疾出其针，无令血泄。"这是从情志论述血有余和不足。《素问·调经论》又说："神有余则笑不休，神不足则悲……神有余则泻其小络之血，出血勿之深斥；无中其大经，神气乃平。神不足者，视其虚络，按而致之，刺而利之，无出其血，无泄其气，以通其经，神气乃平。"这是从心论神有余与不足，及其治法。总之，调理神病、血病要从络脉治疗。

神的两大作用，一是"神"舍于心而布"神"于五脏，二是"神"游行于经脉腧穴而游行于365节……365个穴位。《灵枢·本神》说："凡刺之法，必先本于神。"说明针刺之要是调神气。《灵枢·本神》又说："血、脉、营、气、精神，此五脏之所藏也。"此五脏所藏的血、脉、营、气、精神，皆归于心矣，神气舍于心，心主血脉，营入心化血，气推动血脉运行。《灵枢·本神》又说："随神往来者，谓之魂；并精而出入者，谓之魄。"随"神往来者"是血，肝藏血，则肝魂寓矣。此"精"是《素问·上古天真论》说的"呼吸精气"的"精"，属于神气的精，不是肾精。又说："所以任物者，谓之心；心有所忆，谓之意；意之所存，谓之志；因志而存变，谓之思；因思而远慕，谓之虑；因虑而处物，谓之智。"有心神之后，才有意、志、思、虑、智，是心神布于五脏也。这在《素问·调经论》中有论述：

帝曰：人有精气、津液、四肢、九窍、五脏十六部，三百六十五节，乃生百病，百病之生，皆有虚实。今夫子乃言有余有五，不足亦有五，何以生之乎？岐伯曰：皆生于五脏也。夫心藏神，肺藏气，肝藏血，脾藏肉，肾藏志，而此成形。志意通，内连骨髓，而成身形五脏。五脏之道，皆出于经隧，以行血气。血气不和，百病乃变化而生，是故守经隧焉。

五脏是形器，神通过心血布神于五脏，五脏联系精气、津液、四肢、九窍、五脏十六部、三百六十五节等脏腑及各种组织，构成一个个体完整的生命体，关键是心主血脉，从心出来的血脉通往五脏，所以"血气不和"则神气不足，而"百病乃变化而生"。所以养神调神是调治百病的根本。

五、养神

神来源于天地之气，所以养神还要顺从天地之气。如《素问·上古天真论》说："上古有真人者，提挈天地，把握阴阳，呼吸精气，独立守神，肌肉若一，故能寿敝天地，无有终时，此其道生。中古之时，有至人者，淳德全道，和于阴阳，调于四时，去世离俗，积精全神，游行天地之间，视听八远之外，此盖益其寿命而强者也。亦归于真人。"就是要"调于四时"阴阳，把握四时阴阳，"呼吸精气"，故谓"四气调神"。《素问·四气调神大论》说："阴阳四时者，万物之终始也；生死之本也；逆之则灾害生，从之则苛疾不起，是谓得道。"又如《素问·生气通天论》说："苍天之气，清静则志意治，顺之则阳气固，虽有贼邪，弗能害也，此因时之序。故圣人传精神，服天气而通神明……阳气者，精则养神，柔则养筋。""服天气"就是"呼吸精气"。《灵枢·本神》归纳为："故智者之养生也，必顺四时而适寒暑，和喜怒而安居处，节阴阳而调刚柔。如是，则僻邪不至，长生久视。"以上偏于养天之气，《素问·生气通天论》还说要养地之味，谓："是故谨和五味，骨正筋柔，气血以流，腠理以密，如是则骨气以精。谨道如法，长有天命。"

再《素问·刺法论》说："是故刺法有全神养真之旨，亦法有修真之道，非治疾也。故要修养和神也，道贵常存，补神固根，精气不散，神守不分，然即神守而虽不去，亦能全真，人神不守，非达至真，至真之要，在乎天玄，神守天息，复入本元，命曰归宗。"《素问·天元纪大论》说"玄生神"，所以养神"在乎天玄"，必须"神守天息"，"天息"即"天气"，"神守天息"就是"服天气""呼吸精气"。天玄即天道阴阳变化。

《素问·八正神明论》说："故养神者，必知形之肥瘦，营卫血气之盛衰。血气者，人之神，不可不谨养。"神生于五气、五味，而气味合和化生营卫气血，营卫气血充养形体，故可从形体的肥瘦查看营卫气血之盛衰而知有神无神，即神之盛衰。

六、小结

以上笔者讲了人体生命的基本结构。

首先是父母给予的先天形体，是人体生命的基础，是形质，是器具，是生化之宇，具有生化功能。

其次是天地给予的后天神——营卫血气，滋养先天形体的原料。

第三，神气舍心，天人合一，成为一个完整的个人。然后布五脏之神。

第四，神游行于365节……365穴。

神源于天地气味的出入，出入废则神机化灭。神生于内，故云根于中。天地之气的生机在于升降浮沉，升降息则气立孤危。六气属于天地，故云根于外。

营卫血气通过血脉、经络通道输布到五脏六腑系统之器，完成生长化收藏及生长壮老死的过程，并得到生化，转换成各种物质、能量和信息，滋养调控形体各系统发生作用，推动着人体生命的发育成长，于是有了生长壮老死的天命"气数"过程，即由出生到强壮、到衰老、到死亡的过程。最终形体诸器尽"天数"不能再生化了，神机化灭，气立孤危，形神分离，即"阴阳离决，精气乃绝"矣。

因为生神的五气、五味源于天地之道，故有天人之感应。于是人体生命就有了生命节律和生命周期。人体生命来源于父母和天地之气，所以人的生命周期取决于父母和天地之气。这就是中医认识生命的科学思维过程，逻辑性严密，系统性强。

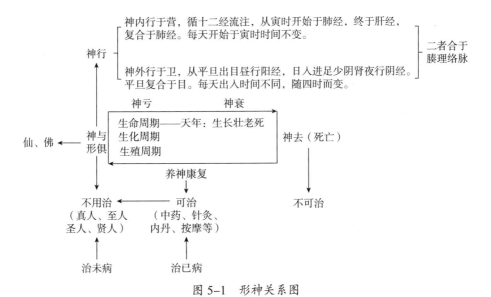

图 5-1　形神关系图

《灵枢·海论》说："夫十二经脉者，内属于腑脏，外络于肢节。"所以神既可内行于五脏六腑，又可外行于经络。但神生于肠胃黄庭，所以强调治腑，《灵枢·邪气脏腑病形》说："合治内府。"就是取腑的下合穴治腑。

第二节　诊察形神

如何诊察形神呢？《素问·八正神明论》说："故养神者，必知形之肥瘦，荣卫血气之盛衰。血气者，人之神，不可不谨养。"形的肥瘦取决于腠理的纵横。《灵枢·论勇》说："勇士者，目深以固，长冲直扬，三焦理横……怯士者，目大而不减，阴阳相失，其焦理纵。"腠理为三焦腑，故云"三焦理横""三焦理纵"。腠，又称肌腠，即肌肉的纹理，或肌纤维间的空隙。理，皮肤纹理，即皮肤上的缝隙。腠理，是营卫气血流通的门户，有滋养身体和抗御外邪内侵的功能。腠理是三焦腑，三焦通行的营卫气血胃气元气，流入腠理，以濡养肌肤，并保持人体内外气液的不断交流。《史记·扁鹊仓公列传》说："君有疾在腠理，不治将恐深。"晋代左思《魏都赋》说："膳夫有官，药剂有司，肴醴顺时，腠理则治。"宋代张师正《括异志·郑前》说："治平中，武昌县令郑前，尝觉腠理不宁。"清代黄景仁《浴汤池》诗："腠理觉竖奔，膏肓拟丁凿。"《吕氏春秋·先己》说："用其新，弃其陈，腠理遂通。"所以"形"的肥瘦可以察知营卫气血的盛衰，也可以察神。

《灵枢·卫气失常》说："黄帝曰：何以度知其肥瘦？伯高曰：人有脂、有膏、有肉。黄帝曰：别此奈何？伯高曰：腘肉坚，皮满者，脂。腘肉不坚，皮缓者，膏。皮肉不相离者，肉。黄帝曰：身之寒温何如？伯高：膏者，其肉淖而粗理者，身寒，细理者，身热。脂者，其肉坚，细理者热，粗理者寒。黄帝曰：其肥瘦大小奈何？伯高曰：膏者，多气而皮纵缓，故能纵腹垂腴。肉者，身体容大。脂者，其身收小。黄帝曰：三者之气血多少何如？伯高曰：膏者，多气，多气者，热，热者耐寒。肉者，多血则充形，充形则平。脂者，其血清，气滑少，故不能大。此别于众人者也。黄帝曰：众人奈何？伯高曰：众人皮肉脂膏，不能相加也，血与气，不能相多，故其形不小不大，各自称其身，命曰众人。"所谓"粗理""细理"，即指腠理粗细。"纵缓"即指腠理营卫气血虚衰。"多血则充形"指腠理横。原文意思就是从肥、膏、肉三方面看肥瘦。

《素问·阴阳应象大论》说："形不足者，温之以气；精不足，补之以味。"神生于五气、五味，而气味合和化生营卫气血，营卫气血充养形体，故可从形体的肥瘦查看营卫气血之盛衰而知有神无神，即神之盛衰。而营卫气血行于脉中，所以要诊脉查健康，这就是张仲景把脉置于卷首的道理。

《灵枢·根结》说："形气不足，病气有余，是邪胜也，急泻之。形气有余，病气不足，急补之。形气不足，病气不足，此阴阳气俱不足也，不可刺之，刺之则重不足，重不足则阴阳俱竭，血气皆尽，五脏空虚，筋骨髓枯，老者绝灭，壮者不复矣。形气有余，病气有余，此谓阴阳俱有余也，急泻其邪，调其虚实。故曰：有余者泻之，不足者补之，此之谓也……满而补之，则阴阳四溢，肠胃充郭，肝肺内膜，阴阳相错。虚而泻之，则经脉空虚，血气竭枯，肠胃僻辟，皮肤薄著，毛腠夭膲，予之死期。"如何复形呢？《灵枢·根结》说："用针之要，在于知调，调阴与阳，精气乃光，合形与气，使神内藏。"《素问·五常政大论》说："化不可代，时不可违。夫经络以通，血气以从，复其不足，与众齐同，养之和之，静以待时，谨守其气，无使倾移，其形乃彰，生气以长，命曰圣王。故大要曰：无代化，无违时，必养必和，待其来复，此之谓也。"即顺天时和气味以养血气，血气得养则形复。

《素问·阴阳应象大论》说："善诊者，察色按脉。"《灵枢·终始》说："持其脉口、人迎，以知阴阳有余不足，平与不平，天道毕矣。所谓平人者不病，不病者，脉口、人迎应四时也，上下相应而俱往来也，六经之脉不结动也，本末之寒温之相守司也。形肉血气必相称也，是谓平人。"《素问·移精变气论》说："色脉者，上帝之所贵也，先师之所传也。上古使僦贷季，理色脉而通神明，合之金木水火土，四时八风六合，不离其常，变化相移，以观其妙，以知其要，欲知其要，则色脉是矣。色以应日，脉以应月，常求其要，则其要也。夫色之变化以应四时之脉，此上帝之所贵，以合于神明也。"经文明确指出，诊脉可以察四时阴阳。

脉，指血脉，是气血运行的管道，可以诊察营卫气血的盛衰。《素问·脉要精微论》说："夫脉者，血之府也。"《灵枢·决气》说："壅遏营气，令无所避，是谓脉。"脉与心密切相连，为心气所推动。《素问·痿论》说："心主身之血脉。"《素问·平人气象论》说："心藏血脉之气也。"因此，《素问·邪气脏腑病形》说："按其脉，知其病。"《灵枢·经脉》说："经脉者，常不可见也，其虚实也，以气口知之。"《灵枢·逆顺》说："脉之盛衰者，所以候血气之虚实有余不足。"诊脉可以知道一个人的健康情况，可以知道得的什么病。脉为血府，而"血气者，人之神"，故察气血就是察神。《灵枢·天年》说："黄帝问于岐伯曰：愿闻人之始生，何气筑为基，何立而为楯，何失而死，何得而生？岐伯曰：以母为基，以父为楯，失神者死，得神者生也。"又说："百岁，五脏皆虚，神气皆去，形骸独居而终矣。"《素问·移精变气论》说："得神者昌，失神者亡。"形骸即形体，没有了"神气"，只有"形骸"就是尸体。先天"形骸"得不到后天"神气"的滋养，就会死亡。为什么"神气皆去"呢？《素问·汤液醪醴论》说："嗜欲无穷，而忧患不止，精气弛坏，营泣卫除，故神去之而病不愈也。"因为"嗜欲无穷，而忧患不止"，损伤了营卫血气，故而"神去"。《素问·汤液醪醴论》说："平治于权衡，去宛陈莝，微动四极，温衣，缪刺其处，以复其形。开鬼门，洁净府，精以时服，五阳（天气为阳）已布，疏涤五脏，故精自生，形自盛，骨肉相保，巨气乃平。"《素问·脉要精微论》认为有"神"则"强"，故"得强则生，失强则死"。

《素问·八正神明论》说："然夫子数言形与神，何谓形？何谓神？愿卒闻之。岐伯曰：请言形，形乎形，目冥冥，问其所病，索之于经，慧然在前，按之不得，不知其情，故曰形。帝曰：何谓神？岐伯曰：请言神，神乎神，耳不闻，目明，心开而志先，慧然独悟，口弗能言，俱视独见，适若昏，昭然独明，若风吹云，故曰神。"病在形，诊在经脉，治在神。

《素问·玉机真脏论》说："凡治病察其形气色泽，脉之盛衰，病之新故，乃治之，无后其时。形气相得，谓之可治，色泽以浮，谓之易已；脉从四时，谓之可治；脉弱以滑，是有胃气，命曰易治，取之以时；形气相失，谓之难治；色夭不泽，谓之难已；脉实以坚，谓之益甚；脉逆四时，为不可治，必察四难，而明告之。"脉诊以察血液循环而观形气，色诊以察神。《素问·方盛衰论》说："是以形弱气虚死，形气有余，脉气不足死；脉气有余，形气不足生。"此脉指血脉，形有余，脉中血气不足不能滋养形体则死；形不足，但脉中血气有余能够滋养形体则生。

诊察形体的变化，如果看不出来，但可以通过问诊知道病人的痛苦所在，并诊察于脉，则病情就会清楚地摆在面前，要是按寻经脉还得不到，那么便不容易知道病人的病情，所以临证要重视形体变化的诊察。

察神要通过望诊知之，虽然耳朵闻诊不到，但用眼睛望诊就会明白神的变化，心中有了数，在思想上可以先得出病情变化，这种心领神会的独悟，不能用语言来形容，就如观察一个东西，大家没有看到，但他能运用望诊独自看到，就像在黑暗之中，大家都很昏黑，只有他能用望诊得到病情而昭然独明，通过望诊观察病情，宛如风吹云散，日丽天明，所以说望而知之谓之神。

望神之要是望目，目为命门，心神主于目。《灵枢·邪客》说："因视目之五色，以知五脏，而决死生。视其血脉，察其色，以知其寒热痛痹。"《素问·五脏生成》说："凡相五色之奇脉，面黄目青，面黄目赤，面黄目白，面黄目黑者，皆不死也。面青目赤，面赤目白，面青目黑，面黑目白，面赤目青，皆死也。"

人体的健康唯一标准是什么？是形神合一。正常的生理顺序是先有形体，后有神气。病理则逆之，先神气病，后形质病。形是父母给的先天形质，神是后天天地自然给的生命存活原料。神气养活着形体，神气离去，独留形体则死矣。形神合一则健康，形神不合则病。

内伤发病，神病指后天胃肠道黄庭太极方面的疾病，是本病。张仲景指为血痹虚劳病，李东垣指为脾胃病。

气病指形的"生化"方面疾病，包括"生化"的情志疾病，指现代所说的功能性疾病。

最后是形质——器质性疾病，最重了。

神病引起了气病，最后是形质病。

而外感，以年、月、时三虚为主，以及正气之虚。

治疗：《素问·阴阳应象大论》说："形不足者，温之以气；精不足，补之以味。"《素问·脏气法时论》说："气、味合而服之，以补精益气。"《灵枢·邪气脏腑病形》说："阴阳形气俱不足，勿取以针而调以甘药也。"

第三节　五气五味

神生于五气五味，所以《黄帝内经》详细论述了五气和五味，论五味的有《灵枢·五味》《灵枢·五味论》《灵枢·五音五味》之专篇，论五气的有五运六气七篇大论等。

一、五气

《素问·阴阳应象大论》说：

东方生风……南方生热……中央生湿……西方生燥……北方生寒……

风胜则动，热胜则肿。燥胜则干，寒胜则浮，湿胜则濡泄。

《素问·五运行大论》说：

燥以干之，暑以蒸之，风以动之，湿以润之，寒以坚之，火以温之。故风寒在下，燥热在上，湿气在中，火游行其间，寒暑六入，故令虚而生化也。故燥胜则地干，暑胜则地热，风胜则地动，湿胜则地泥，寒胜则地裂，火胜则地固矣。

既讲了五气与四时四季有关系，又讲了五气的属性。风性动，热性温，火性蒸，湿性润泽，燥性干，寒性收凝则坚。五气太过，燥胜则地干，暑胜则地热，风胜则地动，湿胜则地泥，寒胜则地裂，火胜则地固。五气变动的详细情况见五运六气理论之中。

二、五味

《素问·阴阳应象大论》说：

味厚者为阴，薄为阴之阳。气厚者为阳，薄为阳之阴。味厚则泄，薄则通。气薄则发泄，厚则发热……气味，辛甘发散为阳，酸苦涌泻为阴。

五味有阴阳之分。《灵枢·五味》说：

五味各走其所喜，谷味酸，先走肝；谷味苦，先走心；谷味甘，先走脾；谷味辛，先走肺；谷味咸，先走肾。

五味分入五脏。《灵枢·五味》又说：

五谷：粳米甘，麻酸，大豆咸，麦苦，黄黍辛。

五果：枣甘，李酸，栗咸，杏苦，桃辛。

五畜：牛甘，犬酸，猪咸，羊苦，鸡辛。

五菜：葵甘，韭酸，藿咸，薤苦，葱辛。

五色：黄色宜甘，青色宜酸，黑色宜咸，赤色宜苦，白色宜辛。

凡此五者，各有所宜。

五宜：所言五宜者，脾病者，宜食粳米饭，牛肉枣葵；心病者，宜食麦羊肉杏薤；肾病者，宜食大豆黄卷猪肉栗藿；肝病者，宜食麻犬肉李韭；肺病者，宜食黄黍鸡肉桃葱。

五禁：肝病禁辛，心病禁咸，脾病禁酸，肾病禁甘，肺病禁苦。

肝色青，宜食甘，粳米饭、牛肉、枣、葵皆甘。

心色赤，宜食酸，犬肉、麻、李、韭皆酸。

脾黄色，宜食咸，大豆、豕肉、栗、藿皆咸。

肺白色，宜食苦，麦、羊肉、杏、薤皆苦。

肾色黑，宜食辛，黄黍、鸡肉、桃、葱皆辛。

《灵枢·五音五味》又据四时五音五色五味的关系说：

上徵与右徵同，谷麦，畜羊，果杏，手少阴，脏心，色赤，味苦，时夏。

上羽与大羽同，谷大豆，畜彘，果栗，足少阴，脏肾，色黑，味咸，时冬。

上宫与大宫同，谷稷，畜牛，果枣，足太阴，脏脾，色黄，味甘，时季夏。

上商与右商同，谷黍，畜鸡，果桃，手太阴，脏肺，色白，味辛，时秋。

上角与大角同，谷麻、畜犬、果李，足厥阴，脏肝，色青，味酸，时春。

虽然五味入五脏各有所宜，但也不能太偏，太过则为害。《素问·生气通天论》说：

阴之所生，本在五味；阴之五宫，伤在五味。

是故味过于酸，肝气以津，脾气乃绝。

味过于咸，大骨气劳，短肌，心气抑。

味过于甘，心气喘满，色黑，肾气不衡。

味过于苦，脾气不濡，胃气乃厚。

味过于辛，筋脉沮弛，精神乃央。

是故谨和五味，骨正筋柔，气血以流，腠理以密，如是则骨气以精。谨道如法，长有天命。

《灵枢·五味论》说：

五味入于口也，各有所走，各有所病。酸走筋，多食之，令人癃；咸走血，多食之，令人渴；辛走气，多食之，令人洞心；苦走骨，多食之，令人变呕；甘走肉，多食之，令人悗心。

《素问·至真要大论》说：

辛甘发散为阳，酸苦涌泄为阴，咸味涌泄为阴，淡味渗泄为阳。六者或收或散，或缓或急，或燥或润或软或坚，以所利而行之，调其气使其平也。

这些都是中医人必知的知识。

第四节　守形神

《素问》第一篇《上古天真论》提出了个体人唯一的健康标准是"形与神俱"，即先后天生命体的天人合一问题，"形神"合一则生，"形神"分离则死。所以人之一生都要珍惜"形神"，故《灵枢》第一篇《九针十二原》提出了"守形神"的命题，谓"粗守形，上守神。神乎，神客在门，未睹其疾，恶知其原？"的问题。对于这个问题，《灵枢·小针解》是这样解答的："粗守形者，守刺法也。上守神者，守人之血气有余不足可补泻也。神客者，正邪共会也。神者，正气也。客者，邪气也。在门者，邪循正气之所出入也。未睹其疾者，先知邪正何经之疾也。恶知其原者，先知何经之病，所取之处也。"从字面上看，"粗"和"上"是指医生，"形"和"神"是指患者。对医生来说，"粗守形"是"守刺法"，深一步看，不同的"刺法"是针对不同的疾病设置的，不同的疾病有不同的病位，而且发生在形体不同的部位，所以要"睹其疾"而"知邪正何经之疾"，简单说就是知病位。"上守神"是"守人之血气有余不足可补泻也"，《灵枢·胀论》记载："泻虚补实，神去其室，致邪失正，真不可定，粗之所败，谓之夭命；补虚泻实，神归其室，久塞其空，谓之良工。"说明如果乱用补泻，益有余，泻不足，就会使神分离而不能守舍，以致助邪伤正；故正确施行补泻，调适患者的正气，即可损有余，益不足，使血气充沛而达到治病的目的。所以《素问·八正神明论》说："上工救其萌牙，必先见三部九候之气，尽调不败而救之，故曰上工；下工救其已成、救其已败，救其已成者，言不知三部九候之相失，因病而败之也。知其所在者，知诊三部九候之病脉处而治之，故曰守其门户焉。莫知其情，而见邪形也。"深一步看，是要"知何经之病"而探"知其原"，这个"原"包括"神客"，即知道神之血气有余不足和什么邪气，简单说就是知病因，知病位，知患者正气。

《素问·评热病论》说："邪之所凑，其气必虚。"《灵枢·口问》说："故邪之所在，皆为不足。"《灵枢·百病始生》也说："此必因虚邪之风，与其身形（田按：身形虚），两虚相得，乃客其形（田按：形体）。"《素问·刺法论》说："正气存内，邪不可干。"首先主体人有正气不足，才能有外邪侵犯。病位都在形体，病因是"邪气"，是"虚邪""客其形"，正气神与邪争于"鬼门"汗孔，如《灵枢·九针十二原》说："节者，神气之所游行出入也。"所谓"睹其疾者，先知邪正何经之疾"乃指形体之病位，"知其原"乃指病因，于此可知"粗守形"就是守病位，"上守神"就是守正气免疫力。"粗工"只知道头痛治头、脚痛治脚而"守形"，"上工""守神"正气与邪争，所以中医注重的是辨证求因，审因论治，辨证论治是"粗工"。这是从患者病位和正气及受邪角度来阐释对医生的认知。另外，《灵枢·邪气脏腑病形》说："故知一则为工，知二则为神，知三则神且明矣。"《灵枢·根结》说："调阴与阳，精气乃光，合形与气，使神内藏。故曰：上工平气，中工乱脉，下工绝气危生。"《灵枢·官能》说："是故上工之取气，乃救其萌芽；下工守其已成，因败其形。是故工之用针也，知气之所在，而守其门户，明于调气，补泻所在，徐疾之意，所取之处。泻必用员，切而转之，其气乃行，疾而徐出，邪气乃出，伸而迎之，遥大其穴，气出乃疾。补必用方，外引其皮，令当其门，左引其枢，右推其肤，微旋而徐推之，必端以正，安以静，坚心无解，欲微以留，气下而疾出之，推其皮，盖其外门，真气乃存。用针之要，无忘其神。"《素问·八正神明论》说："观其冥冥者，言形气荣卫之不形于外，而工独知之。以日之寒温，月之虚盛，四时气之浮沉，参伍相合而调之，工常先见之，然而不形于外，故曰观于冥冥焉！通于无穷者，可以传于后世也，是故工之所以异也。然而不形见于外，故俱不能见也，视之无形，尝之无味，故谓冥冥，若神髣佛。"《灵枢·逆顺》说："上工，刺其未生者也；其次，刺其未盛者也；其次，刺其已衰者也。下工，刺其方袭者也；与其形之盛者也；与其病之与脉相逆者也。故曰：方其盛也，勿敢毁伤，刺其已衰，事必大昌。故曰：上工治未病，不治已病，此之谓也。"《素问·四气调神大论》说："是故圣人，不治已病，治未病，不治已乱，治未乱，此之谓也。夫病已成而后药之，乱已成而后治之，譬犹渴而穿井，斗而铸锥，不亦晚乎？"从表面看是讲医生的技术水平，实质上还是讲患者形体的病位和神的盛衰。

第五节　神与体质

神生于天五季的风热湿燥寒五气和地的五季五方五味，故《素问》有《四气调神大论》论之。由于不同的气和不同的味生成的神不同，就有了五方域人体质的差异，故《素问》有《异法方宜论》中说的五方域人体质差异及其不同的治疗方法。每一季气味生成五方域不同体质的人，五季不同气味就生成五五二十五种不同体质的人，故《灵枢》有《阴阳二十五人》之说。《灵枢·阴阳二十五人》说："天地之间，六合之内，不离于五，人亦应之……先立五形金木水火土，别其五色，异其五形之人，而二十五人具矣。"

第六章　论营卫

神生于后天，《黄帝内经》对神的定义如下。

《素问·八正神明论》说："血气者，人之神。"《灵枢·营卫生会》说："血者，神气也。"《灵枢·平人绝谷》说："神者，水谷之精气也。"可知神的物质基础是五气、五味合和化生成的营卫血气，故《素问·脏气法时论》说"气、味合而服之，以补精益气"。"补精益气"则生神，这就是说，神不是虚无的、玄空的，而是有物质基础的，其物质就是营卫血气。

《灵枢·营卫生会》说："营卫者，精气也。血者，神气也。故血之与气，异名同类焉。故夺血者无汗，夺汗者无血。"故《素问·评热论》说："汗者，精气也。"这里的"精气"，就是《素问·脏气法时论》说的"补精益气"的"精气"，与肾精没有关系。由此可知，《黄帝内经》所说的"精神"就是营卫气血，就是神。这个"神"，一是通过"神气舍心"布散于五脏六腑则为"五脏六腑之精气"而上注于目，如《灵枢·大惑论》所说："五脏六腑之精气，皆上注于目而为之精……目者，五脏六腑之精也，营卫魂魄之所常营也，神气之所生也……目者，心使也。心者，神之舍也。"二是走于经络布于365经穴。

由上可知，讨论神，必须讨论营卫气血。三焦和脾的生化作用生成人体生命所必需的营养物质——营卫气血，特别是营卫，《黄帝内经》曾设专篇进行论述，主要内容可见于《灵枢经》中的《营卫生会》《营气》《五十营》《卫气》《卫气行》《卫气失常》等篇，论述了营卫的生理病理以及与天道相合的规律。营卫旺则是健康之本源，营卫虚则是百病之母。从这个意义上来说，疾病就是营卫正气与邪气交争的表现。目前研究营卫最好的学者是周东浩和卓廉士，周东浩著有《中医：祛魅与返魅——复杂性科学视角下的中医现代化及营卫解读》一书，卓廉士著有《营卫学说与针灸临床》。

第一节　营卫来源

一、营卫来源

《灵枢·五味》说："胃者，五脏六腑之海也，水谷皆入于胃，五脏六腑皆禀气于胃……谷气津液已行，营卫大通，乃化糟粕，以次传下。""谷始入于胃，其精微者，先出于胃，之两焦以溉五脏，别出两行，营卫之道。"《灵枢·营卫生会》说："人受气于谷，谷入于胃，以传与肺，五脏六腑皆以受气，其清者为营，浊者为卫，营在脉中，卫在脉外，营周不休，五十度而复大会，阴阳相贯，如环无端。"经文明确无误地告诉我们，营卫生成于胃肠，由水谷精微所化生。

二、三焦相火的腐熟

《灵枢·营卫生会》说"中焦如沤","中焦亦并胃中，出上焦之后，此所受气者，泌糟粕，蒸津液，化其精微，上注于肺脉，乃化而为血，以奉生身，莫贵于此，故独得行于经隧，命曰营气"。水谷之所以能被"泌糟粕，蒸津液，化其精微"而出现"中焦如沤"现象，全是三焦相火的功能。所以《难经·三十一难》说："中焦者，在胃中脘，不上不下，主腐熟水谷。"说明三焦相火主腐熟水谷。

三、营卫之气，阴阳有别

《灵枢·五味》说："谷始入于胃，其精微者，先出于胃之两焦，以溉五脏，别出两行，营卫之道。"《灵枢·卫气》说："其气内干五脏，而外络肢节。其浮气之不循经者，为卫气；其精气之行于经者，为营气。阴阳相随，外内相贯，如环之无端。"《灵枢·营卫生会》说："人受气于谷，谷入于胃，以传与肺，五脏六腑皆以受气，其清者为营，浊者为卫，营在脉中，卫在脉外，营周不休，五十度而复大会，阴阳相贯，如环无端。"《素问·痹论》说："荣者，水谷之精气也，和调于五脏，洒陈于六腑，乃能入于脉也。故循脉上下，贯五脏，络六腑也。卫者，水谷之悍气也，其气慓疾滑利，不能入于脉也。故循皮肤之中，分肉之间，熏于肓膜，散于胸腹。"营卫两道，营行脉中，卫行脉外，营为阴主于心，卫为阳主于肺，故有阴阳之别。

四、营卫概念

（一）营气

《素问·痹论》说："荣者，水谷之精气也，和调于五脏，洒陈于六腑，乃能入于脉也。"

《灵枢·营气》说："谷入于胃，乃传之肺，流溢于中，布散于外，精专者，行于经隧，常营无已，终而复始，是谓天地之纪。"

《灵枢·邪客》说："营气者，泌其津液，注之于脉，化以为血，以荣四末，内注五脏六腑，以应刻数焉。"

经文明确指出，营气是行于血脉中的水谷精微部分，所以称为"营阴"。营有营血和营气之分，营血入血脉谓"营在脉中"，营气入经脉行十二经谓"此营气之所行也"。

（二）卫气

《素问·痹论》说："卫者，水谷之悍气也，其气慓疾滑利，不能入于脉也，故循皮肤之中，分肉之间，熏于肓膜，散于胸腹。"

《灵枢·卫气》说："其浮气之不循经者，为卫气。"

《灵枢·邪客》说："卫气者，出其悍气之慓疾，而先行于四末分肉皮肤之间，而不休者也。"

经文明确指出，卫气是行于脉外的水谷慓悍部分，有温阳作用，所以称为"卫阳"。

营有营血和营气之分，营血行于血脉系统，如《灵枢·五十营》所述，"行于脉内""目可视之""切可得之""刺可出血"；营气卫气行于经脉系统，相携而行十四经脉及五脏六腑，如《灵枢·营气》《灵枢·营卫生会》所论述；而《灵枢·卫气行》则论卫气"行于脉外""外可度之""刺可出气"，另外昼行于阳、夜行于阴，行于脉外分布于四肢肌肉、皮肤之间及脏腑诸窍，所有腠理，实际就是三焦腑的通道。

五、肺是营卫输布之枢机

《灵枢·营卫生会》说："人受气于谷，谷入于胃，以传与肺，五脏六腑皆以受气。"

《素问·举痛论》说："悲则心系急，肺布叶举，而上焦不通，营卫不散，热气在中，故气消矣。"

《素问·经脉别论》说："食气入胃，散精于肝，淫气于筋。食气入胃，浊气归心，淫精于脉。脉气流经，经气归于肺，肺朝百脉，输精于皮毛。毛脉合精，行气于腑，腑精神明，留于四脏。气归于权衡，权衡以平，气口成寸，以决死生。饮入于胃，游溢精气，上输于脾，脾气散精，上归于肺，通调水道，下输膀胱，水精四布，五经并行。合于四时，五脏阴阳，揆度以为常也。"营走"食气入胃"之道，卫走"饮入于胃"之道，此即营卫二道，如《灵枢·五味》说："谷始入于胃，其精微者，先出于胃，之两焦以溉五脏，别出两行，营卫之道。"

《素问·调经论》说："阳受气于上焦，以温皮肤分肉之间，令寒气在外，则上焦不通，上焦不通，则寒气独留于外，故寒栗……有所劳倦，形气衰少，谷气不盛，上焦不行，下脘不通，胃气热，热气熏胸中，故内热……上焦不通利，则皮肤致密，腠理闭塞，玄府不通，卫气不得泄越，故外热。"

《灵枢·天年》说："血气已和，营卫已通，五脏已成，神气舍心，魂魄毕具，乃成为人……五脏坚固，血脉和调，肌肉解利，皮肤致密，营卫之行，不失其常，呼吸微徐，气以度行，六腑化谷，津液布扬，各如其常，故能长久……使道隧以长，基墙高以方，通调营卫，三部三里起，骨高肉满，百岁乃得终。"

《素问·平人气象论》说："脏真高于肺，以行营卫阴阳也。"

营卫由胃中水谷生化成之后，必须上达于肺，经过肺的宣发、肃降功能，然后输布到全身，故《灵枢·营卫生会》说："上焦如雾。"《灵枢·决气》说："上焦开发，宣五谷味，熏肤、充身、泽毛，若雾露之溉。"如果肺失宣发、肃降功能，上焦不通利，营卫不布散就会出现障碍，而导致外热或内热等疾病的发生。

第二节　营卫分布

《灵枢·五味》说："谷始入于胃，其精微者，先出于胃，之两焦以溉五脏，别出两行，营卫之道。"《灵枢·营卫生会》说："营在脉中，卫在脉外。"《素问·痹论》说："荣者，水谷之精气也，和调于五脏，洒陈于六腑，乃能入于脉也。故循脉上下，贯五脏，络六腑也。卫者，水谷之悍气也，其气慓疾滑利，不能入于脉也。故循皮肤之中分肉之间，熏于肓膜，散于胸腹。"说明营卫有运行于血脉、经脉及三焦三条道路之别。

一、营行脉中，循脉洒陈

营气所以行于脉中，一是其自身为水谷精微之精专之气，如《灵枢·营卫生会》说："营在脉中。"《灵枢·营气》说："谷入于胃……精专者，行于经隧，常营无已，终而复始，是谓天地之纪。"二是血脉的约束力，如《灵枢·决气》说："壅遏营气，令无所避，是谓脉。"说明脉不但运行输布营血，还有约束营血不外泄的作用。三是行于脉外之卫气的固护作用，营卫在脉内、脉外相伴而行，营为阴在内，卫为阳则卫外而为固也，不固则会发生如《灵枢·营卫生会》说的"漏汗"或《伤寒论》桂枝汤证的"自汗出"。

二、卫行脉外，充肤熏膜

《灵枢·营卫生会》说"卫出上焦"，"卫在脉外"。《灵枢·决气》说："上焦开发，宣五谷味，熏肤、充身、泽毛，若雾露之溉。"《灵枢·五癃津液别》说："上焦出气，以温肌肉，充皮肤，为其津。"《灵枢·痈疽》说："上焦出气，以温分肉，而养骨节，通腠理。"《灵枢·肠胃》说："上焦泄气，出其精微，慓悍滑疾。"《灵枢·本脏》说：上焦卫气"温分肉，充皮肤，肥腠理，司开阖"。卫气性质属于阳而慓悍滑疾，具有温肌肤、充养身体、通腠理三焦腑的功能。卫气行皮肤、分肉、腠理，显然是通行三焦。

三、营卫相交，五十大会

营行脉中，卫行脉外，是相对而言的，其实卫也行脉中，营也游行脉外。《灵枢·痈疽》说："营卫稽留于经脉之中，则血泣而不行，不行则卫气从之而不通，壅遏而不得行，故热。"《素问·疟论》说："此皆得之夏伤于暑，热气盛，藏于皮肤之内，肠胃之外，皆荣气之所舍也。"众所周知，皮肤为表，肠胃为里，皮内肠外是什么呢？是父母遗传的形体，就是形质肉体，肉体之内有血脉循环系统，故云"皆荣气之所舍"。

《素问·气穴论》说："肉之大会为谷，肉之小会为溪，肉分之间，溪谷之会。以行荣卫，以会大气。邪溢气壅，脉热肉败，荣卫不行，必将为脓，内销骨髓，外破大腘。留于节凑，必将为败。积寒留舍，荣卫不居，卷肉缩筋，肋肘不得伸。"张志聪注《素问·气穴论》说："脉外之卫，脉内之荣，相交通于孙络皮肤之间。"分肉之间是腠理，乃三焦之腑，也就是现在解剖学说的细胞间质处，进行着组织交换，是营卫的交会处，昼夜"五十而复大会"，反复交会。故《灵枢·动输》说："营卫之行也，上下相贯，如环之无端。"《灵枢·胀论》说："卫气之在于身也，常然并脉循分肉，行有逆顺，阴阳相随。"《灵枢·卫气》说："其浮气之不循经者，为卫气；其精气之行于经者，为营气。阴阳相随，外内相贯，如环之无端。"

第三节　营卫循行

营卫的循行，既有结伴相随而行，也有分道而行。

一、营气循行

营气循行，在《灵枢·营气》中有详细明确的记载：

营气之道，内谷为宝。谷入于胃，乃传之肺，流溢于中，布散于外，精专者行于经隧，常营无已，终而复始，是谓天地之纪。故气从太阴出，注手阳明，上行注足阳明，下行至跗上，注大指间，与太阴合，上行抵脾。从脾注心中，循手少阴出腋下臂，注小指之端，合手太阳，上行乘腋，出頔内，注目内眦，上巅下项，合足太阳，循脊下尻，下行注小指之端，循足心注足少阴，上行注肾。从肾注心，外散于胸中，循心主脉，出腋下臂，出两筋之间，入掌中，出中指之端，还注小指次指之端，合手少阳，上行注膻中，散于三焦，从三焦注胆，出胁，注足少阳，下行至跗上，复从跗注大指间，合足厥阴，上行至肝，从肝上注肺，上循喉咙，入颃颡之窍，究于畜门。其支别者，上额，循巅，下项中，循脊入骶，是督脉也，络阴器，上过毛中，入脐中，上循腹里，入缺盆，下注肺中，复出太阴。此营气之所行也，逆顺之常也。

营气从肺出而行于身分为两道，一是循行十二经脉为一周——大周天，二是循行督脉任脉为一周——小周天。依据经文作示意图如图6-1所示。

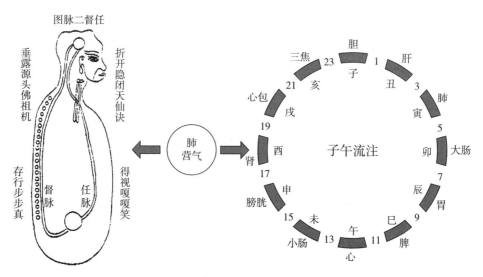

图6-1 营气循行大小周天示意图

营气的循行过程是肺大肠→胃脾→心小肠→膀胱肾→心包三焦→胆肝，也就表明在肺脾黄庭生成的营气进入体循环组织心、肾、肝、脉系统了。可是何若愚在其著《子午流注针经·平人气象论》中却说："凡刺之道，须卫气所在，然后迎随，以明补泻，此之谓也。"是以卫气作为"子午流注针法"的理论源头，其说旨在继承《灵枢·卫气行》的时间疗法，并对之进行补充和完善，可实际上"子午流注"所倡导的十二时开穴闭穴之说却与卫气循行的理论并不吻合，卓廉士在《营卫学说与针灸临床》一书中指出其非。而且卫气是每天的"平旦出于目"，随着四季太阳出入的早晚、空间地域的变化而变化，不是固定在"寅时"，这是必须要注意到的。

二、卫气循行

卫气除与营气相向相偕循行外，在《灵枢·卫气行》中还明确记载了卫气自己单独的循行：

岁有十二月，日有十二辰，子午为经，卯酉为纬，天周二十八宿，而一面七星，四七二十八星，房昴为纬，虚张为经。是故房至毕为阳，昴至心为阴，阳主昼，阴主夜。故卫气之行，一日一夜五十周于身，昼日行于阳二十五周，夜行于阴二十五周，周于五脏。

是故平旦阴尽，阳气出于目，目张则气上行于头，循项下足太阳，循背下至小指之端。其散者，别于目锐眦，下手太阳，下至手小指之间外侧。其散者，别于目锐眦，下足少阳，注小指次指之间。以上循手少阳之分侧，下至小指之间。别者以上至耳前，合于颔脉，注足阳明，以下行至跗上，入五指之间。其散者，从耳下下手阳明，入大指之间，入掌中。其至于足也，入足心，出内踝下行阴分，复合于目，故为一周。

是故日行一舍，人气行一周与十分身之八；日行二舍，人气行于身三周与十分身之六；日行三舍，人气行于身五周与十分身之四；日行四舍，人气行于身七周与十分身之二；日行五舍，人气行于身九周；日行六舍，人气行于身十周与十分身之八；日行七舍，人气行于身十二周在身与十分身之六；日行十四舍，人气二十五周于身有奇分与十分身之二，阳尽于阴，阴受气矣。其始入于阴，常从足少阴注于肾，肾注于心，心注于肺，肺注于肝，肝注于脾，脾复注于肾为周。

是故夜行一舍，人气行于阴脏一周与十分脏之八，亦如阳行之二十五周，而复合于目。阴阳一日一夜，合有奇分十分身之四，与十分脏之二，是故人之所以卧起之时，有早晏者，奇分不尽故也。

卫气平旦出于目，昼行三阳经，夜入足少阴经注肾而循行五脏（顺序是肾→

心→肺→肝脾→），阴尽则从内踝阴跷脉复出于目。卫气运行是有规律的节律循行，此循行与太阳同步。

经文说明，卫气循行比较复杂，一是从寅时随营气循行行于脉外的升降循行，如《灵枢·营卫生会》所说："人受气于谷，谷入于胃，以传与肺，五脏六腑，皆以受气，其清者为营，浊者为卫，营在脉中，卫在脉外，营周不休，五十度而复大会，阴阳相贯，如环无端……营出中焦，卫出上焦……上焦出于胃上口，并咽以上，贯膈，而布胸中，走腋，循太阴之分而行，还至阳明，上至舌，下足阳明，常与营俱行于阳二十五度，行于阴亦二十五度一周也，故五十度而复大会于手太阴矣。"二是平旦从目命门出来循行日出三阳，夜行阴分，然后从内踝下阴跷脉会于目，及离经散行于三焦皮肤、分肉、腠理等，如《素问·痹论》说："卫者，水谷之悍气也，其气慓疾滑利，不能入于脉也。故循皮肤之中分肉之间，熏于肓膜，散于胸腹。"《灵枢·邪客》说："卫气者，出其悍气之慓疾，而先行于四末、分肉、皮肤之间而不休者也。"《灵枢·决气》说："上焦开发，宣五谷味，熏肤、充身、泽毛，若雾露之溉。"《灵枢·脉度》说："气之不得无行也，如水之流，如日月之行不休，故阴脉荣其脏，阳脉荣其腑，如环之无端，莫知其纪，终而复始。其流溢之气，内溉脏腑，外濡腠理。"此行与太阳同步，"平旦"日出有寅卯辰三时辰六小时之变化。三是卫气从四肢井穴向心循十二经络而行，有标本、根结之说。（图6-2、图6-3）

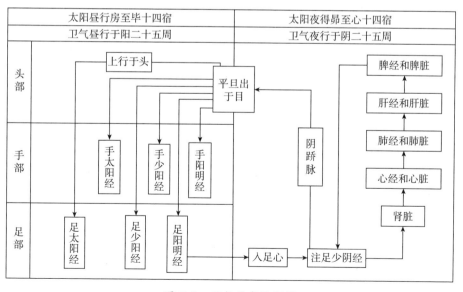

图6-2 卫气昼夜运行图

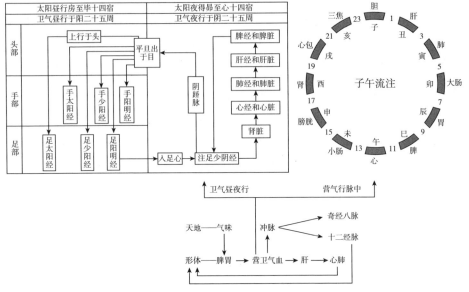

图 6-3 黄庭腹脑所生营卫运行示意图

营卫循行有一定的节律性。

（一）日节律

第一，与天地相应。如《灵枢·卫气行》说"岁有十二月，日有十二辰，子午为经，卯西为纬，天周二十八宿……故卫气之行，一日一夜五十周于身"，"常如是无已，天与地同纪，纷纷盼盼（ba），终而复始"。《灵枢·营卫生会》说："日中而阳陇，日西而阳衰，日入阳尽而阴受气矣。夜半而大会，万民皆卧，命曰合阴，平旦阴尽而阳受气，如是无已，与天地同纪。"

第二，昼夜阴阳，循行有别。《灵枢·卫气行》说："卫气之行，一日一夜五十周于身，昼日行于阳二十五周，夜行于阴二十五周，周于五脏。"《灵枢·邪客》说："卫气者，昼日行于阳，夜行于阴，常从足少阴之分间，行于五脏六腑。"卫气随日出日入有昼夜循行之分。

第三，卫气循行有盛衰不同。《灵枢·卫气行》说："卫气之在于身也……分有多少，日有长短，春秋冬夏，各有分理，然后常以平旦为纪，以夜尽为始……日入而止，随日之长短，各以为纪而刺之。谨候其时，病可与期，失时反候者，百病不治。故曰：刺实者，刺其来也，刺虚者，刺其去也。此言气存亡之时，以候虚实而刺之，是故谨候气之所在而刺之，是谓逢时。病在于三阳，必候其气在于阳而刺之，病在于三阴，必候其气在阴分而刺之。"卫气昼旺盛于三阳，夜旺盛于三阴，或按十二时辰兴旺刺之。

第四，卫气散行。《素问·痹论》说："卫者……循皮肤之中分肉之间，熏于肓膜，散于胸腹。"《灵枢·邪客》说："卫气者，出其悍气之慓疾，而先行于四末、分肉、皮肤之间而不休者也。"《灵枢·决气》说："上焦开发，宣五谷味，熏肤、充身、泽毛，若雾露之溉。"《灵枢·脉度》说："气之不得无行也，如水之流，如日月之行不休，故阴脉荣其脏，阳脉荣其腑，如环之无端，莫知其纪，终而复始。其流溢之气，内溉脏腑，外濡腠理。"以上都论述了卫气的散行部分。

第五，五十度日节律。《灵枢·卫气行》说："卫气之行，一日一夜五十周于身，昼日行于阳二十五周，夜行于阴二十五周，周于五脏。"

第六，百刻日节律。《灵枢·卫气行》说："水下一刻，人气在太阳；水下二刻，人气在少阳；水下三刻，人气在阳明；水下四刻，人气在阴分……水下二十五刻，人气在太阳，此半日之度也……终而复始，一日一夜，水下百刻而尽矣。"

（二）月节律

《素问·八正神明论》说："月始生，则血气始精，卫气始行；月廓满，则血气实，肌肉坚；月廓空，则肌肉减，经络虚，卫气去，形独居。"

《灵枢·岁露》说："人与天地相参也，与日月相应也。故月满则海水西盛，人血气积，肌肉充，皮肤致，毛发坚，腠理郄，烟垢著，当是之时，虽遇贼风，其入浅不深。至其月廓空，则海水东盛，人气血虚，其卫气去，形独居，肌肉减，皮肤纵，腠理开，毛发残，膲理薄，烟垢落，当是之时，遇贼风则其入深，其病人也卒暴。"

《素问·疟论》和《灵枢·岁露》还介绍了卫气的督脉循行月节律："卫气之行风府，日下一节，二十一日下至尾骶，二十二日入脊内，注于伏膂之脉，其行九日，出于缺盆之中。"

《素问·缪刺论》还介绍了痹证用针的月刺法："凡痹往来，行无常处者，在分肉间痛而刺之，以月死生为数……月生一日一痏，二日二痏，渐多之，十五日十五痏，十六日，十四痏，渐少之。"这也是生物的一个规律，如朱草，朱草初一日生一叶，初二日生二叶，初三日生三叶……至月圆十五日生十五叶达全盛，从十六日开始衰落，则十六日一叶落，十七日二叶落……至三十日十五叶落尽。

（三）年节律

《灵枢·卫气行》说："卫气之在于身也……分有多少，日有长短，春秋冬夏，各有分理。"《灵枢·脉度论》说："气之不得无行也，如水之流，如日月之行不休，故阴脉荣其脏，阳脉荣其腑，如环之无端，莫知其纪，终而复始。"《灵枢·营气》说："谷入于胃……精专者，行于经隧，常营无已，终而复始，是谓天地之纪。"卫气的循行，不但有日节律、月节律，还有年节律，春夏秋冬虽有盛衰不同，但从不停止，"如水之流，如日月之行不休"，"如环之无端，莫知其纪，终而复始"。

还有其他的节律就不一一赘述了。总之，营卫的运行与日月同步。

《灵枢·经脉》篇讲营气循行经脉中的方向次序是肺、大肠、胃、脾、心、小肠、膀胱、肾、心包、三焦、胆、肝，然后从肝再入肺，循环不已。而《灵枢·本输》篇讲卫气循行经脉外的方向是从四肢末端向心运行腹胸头。

第四节　营卫主要功能

《灵枢·五味》说："谷始入于胃，其精微者，先出于胃，之两焦以溉五脏，别出两行，营卫之道。"《灵枢·营卫生会》也说营卫出生于中焦水谷，谓："人受气于谷，谷入于胃，以传与肺，五脏六腑皆以受气，其清者为营，浊者为卫，营在脉中，卫在脉外，营周不休，五十度而复大会，阴阳相贯，如环无端。"并说营卫能生成气血："中焦亦并胃中，出上焦之后，此所受气者，泌糟粕，蒸津液，化其精微，上注于肺脉，乃化而为血，以奉生身，莫贵于此，故独得行于经隧，命曰营气。"《灵枢·邪客》说："营气者，泌其津液，注之于脉，化以为血。"营气上行于肺获得肺吸入的天之气后就变化为血，用现代知识解释可知，从中焦脾胃生成的营气只是静脉血，上注于肺获得氧气后就变化为动脉血而输布于全身。《灵枢·营卫生会》又说："营卫者，精气也。血者，神气也，故血之与气，异名同类焉。"所谓"精气"指水谷之精气。血与气"异名同类"，说明营卫不但能生成血，还能生成气，更重要的是生成"神"。

一、营气主要功能

（一）化生血液

如上文所述，《灵枢·邪客》说："营气者，泌其津液，注之于脉，化以为血。"《灵枢·营卫生会》说："上注于肺脉，乃化而为血。"

（二）滋养全身

营气能够滋养脏腑及机体组织，如《素问·痹论》说："荣者，水谷之精气也，和调于五脏，洒陈于六腑，乃能入于脉也。故循脉上下，贯五脏，络六腑也。"《灵枢·营气》说："谷入于胃，乃传之肺，流溢于中，布散于外，精专者，行于经隧，常营无已，终而复始，是谓天地之纪。"

（三）营血生神

营血是生神的物质基础，如《灵枢·营卫生会》说："营卫者，精气也。血者，神气也，故血之与气，异名同类焉。"《素问·八正神明论》说："血气者，人之神。"

所以营是营养滋养的意思。

二、卫气主要功能

（一）调鬼门，司开阖

卫气补阳卫外而司开阖，如《灵枢·本脏》说："卫气者，所以温分肉，充皮肤，肥腠理，司开阖者也……卫气和则分肉解利，皮肤调柔，腠理致密矣。"《素问·生气通天论》说："阳气者，精则养神，柔则养筋……开阖不得，寒气从之，乃生大偻。"

（二）温机体，调寒热

卫气可以补阳，温养皮肤、肌肉、筋膜、腠理，如《灵枢·本脏》说："卫气者，所以温分肉，充皮肤，肥腠理。"《素问·调经论》说："阳受气于上焦，以温皮肤分肉之间。"《灵枢·五味论》说："上焦者，受气而营诸阳者也。"《灵枢·痈疽》说："上焦出气，以温分肉，而养骨节，通腠理。"《灵枢·五癃津液别》说："津液各走其道，故上焦出气，以温肌肉，充皮肤，为其津。"所以《读医随笔·气血精神论》说："卫气者，热气也。凡肌肉之所以能温，水谷之所以能化者，卫气之功用也。虚则病寒，实则病热。"

（三）卫肌表，防外邪

卫气能"温分肉，充皮肤，肥腠理"，"温肌肉，充皮肤"，"温皮肤分肉"，就能卫外固表，以防邪气入侵身体。所以《医旨绪余·宗气营气卫气》说："卫气者，为言护卫周身……不使外邪侵犯也。"卫气旺则腠理肥，固表卫外，卫气不足补以大小阳旦汤、玉屏风散等。

（四）肥腠理，通三焦

腠理是三焦腑，"肥腠理"就是补三焦使三焦通畅，三焦通则上下、左右、内外全通，身体康泰。

所以卫是卫外防御的意思。营为阴，卫为阳。《素问·生气通天论》说："阴者，藏精而起亟也；阳者，卫外而为固也。"并说："是故阳因而上，卫外者也。"一再强调阳气主要指的是卫气。

（五）卫气与太阳同步

《素问·疟论》说："卫气者，昼日行于阳，夜行于阴。"《灵枢·卫气行》说："卫气之行……昼日行于阳二十五周，夜行于阴二十五周。"昼夜是太阳运行的日节律，是日地间相互运动形成的，太阳早升夕落，而卫气随太阳以出表入里，卫气白天行阳在体表，夜里行阴入体内，正好与太阳的出入同步，日主自然界的寒热温度，则卫气也主人体的寒热温度，因此说卫气是人体的一轮红日。太阳是自然界的阳气，卫气是人体的阳气，《素问·生气通天论》说："故阳气者，一日而主外。平旦人气生，日中而阳气隆，日西而阳气已虚，气门乃闭。"《灵枢·卫气行》说："平旦阴尽，阳气出于目，目张则气上行于头。"卫气出入的时间点，就是太阳出入的时间点，所以卫气运行与太阳同步。《素问·生气通天论》说："天运当以日光明，是故阳因而上，卫外者也。"于是人们常常用"平等并置"的方式以太阳考察卫气的生理病理活动。

《灵枢·胀论》说：

> 卫气之在身也，常然并脉循分肉，行有逆顺，阴阳相随，乃得天和，五脏更始，四时循序，五谷乃化。

太阳运行而生春夏秋冬有序四时，是为"天和"。人体五脏应四时而能按时更替。太阳和四时化五谷，卫气则和脏腑而调气血。

（六）卫气出入通道

卫气昼夜出入的通道是阳跻阴跻二脉，二脉交会于目内眦。《灵枢·寒热病》说：

足太阳有通项入于脑者，正属目本，名曰眼系，头目苦痛，取之在项中两筋间，入脑乃别。阴跻、阳跻，阴阳相交，阳入阴，阴出阳，交于目锐眦，阳气盛则瞋目，阴气盛则瞑目。

这里的"阳入阴出"说的就是卫气的出入。平旦卫气通过阳跻脉出于目内眦，入夜卫气通过阴跻脉入于阴，可见命门目的开合是由阴阳跻脉司理调节的。《灵枢·脉度》说：

跻脉者，少阴之别，起于然骨之后，上内踝之上，直上循阴股入阴，上循胸里入缺盆，上出人迎之前，入頄属目内眦，合于太阳、阳跻而上行，气并相还则为濡目，气不荣则目不合。

（七）卫气卫外，慓悍滑疾

卫气防御卫外，具有大将军的能力，名之为"慓悍滑疾"。《灵枢·营卫生会》说：

黄帝曰：人有热，饮食下胃，其气未定，汗则出，或出于面，或出于背，或出于身半，其不循卫气之道而出，何也？岐伯曰：此外伤于风，内开腠理，毛蒸理泄，卫气走之，固不得循其道，此气慓悍滑疾，见开而出，故不得从其道，故命曰漏泄。

《灵枢·根结》说：

气滑即出疾，其气涩则出迟，气悍则针小而入浅，气涩则针大而入深，深则欲留，浅则欲疾……此皆因气慓悍滑利也。

"慓悍"指卫气强力威武的英雄气概。"滑疾"指卫气行动迅速。哪里有病邪，卫气就迅速勇敢冲上去，聚集汇合起来消灭病邪，犹如白细胞聚集起来杀灭菌毒一样。

（八）卫气聚盛于四末

《灵枢·邪客》说：

卫气者，出其悍气之慓疾，而先行于四末、分肉、皮肤之间，而不休者也。

卫气是人体的阳气，卫阳之气，生于脾胃，聚于四肢，故《素问·阴阳别论》说："所谓阳者，胃脘之阳也。"《素问·逆调论》说："四肢者，阳也。"《素问·阳明脉解》说："四肢者，诸阳之本也。"《素问·阴阳应象大论》说："清阳出上窍，浊阴出下窍；清阳发腠理，浊阴走五脏；清阳实四肢，浊阴归六腑。"因为四肢是卫阳汇集、积聚最多的地方，故《黄帝内经》特别重视肘膝以下的五输穴，并以四肢为本，专设"根结""标本"论之。

五输穴见于《灵枢·本输》篇，卓廉士说："注家普遍认为，《灵枢·本输》是'因篇中主要论述腧穴而命名曰本输'。这种说法至少是不全面的，它忽视了'本'是标本的本，忽视了《本输》所载的腧穴均位于四肢本部，而'本输'以此而得名。本篇旨在强调标本之间，以治本为主。'本部腧穴'的范围在肘膝关节以下至四肢末端的一段距离之内，由井、荥、输、经、合等五输穴构成。"并说："标本以'卫气'入说，冠在《灵枢·卫气》的篇名之下，而根结则是继标本之说，进一步论述邪气侵入，卫气丧失了抗御能力的病理及其临床表现……'根结'之本义乃为'根蒂'……立身之处下有深根，上有固蒂，方能长生久视。同理，经脉与人体的上下联系亦是如此，下有根而上有结（蒂），正如《抱朴子·外篇·君道》所云'夫根深则末盛矣，下乐则上安矣'。根深蒂固则身体健康、长生久视，不易患病，此当为《灵枢·根结》立论之本意。"[1] 这个讲得好，当从。

卫气的能量聚集在四肢本部，而运行于标末，这种现象甚为符合植物本根在下而向枝叶上行性输送水分和营养的特性。

三、营卫与神

（一）营卫与神同源

营卫生于胃中水谷，神也生于水谷，营卫与神同源，如《灵枢·平人绝谷》说："神者，水谷之精气也。"《素问·六节藏象论》说："天食人以五气，地食人

---

[1] 卓廉士.营卫学说与针灸临床 [M].北京：人民卫生出版社，2013：75，84-85。

以五味；五气入鼻，藏于心肺，上使五色修明，音声能彰；五味入口，藏于肠胃，味有所藏，以养五气，气和而生，津液相成，神乃自生。"营能生化成血，卫随营行血脉之中，《灵枢·营卫生会》说："血者，神气也。"《素问·八正神明论》说："血气者，人之神。"可知营卫与神俱行于血。心主血，神气舍心，故云心主神，心调营卫，营卫通，心神安。如《灵枢·天年》说："血气已和，荣卫已通，五脏已成，神气舍心，魂魄毕具，乃成为人。"营卫通畅，血气和调，心神安定。卫气温养阳气，故《素问·生气通天论》说："阳气者，精则养神。"营卫通畅，神气健旺则寿，故《灵枢·天年》说："使道隧以长，基墙高以方，通调营卫……百岁乃得终。"

（二）营卫与神彰目

卫气平旦出于目则目开而寤，日夕卫气入于阴则目合而寐。《灵枢·大惑论》说："卫气不得入于阴，常留于阳。留于阳则阳气满，阳气满则阳跷盛，不得入于阴则阴气虚，故目不瞑矣……卫气留于阴，不得行于阳，留于阴则阴气盛，阴气盛则阴跷满，不得入于阳则阳气虚，故目闭也……夫卫气者，昼日常行于阳，夜行于阴，故阳气尽则卧，阴气尽则寤。故肠胃大，则卫气行留久；皮肤湿，分肉不解，则行迟。留于阴也久，其气不清，则欲瞑，故多卧矣。其肠胃小，皮肤滑以缓，分肉解利，卫气之留于阳也久，故少瞑焉……邪气留于上膲，上膲闭而不通，已食若饮汤，卫气留久于阴而不行，故卒然多卧焉。"《灵枢·营卫生会》说："黄帝曰：老人之不夜瞑者，何气使然？少壮之人不昼瞑者，何气使然？岐伯答曰：壮者之气血盛，其肌肉滑，气道通，营卫之行，不失其常，故昼精而夜瞑。老者之气血衰，其肌肉枯，气道涩，五脏之气相搏，其营气衰少而卫气内伐，故昼不精，夜不瞑。"《灵枢·邪客》说："黄帝问于伯高曰：夫邪气之客人也，或令人目不瞑不卧出者，何气使然？伯高曰：……卫气者，出其悍气之慓疾，而先行于四末、分肉、皮肤之间而不休者也。昼日行于阳，夜行于阴，常从足少阴之分间，行于五脏六腑。今厥气客于五脏六腑则卫气独卫其外，行于阳，不得入于阴，行于阳则阳气盛，阳气盛则阳跷陷；不得入于阴，阴虚，故目不瞑。"《灵枢·口问》说："卫气昼日行于阳，夜半则行于阴，阴者主夜，夜者卧，阳者主上，阴者主下，故阴气积于下，阳气未尽，阳引而上，阴引而下，阴阳相引，故数欠。阳气尽，阴气盛，则目瞑；阴气尽而阳气盛，则寤矣。泻足少阴，补足太阳。"可知营卫的运行与寤寐目的开合有密切关系。

《灵枢·大惑论》说:"目者,五脏六腑之精也,营卫魂魄之所常营也,神气之所生也。故神劳则魂魄散,志意乱。是故瞳子黑眼法于阴,白眼赤脉法于阳也。故阴阳合传而精明也。目者,心使也。心者,神之舍也,故神精乱而不转。卒然见非常处,精神魂魄,散不相得,故曰惑也。"

由上述可知,营卫与神、目之间的密切关系。

第五节　营卫病理

《黄帝内经》提出人体生命健康的唯一标准是"形与神俱",这个标准是先天"形"和后天"神"的结合,《灵枢·天年》说:"血气已和,荣卫已通,五脏已成,神气舍心,魂魄毕具,乃成为人。"其"血气已和,荣卫已通,五脏已成"是说胎儿在母腹中已经生成的形体,出生后,后天生成的神归于形体之心就形神合一了,肝肺(魂魄)左右升降正常了,乃成为一个完整健康的人。一个健康人,"五脏坚固,血脉和调,肌肉解利,皮肤致密,营卫之行,不失其常,呼吸微徐,气以度行,六腑化谷,津液布扬,各如其常,故能长久",健康必须是在肺的作用下(呼吸微徐),胃肠之腑生化营卫气血神,肺推动营卫运行正常,五脏藏纳坚固。如果在内外环境各种有害因素的综合作用下,破坏了营卫的和谐状态,就会发生疾病,称之为"营卫倾移"。《素问·离合真邪论》说:"经言气之盛衰,左右倾移。以上调下,以左调右。有余不足,补泻于荣输,余知之矣。此皆荣卫之倾移,虚实之所生,非邪气从外入于经也。"《素问·调经论》说:"气血以并,阴阳相倾,气乱于卫,血逆于经,血气离居,一实一虚。"《灵枢·终结》说:"阴阳不相移,虚实不相倾。"《灵枢·刺节真邪》说:"解惑者,尽知调阴阳,补泻有余不足,相倾移也。"这种营卫倾移所致之虚实,乃情志内伤、脏腑生化功能紊乱所致,不同于《素问·通评虚实论》所说"邪气盛则实,精气夺则虚"的邪正关系。营卫失调产生的病理机制见载于《素问·调经论》,以气血离合为病机,谓"血气离居,一实一虚",并分上下,上阳下阴,上有心肺脑,下有肝肾脾。或"血并于下,气并于上",或"血并于阴,气并于阳"则"惊狂",或"血并于阳,气并于阴"则热中,或"血并于下,气并于上"则"喜忘",或"血并于上,气并于下"则"心烦惋善怒"。

倾,歪斜,不正,失常态,强调态势的变化。移,移动,改变原来的位置,强调位置的变化。倾移就是研究营卫态势和位置两方面的变化,态势讲营卫的强弱虚实,如《伤寒论·平脉法》说:"寸口卫气盛,名曰高;荣气盛,名曰章;高章相搏，名曰纲。卫气弱，名曰懦；荣气弱，名曰卑；懦卑相搏，名曰损。卫气和，名曰缓；荣气和，名曰迟；迟缓相搏，名曰沉。寸口脉缓而迟，缓则阳气长，其色鲜，其颜光，其声商，毛发长；迟则阴气盛，骨髓生，血满，肌肉紧薄鲜硬。阴阳相抱，荣卫俱行，刚柔相搏，名曰强也……寸口脉弱而迟，弱者卫气微，迟者荣中寒。荣为血，血寒则发热；卫为气，气微者心内饥，饥而虚满，不能食也。"位移讲营卫动态的运行通畅与否，即通滞问题。

总之，营卫倾移就是讲形神的健康问题，营卫正常形神合一就是健康人，营卫失常形神不和则疾病发生。

营卫本为摄入胃中的水谷所化生，营卫又化生血气，《灵枢·五味》说："胃者，五脏六腑之海也。水谷皆入于胃，五脏六腑皆禀气于胃。"《灵枢·玉版》说："人之所受气者谷也，谷之所注者胃也，胃者水谷血气之海也。"所以营卫是人体营养之本源，反之，则是人体百病之源。如《灵枢·禁服》说："凡刺之理，经脉为始，营其所行，知其度量，内刺五脏，外刺六腑，审察卫气为百病母。"

一、饮食不节损伤营卫

营卫既来源于饮食，所以饮食不节能够损伤营卫。《灵枢·五味》说："谷始入于胃，其精微者，先出于胃，之两焦以溉五脏，别出两行，营卫之道。其大气之抟而不行者，积于胸中，命曰气海，出于肺，循咽喉，故呼则出，吸则入。天地之精气，其大数常出三入一，故谷不入，半日则气衰，一日则气少矣。"饮食不入则营卫气衰少。《灵枢·五味论》说："黄帝曰：辛走气，多食之令人洞心，何也？少俞曰：辛入于胃，其气走于上焦，上焦者，受气而营诸阳者也，姜韭之气熏之，营卫之气不时受之，久留心下，故洞心。"过食辛辣而伤营卫。《灵枢·水胀》说："寒气客于肠外，与卫气相搏，气不得荣，因有所系，癖而内着，恶气乃起，瘜肉乃生。"此乃饮食生冷伤害营卫。

二、外感六淫损伤营卫

卫气卫外而为固，是身体的防御卫士。外邪犯体，都是卫气防御低弱导致的，故《灵枢·禁服》说"卫气为百病母"。《素问·调经论》说："寒湿之中人也，皮肤不收，肌肉坚紧，荣血泣，卫气去，故曰虚。"这是寒湿伤损卫阳。《素问·气穴论》说："积寒留舍，荣卫不居，卷肉缩筋，肋肘不得伸，内为骨痹，外为不仁。"《素问·生气通天论》说："开阖不得，寒气从之，乃生大偻。陷脉为瘘，留连肉腠。俞气化薄，传为善畏，及为惊骇。营气不从，逆于肉理，乃生痈肿。"这是寒邪伤害营卫。《素问·风论》说："风气与太阳俱入，行诸脉俞，散于分肉之间，与卫气相干，其道不利，故使肌肉愤膜而有疡，卫气有所凝而不行，故其肉有不仁也。"这是风邪客于"分肉之间"伤及卫气而生疡。《素问·气穴论》说："孙络三百六十五穴会，亦以应一岁，以溢奇邪，以通荣卫。荣卫稽留，卫散荣溢，气竭血着。外为发热，内为少气。"所谓"三百六十五穴会"乃指365穴，既是"通营卫"的门户，也是邪气出入的门户，六淫伤之则"荣卫稽留，卫散荣溢，气竭血着，外为发热，内为少气"。

三、情欲损伤营卫

情欲失常也可以损害营卫。《素问·举痛论》说："余知百病生于气也，怒则气上，喜则气缓，悲则气消，恐则气下……惊则气乱……思则气结，九气不同，何病之生？岐伯曰：怒则气逆，甚则呕血及飧泄，故气上矣。喜则气和志达，荣卫通利，故气缓矣。悲则心系急，肺布叶举，而上焦不通，荣卫不散，热气在中，故气消矣。恐则精却，却则上焦闭，闭则气还，还则下焦胀，故气不行矣……惊则心无所倚，神无所归，虑无所定，故气乱矣……思则心有所存，神有所归，正气留而不行，故气结矣。"

四、营卫失常所致内伤杂病

营卫生成不足，或运行涩滞，其病不仁不用。《素问·逆调论》说："荣气虚则不仁，卫气虚则不用，荣卫俱虚则不仁且不用。"营卫不足，温养濡润功能低下而致感觉、运动功能减退的肉苛之病。不仁不用属于营卫衰少而通行阻滞。《素问·气穴论》说："荣卫稽留，卫散荣溢，气竭血著，外为发热，内为少气……积寒留舍，荣卫不居，卷肉缩筋，肋肘不得伸，内为骨痹，外为不仁，命曰不足，大寒留于溪谷也。"《素问·痹论》说："其不痛不仁者，病久入深，荣卫之行涩，经络时疏，故不通，皮肤不营，故为不仁。"营卫不足，运行涩滞，筋骨肌肤失养，风寒湿邪气乘虚而入，为痹证发病的主要内因之一。如果营卫虚衰，气血不能周行于身，其病为半身不遂之偏枯。《灵枢·刺节真邪》说："虚邪之中人也……卫气不行则为不仁……虚邪偏容于身半，其入深，内居荣卫，荣卫稍衰，则真气去，邪气独留，发为偏枯。"如果营卫逆行，可致气机阻塞，升降失常，其病为胀。《灵枢·卫气失常》说："卫气之留于腹中，搐积不行，苑蕴不得常所，使人支胁胃中满，喘呼逆息。"《灵枢·五乱》说："清气在阴，浊气在阳，营气顺脉，卫气逆行，清浊相干，乱于胸中，是谓大悗。"《灵枢·胀论》

说："营气循脉，卫气逆为脉胀，卫气并脉循分为肤胀。"经文提出了"卫气逆行"的概念，值得关注。如果卫气与邪气相搏结，运行涩滞乃至留积，息肉乃生，久之其发肠覃。《灵枢·水胀》说："肠覃何如？岐伯曰：寒气客于肠外，与卫气相搏，气不得荣，因有所系，癖而内著，恶气乃起，息肉乃生。其始生也，大如鸡卵，稍以益大，至其成，如怀子之状，久者离岁，按之则坚，推之则移，月事以时下，此其候也。"如果老年营卫虚衰，气血不足，五脏功能减退，其病不寐。《灵枢·营卫生会》说："老者气血衰，其肌肉枯，气道涩，五脏之气相搏，其营气衰少而卫气内伐，故昼不精，夜不瞑。"不仅老年人，一般人如果邪气入阴，令卫气运行失常，阴阳不通，皆可病不寐。《灵枢·邪客》说："今厥气客于五脏六腑，则卫气独卫其外，行于阳，不得入于阴。行于阳则阳气盛，阳气盛则阳跷陷，不得入于阴，阴虚，故目不瞑。"《灵枢·寿夭刚柔》说："营之生病也，寒热少气，血上下行。卫之生病也，气痛时来时去，怫忾贲响，风寒客于肠胃之中。寒痹之为病也，留而不去，时痛而皮不仁。"《素问·疏五过论》说："病深者，以其外耗于卫，内夺于荣。"《灵枢·岁露》说："人气血虚，其卫气去，形独居，肌肉减，皮肤纵，腠理开，毛发残，膲理薄。"此外，《灵枢·大惑论》亦有类似的论述。以上所致内伤病，《素问·离合真邪论》概括地说："此皆荣卫之倾移，虚实之所生，非邪气从外入于经也。"

五、营卫失常所致外感病证

四时不正之气侵入人体，卫气即起而与争，其病发寒热。《灵邪·刺节真邪》说："虚邪之中人也，洒淅动形，起毫毛而发腠理……与卫气相搏，阳胜者则为热，阴胜者则为寒。"卫气司汗孔之开合，营气化津液以为汗。外感表证，营卫不和，或卫气运行失常，则汗出过多或无汗。《灵枢·营卫生会》说："人有热，饮食下胃，其气未定，汗则出，或出于面，或出于背，或出于身半，其不循卫气之道而出，何也？岐伯曰：此外伤于风，内开腠理，毛蒸理泄，卫气走之，固不得循其道。此气慓悍滑疾，见开而出，故不得从其道，故命曰漏泄。"如果阳邪偏胜，则腠理开合失常，营卫失调，其病热。《素问·调经论》说："阳盛生外热奈何？岐伯曰：上焦不通利，则皮肤致密，腠理闭塞，玄府不通，卫气不得泄越，故外热。"《素问·气穴论》说："荣卫稽留，卫散荣溢，气竭血著，外为发热。"如果邪气与营卫之气相搏，更迭胜负，其病寒热往来，发为疟疾。《素问·疟论》说："此皆得之夏伤于暑，热气盛，藏于皮肤之内，肠胃之外，此荣气之所舍也。此令人汗空疏，腠理开，因得秋气，汗出遇风，及得之以浴，水气舍于皮肤之内，与卫气并居；卫气者，昼日行于阳，夜行于阴，此气得阳而外出，得阴而内薄，内外相薄，是以日作。""其间日发者，由邪气内薄于五脏，横连募原也，其道远，其气深，其行迟，不能与卫气俱行，不得皆出，故间日乃作也。"详尽地说明了疟疾的病因、病机、发作周期，并据此在《素问·刺疟》篇提出刺疟之法及俞穴。如果邪气引起营卫运行不利，壅遏肉理，其病为痈肿，如《素问·生气通天论》说："营气不从，逆于肉理，乃生痈肿。"《素问·气穴论》说："邪溢气壅，脉热肉败，营卫不行，必将为脓。"由于外因所致者，《灵枢·痈疽》说"寒邪客于经络之中则血泣，血泣则不通，不通则卫气归之，不得复反，故痈肿"，"营气稽留于经脉之中，则血泣而不行，不行则卫气从之而不通，壅遏而不得行，故热。大热不止，热胜则肉腐，肉腐则为脓"。由于内因所致者，《灵枢·玉版》说："病生之时，有喜怒不测，饮食不节，阴气不足，阳气有余，营气不行，乃发为痈疽。"外邪侵袭、情志过极、饮食不节等因素，皆可导致正邪相干，营卫不利，血行涩滞，稽留化热，热胜肉腐成脓。更有甚者，风毒之邪客于人体，导致营卫"其道不利""其气不清"，即运行乖逆，功能失常，其病疠风（麻风）。《素问·风论》说："风气与太阳俱入，行诸脉俞，散于分肉之间，与卫气相干，其道不利，故使肌肉愤䐜而有疡，卫气有所凝而不行，故其肉有不仁也。疠者，有荣气热胕，其气不清，故使鼻柱坏而色败，皮肤疡溃，风寒客于脉而不去，名曰疠风。"

外感热病失治或误治，轻者营卫不和，病传六经，重者营卫不行，脏腑俱病。《素问·热论》说："三阴三阳，五脏六腑皆受病，荣卫不行，五脏不通，则死矣。"内伤诸病，伤及营卫，脏腑失调，精神内伤，甚则身必败亡。《素问·疏五过论》说："凡未诊病者，必问尝贵后贱，虽不中邪，病从内生，名曰脱营……病深者，以其外耗于卫，内夺于营，良工所失，不知病情，此亦治之一过也。"总之，"邪之所凑，其气必虚"，虚则感受外邪。

六、营卫失常，痈肿赘瘤

营卫运行失常，则生痰饮、血瘀、痈肿等癥瘕积聚赘生物，如《素问·生气通天论》说："开阖不得，寒气从之，乃生大偻……营气不从，逆于肉理，乃生痈肿。"《灵枢·痈疽》说："夫血脉营卫，周流不休……寒邪客于经络之中，则血泣，血泣则不通，不通则卫气归之，不得复反，故痈肿……营卫稽留于经脉之中，则血泣而不行，不行则卫气从之而不通，壅遏而不得行，故热。大热不止，热胜，则肉腐，肉腐则为脓。"《灵枢·刺节真邪》说："有所结，气归之，卫气留之，不得反，津液久留，合而为肠溜……有所结，气归之，津液留之，邪气中之，凝结日以易甚，连以聚居，为昔瘤……有所结，深中骨，气因于骨，骨与气并，日以益大，则为骨疽。有所结，中于肉，宗气归之，邪留而不去，有热则化而为脓，无热则为肉疽。"《灵枢·卫气失常》说："卫气之留于腹中，搐积不行，苑蕴不得常所，使人支胁胃中满，喘呼逆息者。"《灵枢·水胀》说："寒气客于肠外，与卫气相搏，气不得荣，因有所系，癖而内著，恶气乃起，瘜肉乃生。"《灵枢·胀论》说"卫气之在身也，常然并脉循分肉，行有逆顺……营卫留止，寒气逆上，真邪相攻，两气相搏，乃合为胀也"，"夫胀者，皆在于脏腑之外，排脏腑而郭胸胁，胀皮肤，故命曰胀"。《灵枢·百病始生》说："积之始生，得寒乃生，厥乃成积也……厥气生足悗，悗生胫寒，胫寒则血脉凝涩，血脉凝涩则寒气上入于肠胃，入于肠胃则膜胀，膜胀则肠外之汁沫迫聚不得散，日以成积。卒然多食饮，则肠满，起居不节，用力过度，则络脉伤，阳络伤则血外溢，血外溢则衄血，阴络伤则血内溢，血内溢则后血。肠胃之络伤则血溢于肠外，肠外有寒，汁沫与血相抟，则并合凝聚不得散，而积成矣。卒然中外于寒，若内伤于忧怒，则气上逆，气上逆则六输不通，温气不行，凝血蕴里而不散，津液涩渗，著而不去，而积皆成矣。"

这些赘瘤的形成都是"卫气留之"而不能营运，"邪气中之"则"凝结"为瘤。

七、营卫衰少，三焦不通

《灵枢·本脏》说："卫气者，所以温分肉，充皮肤，肥腠理。"《素问·调经论》说："阳受气于上焦，以温皮肤分肉之间。"《灵枢·五味论》说："上焦者，受气而营诸阳者也。"《灵枢·痈疽》说："上焦出气，以温分肉，而养骨节，通腠理。"《灵枢·五癃津液别》说："津液各走其道，故上焦出气，以温肌肉，充皮肤，为其津。"腠理是三焦腑，营卫旺则腠理肥，营卫虚衰则腠理萎纵。《灵枢·论勇》说："勇士者……三焦理横，怯士者……其焦理纵。"所谓"三焦理横""其焦理纵"，理横指腠理间的血、气、津液充盈饱满，理纵指腠理间的血、气、津液不充盈不饱满。比如在布袋中，如果充满气体或水液则布袋就胀满，否则布袋纵缓。所以《金匮要略·中风历节病脉证并治第五》说："荣气不通，卫不独行，荣卫俱微，三焦无所御，四属断绝，身体羸瘦。"没有了营卫，三焦腠膝理就是纵的，不能"肥腠理"就横不起来，故"身体羸瘦"。

第六节　卫气为百病母

《灵枢·禁服》说："凡刺之理，经脉为始，营其所行，知其度量，内刺五脏，外刺六腑，审察卫气，为百病母，调其虚实，虚实乃止，泻其血络，血尽不殆矣。"为什么提出"卫气为百病母"的命题呢？因为《黄帝内经》说水谷生成了营卫二气，营为阴，卫为阳，在外卫阳卫外而为固，在内卫气偕营气而行，卫气与太阳同步，营在内为之守，营卫盛则神旺，营卫虚则神不足，卫气不守则邪犯，故云"卫气为百病母"。

第七章　阴阳大论

中医阴阳理论的基础不是哲学，那么阴阳的基础到底是什么呢？这要从《黄帝内经》找答案。《素问·阴阳应象大论》说得很明白，"阴阳"是"应象"的，就是说"阴阳"来自于"象"。那么"象"是什么呢？传世的《周易·系辞传》和1973年马王堆出土的帛书《周易》中都说："天垂象见吉凶，圣人象之。"《素问·五运行大论》说："夫变化之用，天垂象，地成形，七曜纬虚，五行丽地。"又说："夫阴阳者，数之可十，推之可百，数之可千，推之可万，天地阴阳者，不以数推，以象之谓也。"可知"象"是指天象，而天象主要是指日月。《周易·系辞传》说："法象，莫大乎天地；变通，莫大乎四时；县象著明，莫大乎日月。"1973年马王堆出土帛书《周易》则说"阴阳之义合日月"，故《灵枢·阴阳系日月》说"日为阳，月为阴"，即"阴阳系日月"。《管子·枢言》说："道之在天，日也。"《素问·生气通天论》说："天运当以日光明。"可知天道主要讲日运动，其次是月亮运动。"天垂象"，主要是指日月之象，这就阐明了阴阳来源的实质内容，这就是古人对阴阳的定义。至于《说文解字》说水北、山南为阳，水南、山北为阴，那只是看到的现象，不是阴阳的本质。白天看到太阳为阳，夜里看到月亮为阴。这就是说，最初阴阳观念是建立在阳光基础上的，有阳光者为阳，背阳光者为阴。太阳是绝对的阳，阴是相对于太阳说的。因此阴阳的定义有狭义和广义之分。狭义阴阳定义：指天象，日月之象。向太阳阳光为阳，背太阳阳光为阴。而广义阴阳定义是：《素问·阴阳离合论》说："阴阳者，数之可十，推之可百，数之可千，推之可万，万之大不可胜数。"《周易·系辞传》说："俯则观法于地，观鸟兽之文，与地之宜，近取诸身，远取诸物。""是故夫象，圣人有以见天下之赜，而拟诸其形容，象其物宜，是故谓之象。"观天象的目的是什么呢？是为了掌握天地的"变化"及其"吉凶"灾害，为了"生"。《系辞传》说："夫乾（天）……是以大生焉。夫坤（地）……是以广生焉。""生生之谓《易》。"故云"天地之大德曰生"。故《素问》有"生气通天论""四气调神大论""阴阳应象大论""六节藏象论"等。研究日月星运动的人都是天文历法学者，所以《汉书·艺文志》说："阴阳家者流，盖出于羲和之官，敬顺昊天，历象日月星辰，敬授民时，此其所长也。"羲和即是古代懂得天文历法的人。

那么，如何观察日月之象呢？古人早有结论。白天观察太阳运动，夜里观察月亮运动。

夜里观察月亮运动的规律，《周易参同契》里有记载，谓："三日出为爽，震庚受西方。八日兑受丁，上弦平如绳。十五乾体就，盛满甲东方。蟾蜍与兔魄，日月炁双明，蟾蜍视卦节，兔者吐生光。七八道已讫，曲折低下降，十六转受统，巽辛见平明，艮直于丙南，下弦二十三，坤乙三十日，东北丧其朋。节尽相禅与，继体复生龙，壬癸配甲乙，乾坤括始终。"可以用图7-1、图7-2表示如下。

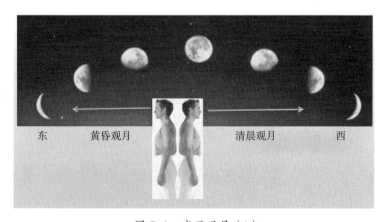

| 东 | 黄昏观月 | | 清晨观月 | 西 |

图7-1　夜里观月（1）

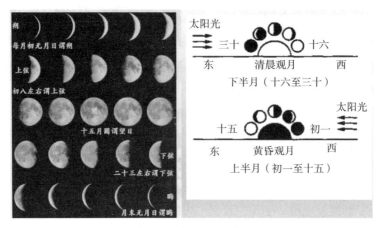

图 7-1　夜里观月（2）

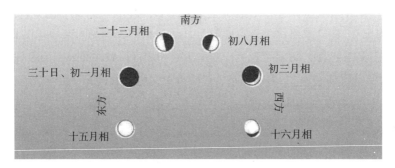

图 7-2　月相特定日子在天空的视运动位置

古人取了六个特征点，称为"六节"，故《素问》有《六节藏象论》，"六节"就是将一年四季划分为六个时间段。所以《阴阳应象大论》和《六节藏象论》都是谈天道，天道分六节，这六节可以用三阴三阳表示，这就是三阴三阳来源的实质。（图 7-3）

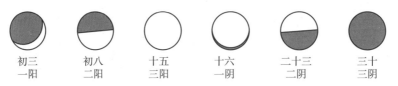

| 初三 | 初八 | 十五 | 十六 | 二十三 | 三十 |
| 一阳 | 二阳 | 三阳 | 一阴 | 二阴 | 三阴 |

图 7-3　月相六节配三阴三阳

白天观日，因为太阳光刺眼，无法直观，古人就发明了立杆测日影（图7-4），《黄帝内经》里有明确记载。如《素问·生气通天论》说："天运当以日光明。"《素问·六微旨大论》说："因天之序，盛衰之时，移光定位，正立而待之。"

《素问·八正神明论》说："因天之序，盛衰之时，移光定位，正立而待之。"《素问·六节藏象论》说："立端于始，表正于中，推余于终，而天度毕矣。"

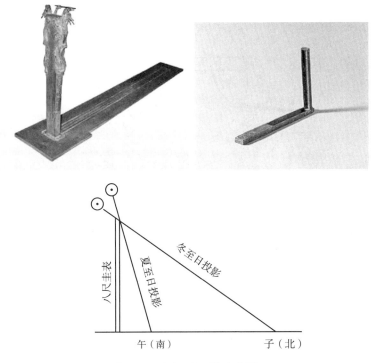

图 7-4　立杆测日影示意图

《素问·五运行大论》记载了古人观察到的天象，谓：

臣览《太始天元册》文，丹天之气，经于牛女戊分，黅天之气，经于心尾己分，苍天之气，经于危室柳鬼，素天之气，经于亢氐昴毕，玄天之气，经于张翼娄胃。所谓戊己分者，奎壁角轸，则天地之门户也。夫候之所始，道之所生，不可不通也……夫变化之用，天垂象，地成形，七曜纬虚，五行丽地。地者，所以载生成之形类也。虚者，所以列应天之精气也。形精之动，犹根本之与枝叶也，仰观其象，虽远可知也。

其天象图见图 7-5。

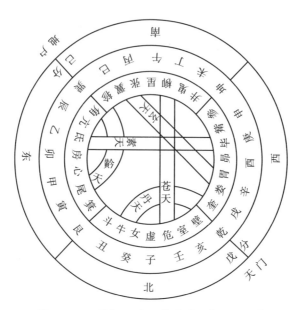

图 7-5　日月视运动天象图（五气经天图）

此图由月体纳甲图（图 7-6）和太阳周年视运动纳子图（图 7-7）组成，详解见笔者《中医运气学解秘》一书。

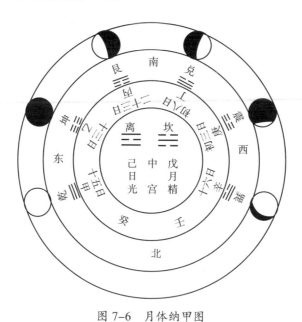

图 7-6　月体纳甲图

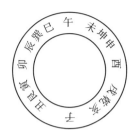

图7-7　太阳周年视运动纳子图

《黄帝内经》将阴阳划分成三阴三阳"六节"，用以表示阴阳量的变化。如《素问·天元纪大论》说："阴阳之气，各有多少，故曰三阴三阳也。"阴阳多少的变化产生了六气，故又说："寒暑燥湿风火，天之阴阳也，三阴三阳上奉之。"

因为阴阳来源于天地运动——立杆测日影的日地相互运动，故《素问·阴阳应象大论》说："阴阳者，天地之道也，万物之纲纪，变化之父母，生杀之本始，神明之府也，治病必求于本。故积阳为天，积阴为地。阴静阳躁，阳生阴长，阳杀阴藏。阳化气，阴成形。寒极生热，热极生寒；寒气生浊，热气生清；清气在下，则生飧泄；浊气在上，则生䐜胀，此阴阳反作，病之逆从也。"这里主要阐述了阴阳的基本概念和基本内容，并根据自然界变化描述阴阳运动的基本规律和普遍法则，如《系辞传》说："变通，莫大乎四时。"这是认识万事万物变化之纲领，是万事万物发生、发展和衰退、消亡的根本。并通过对天地变化及静躁、寒热等自然现象的观察及推论，以说明阴阳属性、作用及相互关系的基本内容，其中包括阴阳的属性特征及其对立、互根、消长、转化的关系。客体自然界的变化，必然对主体人产生影响，所谓天人相应也，所以人体疾病作为万事万物运动变化的现象之一，自然也遵循阴阳对立统一的法则。故医生在认识人体、诊治疾病时，就必须寻求阴阳变化之本。在正常情况下阳气清轻主升，而阴气重浊主降；若清阳不升，浊阴不降，阴阳升降运动反常，则会发生阴阳反作而出现腹胀、飧泄等多种病变，治疗当用升清降浊之法。

古人由日月地运动变化之"四时"引出日月运动四特征点"数"的概念，如冬至、春分、夏至、秋分，朔月、上弦、望月、下弦等，如《灵枢·九针论》说："天地之大数也，始于一而终于九。"《素问·三部九候论》说："天地之至数，始于一，终于九焉。"这个"天地之大数也，始于一而终于九"即来源于日月运动四特征点数周期。《素问·六元正纪大论》则称此"数"为"天地之纲纪，变化之渊源"，其代表即是河图、洛书。所以《黄帝内经》里有确实的象数理论。

　　古天文历法是推算阴阳变化的工具，所以阴阳看得见摸得着，能推算，能预测，不是抽象的。中国传统文化的核心是以天道明人事，所以中医也是以天道明医道，要从天地阴阳探讨中医理论。《素问·四气调神大论》说："夫四时阴阳者，万物之根本也。所以圣人春夏养阳，秋冬养阴，以从其根；故与万物沉浮于生长之门，逆其根则伐其本，坏其真矣。故阴阳四时者，万物之终始也，生死之本也，逆之则灾害生，从之则苛疾不起，是谓得道。道者圣人行之，愚者佩之。从阴阳则生，逆之则死；从之则治，逆之则乱。"基于这个道理，《素问·病能论》才说："上经者，言气之通天也。下经者，言病之变化也。金匮者，决死生也。揆度者，切度之也。奇恒者，言奇病也。所谓奇者，使奇病不得以四时死也。恒者，得以四时死也。所谓揆者，方切求之也，言切求其脉理也。度者，得其病处，以四时度之也。"所谓"气之通天"即《素问·生气通天论》之"生气通天"，是讲五运六气理论的。《黄帝内经》阴阳大论见于五运六气七篇大论和《素问·阴阳应象大论》《素问·阴阳离合论》《素问·阴阳类论》等篇之中，特别是《素问·阴阳应象大论》《素问·天元纪大论》阐述了其纲领，如《素问·天元纪大论》说：

　　夫五运阴阳者，天地之道也，万物之纲纪，变化之父母，生杀之本始，神明之府也，可不通乎。故物生谓之化，物极谓之变，阴阳不测谓之神……

　　天地者，万物之上下也。

　　左右者，阴阳之道路也。

　　水火者，阴阳之征兆也。

　　金木者，生成之终始也。

《素问·阴阳应象大论》说：

　　阴阳者，天地之道也，万物之纲纪，变化之父母，生杀之本始，神明之府也……

　　天地者，万物之上下也；

　　阴阳者，血气之男女也；

　　左右者，阴阳之道路也；

　　水火者，阴阳之征兆也；

　　阴阳者，万物之能始也。

　　故曰：阴在内，阳之守也；阳在外，阴之使也。

　　这里阐述的是天地宇宙立体运动，可图示如下：

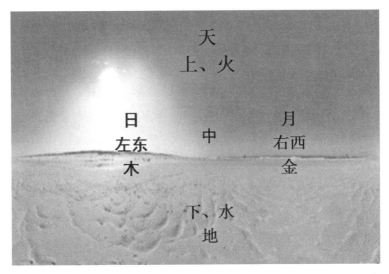

图 7-8　天地宇宙立体图

《黄帝内经》言阴阳不以数推，观之以象。我们先看看《素问·阴阳应象大论》讲了哪些阴阳之象：

	1	2	3	4	5	6	7	8	9	10	11	12	13	14

阳：天、动、气、热、清、腠理四肢、火、气、辛甘、气、男、左、外、上……

阴：地、静、形、寒、浊、五脏六腑、水、味、酸苦、血、女、右、内、下……

由此可知，阴阳数下去是没完没了的，所以《素问·阴阳离合论》说："阴阳者，数之可十，推之可百，数之可千，推之可万，万之大不可胜数，然其要一也。"《灵枢·阴阳系日月》说："夫阴阳者，有名而无形，故数之可十，离之可百，散之可千，推之可万，此之谓也。"《素问·五运行大论》说："夫阴阳者，数之可十，推之可百，数之可千，推之可万。天地阴阳者，不以数推，以象之谓也。"就是说，自然界中的阴阳数不完，不可胜数，然用阴阳象概括之，"其要一也"，只有一阴一阳，谓"一阴一阳之谓道"，这个"道"就是《素问·阴阳应象大论》说的"阴阳者，天地之道也"的"道"。

《汉书·艺文志》说："阴阳家者流，盖出于羲和之官，敬顺昊天，历象日月星辰，敬授民时，此其所长也。"羲和是古代的天文历法官，《汉书·艺文志》说"天文者，序二十八宿、步五星日月，以纪吉凶之象"，"历谱者，序四时之位，正分至之节，会日月五星之辰，以考寒暑杀生之实……凶厄之患，吉隆之喜，其术皆出焉"。所以《黄帝内经》始终用天体日月、星辰、四时变化谈论阴阳五行。

第一节 天体运动是阴阳本质——阴阳起源

四时阴阳就是"天地之道""万物之纲纪"。道就是规律，是天地日月运行变化的规律。左右阴阳不同，左阳升而右阴降，我们在临床中经常见到或左病或右病的病人，从阴阳辨证论治有很好的效果。

天地合气生成万物，所以说"阴阳者，万物之能始也"，即天地阴阳生成了万物的形质，天阳为父，地阴为母，故云阴阳是"父母"，是万物"生杀之本始"——生死之根本。这说明中医思维是科学思维和逻辑思维，科学本源是天文历法，不只是象思维、灵感思维，这里包含着现代所说的系统论、发育生物学、矛盾对立统一论、耗散结构理论、熵理论等。难道牛顿和爱因斯坦没有用象思维和灵感思维吗？天地合气生"神"，故云为"神明之府"，"阴阳不测之谓神"。《素问·六节藏象论》说：

天食人以五气，地食人以五味。五气入鼻，藏于心肺，上使五色修明，音声能彰。五味入口，藏于肠胃，味有所藏，以养五气，气和而生，津液相成，神乃自生。

天主气为阳，地主味为阴，所以《素问·阴阳应象大论》说：

水为阴，火为阳；阳为气，阴为味。味归形，形归气，气归精，精归化，精食气，形食味，化生精，气生形。味伤形，气伤精；精化为气，气伤于味。阴味出下窍；阳气出上窍。味厚者为阴，薄为阴之阳。气厚者为阳，薄为阳之阴……气味，辛甘发散为阳，酸苦涌泄为阴。

"阳为气""气生形"，所以"形归气"所养。"阴为味""阴成形"，所以"味归形""形食味"，而且"味伤形"。"精食气"，所以"气归精"；"精化为气"，所以"气伤精"。《素问·脏气法时论》说："气味合而服之，以补精益气。"《素问·阴阳应象大论》说："形不足者，温之以气；精不足者，补之以味。"精来于味的生化，所以"精归化"，"化生精"。味生精，"精化为气"，所以"气伤于味"。阳气上升，故"阳气出上窍"。阴味下降，故"阴味出下窍"。这种气阳、味阴观指导着临床的应用。

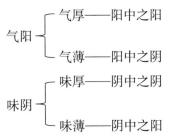

《素问·宝命全形论》说：

> 天覆地载，万物悉备，莫贵于人；人以天地之气生，四时之法成……夫人生于地，悬命于天，天地合气，命之曰人。

《素问·至真要大论》说"天地合气，六节分而万物化生矣"，六节即指一年之六步六气，并说"六气分治，司天地……天地之大纪，人神之通应也"，这个人之神，即是"神乃自生"之神，故云"生气通天"。天气和地气是一个互相渗透、交融制约的统一体，这就是五行生克理论，从而生化出万物来。六季就有六次交合，称为天地六合。天地的作用是什么？是生化万物。天为乾，地为坤。所以《系辞传》说："夫乾，其静也专，其动也直，是以大生焉。夫坤，其静也翕，其动也辟，是以广生焉。"因此《系辞传》进一步总结说："天地之大德曰生。"

天地气交化生成无形的六气和有形的万物，就是天地四时阴阳化生五行的过程，《素问·天元纪大论》说："天有五行御五位，以生寒暑燥湿风。"火一分为二，即成六气，也叫"六节"，故《素问·至真要大论》说"天地合气，六节分而万物化生矣"。按六步"六节"而藏，故有"六节藏象论"，这个过程就是自然界生、长、化、收、藏的过程。肺通天气，故云肺主"治节"。

从人而言，父母生成的形体就是"器"，"器者，生化之宇"，人这个"生化"的过程就是生、长、壮、老、已的过程。

乾天是纯阳真火，坤地是纯阴真水。乾坤天地交而生坎离，离火坎水是五行之水火。少阳标本皆阳为纯阳乾，太阴标本皆阴为纯阴坤，真火乾和真水坤合为太极黄庭，乾坤交则生成五行离火坎水。

乾天的代表是太阳，《素问·生气通天论》说"天运当以日光明"，太阳是真火。坤地的代表是水，太阴脾水为真水，马王堆帛书《周易》坤作川。《玉篇·川部》："巛读为川，古坤字。"巛与川相通，巛为坤，甲骨文川为水，则坤亦为水矣。尚秉和《周易尚氏学》就谓坤为水。又坤为地。《春秋考异邮》说："地主月精。"《感精符》说:"月者,阴之精,地之理。"知坤有月象,坤为月。《开元占经》说:"王子年《拾遗记》曰:'瀛洲水精为月。'范子计然曰:'月者,水也。'《淮南子》曰:'月者,天之使也。水气之精者为月。'"黎子耀曾说:"坤为地为月。"《说卦传》说"坎为月"、"坎为水"。月与水同类而通。坤既为地为月,而月为水,故坤亦为水,则脾为水明矣。何况脾主湿,湿之质即是水。又坤为地,地球上70%是水啊!《素问·阴阳别论》说"三阴结谓之水"。李东垣《兰室秘藏·眼耳鼻门》说:"脾者,诸阴之首也。"《秘本伤寒第一书》说:"脾本天一所生之水,内藏元阳,为阴阳五行之祖,五脏六腑之本,呼吸之门,精神之舍,气血之根,而为医之心法所起者也。"

于人身,此乃人身真水真火,谓之黄庭、丹田、太极、命门。即

$$黄庭、太极 \begin{cases} 阳\to乾天\to少阳三焦\to火 \\ \\ 阴\to坤地\to太阴脾\to水 \end{cases}$$

这就是中医引入太极概念的缘由,朱丹溪《格致余论·相火论》说:"太极,动而生阳,静而生阴。阳动而变,阴静而合,而生水、火、木、金、土,各一其性。"太极的动阳静阴就是乾坤真火真水,就是少阳太阴。李东垣在《医学发明》"病有逆从,治有反正论"中说:"坤元一正之土,虽主生长,阴静阳躁,禀乎少阳元气乃能生育也。"左右木金和上下水火就是五行之木火金水。据此,笔者绘出图7-9以解释上文之阴阳大论。

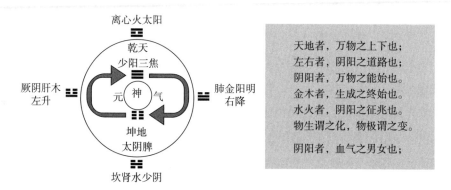

图7-9 太极两仪四象图

从上图可以看出,左右金木是阴阳升降之道路,主万物之生成终始,阳左升阴右降,总之,生生死死都是阳气消长造成的。上下水火是阴阳之盛,是阴阳之

征兆，物极谓之变，即阴阳转化。阴阳转化的基础源泉是太阳周年视运动，没有太阳周年视运动得不出阴阳转化理论。左右金木为春秋，上下水火为冬夏，春秋冬夏为四季四象，其实就是太极——暑夏——长夏和春夏秋冬四季的关系，即黄庭太极与四象的问题。

第二节　四时阴阳与标本中气

《素问·六元正纪大论》说："春气始于下，秋气始于上……春气始于左，秋气始于右……此四时正化之常。"厥阴春气始于左下而上升，阳明秋气始于右上而下降，这样可以将上图转换成下面的标本中气图（图7-10）来加以说明。

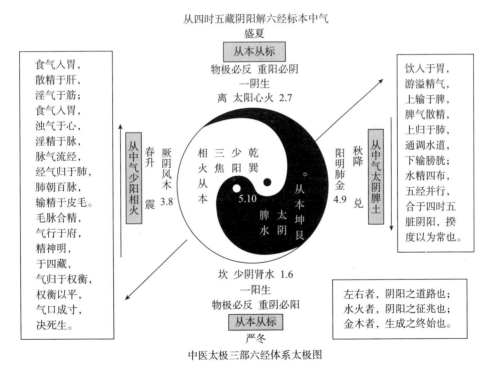

图 7-10　六经标本中气示意图

《灵枢·脉度》说："心气通于舌，心和则舌能知五味矣。"《素问·阴阳应象大论》说心"在窍为舌"。"脾气通于口，脾和则口能知五谷矣。"《灵枢·经脉》说："唇舌者，肌肉之本也。"先天之本心为五脏六腑之主，主寒热虚实。后天之本脾主口舌，脾主湿，土生其苔，主胃气中气，也主寒热虚实。神生于黄庭，神舍于心，所以舌能察神。这是舌诊的原理（图 7-11）。

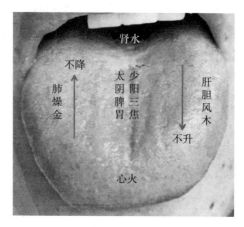

图 7-11　观舌

从本的少阳太阴居黄庭太极，阳明肺金和厥阴肝木分居左右主阴阳之升降，上太阳心和下少阴肾为水火之征兆。《素问·天元纪大论》的"寒暑、燥湿、风火"六气次序就是按标本中气理论安排的，"风火"代表厥阴风木从中气少阳相火一组，"燥湿"代表阳明燥金从中气太阴湿土一组，"寒暑（热）"代表太阳寒水少阴君火从本从标一组。

阳明太阴燥湿互为表里一组，厥阴少阳风火互为表里一组，太阳少阴寒热互为表里一组，这就是《素问·阴阳离合论》说的三阴三阳之一合，表示人体四肢互为表里的阴阳经脉（图 7-12）。

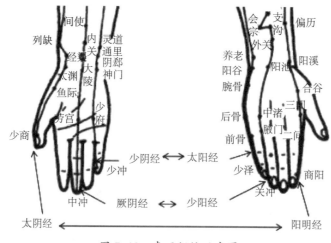

图 7-12　表里经络示意图

标本中气理论有如下内容：

一、标、本、中气

1.本指六气，即风、寒、暑、湿、燥、火。

2.标指三阴三阳，即太阳、阳明、少阳、太阴、少阴、厥阴。

3.中气指互为表里两经之间的关系，太阴与阳明互为表里，少阳与厥阴互为表里，如太阳的中气是少阴，少阴的中气是太阳，太阳与少阴互为表里。

二、标本从化

《素问·至真要大论》说：

是故百病之起，有生于本者，有生于标者，有生于中气者，有取本而得者，有取标而得者，有取中气而得者，有取标本而得者……知标与本，用之不殆……不知是者，不足以言诊，足以乱经。

这是说，有的病发于本，有的病发于标，有的病发于中气，有的病发于标本。

《素问·至真要大论》又说：

少阳太阴从本，少阴太阳从本从标，阳明厥阴不从标本，从乎中也。故从本者化生于本，从标本者有标本之化，从中者以中气为化也。

六经中，少阳、太阴、厥阴、阳明四经以中部胃气为主，只有太阳少阴以标本为主。这是从化问题，从化可以分为三类：

（一）从本——同气相求

经言少阳太阴从本。

少阳标阳本火，属性皆阳，标本同气，其正常的相火功能是生升阳气，太过则热盛，不及则寒湿。

太阴标阴本湿，属性皆阴，标本同气，其正常的脾湿功能是生降阴气，太过则湿盛而寒，不及则脾阴虚。

少阳保持着正常的基本温度，太阴保持着正常的基本湿度，这是万物生存的基本保障。这个基本保障就是——神。有大小建中汤。

（二）从中气——根于神

经言厥阴阳明从中气而生，物生谓之化。

厥阴从中气少阳相火而主春阳升浮，阳明从中气太阴水湿而主秋阴沉降，经言左右者阴阳之道路也。

厥阴主春生阳气，阳气来复则生，阳气不复则死，故厥阴最多厥热胜复之病，最急是扶阳气，以扶阳为主，有大小阳旦汤，主药是黄芪。《理虚元鉴》说中焦脾胃为阳气之本。

阳明主秋生阴气，秋主燥气，得中气太阴湿化则不燥，故阳明最多燥病，最急是"存津液"扶阴气，以扶阴为主，有大小阴旦汤，主药是柴胡。《理虚元鉴》说上焦肺为阴气之本。

（三）从本从标——标本异气

经言太阳少阴从本从标而转化阴阳，物极谓之变。

太阳本寒标阳，少阴本热标阴，标本异气，所以发病，或从本，或从标，或从标本。从热者热化，从寒者寒化，从标本者寒热错杂为病。

太阳位于夏至阳盛极阶段，少阴位于冬至阴盛极阶段，物极而变，阴阳转化，多发二至病。

三、生化之本——湿火

1.少阳太阴从本为湿火，湿火为本，主生化的基本原料，即胃气与神。少阳相火主基本温度，太阴湿土主基本湿度，这是生命生存的基本条件，是生化营养物质营卫气血的基地，失常则导致血痹虚劳诸证及易患外感疾病。

从本的少阳和太阴组成了人体太极。张子和《儒门事亲》编成"标本中气歌"赞之：

少阳从本为相火，太阴从本湿上坐；

厥阴从中火是家，阳明从中湿是我；

太阳少阴标本从，阴阳二气相包裹；

风从火断汗之宜，燥与湿兼下之可。

万病能将火湿分，彻开轩岐无缝锁。

张子和抓住了标本中气理论的要害点，认为从本的少阳太阴"火湿"才是最根本的东西，因为"火湿"造成了人体的中气升降运动。这个少阳"火"是人体基本温度的保障，这个太阴"湿"是人体基本湿度的保障，故由少阳太阴构建成人体之太极，道家谓之黄庭丹田，佛家谓之脐轮，现代谓之腹脑。"火湿"——水火使中焦腐熟水谷而生成营卫气血——神，如《素问·六节藏象论》说："天食人以五气，地食人以五味；五气入鼻，藏于心肺，上使五色修明，音声能彰；五味入口，藏于肠胃，味有所藏，以养五气，气和而生，津液相成，神乃自生。"这个"神"产生于气、味之化。故《素问·八正神明论》说："血气者，人之神。"《灵枢·营卫生会》说："血者，神气也。"《灵枢·平人绝谷》说："神者，水谷之精气也。"《灵枢·小针解》说："神者，正气也。"故《素问·移精变气论》说："得神者昌，失神者亡。"可知这个太极是人生死攸关之处，所以说"万病能将火湿分，彻开轩岐无缝锁"。

《黄庭内景经》上有章第二：

上有魂灵下关元，左为少阳右太阴。后有密户前生门。出日入月呼吸存。

四气所合列宿分，紫烟上下三素云。灌溉五华植灵根，七液洞流冲庐间。

回紫抱黄入丹田，幽室内明照阳门。

《黄庭内景经》则把"从本"的"少阳太阴"所在的太极称作"丹田"。上有魂灵——脑神，即大脑，下有关元——太极（梁丘子注："关元，脐也。"），即腹脑。"出日入月"代表四时之五气，肺吸入五气与脾摄入之五味合而生神（营卫气血），神舍心后注于目，入于脑而有三清。紫为帝王之色。"三素云"，务成子注"三素者，紫素、白素、黄素也"，心为"紫素"，肺为"白素"，脾为"黄素"，指心、肺、脾三本也。"五华"者五色，"七液洞流"概指营卫气血之运行，上注于目入脑而化脑髓。"回紫抱黄入丹田"指黄庭太极——腹脑，"紫"指少阳相火，"黄"指太阴湿土，"阳门"指目命门。指出了大脑和腹脑的重要性及相关性。

朱丹溪继承此说，在《格致余论·序》说："因见河间、戴人、东垣、海藏诸书，始悟湿热、相火为病甚多……徐而思之，湿热、相火，自王太仆注文已成湮没，至张、李诸老始有发明。"湿热即湿火，张指张子和，张子和有标本中气"湿火"说，李指李东垣，李东垣有脾胃内伤"湿火"说。《格致余论·鼓胀论》说："脾土之阴受伤，转输之官失职，胃虽受谷不能运化。故阳自升，阴自降，而成天地不交之否。于斯时也，清浊相混，隧道壅塞。气化浊，血瘀郁，而为热。热留而久，气化成湿，湿热相生。"朱丹溪论述了内伤湿热相生的机理。并在

《局方发挥》总结说此"悉是湿热内伤之病"，概括为"火土二家之病"，是为肺腑之言也。少阳三焦相火不足则阳不生阴不长，而生阴火——心火，脾胃阳虚则湿不化而下流，湿郁则生热，故《温病条辨·中焦》说："湿久生热，热必伤阴，故称湿火者是也。"《三指禅》说："湿积而蒸，则为湿火。"就现代而言，湿火病也多，今人食物丰盛，豪饮狂食，损伤脾胃，酒食相搏则生湿火，喜食辛辣、油煎、高蛋白则生湿火；或生活工作紧张、压力大、思虑多等，肝脾不和，清浊失于升降，于是生成湿火；今人夜生活多，半夜不睡，早晨不起，好静懒动，色欲过度，都可生成湿火。

2. 厥阴少阳从中气为风火，风火为阳，主阳生阴长，输阳布阴。厥阴少阳主人体阳气生发，《素问·生气通天论》说："阳气者，若天与日，失其所，则折寿而不彰。故天运当以日光明。是故阳因而上，卫外者也。"可知阳气是护卫身体的正气，阳化气，决定了人身气血的输布、气血气机的通畅、水液气化的通畅。脾胃的生化升降全决定于此。所谓"正邪相争"，就是指卫外的阳气与邪气相斗争。假如邪气内伏，只有扶阳才能托邪外出，可用大小阳旦汤。如果少阳厥阴阳气不升，一是下焦水湿不化，二是上焦失其宣发和肃降。

3. 阳明太阴从中气为燥湿，燥湿为阴，主阳杀阴藏，阴降阳藏。阳明太阴燥湿属阴，阴以降为顺。石寿棠《医原》论之最详，可参阅之。

4. 太阳少阴从标从本为寒热，故有寒有热；寒热之极，水火征兆，物极为变，阴阳转化。

这里涉及阴阳升降问题。《素问·阴阳应像大论》说："积阳为天，积阴为地。阴静阳躁，阳生阴长，阳杀阴藏。"从天阳地阴角度讲，天阳下降，地阴上升，即阳降阴升。在经脉方面表现为阴经从足走腹胸手，阳经从手走头而下足。从地阳天阴角度讲，地阳上升，天阴下降，即"阳生阴长，阳杀阴藏"。"阳杀阴藏"可以说是阳降阴伏，故有"阳主阴从"之说。在经脉方面表现为向心性，手足十二经脉皆起于手足（脾胃主四肢手足，胃脘四肢为地阳）而走向胸腹。

这与司天在泉系统不同，如《素问·六微旨大论》说："寒湿相遘，燥热相临，风火相值。"太阳主外表，太阴主内里，互为司天在泉，故云"寒湿相遘"。阳明少阴主秋冬阴仪系统，阳杀阴藏，津液不布，故云"燥热相临"。厥阴少阳主春夏阳仪系统，阳生阴长，故云"风火相值"。

从上所言可知，五运六气的生化作用是：

（1）寒湿

（2）寒热

（3）湿火

（4）风火

（5）燥湿

（6）燥热

总之，标本中气理论，一是确定了黄庭太极的基石根源，二是确定了阴阳的升降浮沉及阴阳转化的生化作用，三是确定了六经的表里关系。

人是天地合气的产物，所以人的生理、病理必受其影响。在外天的风寒暑湿燥火六气是本，是"根于外"的"气立"；在人体的少阳、太阳、阳明、太阴、少阴、厥阴六经为标，沟通天人之间的通道是中气，是"根于中"的"神机"。

标本中气的生理病理有三大类：

第一、黄庭太极从本的少阳太阴湿火的生理病理。

第二、二分从中的厥阴阳明生化的生理病理。

第三、二至从本从标的太阳少阴极变的生理病理。

《素问·至真要大论》说："气至之谓至，气分之谓分，至则气同，分则气异，所谓天地之正纪也。"可知分至之说，古已有之。从 2006 年出版的《中医太极医学》、2010 年出版的《伤寒真原》到 2014 年出版的《五运六气解读伤寒论》逐渐形成了太极病、二至病的概念，现在又提出了二分病的新概念，逐步完善了太极、两仪、四象生理病理一体化的中医理论新体系。

五运六气理论分为司天在泉法轮常转和标本中气两大部分。司天在泉部分以天之六本气→标气六经→发病脏腑系统为体系，形成"寒湿相遘，燥热相临，风火相值"轮转的三大系统。而标本中气部分则以"从本""从本从标""从中"系统为体系，形成以火湿为本、风火互助升阳、燥湿互济降沉、寒热转化的阴阳升降转化四大系统。二者统辖外感和内伤，而生发百病。

四、太极从本的少阳太阴生理病理

黄庭太极少阳三焦系统和太阴脾系统的相互作用主要有两大功能：

（一）主开阖出入

一是呼吸——气的开阖出入。"天食人以五气"是通过呼吸来完成的，呼吸是人与大自然之间天人合一的根本联系。

《灵枢·本输》说："少阳属肾，肾上连肺，故将两脏。"少阳之气源于子时来复之阳气，出于平旦寅时，故云少阳三焦通联肺肾，虽然肺主吸气、肾主纳气，但三焦主腠理，没有三焦的参与，就没有气的呼吸出入。所以《黄庭内景经》肺之章说"肺之为气三焦起"，《脾胃论·五脏之气交变论》说"三焦于肺为用"，《修真图》说"肺为生门"，就是说肺主呼吸出入之气是根于三焦的，三焦腠理不通，肺也就没有呼吸了。所以毛小妹在用井原经络测量仪时发现，只要测量到三焦虚弱，就会看到肺和大肠的虚弱，以及胆经胃经的虚弱（肝胆从中气少阳三焦相火）。

总之，三焦主一身呼吸之气，气存则生，气散则死，人何不重三焦？现在甚至有人都不承认三焦的存在，岂不是咄咄怪事？对于少阳三焦胆的重要性，《黄帝内经》已有论述，如《素问·六节藏象论》说："凡十一脏，取决于胆也。"李东垣《脾胃论》说："少阳行春令，生万化之根蒂也。"《难经》说少阳三焦为"呼吸之门"。三焦主呼吸之气、元气，主水、通腠理，为人体中一轮红日，你说重要不重要？医者能通三焦，则成大医上工，不知三焦则为庸医下工。

二是饮食的开阖出入。"地食人以五味"是由太阴脾土系统来完成的，按《素问·六节藏象论》说脾土系统包括"脾、胃、大肠、小肠、三焦、膀胱"在内，口为饮食出入的上口，大肠、膀胱主二阴，为饮食出入的下口，皮肤毛孔则是饮食精微出入的外口。

开阖出入门户是个大问题，是关系到人体生命存亡的大问题，所以有《素问·阴阳离合论》专论开阖枢的问题，说"是故三阳之离合也，太阳为开，阳明为阖，少阳为枢"，"是故三阴之离合也，太阴为开，厥阴为阖，少阴为枢"。生命存活的关键问题是"五气""五味"相结合后的变化升降出入问题，正如《素问·六微旨大论》说："出入废，则神机化灭；升降息，则气立孤危。故非出入，则无以生长壮老已；非升降，则无以生长化收藏。是以升降出入，无器不有。"《素问·五常政大论》说："根于中者，命曰神机，神去则机息；根于外者，命曰气立，气止则化绝。"为什么天地阴阳"气味"的出入与"神"有关呢？因为《素问·六节藏象论》说："天食人以五气，地食人以五味；五气入鼻，藏于心肺，上使五色修明，音声能彰；五味入口，藏于肠胃，味有所藏，以养五气，气和而生，津液相成，神乃自生。"原来"神"生于天地之"气味"，神是人身的正气，有"神"则生，无"神"则死。如果神机灭了，就无法生成营卫气血了，"气立孤危"了，哪里还有生命可言？

1. 生理

阴阳者，天地之道也，万物之纲纪，变化之父母，生杀之本始，神明之府也，可不通乎！《素问·六节藏象论》说：

> 天食人以五气，地食人以五味。五气入鼻，藏于心肺，上使五色修明，音声能彰；五味入口，藏于肠胃，味有所藏，以养五气，气和而生，津液相成，神乃自生。

这个"神"是后天摄入天之五气和地之五味生成的，不是先天之神。天地五气五味因天时而变，故《素问·八正神明论》说"是以因天时而调血气也"，故有"四气调神大论"，云"生气通天"。这个"神"所在位置，就是肚脐神阙穴的神，道家称为黄庭、丹田，中医称作中气、胃气。现代学者称作腹脑。这个丹田在小肠，故小肠募穴关元称丹田。

《黄帝内经》对神的定义：

《素问·八正神明论》说："血气者，人之神。"

《灵枢·营卫生会》说："血者，神气也。"

《灵枢·平人绝谷》说："神者，水谷之精气也。"

可知"神"是五气、五味合和化生成的血气，故《灵枢·天年》说："血气已和，荣卫已通，五脏已成，神气舍心，魂魄毕具，乃成为人。"这说明中医讲的"神"是有物质基础的，不是虚无缥缈的，既不是鬼神的神，也不是识神的神，其实这个"神"就是天地气味生成的营卫气血营养物质。

《素问·六节藏象论》说："脾、胃、大肠、小肠、三焦、膀胱者，仓廪之本，营之居也，名曰器，能化糟粕，转味而入出者也，其华在唇四白，其充在肌，其味甘，其色黄，此至阴之类，通于土气。"脾胃肠等是器，即太阴脾土和少阳三焦相火，形成"灶"器，道家称水、火、土三家合一。器有"生化"功能，天之五气和地之五味是原料，气味在"灶"内生化成营卫气血，故称"营之居"，而营布于全身，输布通道有二：

一是管道血管，使神气舍心；

二是气水道三焦 – 脾 – 肺 – 膀胱。

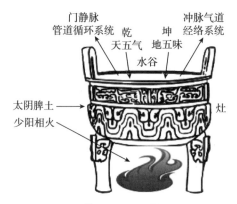

图 7-13　灶图

图 7-13 就是《周易参同契》中说的"鼎器"，由少阳乾三焦火和太阴坤脾土组成"灶"。其中的"药物"是"天之五气"和"地之五味"——水谷饮食，生成物是"神"——营卫气血。"火候"是朔望月三十天（用十天干月体纳甲表示，配六卦。根据月亮的运行变化规律，结合纳甲卦象阴阳消长，把一月三十日分成六节，每五日为一节，每一节分属一卦。）和太阳一年十二个月（用十二地支和十二辟卦表示。以十二消息卦与十二地支相配合，代表一年十二月，或指一日十二辰。）《周易参同契》运用《周易》纳甲、十二辟卦法，象征性地说明一年十二月、一月三十日、一日十二时中阴阳消长变化，以及如何相应地掌握炼丹火候的进退情况。

现在的中医只知道脾胃土，不知道少阳相火，谓脾能升清、胃能降浊，而不知脾升清的功能是少阳三焦相火的作用。而太阴与少阳的关系就在五运六气理论标本中气中，《黄庭经》称之为黄庭，笔者称之为太极、丹田、腹脑。

太极病就是少阳太阴湿火病，有外感湿火和内伤湿火之分。张子和《儒门事亲》"标本中气歌"说：

少阳从本为相火，太阴从本湿上坐；

厥阴从中火是家，阳明从中湿是我；

太阳少阴标本从，阴阳二气相包裹；

风从火断汗之宜，燥与湿兼下之可。

万病能将火湿分，彻开轩岐无缝锁。

张子和抓住了标本中气理论的要害，认为从本的"少阳太阴火湿"才是最根本的东西，因为"火湿"造成了人体的中气升降运动。这个"火"是人体基本温度的保障，这个"湿"是人体基本湿度的保障，故云"万病能将火湿分，彻开轩岐无缝锁"，而"火湿"又独重"少阳三焦相火"。由此也可以理解太阴脾湿土主四时的道理了，因为四时离不开湿气。太极湿火，内可从大便、小便里部逐湿火外出，外可从太阳、阳明、少阳表部逐湿火外出。

（1）太极少阳太阴外感湿火病，多是外感湿火直中，可参阅吴又可《瘟疫论》、何廉臣《重订广温热论》湿热篇和薛生白《湿热论》。

（2）太极少阳太阴内伤湿火病，以李东垣《脾胃论》为主，多饮食和阴阳喜怒内伤所致，内伤湿火病以阳虚三联证为特征，多综合虚劳症，或综合疲劳症，以及肿瘤疾病。《脾胃论》中以阳虚三联证为特征的湿火病，又分为三部分：

一是脾土类系统，包括胃、小肠、大肠、三焦、膀胱等空腔系统，可延伸到由肠胃所生的奇恒之腑系统。脾土系统还包括膜原肠系膜及其所处的络脉、淋巴等。从部位说，脾主肌肉，主四肢，开窍于口，其华在唇，在液为涎，故其病可见肌肉、四肢、口腔、口唇以及涎液等方面的症状。脾经"络胃，上膈，挟咽，连吞本，散舌下；其支者，复从胃，别上膈、注心中"，所以可见胃、膈、咽、舌、心等方面的症状，"是主脾所生病者，舌本痛，体不能动摇，食不下，烦心，心下急痛，溏瘕泄，水闭，黄疸，不能卧，强立，股膝内肿厥，足大趾不用"。从生理功能来说，脾主饮食运化和统血，所以出现饮食问题和血液病与其有密切关系。吴茱萸汤和甘草干姜汤都是治疗脾虚寒涎病的有名方剂。少阳三焦主腠理，主水道，主气道，凡是腠理开阖、水道，以及气道问题都与三焦失常有关。三焦"是动则病耳聋浑浑焞焞，嗌肿，喉痹。是主气所生病者，汗出，目锐眦痛，颊痛，耳后、肩、臑、肘、臂外皆痛，小指次指不用"。少阳主"阳生阴长"，少阳阳虚则"阴精"不能上奉而生阴火——心火。三焦相火寄予胆，所以说"凡十一脏，皆取决于胆"，一切虚劳血痹证都与少阳有关，即一切免疫系统的疾病都与之有关。主治有大小阳旦汤。

二是脾胃虚则水湿不化，水湿不化则下流下焦及肾，太阴脾湿传于少阴肾水，水湿合气，或为肾着汤证，或为五苓散证，或为真武汤证，或为四逆汤证，或为水毒、湿毒等证，或从少阴传厥阴，出现寒热胜复症状等。水湿日久则为痰为瘀为气郁滞，甚则成癥瘕积聚、肿瘤，或出现各种囊肿病。水湿日久上逆而冲则为奔豚证，上及脾、肺、心。

三是少阳主"阳生阴长"，少阳阳虚则"阴精"不能上奉而生阴火——心火。

少阳传太阳心，行血脉，克肺金，可出现循环血脉病、心肺病、血液病、心脑血管系统病、呼吸系统疾病等，特别是免疫系统的疾病更多。心火乘于脾土而热中，太阳传太阴，可见泻心汤等证。

概言之，不外湿、火为太极病的基石，而发展为湿毒、火毒、痰、瘀、郁滞、癥瘕积聚等，成为难治的肿瘤病。

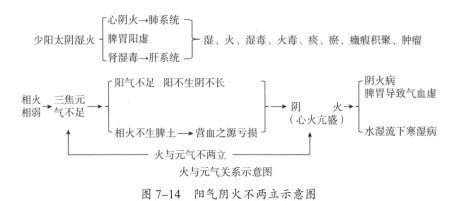

图 7-14　阳气阴火不两立示意图

太极的少阳三焦相火和太阴脾湿土将肺脾摄入的气味生成营卫气血——神，是个体生命存活的根本，要想活命就必须守好这个黄庭，这个丹田，这个太极，这个腹脑，正如《道德经·反朴第二十八》所说：

知其雄，守其雌，为天下溪；为天下溪常德不离，复归于婴儿。

知其白，守其黑，为天下式，为天下式常德不忒，复归于无极；

知其荣，守其辱，为天下谷，为天下谷常德乃足，复归于朴。

雄、白、雌、黑就是天地、肺脾、乾坤、火湿，就是阴阳。溪同谿，《广雅》：谿，谷也。《说文解字》说：式，法也。或谓楷模、模式。婴儿、朴，原始状态。无极，无穷也。守住这个黄庭就能获得营养从而灌注身体四肢百骸，就能够长生久寿，身体健康无病。

《灵枢·邪客》说："五谷入于胃也，其糟粕、津液、宗气分为三隧。故宗气积于胸中，出于喉咙，以贯心脉，而行呼吸焉。营气者，泌其津液，注之于脉，化以为血，以荣四末，内注五脏六腑，以应刻数焉。卫气者，出其悍气之慓疾，而先行于四末、分肉、皮肤之间，而不休者也。昼日行于阳，夜行于阴，常从足少阴之分间，行于五脏六腑。"所以黄庭所生胃气有营气、卫气、宗气之三分。（图 7-15、图 7-16）

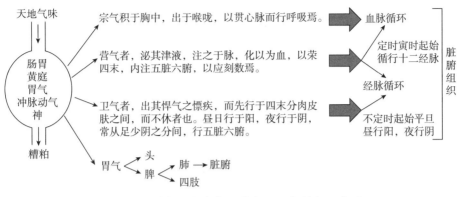

图 7-15　胃气三分宗气、营气、卫气循行示意图

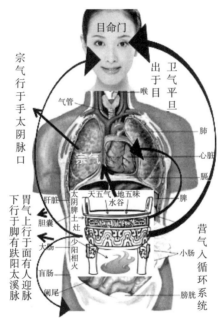

图 7-16　黄庭三气运行图

2. 病理

少阳标本皆阳，正常生理功能是生发阳气，太过是相火旺为白虎汤证，而阳气不及的虚寒证，是大小阳旦汤证。

太阴标本皆阴，正常生理功能是生发阴气，太过是寒湿甚为四逆汤证，而不及则见阴气不及的虚热证，是大小阴旦汤证。

太极病可以发展为血痹虚劳诸证、肺痿咳嗽、百合狐惑阴阳毒等多种疾病。

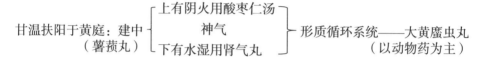

仲景扶阳重黄庭
- 小阳旦汤——桂枝汤温太阳心
- 大阳旦汤——小建中汤温少阳三焦 ——→ 上有阴火用酸枣仁汤、薯蓣丸
- 大建中汤、理中丸——温太阴脾 ——→ 下有水湿用肾气丸、肾着汤等
- 四逆汤——泻太阴脾
- 通脉四逆汤、四逆加人参汤、茯苓四逆汤、复脉汤——温少阴
- 当归四逆汤——温厥阴

阳虚不衰以小建中汤、黄芪建中汤、理中丸为主，可以升阳。

阳衰以四逆汤为主，不可以升阳。

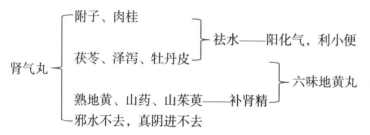

甘温扶阳于黄庭：建中（薯蓣丸）
- 上有阴火用酸枣仁汤
- 神气
- 下有水湿用肾气丸

形质循环系统——大黄䗪虫丸（以动物药为主）

《金匮要略》说：虚劳腰痛，少腹拘急，小便不利者，八味肾气丸主之。

肾气丸
- 附子、肉桂
- 茯苓、泽泻、牡丹皮 ——→ 祛水——阳化气，利小便
- 熟地黄、山药、山茱萸——补肾精 ——→ 六味地黄丸
- 邪水不去，真阴进不去

侯氏黑散、风引汤、防己地黄汤都属于三联证。

夫风之为病，当半身不遂，或但臂不遂者，此为痹。脉微而数，中风使然。

田按：脉微是阳虚，脉数是阴火。

寸口脉浮而紧，紧则为寒，浮则为虚，寒虚相搏，邪在皮肤。浮者血虚，络脉空虚，贼邪不泻，或左或右，邪气反缓，正气即急，正气引邪，㖞僻不遂。

田按：寒虚者阳虚，必有阴火。

邪在于络，肌肤不仁；邪在于经，即重不胜；邪入于府，即不识人；邪入于脏，舌即难言，口吐涎。

田按：脾主涎。脾阳虚则吐涎。如甘草干姜汤、吴茱萸汤等。

侯氏黑散　治大风，四肢烦重，心中恶寒不足者。（《外台秘要》治风癫）

菊花四十分　白术十分　细辛三分　茯苓三分　牡蛎三分　桔梗八分　防风十分　人参三分　矾石三分　黄芩五分　当归三分　干姜三分　芎䓖三分　桂枝三分

上十四味，杵为散，酒服方寸匕，日一服，初服二十日，温酒调服，禁一切

鱼肉大蒜，常宜冷食，六十日止，即药积在腹中不下也，热食即下矣，冷食自能助药力。

田按：子令母实，心阴火日久必引发肝胆风火，故用菊花、黄芩、牡蛎清风火之热；用干姜、桂枝、细辛补阳虚，白术、人参、茯苓、干姜理中温阳，当归、川芎养血活血，矾石、牡蛎、桔梗化痰，防风祛邪，桔梗宣肺利咽、利五脏、补气血、补五劳、养气。

小结

太极病，就是湿火病，多脾胃阳虚，多营卫气血病：

一是气郁气滞
二是湿下流蓄积而成水饮、湿毒、痰、湿、阴火、湿毒、瘀、痰、癥瘕积聚、肿瘤
三是阴火上炎内灼而成瘀

朱丹溪说这是"湿热、相火为病"（《格致余论·序》），心火乘脾为热中，是"火土二家之病"（《局方发挥》）。"脾土之阴受伤，转输之官失职，胃虽受谷不能运化，故阳自升，阴自降，而成天地不交之否。于斯时也，清浊相混，隧道壅塞。气化浊，血瘀郁，而为热。热留而久，气化成湿，湿热相生"（《格致余论·鼓胀论》）。"阳自升"指心火炎上，"阴自降"指水湿走下。三焦相火衰弱，不能气化水湿，气寒反化浊而成水湿。心火内伏血脉，百脉沸腾，热之所过，血为之凝滞，故"血瘀郁"。故"火土"病"悉是湿热内伤之病"（《局方发挥》）。

这个黄庭太极位于脐腹，是生神的地方，故脐有"神阙"之名。众所周知，脐是胎儿从母体摄取血液营养物质的通道，可以说是先天生命之门，故李时珍说："脐者，人之命蒂也。以其当心肾之中，前直神阙，后直命门，故谓之脐。一点真元，属之命门丹田。"即《黄庭经》所说黄庭之处，谓："上有魂灵下关元，左为少阳右太阴。后有密户前生门。"出生剪断脐带成为婴儿后，"神乃自生"，所以脐部黄庭是先天与后天的连接部位。《黄庭经》描述黄庭的作用时说："出日入月呼吸存。四气所合列宿分，紫烟上下三素云。灌溉五华植灵根，七液洞流冲庐间。回紫抱黄入丹田，幽室内明照阳明。"又说："灵台郁蔼望黄野，三寸异室有上下。间关营卫高玄受，洞房紫极灵门户。是昔太上告我者，左神公子发神语。右有白元并立处，明堂金匮玉房间。上清真人当吾前，黄裳子丹气频烦。借问何在两眉端，内侠日月列宿陈，七曜九元冠生门。"《黄庭内景经·肝部章》说"肝部之中翠重里，下有青童神公子……外应眼目日月清"，《黄庭内景经·肺部章》说"肺部之宫似华盖……急存白元和六气"。左青童公子为青龙，右白元为

白虎，故《黄庭内景经·脾长章》说"黄衣紫带龙虎章"，龙指左青龙，虎指右白虎。这就是《黄帝内经》说的左右者，金木生成之终始的意思。脐部连接着消化系统、呼吸系统、生殖泌尿系统、循环系统等，并通过任脉督脉冲脉以及神与大脑相连着，所以有神阙治百病之称。大家知道，脐带胎盘与胎儿同体同源，根据同源相生相求的理论，则脐带胎盘应当能治疗个体人的先天性疾病，所以现代医学用脐带胎血干细胞治疗的许多血液系统疑难杂病，也可以用神阙穴治疗。

《灵枢·口问》说：

胃不实则诸脉虚，诸脉虚则筋脉懈惰，筋脉懈惰则行阴用力，气不能复，故为亸。因其所在，补分肉间……饮食者，皆入于胃，胃中有热则虫动，虫动则胃缓，胃缓则廉泉开，故涎下，补足少阴……胃中空则宗脉虚，虚则下溜，脉有所竭者，故耳鸣，补客主人，手大指爪甲上与肉交者也……上气不足，脑为之不满，耳为之苦鸣，头为之苦倾，目为之眩。中气不足，溲便为之变，肠为之苦鸣。下气不足，则乃为痿厥心悗。补足外踝下留之。

黄庭太极病就是少阳太阴病，就是脾胃病，"补分肉间"就是补少阳卫气。"胃不实""胃中空"则营卫气血皆虚。《大宋重修广韵》载："亸，下垂貌。"清·张志聪《灵枢集注》云："亸者，垂首斜倾，懈惰之态。"隋·巢元方等《诸病源候论·风亸曳候》云："风亸曳者，肢体弛缓不收摄也。人以胃气养于肌肉经络也。胃若衰损，其气不实，经脉虚，则筋肉懈惰，故风邪搏于筋而使亸曳也。"《圣济总录·卷七·风亸曳候》则云："若脾胃虚弱，水谷不化，筋脉无所禀养，复遇风邪外搏肤腠，流传筋脉，筋脉纵缓，则肢体亸曳。其亸则偏而不举，曳则弛而不随，是皆不能收摄也。"

《灵枢·师传》说：

夫中热消瘅则便寒；寒中之属则便热。胃中热则消谷，令人悬心善饥，脐以上皮热。肠中热则出黄如糜，脐以下皮寒。胃中寒则腹胀，肠中寒则肠鸣飧泄。胃中寒、肠中热，则胀而且泄；胃中热、肠中寒，则疾饥，小腹痛胀。

胃肠病皆属于黄庭太极病。

（二）神的升降出入

这里的黄庭生神，是"神机"所在地，主神之升降出入，也称"玉机"，如《素问·玉版论要》说：

黄帝问曰：余闻揆度、奇恒，所指不同，用之奈何？岐伯对曰：揆度者，度病之浅深也；奇恒者，言奇病也。请言道之至数，五色脉变，揆度、奇恒，道在于一。神转不回，回则不转，乃失其机，至数之要，迫近以微，著之玉版，命曰合玉机。

容色见上下左右，各在其要。其色见浅者，汤液主治，十日已。其见深者，必齐主治，二十一日已。其见大深者，醪酒主治，百日已。色夭面脱不治，百日尽已。脉短气绝死，病温虚甚死。色见上下左右，各在其要，上为逆，下为从；女子右为逆，左为从；男子左为逆，右为从。易，重阳死，重阴死。阴阳反他，治在权衡相夺，奇恒事也，揆度事也。搏脉痹躄，寒热之交。脉孤为消气，虚泄为夺血。孤为逆，虚为从。行奇恒之法，以太阴始。行所不胜曰逆胜，逆则死。行所胜曰从，从则活。八风四时之胜，终而复始，逆行一过，不可复数，论要毕矣。

并以"玉机"作专篇论述，《素问·玉机真脏论》说：

吾得脉之大要，天下至数，五色脉变，揆度、奇恒，道在于一。神转不回，回则不转，乃失其机，至数之要，迫近以微，著之玉版，藏之脏腑，每旦读之，名曰玉机。

所谓"神转不回，回则不转，乃失其机"就是讲"神机"的，将"神机"之要刻"著之玉版"谓之"玉机"。"齐"通"脐"，黄庭处也。所以"行奇恒之法，以太阴始"，就是抓太阴脾土。而且在《素问·病能论》中对"揆度奇恒"作了解释：

所谓深之细者，其中手如针也。摩之切之，聚者坚也，博者大也。上经者，言气之通天也。下经者，言病之变化也。金匮者，决死生也。揆度者，切度之也。奇恒者，言奇病也。所谓奇者，使奇病不得以四时死也。恒者，得以四时死也。所谓揆者，方切求之也，言切求其脉理也。度者，得其病处，以四时度之也。

所谓"上经者，言气之通天也"指神气，"下经者，言病之变化也"指形体。"奇恒"察通天气四时之神，"揆度"察形体脉和病处。

关于"神机"的升降出入见运气七篇大论。

从以上叙述可知，黄庭太极所生者，胃气也，中气也，元气也，营卫气血也，神也，《灵枢·营卫生会》说：异名而同类。这些是饮食入胃后，由少阳相火和太阴湿土化生而成，这一阴一阳是人体一切化生的基础，故《素问·阴阳应象大论》说："阴阳者，万物之能始也。"厥阴从中气少阳从左春夏而生木火成阳，阳明从中气太阴从右秋冬而生金水成阴，这是黄庭太极的气机升降，首先是胃气——中气的升降，其次是应四维四季——肝心肺肾的升降，四维四季肝心肺肾的升降必以黄庭太极少阳太阴所生元气为基础，故《素问·阴阳应象大论》说："左右者，阴阳之道路也。"左生始于肝木，极于心火，右降始于肺金，极于肾水，故《素问·阴阳应象大论》说："金木者，生成之终始也。水火者，阴阳之征兆也。"这完全不同于黄元御"戊土（胃）西降则化辛金，北行则化癸水；己土（脾）东升则化乙木，南行则化丁火。金水之收藏，实胃阴之右转；木火之生长，即脾阳之左旋也"之说。脾标本皆阴，脾为湿土，哪来的阳气？此阳气乃少阳相火也。胃为燥土，哪来的阴气？《伤寒论》说是"上焦得通，津液得下，胃气因和"，可知胃阴来源于肺金也。

五、二分从中的厥阴阳明生理病理

《素问·阴阳应象大论》还提出阴阳更胜和阴阳反作的概念，谓：

积阳为天，积阴为地。阴静阳躁，阳生阴长，阳杀阴藏，阳化气，阴成形。

寒极生热，热极生寒，寒气生浊，热气生清。清气在下，则生飧泄；浊气在上，则生膜胀。此阴阳反作，病之逆从也。

故清阳为天，浊阴为地；地气上为云，天气下为雨；雨出地气，云出天气。故清阳出上窍，浊阴出下窍；清阳发腠理，浊阴走五脏；清阳实四支，浊阴归六腑。水为阴，火为阳……阴胜则阳病，阳胜则阴病。阳胜则热，阴胜则寒。重寒则热，重热则寒。寒伤形，热伤气。气伤痛，形伤肿。故先痛而后肿者，气伤形也；先肿而后痛者，形伤气也。

……重阴必阳，重阳必阴……阳胜则身热，腠理闭，喘粗为之俯仰，汗不出而热，齿干以烦冤，腹满死，能冬不能夏。阴胜则身寒，汗出，身常清，数栗而寒，寒则厥，厥则腹满死，能夏不能冬。此阴阳更胜之变，病之形能也。

（一）生理

阳左生发主春夏，就是"阳生阴长"的过程，就是"阳化气"的过程，以阳化阴而升布。

阴右下降主秋冬，就是"阳杀阴藏"的过程，就是"阴成形"的过程，以阴敛阳而潜藏。

"阳生阴长，阳杀阴藏"主要是讲一年里的阴阳变化以及万物的生长情况。

阳生阴长是讲上半年春夏的变化。阳杀阴藏是讲下半年秋冬的变化。从人体来说，这是在讲生理现象，春天开始阳生阴长，则湿度大而多湿。秋天开始阳杀阴藏，杀，指削弱。阳杀阴藏是相对阳生阴长说的。阳衰则阴下藏，实际是阴降阳藏。阳气减退阴气降，则湿度小而多燥。阳生阴长——湿，阴精上奉其人寿；阳杀阴藏——燥，阳气失所其人夭。这一现象记载于《灵枢·九宫八风》，谓肝主湿，肺主燥，心主热，肾主寒。（图7-17）

重		热		弱
	胃	心	脾	
湿	肝		肺	燥
	大肠	肾	小肠	
		寒		

图7-17 阳生阴长、阳杀阴藏示意图

阳生阴长，阳输阴布，其清阳上升为天，在天为气（所谓"天有精"，精者气也），就是阳化气的过程。阳杀阴藏，阳降阴凝，其浊阴下降为地，在地成形（所谓"地有形"），就是阴成形的过程。故《素问·天元纪大论》说："在天为气，在地成形，形气相感，而化生万物矣。"《灵枢·根结》说："天地相感，寒暖相移，阴阳之道，孰少孰多，阴道偶，阳道奇。发于春夏，阴气少，阳气多，阴阳不调……发于秋冬，阳气少，阴气多；阴气盛而阳气衰，故茎叶枯槁，湿雨下归，阴阳相移……"故春夏湿热而秋冬燥寒，这一过程就是《素问·五常政大论》所说"阴精所奉其人寿，阳精所降其人夭"的道理，于此可知，心既是阳气最盛的脏，也是阴血最旺的脏；肾既是阴气最盛的脏，也是阳气潜藏的脏，所谓"水火者，阴阳之征兆也"。

这一自然现象在古代是普遍的认识，如出土文物郭店楚简《太一生水》中说：

太一生水

水反辅太一，是以成天。

天反辅太一，是以成地。

天地复相辅也，是以成神明。

神明复相辅也，是以成阴阳。

阴阳复相辅也，是以成四时。

四时复相辅也，是以成沧（寒）热。

沧热复相辅也，是以成湿燥。

湿燥复相辅也，成岁而止。

故岁者，湿燥之所生也。

湿燥者，沧热之所生也。

沧热者，四时之所生。

四时者，阴阳之所生也。

阴阳者，神明之所生也。

神明者，天地之所生也。

天地者，太一之所生也。

是故太一藏于水，行于时，周而或始，以己为万物母；一缺一盈，以己为万物经。此天之所不能杀，地之所不能厘，阴阳之所不能成。

对于四季的寒、热、燥、湿，《素问·五常政大论》说："寒、热、燥、湿不同其化也。"是对四季的不同变化而言。对于寒热性质医家已有定论，是对四季温度变化的描述，不必多言。但对燥湿来说，《九宫八风》明显是对四季湿度的描述，然清代医家石寿棠却另悟思路，在《医原》中独崇燥湿为万病之纲领，极具雄辩，可参阅。

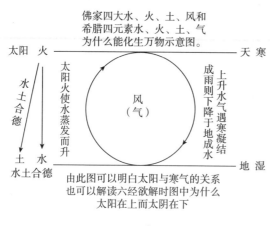

佛家四大水、火、土、风和希腊四元素水、火、土、气为什么能化生万物示意图。

水土合德而不相离，火土合德而使水蒸化气，就有了希腊水、火、土、气四元素。蒸汽上升于天为云，云遇天空寒凉之气凝结成雨则下降于地，这种气的竖向升降或横向移动的运动便形成了风，就有了佛家水、火、土、风四大。其中最基本的是水、火、土三元素，也就是我们常用的三原色。故说三生万物。

太阳 火　　　天寒

太阳火使水蒸发而升　上升水气遇寒凝结成雨则下降于地成水

风（气）

水土合德

土　水　　　地湿

水土合德

由此图可以明白太阳与寒气的关系也可以解读六经欲解时图中为什么太阳在上而太阴在下

图 7-18　四大图

从五运六气标本中气理论来说，《黄帝内经》崇尚阳仪系统从中的厥阴少阳风火——"风为百病之始"（风性属阳，《素问·风论》《素问·生气通天论》《素问·骨空论》），张子和独崇从本的黄庭太极之湿火为万病之纲领，石寿棠独崇阴仪系统从中阳明太阴燥湿为万病之纲领。张子和强调"从本者""湿火"是"化生"万物的根本，即少阳太阴火湿是化生万物的根本，少阳火标本皆阳是化生万物的基本温度，太阴湿标本皆阴是万物化生的基本湿度，这是"神机"之处。而厥阴阳明又从"中气"少阳太阴"以中气为化"，则知少阳、太阴、厥阴、阳明四经皆从"火湿"化生。于此可知，世界万物与人体借由少阳、太阴、厥阴、阳明四者组成，这与希腊的四元素说（土、气、水、火）和印度的佛教四大说（地、水、火、风）有相似之处（图7-18）。

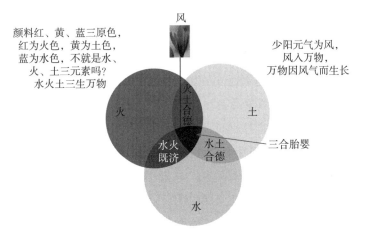

图 7-19　水火土三元

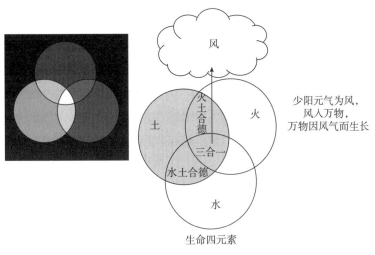

图 7-20　四元素生物图

而张仲景《伤寒杂病论》以五运六气理论为基石则将太极湿火、阳仪系统风火、阴仪系统燥湿、二至系统寒热四者融为一体，笔者名之为"中医太极三部六经体系"。

《礼记·礼运》说："必本于太一，分而为天地，转而为阴阳，变而为四时。"与此是一个意思。这不就是《素问·阴阳应象大论》和《素问·天元纪大论》所说"阴阳者，天地之道也，万物之纲纪，变化之父母，生杀之本始，神明之府也……天地者，万物之上下也；阴阳者，血气之男女也；左右者，阴阳之道路也；水火者，阴阳之征兆也；阴阳者，万物之能始也"及"积阳为天，积阴为地。阴静阳燥，阳生阴长，阳杀阴藏，阳化气，阴成形。寒极生热，热极生寒，寒气生浊，热气生清……故清阳为天浊阴为地；地气上为云，天气下为雨；雨出地气，云出天气"的内容吗？而且其湿、燥、寒、热四气与《九宫八风》完全一致，春湿、夏热、秋燥、冬寒是一年四时的正常气候，按此"四气调神"才能度"天数""尽终其天年，度百岁乃去"。

实际上就是在讲水的循环，而水循环的动力是太阳阳气的作用。太一，即太阳。生，生化也。太阳决定着水的生化，就是"太一生水"。冬至，阳气潜藏，太阳视运动到达南回归线而一阳来复，故云"太一藏于水"。然后往北回归线运行，到达北回归线后，则反向往南回归线运行而复位冬至时，故云"行于时，周而或始，以己为万物母"。"行于时"的表现是春湿、夏热、秋燥、冬寒，是一个万物生长化收藏的过程。春天"阳生阴长"则湿，秋天"阳杀阴藏"则燥，《素问·至真要大论》说"阳之动始于温，盛于暑；阴之动始于清，盛于寒……彼春之暖，为夏之暑；彼秋之忿，为冬之怒"，故有夏热和冬寒。

太一，或写作"泰一"。泰卦谓天地乾坤交而安泰，《象传》说："天地交，而万物通也……内阳而外阴，内健而外顺。"所谓"内阳而外阴"，不就是"太一藏于水"吗？关键是"行于时，周而或始"能生化万物。寒热讲一个温度在于火，湿燥讲一个湿度在于湿，即张子和的"火湿"论也，即少阳火、太阴湿也，即黄庭太极丹田也。知其要者，一言而终；不知其要者，流散无穷。

（二）病理

1. 阴阳反作

所谓"阴阳反作"，是指逆阴阳生理现象的病理概念，如"阳生阴长，阳杀阴藏，阳化气，阴成形"是讲生理，逆之则出现阳不生阴不长、阴不降阳不藏的病理现象，故云"清气在下，则生飧泄；浊气在上，则生膜胀。此阴阳反作，病之逆从也"。《素问·四气调神大论》则说：逆春气则少阳不生，肝气内变。春三月……逆之则伤肝，夏为寒变。逆秋气则太阴不收，肺气焦满。秋三月……逆之则伤肺，冬为飧泄。清气本该上升而不升，浊气本该下降而不降，此即是"阴阳反作，病之逆从"，也可说是阴阳异位的逆从。

《灵枢·九宫八风》谓其病理当是肝燥、肺湿、心寒、肾热（图7-21）。

		寒		
	胃	心	脾	
燥	肝		肺	湿
	大肠	肾	小肠	
		热		

图7-21　阴阳反作示意图

《灵枢·九宫八风》和《灵枢·岁露》所言八方之风是四时正气——五运六气主气之风，而从对面来虚邪贼风则是非时之气——五运六气客气之风。

《素问·方盛衰论》说："阳从左，阴从右，老从上，少从下。是以春夏归阳为生，归秋冬为死，反之，则归秋冬为生。是以气多少，逆皆为厥……一上不下，寒厥到膝，少者秋冬死，老者秋冬生；气上不下，头痛巅疾，求阳不得，求阴不审，五部隔无征，若居旷野，若伏空室，绵绵乎属不满日。"从正常生理说，左阳主升，右阴主降。从病理说，春夏之气归于阳主生，逆之阳不升阴不长，即清阳不升——地阳不升，反归于阴，如春夏行秋冬之令，由湿变燥，于是老年之气先衰于上——阴精不上奉。《素问·阴阳应象大论》说："热气生清，清气在下，则生飧泄。"而秋冬之气归于阴，主阴生，阳衰阴盛，逆之阳不降阴不藏，即浊阴不降——天阴不下降，反归于阳，如秋冬行春夏之令，由燥变湿，于是少年之气先衰于下——肾气不足。《素问·阴阳应象大论》说："寒气生浊……浊气在上，则生膜胀。"所以无论气多气少，逆生理则为病理，逆则都成为厥，所以《伤寒论》厥阴病说，阴阳不相顺接则为厥。足部厥冷至膝，少年阴盛在秋冬生此病则死，老年阴虚在秋冬生此病则生。《素问·五脏生成》说："是以头痛巅疾，下虚上实，过在足少阴、巨阳。"上实下虚，阴阳分离不和，单纯求阳不行，单纯求阴不行，此时五脏俱虚，没有显著形症作征信，好像置身于旷野空室，无所见闻，则其生命绵绵不可终日矣。这种病理，在初期阶段表现为清阳不升浊阴不降——地阳不升天阴不降——天阴对地阳，日久则发展为"上热如火，下寒如冰"（《脾胃论》神圣复气汤）。

从春夏阳仪系统来说，春气厥阴少阳不生升，则厥阴少阳生病，如《素问·阴阳别论》说："一阴一阳结，谓之喉痹。"《素问·阴阳类论》说："一阴一阳代绝，此阴气至心，上下无常，出入不知，喉咽干燥，病在土脾。"

从秋冬阴仪系统来说，秋气阳明不宣发肃降，则阳明少阴太阴生病，如《素问·阴阳类论》说："二阴（少阴）二阳（阳明），病在肺，少阴脉沉，胜肺伤脾，外伤四肢。二阴二阳皆交至，病在肾，骂詈妄行，巅疾为狂。"就涉及肺脾肾三脏。《素问·阴阳别论》说："二阳之为病，发心脾，有不得隐曲，女子不月，其传为风消，其传为息贲者，死不治。""三阴结，谓之水。"

《素问·阴阳应象大论》说："清阳为天，浊阴为地；地气上为云，天气下为雨；雨出地气，云出天气。故清阳出上窍，浊阴出下窍；清阳发腠理，浊阴走五脏；清阳实四肢，浊阴归六腑。"这里有个天阳对地阴、天阴对地阳的问题。《素问·金匮真言论》说："言人身之阴阳，则背为阳，腹为阴……背为阳，阳中之阳心也；背为阳，阳中之阴肺也；腹为阴，阴中之阴肾也，阴中之阳肝也；腹为阴，阴中之至阴脾也。"背为天阳，腹为地阴。心为天部"阳中之阳"对腹地"阴中之阴肾"，肺为天部"阳中之阴"对腹地"阴中之阳肝"。腹地"阴中之阳肝"的生理是阳生阴长，病理是清阳不升。背天"阳中之阴肺"的生理是肃降天之阴气，病理是不降天之阴气。背天"阳中之阳心"的生理是"热极生寒"——夏至一阴生，病理是热极不生一阴——"上热如火"。腹地"阴中之阴肾"的生理是"寒极生热"——冬至一阳生，病理是寒极不生一阳——"下寒如冰"。（图7-22）

		热如火		
		心		
阳不升	肝	脾	肺	阴不降
		肾		
		寒如冰		

图 7-22　阴阳反作示意图

2. 阴阳更胜

阴胜则阳病，阳胜则阴病。阳胜则热，阴胜则寒。阳胜则身热……能冬不能夏。阴胜则身寒……能夏不能冬。此阴阳更胜之变，病之形能也。

厥阴风木从中气少阳相火，风火相值，主生发升浮。阳明燥金从中气太阴湿土，燥湿合德，主敛降沉伏。故经言"左右者，阴阳之道路也"，"金木者，生成之终始也"。风火，既有外感，又有内伤，有太过与不及，太过用风引汤，不及用乌梅丸、大小阳旦汤。这里的阳明太阴是燥金和湿土，不是太阴脾和阳明胃。燥金肺为天，湿土脾为地，论述肺脾燥湿之佳作是石寿棠的《医原》，既有外感燥湿，又有内伤燥湿，大家可以参阅。可用大小阴旦汤。

一年六个时间段的主气，上半年春夏阳仪系统是风、热、火，其性属阳为阳邪，下半年秋冬阴仪系统是湿、燥、寒，其性属阴为阴邪。按其五行生克规律说，阴邪伤人阳仪阳气，阳邪伤人阴仪阴气，可用图 7-23 表示。

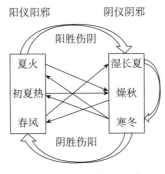

图 7-23　阴阳更胜示意图

阳胜伤阴，故阴病治阳。阴胜伤阳，故阳病治阴。经文说"阴胜则阳病，阳胜则阴病。阳胜则热，阴胜则寒"。所以张仲景在《伤寒例》说："夫阳盛阴虚，汗之则死，下之则愈；阳虚阴盛，汗之则愈，下之则死……虚盛之治，相背千里，吉凶之机，应若影响，岂容易哉……此阴阳虚实之交错，其候至微；发汗吐下之相反，其祸至速，而医术浅狭，懵然不知病源，为治乃误，使病者殒殁，自谓其分，至今冤魂塞于冥路，死尸盈于旷野，仁者鉴此，岂不痛欤！"李东垣在《脾胃论·脾胃胜衰论》中也说："大抵脾胃虚弱，阳气不能生长，是春夏之令不行，五脏之气不生。脾病则下流乘肾，土克水则骨乏无力，是为骨蚀，令人骨髓空虚，足不能履地，是阴气重叠，此阴盛阳虚之证。大法云，汗之则愈，下之则死。若用辛甘之药滋胃，当升当浮，使生长之气旺。言其汗者，非正发汗也，为助阳也。"总之，万物的生死都是阳气的消长造成的。大家要重视李东垣对"汗法"的阐述，"言其汗者，非正发汗也，为助阳也"，扶阳就是汗法，助阳既可发汗，如桂枝汤法，又可敛汗，如桂枝加附子汤法。

《素问·宣明五气》说："阴病发于骨，阳病发于血，阴病发于肉，阳病发于冬；阴病发于夏。"冬寒伤人阳气，所以说"阳病发于冬"。阳气最旺的是心，心主血，寒伤营血，所以说"阳病发于血"。夏热伤人阴气，所以说"阴病发于夏"。阴濡骨肉，所以说"阴病发于骨""阴病发于肉"。

厥阴从中气少阳以阳气上升为顺，阳生阴长而气升水湿四布以养神柔筋，阳气不升则阳虚，阳虚则不化水湿，而水湿蓄积，干旱燥渴丛生，最多为《脾胃论》讲的阳虚三联证；升之太过气有余则为火，而上实下虚，火不降则血不下，气血逆上。

阳明从中气太阴以阴降为顺，阳杀阴藏，津液得降，胃气因和，腑道通畅，气立、神机升降出入正常，不降则上焦不开，腑道不通，气立、神机升降出入失常而生化息；降之太过则中气下陷，血气不升，溏泄崩漏生矣。

左右阴阳升降逆乱，都能导致宗气失常，君相失职，天下大乱，当以调神机为主。

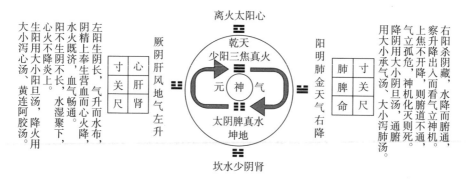

图 7-24　左右阴阳脉从中示意图

3. 二分病有两种情况

第一，笔者这里讲的是二分纵向阳仪、阴仪的升降生理病理。

第二，是《伤寒例》讲的横向昼夜分的生理病理。即秋分后至春分前四时正气为病与时行之气为病的区别和春分后至秋分前四时正气为病与时行之气为病的区别。

从农历九月霜降节以后，到第二年的二月春分以前的半年时间内，凡是感受霜露寒邪即时发病的，为四时正气为病，名之为伤寒。寒邪有轻重之别，九月十月寒气尚轻微，其病则轻，到了十一月十二月寒气逐渐加重，其病则重，到了正月、二月严寒逐渐消退，其病也就轻了。这样的患者，都是冬季不知顺时调养，正气不足，故能即时发为伤寒病。如果冬季不寒反有非时之暖的反常气候，如冬行夏令，称其名谓冬温。伤寒是冬季正气为病，冬温是冬季时行之气为病，寒与温的性质截然不同，而初期的临床表现大致相似，很难区分，医者常因辨别不清而造成严重后果，故云"冬温之毒与伤寒大异"，这是从无数次惨痛失败中得出来的教训总结，也是张仲景对外感病病因病理方面做出的突出贡献。有人说《伤寒论》可以不讲病因的说法是不对的。冬温虽然与伤寒不同，但它自身的病情变化也不是千篇一律，而是随着时间的先后与感邪的轻微，有轻重的不同，所以其具体治法也要随着病情的不同而对证施治。

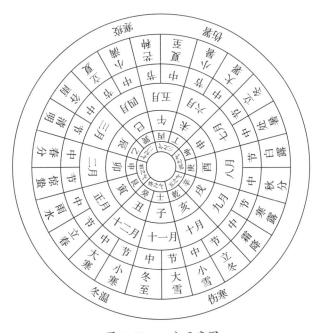

图 7-25　二分示意图

从春分以后到秋分节之前的一段时间内是阳气盛而气候炎热的时候，如果在这段时间内的气候突然凉爽寒冷，如夏行冬令，人们骤然被暴寒侵袭而患病，则属于时行之气为病，称之为时行寒疫，属于流行性疾病。寒疫的病情轻重取决于阳气的强弱。同样为寒邪所伤害，阳气盛则病热重，阳气弱则病热轻，故三月四月、七月八月阳气弱而病热轻微，五月六月阳气盛而病热重。寒疫病的发病季节与发热证候都与温病、暑病相似，但其病因相反，寒疫病因是夏天非时暴寒所致，温病、暑病病因是冬时感寒不即病而伏藏于肌肤之间至春夏而发病，因而治法就不同，故张仲景说："其病与温及暑病相似，但治有殊耳。"温病、暑病属于四时正气为病，寒疫属于时行之气为病。请注意，这种情况往往与二至病纠缠在一起。

张仲景《伤寒例》以春分秋分二分法辨析疫病的发生原因，得到了清代医家陈良佐的继承发挥。陈良佐以春分后至秋分前之间为热疫论之，书名《二分析义》（二分者，春分秋分也。析义，辨析义理也。）。《二分析义》说："久困于饥，则脾胃受伤而邪火上炎；久困于寒，则冷至彻骨而肺肾俱伤，肺伤则气衰，肾伤则水涸。饥寒伐其体，贫苦乱其心，烦恼百出，以伤其肝，是五脏之邪火而移热于六腑，一时不能畅达，凝郁蓄结，积久而成热毒，此热疫之根源也。"（热疫根源）又说："热疫之病，多因饥寒所致，是以岁歉则饥民多患时疫。大都起于春分后，而尤甚于四五六月间，一交秋分，天气渐凉，热疫自泯矣。"此乃属于冬伤于寒，至春夏发温病暑病之类，与《伤寒例》所述寒疫不同，要特别注意。

比如厥阴肝木病：

《灵枢·邪气脏腑病形》说：

肝脉急甚者为恶言；微急为肥气，在胁下，若覆杯。缓甚为善呕，微缓为水瘕痹也。大甚为内痈，善呕衄；微大为肝痹，阴缩，咳引小腹。小甚为多饮；微小为消瘅。滑甚为癀疝；微滑为遗溺。涩甚为溢饮；微涩为瘛挛筋痹。

《素问·四时刺逆从论》说：

厥阴有余，病阴痹；不足，病生热痹；滑则病狐疝风；涩则病少腹积气。

《辅行诀脏腑用药法要》说：

肝虚则恐，实则怒。

肝病者，必两胁下痛，痛引少腹，令人善怒。虚则目䀮䀮无所见，耳无所闻，心澹澹然如人将捕之。气逆则耳聋，颊肿。治之取厥阴、少阳血者。

邪在肝，则两胁中痛，寒中，恶血在内，则胻善瘛，节时肿。取之行间以引胁下，补三里以温胃中，取耳间青脉以去其瘛。

肝有余是阳仪系统太过，不足是阳仪系统不及。行间是荥火穴而补足三里以温胃中，乃补阳仪系统阳气之不足。

因为厥阴从中气少阳，所以少阳主厥阴肝之有余不足，少阳有余则厥阴肝有余，少阳不足则厥阴肝不足，故《史记·扁鹊仓公列传》记载扁鹊多以少阳主肝：

齐侍御史成自言病头痛，臣意诊其脉……得肝气……切其脉时，少阳初代……故上二分而脓发，至界而臃肿，尽泄而死。热上则熏阳明……

这是厥阴从中气少阳的临床应用实例。

六、二至从本从标的太阳少阴生理病理

（一）生理——阴阳转化

左阳从春厥阴肝木上升，至夏天太阳心火而盛极。右阴从秋阳明肺金下降，至冬天少阴肾水而盛极。故云水火之极，阴阳之征兆。《素问·六微旨大论》说："夫物之生，从于化，物之极，由乎变。"

上文黄庭太极言"生化"，此物极则言"变"，《素问·阴阳应象大论》说："寒极生热，热极生寒……重阴必阳，重阳必阴。"阳极为火热而一阴生，阴极为寒水而一阳生，故云"水火者，阴阳之征兆也""少阴太阳从本从标"，此属阴阳之转化，与"生化"是两个概念。这个过程，《黄帝内经》用水的循环做比喻。《素问·阴阳应象大论》说："清阳为天，浊阴为地；地气上为云，天气下为雨；雨出地气，云出天气。故清阳出上窍，浊阴出下窍；清阳发腠理，浊阴走五脏；清阳实四肢，浊阴归六腑。"太阳心火之热加于少阴肾水而化气，少阴肾水之寒加于太阳心热而化为云雨。

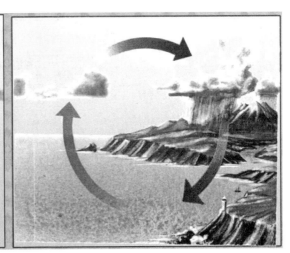

图 7-26　水循环示意图

"太阳之上，寒气主之"，这是讲肾水可以制心火，以阴制阳，一是保证心营血循环正常运行，二是肾水滋养营血，营血输布而润泽身体。如果心火得不到肾水之制，则心火亢盛而消烁形体，不但形体消瘦，且血脉多病。

"少阴之上，热气主之"，这是讲心火加于肾水，以阳加于阴而化气，即生化肾气，属于"阳化气"，气升水布而滋润形体，促进健康。但其火、其阳不是肾阳肾火。如果肾水得不到心火下降之气化，则肾水寒冷蓄积或结冰为患，就是金匮肾气丸、真武汤、附子汤、五苓散、四逆汤等证了。元·许国祯编纂的《御药院方》"补虚损门"所载封髓丹（黄柏三两，缩砂仁一两半，甘草。上药捣罗为细末，水煮面糊稀和丸如桐子大，每服五十丸，用苁蓉半两，切作片子，酒一大盏，浸一宿，次日煎三四沸，滤去滓，送下，空心食前服）主治说"降心火，益肾水"，一是降火下血而益肾水；二是降火救肺益肾水，益肾水则"阴成形"。

少阳纯阳为乾卦，太阴纯阴为坤卦，乾天坤地之真水真火相交而生离火坎水二卦，离坎二卦不是真火真水，坎离是五行水火，离火中有阴、坎水中有阳，只能代表阴阳互根转化，不能代表真阳真阴真火真水，希望学子明白，不要误入歧途。郑钦安认为，坎中之阳为真阳，离中之阴为真阴，与此相差甚远。坎中火阳、离中水阴乃五行之水火，非真火真水也。

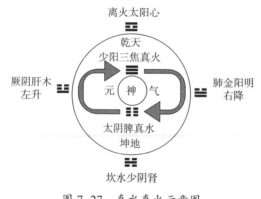

图 7-27　真水真火示意图

无形的真火是光热，无形的真水是湿气，离火坎水是五行有形的水火，真火真水与离火坎水是两个不同的概念，隶属不同的部位，不得混淆。

（二）病理——二至病

水火之极在冬至、夏至，"寒极生热，热极生寒……重阴必阳，重阳必阴"，故云"少阴太阳从本从标"而生二至病。《伤寒论·辨脉法》是这样描述这种现象的：

五月之时，阳气在表，胃中虚冷，以阳气内微，不能胜冷，故欲著复衣；

十一月之时，阳气在里，胃中烦热，以阴气内弱，不能胜热，故欲裸其身。

又"问曰：凡病欲知何时得？何时愈？答曰：假令夜半得病者，明日日中愈；日中得病者，夜半愈。何以言之？日中得病，夜半愈者，以阳得阴则解也。夜半得病，明日日中愈者，以阴得阳则解也。"《伤寒例》又说："冬至之后，一阳爻升，一阴爻降也；夏至之后，一阳气下，一阴气上也。"

一年里的五月夏至，就是一天中的日中；一年里的十一月冬至，就是一天中的夜半。张仲景在这里说"五月之时，阳气在表，胃中虚冷"，这个时候正是盛夏季节，为什么会怕冷而"欲著复衣"呢？因为夏五月之时，盛阳向上、向外，一方面阳气得到了消耗而虚，一方面盛极则反，而一阴生于内。天人相应，善言天者，必有验于人，故在人则"阳气在表，胃中虚冷"。屈原《天问》说："何所冬暖？何所夏寒？"《灵枢·九针十二原论》说："阳病发于冬，阴病发于夏。"《素问·阴阳应象大论》说："阳病治阴，阴病治阳。"所以《素问·四气调神大论》说："春夏养阳，秋冬养阴。"如《素问·金匮真言论》说："长夏善病洞泄寒中。"夏中寒，多发霍乱、伤寒、疟疾、痢疾等消化系统肠胃病。冬中热，多发心肺系统疾病、白喉、猩红热等。李时珍《本草纲目》称此为"夏月伏阴""冬月伏阳"，并在《四时用药例》中说春夏内寒宜用热药，秋冬内热宜用寒药，谓"春月宜加辛温之药……以顺春升之气"，"长夏宜加甘苦辛温之药，以顺化成之气"，"冬月宜加苦寒之药，以顺冬沉之气"，此即"所谓顺时气而养天和也"。到了冬天十一月，正是隆冬封藏的季节，盛寒在外，阳气潜藏于内，即所谓一阳生于内，故在人则表现出"阳气在里，胃中烦热"。

《伤寒论》三十条："更饮甘草干姜汤，夜半阳气还，两足当温。"为什么"夜半阳气还"呢？因为夜半是少阳三焦、胆所主时区，也就是相火所主时区，故云"夜半阳气还"，故冬善病"痹厥、飧泄、汗出"。俗语说"冬吃萝卜夏吃姜，不找医生开药方"，就是这个道理。因为萝卜是凉性的，姜是温性的。夏天一阴生于内，"胃中虚冷"，所以要吃姜来温暖脾胃。冬天一阳生于内，"胃中烦热"，所以要吃萝卜来清除胃中烦热。这一现象就在我们的生活中，不过百姓日用而不知罢了，如夏五月的井水是清凉的，严冬的井水是温的。就一日而言，就是日中和夜半，日中得病"胃中虚冷"，等到夜半阳藏胃中，病就好了。反之，夜半得病"胃中烦热"，等到日中阴起胃中，病就好了。就一月而言，就是晦朔月和满月。《素问·阴阳类论》说："冬三月之病，病合于阳者，至春正月脉有死征，皆归出春。冬三月之病，在理已尽，草与柳叶皆杀，春阴阳皆绝，期在孟春……夏三月之病，至阴不过十日。"冬三月，脾胃内热，如再受热邪（病合于阳），伤损脾胃之阴，到了春夏之交阳盛之时，重伤其阴，便会有死亡的危险。夏三月，脾胃内寒，如再受寒邪，重寒伤脾，心腹满，下利不止，则脾病可能出现死征，死期不过十日。

因为太阳处于阳极转阴阶段，少阴处于阴极转阳阶段，所以太阳有标本寒化热化，少阴也有寒化热化，而且最多寒热同病，笔者在《伤寒真原》中称之为二至病。本书中又提出二分病的新概念。二至病和二分病是笔者提出的最新概念。

太阳本寒病有麻黄汤证，少阴本热病有黄连阿胶汤证。

太阳病寒阳不化气则有蓄水证，太阳病热血为之凝滞则有蓄血证。

少阴病寒阳不化气则有真武汤夹饮证，少阴病热血分热则动血。

太阳主心，标阳本寒，多标心本肾病，寒伤营，多血脉凝滞证，以及心火内郁证。

少阴主肾，标阴本热，多标肾本心病，心火走血分，故能动血，多血管循环系统热病。肾寒多麻黄附子细辛汤、麻黄附子甘草汤、四逆汤及真武汤等证。

大青龙汤和越婢汤为什么用石膏？小青龙汤为什么加石膏？

《此事难知》卷上引张洁古（张元素）方之九味羌活汤（羌活二钱，防风、川芎各一钱半，细辛、甘草各三分，苍术（米泔浸）、白芷、黄芩、生地黄各一钱），为什么用生地黄、黄芩？

大玄武汤［茯苓（三两）、白术（二两）、附子（一枚，炮）、芍药（二两）、干姜（二两）、人参（二两）、甘草（二两，炙）］，为什么要用芍药、甘草？

大朱雀汤（鸡子黄二枚，阿胶三锭，黄连四两，黄芩、芍药各二两，人参二两，干姜二两），为什么要用干姜、人参？

二至病在临床中比较常见，比如溃疡病（胃溃疡和十二指肠溃疡的俗称）多发于每年的12月至次年的3月，慢性肾炎多发于每年11月至次年3月，属于中医五运六气理论的六之气和初之气，从《伤寒论》六经病欲解时图可以看出是属于三阴和少阳病，病发于阴。支气管哮喘多发于每年10月至次年3月，而且每天夜里0～3点时发作最频，属于中医运气理论的五之气、六之气、初之气。心脏病也多发于冬季，心源性哮喘、心律失常、心力衰竭等患者多发于半夜，死亡多见于下半夜。衰老或慢性疾病多死亡于冬至、夏至二至两个时令。有人统计死亡时间发现，夜里戌、亥、子时死亡率最高，白天巳、午时死亡率最低，并且发现冬季和冬春交替时死亡人数最多。

二至反应缩小来说，就是一月的十五满月和晦月及一日的子时午时。现代医学统计学发现，一般妇女的排卵期多发生在圆月时，所以圆月前后受孕的妇女最多。而且发现在圆月前后来潮月经的妇女较少，不孕症的发生率很低，在晦月前后来潮月经的妇女较多，不孕症发生率很高，其他妇科病也反映出这一规律。这一规律明显与阴阳盛衰有关系。

二至二分的生理病理反应，《黄帝内经》多有论述。如《素问·脉解》说："正月太阳寅，寅太阳也。正月阳气出在上，而阴气盛，阳未得自次也……少阳所谓心胁痛者，言少阳盛也。盛者心之所表也，九月阳气尽而阴气盛……阳明所谓洒洒振寒者，阳明者午也，五月盛阳之阴也，阳盛而阴气加之，故洒洒振寒也……太阴所谓病胀者，太阴子也，十一月万物气皆藏于中，故曰病胀……少阴所谓腰痛者，少阴者，肾也，十月万物阳气皆伤……厥阴所谓㿉疝，妇人少腹肿者，厥阴者辰也，三月阳中之阴，邪在中，故曰㿉疝少腹肿也。"太阳正月、厥阴三月、阳明五月属于上半年，少阳九月、少阴十月、太阴十一月属于下半年。正月阴气微下、阳气微上，故云"正月阳气出在上，而阴气盛，阳未得自次也"。三月阳盛于阴，故云"三月阳中之阴"。五月夏至阳盛阴生，故云"五月盛阳之阴也，阳者衰于五月，而一阴气上，与阳始争"。九月深秋，阳气衰而渐藏，故云"九月阳气尽而阴气盛"。十月阴盛阳藏，故云"十月万物阳气皆伤"。十一月冬至阴极一阳生，故云"太阴子也，十一月万物气皆藏于中"。

冬至，至者，极也，太阳运行到南极的南回归线开始北返，阴极而一阳生，白昼最短，日影最长，阳热潜藏于地下最深，泉水热，故谓之冬藏，"冬月伏阳"，在人"胃中烦热"。冬时阳热内藏，地温最热，于人最多心火内郁而伤心肺及心脑血管系统、消化道系统，上热下寒之人雪上加霜而多病，死人最多最速。如果冬时天暖阳气不藏外泄，阳热多动于下，多病遗精带下，阴部潮湿多汗。《月令》说："是月也，日短至。阴阳争，诸生荡……此所以助天地之闭藏也。仲冬行夏令，则其国乃旱，氛雾冥冥，雷乃发声。行秋令，则天时雨汁，瓜瓠不成，国有大兵。行春令，则蝗虫为败，水泉咸竭，民多疥疠。"

夏至，太阳运行到北回归线开始南返，阳极而一阴生，白昼最长，日影最短，阴寒潜藏于地下最深，泉水冷，谓之"夏月伏阴"，在人"胃中虚冷"。夏时阴寒内藏，肠胃寒，于人最多消化道系统疾病，对于内多寒湿之人是雪上加霜，死人最多最速。如果夏时天寒阳气不外泄，"阴阳争"于内则"死生分"。《月令》说："是月也，日长至，阴阳争，死生分……仲夏行冬令，则雹冻伤谷，道路不通，暴兵来至。行春令，则五谷晚熟，百螣时起，其国乃饥。行秋令，则草木零落，果实早成，民殃于疫。"

七、阴阳体用

《素问·阴阳应象大论》说："阴在内，阳之守也，阳在外，阴之使也。"经文明确指出，阴是阳之守，阳是阴之使，这是以阴为体，阳为用，哪里是阳为主而阴为从呢？《素问·生气通天论》说："阴者，藏精而起亟也；阳者，卫外而为固也。"也是说的阴为体阳为用。《素问·阴阳应象大论》也认为："阴静阳躁，阳生阴长，阳杀阴藏。阳化气，阴成形。"阴成形，故为体。阳化气，故为用。又说："凡阴阳之要，阳密乃固。两者不和，若春无秋，若冬无夏。因而和之，是谓圣度。故阳强不能密，阴气乃绝；阴平阳密，精神乃治；阴阳离决，精气乃绝。"这是讲阴阳体用和谐了就健康，不和谐了就生病。至于《素问·生气通天论》说："阳气者，若天与日，失其所，则折寿而不彰，故天运当以日光明，是故阳因而上，卫外者也。"这是讲阳用的作用，不是以阳为主，不要忘了"是故阳因而上，卫外者也"这句话，"阳因而上，卫外者也"还是讲为"阴之使"也。阴静为体，阳动为用，阴阳和谐，动静调和，缺一不可，阴之形体是生命存活的基础，阳之气化是生命生存的必要条件，故云"凡阴阳之要，阳密乃固。两者不和，若春无秋，若冬无夏。因而和之，是谓圣度。故阳强不能密，阴气乃绝；阴平阳密，精神乃治；阴阳离决，精气乃绝"。阴与阳的关系，就是形与神的关系。

阴体阳用是阴阳制约的生化过程，是阴阳气交的过程，阳加于阴则阴化为气，是个阳生阴长的过程，也是个阳化气的过程。水升火降，水火既济，阴精上奉化生营血，心布营血于周身，形体得到生长发育，是生长壮老已的过程，也是阴成形的生理过程。

逆之则为病理，阳不生阴不降，水火未济，阴阳分离，清气不升，浊气不降，或上焦不开，腑道不通则胀满死。

李东垣《脾胃论》说："春夏，乃天之用也，是地之体也。秋冬，乃天之体也，是地之用也（运气衰亡论）。"又说：

《阴阳应象论》云：天以阳生阴长，地以阳杀阴藏。然岁以春为首，正，正也；寅，引也。少阳之气始于泉下，引阴升而在天地人之上，即天之分，百谷草木皆甲坼于此时也。

至立夏少阴之火炽于太虚，则草木盛茂，垂枝布叶，乃阳之用，阴之体，此所谓天以阳生阴长。经言：岁半以前天气主之，在乎升浮也。

至秋而太阴之运，初自天而下逐，阴降而彻地，则金振燥令，风厉霜飞，品物咸殒，其枝独存，若乎毫毛。

至冬则少阴之气复伏于泉下，水冰地坼，万类周密，阴之用，阳之体也，此所谓地以阳杀阴藏。经言：岁半以后地气主之，在乎降沉也。

至于春气温和，夏气暑热，秋气清凉，冬气冷洌，此则正气之序也。故曰：履端于始，序则不愆，升已而降，降已而升，如环无端，运化万物，其实一气也。设或阴阳错综，胜复之变，自此而起。万物之中，人一也，呼吸升降，效象天地，准绳阴阳。盖胃为水谷之海，饮食入胃，而精气先输脾归肺，上行春夏之令，以滋养周身，乃清气为天者也。升已而下输膀胱，行秋冬之令，为传化糟粕，转味而出，乃浊阴为地者也。

若夫顺四时之气，起居有时，以避寒暑，饮食有节，及不暴喜怒，以颐神志，常欲四时均平，而无偏胜则安。不然，损伤脾，真气下溜，或下泄而久不能升，是有秋冬而无春夏，乃生长之用，陷于殒杀之气，而百病皆起，或久升而不降亦病焉。于此求之，则知履端之义矣。

八、小结

从上述可知，最初的阴阳观念来源于天光——对太阳视运动规律的认识，昼夜和四时之序的规律。如《素问·生气通天论》说：

阳气者，一日而主外。平旦人气生，日中而阳气隆，日西而阳气已虚，气门乃闭。

《素问·四气调神大论》说：

夫四时阴阳者，万物之根本也。所以圣人春夏养阳，秋冬养阴，以从其根；故与万物沉浮于生长之门，逆其根则伐其本，坏其真矣。故阴阳四时者，万物之终始也，生死之本也；逆之则灾害生，从之则苛疾不起，是谓得道。

《素问·四时刺逆从论》说：

春者天气始开，地气始泄，冻解冰释，水行经通，故人气在脉。

夏者经满气溢，入孙络受血，皮肤充实。

长夏者，经络皆盛，内溢肌中。

秋者天气始收，腠理闭塞，皮肤引急。

冬者，盖藏血气在中。内着骨髓，通于五脏。

是故邪气者，常随四时之气血而入客也。至其变化，不可为度。

此即阴阳循环的四时之序，在这种阴阳循环四时之序中，春夏为阳上升，秋冬为阴下降，在这上下阴阳升降运动中伴随着阴阳量的变化，并"以量定性"，既有时间变化，也有空间变化，既有循环概念，也有对立概念。至极转化则发生质变。

（一）《黄帝内经》阴阳大论纲领示意图

从本、从中的四经既有太过、不及之分，又有外感、内伤之分。从标从本的两经既有本标分病，又有本标同病，还有非时之气的疫病。

由于风、寒、暑、湿、燥、火六淫及湿毒、火毒、寒毒、燥毒、风毒、痰、瘀、癥瘕积聚等致病因素，从而改变了人体内部环境，可以改变细胞 DNA 基因存在的环境和状态，导致 DNA 基因发生局部或整体的损坏，从而发生癌变。

可以将《黄帝内经》阴阳大论的纲领内容概括如图 7-28：

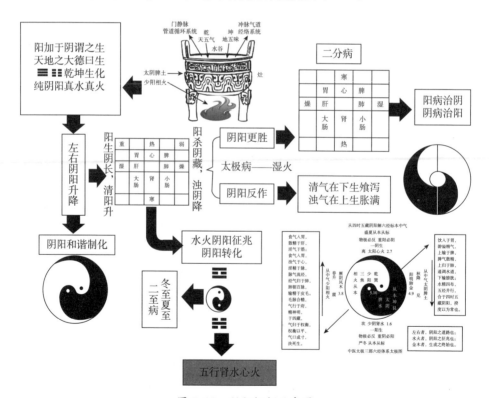

图 7-28　阴阳纲领示意图

前文阐述过，厥阴从中气少阳主阳气生升，阳明从中气太阴主阴气肃降，从本从标的太阳少阴主物极转化，故《素问·天元纪大论》说："物生谓之化，物极谓之变。阴阳不测谓之神；神用无方，谓之圣。夫变化之为用也，在天为玄，在人为道，在地为化；化生五味，道生智，玄生神。神在天为风，在地为木；在天为热，在地为火；在天为湿，在地为土；在天为燥，在地为金；在天为寒，在地为水。故在天为气，在地成形，形气相感，而化生万物矣。然天地者，万物之上下也。左右者，阴阳之道路也。水火者，阴阳之征兆也。金木者，生长之终始也。气有多少，形有盛衰，上下相召，而损益彰矣。"

（二）治疗法则及方药

《素问·阴阳应象大论》说："审其阴阳，以别柔刚。阳病治阴，阴病治阳。定其血气，各守其乡。血实宜决之，气虚宜掣引之。"所谓"审其阴阳"，就是"先别阴阳"。阳刚阴柔，"审其阴阳"就是"以别柔刚"，"别柔刚"就是"别阴阳"。阳虚阴胜，需要扶阳泻阴，用汗法；阴虚阳胜，需要泻阳扶阴，用下法。若是内伤阴虚火旺，则需要养阴敛火，用六味地黄丸、知柏地黄丸、杞菊地黄丸；内伤阳虚，则需要养阴扶阳，用金匮肾气丸、右归丸、右归饮等。

所谓"定其血气，各守其乡。血实宜决之，气虚宜掣引之"，宜参阅《素问·调经论》来解释。乡指处所、位置。《素问·调经论》说："五脏之道，皆出于经隧，以行血气。血气不和，百病乃变化而生，是故守经隧焉。"气为阳居阳，血为阴居阴，故要"定其血气，各守其乡"。《素问·调经论》从"血气离居"和"气血以并"两种情况阐述其病理，说："气血以并，阴阳相倾，气乱于卫，血逆于经，血气离居，一实一虚。"气血分离时，"血并于阴，气并于阳，故为惊狂。血并于阳，气并于阴，乃为炅中。血并于上，气并于下，心烦惋善怒。血并于下，气并于上，乱而喜忘……血并于阴，气并于阳，如是血气离居……血气者喜温而恶寒，寒则泣不能流，温则消而去之，是故气之所并为血虚，血之所并为气虚"。气血合并时，"血与气并则为实焉。血之与气并走于上，则为大厥，厥则暴死，气复反则生，不反则死"。并说："帝曰：阴与阳并，血气以并，病形以成，刺之奈何？岐伯曰：刺此者取之经隧。取血于营，取气于卫。用形哉，因四时多少高下。"

《素问·调经论》论述具体阴阳寒热时说：

帝曰：经言阳虚则外寒，阴虚则内热，阳盛则外热，阴盛则内寒，余已闻之矣，不知其所由然也。岐伯曰：阳受气于上焦，以温皮肤分肉之间，令寒气在外，则上焦不通，上焦不通，则寒气独留于外，故寒栗。

帝曰：阴虚生内热奈何？岐伯曰：有所劳倦，形气衰少，谷气不盛，上焦不行，下脘不通，胃气热，热气熏胸中，故内热。

帝曰：阳盛生外热奈何？岐伯曰：上焦不通利，则皮肤致密，腠理闭塞，玄府不通，卫气不得泄越，故外热。

帝曰：阴盛生内寒奈何？岐伯曰：厥气上逆，寒气积于胸中而不泻，不泻则温气去，寒独留，则血凝泣，凝则脉不通，其脉盛大以涩，故中寒。

《素问·阴阳应象大论》说：

阳胜则身热，腠理闭，喘粗为之俛仰，汗不出而热，齿干以烦冤，腹满死，能冬不能夏。

阴胜则身寒，汗出，身常清，数栗而寒，寒则厥，厥则腹满死，能夏不能冬。

阳在外，阳虚则外寒，阳盛则外热，"阳受气于上焦，以温皮肤分肉之间，令寒气在外，则上焦不通，上焦不通，则寒气独留于外，故寒栗"，"上焦不通利，则皮肤致密，腠理闭塞，玄府不通，卫气不得泄越，故外热"，此热虽甚，不死人。

阴在内，阴虚则内热，阴盛则内寒，"有所劳倦，形气衰少，谷气不盛，上焦不行，下脘不通，胃气热，热气熏胸中，故内热"，"厥气上逆，寒气积于胸中而不泻，不泻则温气去，寒独留，则血凝泣，凝则脉不通，其脉盛大以涩，故中寒"。

无论是阳病，还是阴病，其病理关键共同点都是上焦不通行，在外阳关乎肺的宣发，在内阴关乎肺的肃降，由此可知后天之本肺的重要性。由于上焦不开，腑道不通，所以导致"腹满死"。

所谓"血实宜决之，气虚宜掣引之"，指血实宜活血化瘀放血，气虚宜补之。

总之，《黄帝内经》阴阳大论以日月地运动产生的四时阴阳为纲，这是阴阳的实质，阴阳的本源，其治疗法则及所用方药也要法于四时阴阳，俱载于《伤寒杂病论》和《辅行诀五脏用药法要》二书之中。

1. 外感病

《伤寒论》是治疗外感病的专著，为大家所公认。其中所载治疗外感病的方药也见载于《辅行诀五脏用药法要》一书中，现将其按四时阴阳列于图 7-29 中：

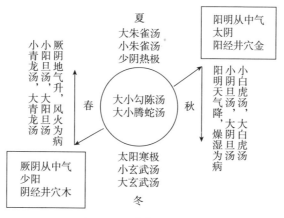

图 7-29 外感用方简图

2. 内伤病

《辅行诀五脏用药法要》说治疗内伤要用五脏虚实升降浮沉补泻法，师从《素问·脏气法时论》之法，也将其按四时阴阳列于图 7-30 中：

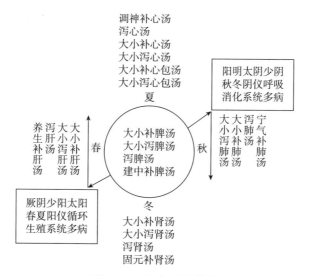

图 7-30 内伤用药简图

第三节 阴阳离合

《素问·阴阳离合论》说：

帝曰：愿闻三阴三阳之离合也。岐伯曰：

圣人南面而立，前曰广明，后曰太冲。太冲之地，名曰少阴，少阴之上，名曰太阳，太阳根起于至阴，结于命门，名曰阴中之阳。（田按：此以前后分阴阳）

中身而上，名曰广明，广明之下，名曰太阴，太阴之前，名曰阳明，阳明根起于厉兑，名曰阴中之阳。（田按：此以上下分阴阳）

厥阴之表，名曰少阳，少阳根起于窍阴，名曰阴中之少阳。

是故三阳之离合也，太阳为开，阳明为阖，少阳为枢。三经者，不得相失也，抟而勿浮，命曰一阳。

帝曰：愿闻三阴。岐伯曰：外者为阳，内者为阴。

然则中（田按：当为冲。马王堆出土《道德经》冲气即为中气。太冲的冲）为阴，其冲在下，名曰太阴，太阴根起于隐白，名曰阴中之阴。（田按：此以内外分阴阳）

太阴之后，名曰少阴，少阴根起于涌泉，名曰阴中之少阴。

少阴之前，名曰厥阴，厥阴根起于大敦，阴之绝阳，名曰阴之绝阴。

是故三阴之离合也，太阴为开，厥阴为阖，少阴为枢。三经者，不得相失也，抟而勿沉，名曰一阴。

阴阳𩤱𩤱，积传为一周，气里形表而为相成也。

面南则胸腹为阳，背后为阴，即老子"负阴抱阳"之说。广明，指向阳处。太冲，指背阴处。《宋书·志》第二十二说："夫王朝南向，正阳也；后北宫，位太阴也；世子居东宫，位少阳也。"这是古代的一种制度。故太阴在背后下面。而其定位是以三阴排列次序太阴、少阴、厥阴来定位的，而三阳在三阴之上，则三阳的次序当是少阳、太阳、阳明了。三阴为阴中之阴，三阳为阴中之阳。

《素问·阴阳应象大论》《素问·天元纪大论》讲的是天地宇宙立体图，天地合气生化万物，人是万物之一。这里阴阳离合讲的是以人为中心的前后、上下立体图，讲人体的经络安排次序是少阳、太阳、阳明、太阴、少阴、厥阴。这里主要讲三阴三阳的开阖枢问题，此开阖枢以门为喻，乃进出之门也。三阳的门为鬼门，主表部"汗"门的开阖枢，以汗测健康。三阴的门为魄门，主里部"腑"门的开阖枢，以二便测健康。

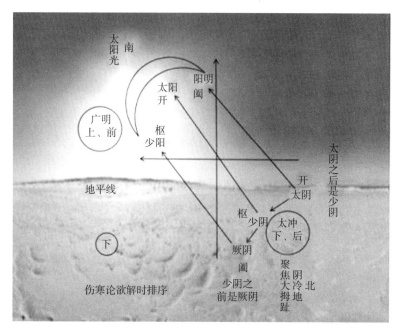

图 7-31　阴阳离合

第四节　阴阳类别

《素问·阴阳离合论》讲的是开阖枢理论，《素问·阴阳类论》《灵枢·根结》和《素问·阴阳别论》按开、阖、枢分为三类阐述其病理。

一、枢类

二阴一阳发病，善胀，心满，善气。（《素问·阴阳别论》）

二阴一阳，病出于肾，阴气客游于心脘下，空窍堤闭塞不通，四肢别离。（《素问·阴阳类论》）

二阴是少阴为枢，一阳是少阳为枢，这是"枢"类的病理变化。

病在枢，是枢失常。二阴属肾水，一阳属少阳三焦相火，是水火为病。相火虚衰则脾胃病，故善胀。三焦病，上焦不行，下脘不通，水气不行，则善胀心满。三焦病则善气。

二阴是少阴肾，一阳是少阳三焦相火。如果相火衰弱，则阴盛阳衰，故见"阴气客游于心脘下，空窍堤闭塞不通，四肢别离"。

二、阖类

二阳一阴发病，主惊骇，背痛，善噫，善欠，名曰风厥。(《素问·阴阳别论》)

二阳一阴，阳明主病，不胜一阴，𦙶而动，九窍皆沉。(《素问·阴阳类论》)

二阳是阳明为阖，一阴是厥阴为阖，这是"阖"类的病理变化。属于左右阴阳升降失常问题。

病在阖，是阖失常。二阳是阳明，属于肺系，不能说属于胃。一阴是厥阴，是燥金和风木的关系，厥阴风木主左阳升，阳明肺金主右阴降。《素问·阴阳类论》也说："二阳一阴，阳明主病，不胜一阴，脉𦙶而动，九窍皆沉。三阳一阴，太阳脉胜，一阴不为止，内乱五脏，外为惊骇。"因为太阳主心，心为五脏主，心伤故五脏皆乱。阳明不胜厥阴，是厥阴风木反侮阳明燥金，风木升太过，燥金不降，病在肝肺。惊骇与阳气有关，肝主阳气生升而病肝，如《素问·生气通天论》说"阳气者，精则养神，柔则养筋。开阖不得，寒气从之，乃生大偻。陷脉为瘘，留连肉腠。俞气化薄，传为善畏，及为惊骇"，《素问·金匮真言论》说东方通于肝"其病发惊骇"。三阳是太阳，太阳伤于寒邪，一阴厥阴肝木不能生升阳气驱逐太阳寒邪，则肝郁而病发惊骇。"二阳一阴，阳明主病，不胜一阴"讲一阴厥阴风木气胜，可选用风引汤、白虎汤等方剂治疗；"三阳一阴，太阳脉胜，一阴不为止"讲一阴厥阴风木气弱，可选用大小青龙汤、大小柴胡汤等方剂治疗。

背为阳气和肺所主，故有背痛，如《素问·金匮真言论》说西方通于肺"病在背"。肝木旺必克脾胃，故有"善噫、善欠"。

风厥，本篇言厥阴升而不降，故曰风厥。风为阳邪，其性疏泄，病发则身热、汗出，如《素问·评热病论》："汗出而身热者风也，汗出而烦满不解者厥也，病名曰风厥。"又《灵枢·五变》说"人之善病风厥漉汗（汗出不止）"，是因为肉不坚、腠理疏的原因。张仲景治疗此病常用风引汤、桂枝汤、桂枝加附子汤等。

三、开类

三阴三阳发病，为偏枯萎易，四肢不举。(《素问·阴阳别论》)

三阴是太阴为开，三阳是太阳为开，这是"开"类的病理变化。

病在开，是开失常。三阴是太阴脾系主里部消化道开失常，三阳是太阳心系主表部开失常，心脾两系为病，寒湿伤阳，少阳相火受伤而阳气不足，李东垣说皆是血病，心脑血管病生焉。太阳为诸阳主气而主筋，阳气虚则为偏枯，阳虚而不能养筋则为痿。《生气通天论》说："阳气者，大怒则形气绝而血菀于上，使人薄厥。有伤于筋，纵，其若不容。汗出偏沮，使人偏枯。"脾主四肢，故不举。

《灵枢·根结》说：

太阳为开，阳明为阖，少阳为枢。故开折则肉节渎而暴病起矣，故暴病者取之太阳，视有余不足，渎者，皮肉宛膲而弱也。阖折则气无所止息而痿疾起矣，故痿疾者取之阳明，视有余不足，无所止息者，真气稽留，邪气居之也。枢折即骨繇而不安于地，故骨繇者取之少阳，视有余不足，骨繇者，节缓而不收也。所谓骨繇者，摇故也，当穷其本也。

太阴为开，厥阴为阖，少阴为枢。故开折则仓廪无所输，膈洞。膈洞者取之太阴，视有余不足，故开折者，气不足而生病也。阖折即气绝而喜悲，悲者取之厥阴，视有余不足。枢折则脉有所结而不通，不通者取之少阴，视有余不足，有结者，皆取之不足。

《素问·阴阳别论》说：

三阳为病发寒热，下为痈肿，及为痿厥，腨痛；其传为索泽，其传为颓疝。

二阳之病发心脾，有不得隐曲，女子不月；其传为风消，其传为息贲者，死不治。

一阳发病，少气，善咳，善泄；其传为心掣，其传为隔。

四、阴仪阳仪类

《素问·阴阳类论》还按四时做了分类。

二阴二阳病在肺，少阴脉沉，胜肺伤脾，外伤四支。

二阴二阳皆交至，病在肾，骂詈妄行，巅疾为狂。

按：二阴为少阴肾，二阳为阳明肺，秋冬阴仪系统为病。少阴脉沉是寒气盛，冬病四肢，并伤脾肺。少阴之上，热气主之。热伤肺肾，故见"骂詈妄行，巅疾为狂"。

二阳三阴，至阴皆在，阴不过阳，阳气不能止阴，阴阳并绝，浮为血瘕，沉为脓胕。

按：二阳是阳明肺，三阴是太阴脾，秋冬阴仪系统为病。阳明从中气太阴，太阴病"脏寒"，故云"至阴"，即极寒。二者寒燥秋冬之气为病，故云"阳气不能止阴，阴阳并绝"。

一阴一阳代绝，此阴气至心，上下无常，出入不知，喉咽干燥，病在土脾。

按：一阴是厥阴，一阳是少阳，春夏阳仪系统为病，二者主春天生阳之事。绝，就是不生阳气了，则阴盛阳衰，属于太阴"脏寒"，故云"病在土脾"。阴气弥漫，故见"此阴气至心，上下无常，出入不知，喉咽干燥"证。

笔者将其表示如图7-32：

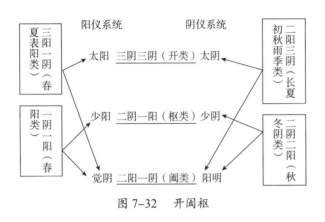

图7-32　开阖枢

第五节　掌握阴阳

关于阴阳的来历，主流观点总是说源于哲学，一下就把中医抬到天上去了，成了无根之树，忽悠起来了，让人摸不着中医的头脑，这是不妥当的。实际上，阴阳来自于人们最直接看到、感受到的昼夜、阴影光明，昼为阳，夜为阴，春、夏、秋、冬四季变化，向阳光的地方为阳，背光的地方为阴，这就是阴阳。并且逐渐认识到阴阳与太阳、大地有关。

一、掌握天道阴阳

《素问·生气通天论》说："阳气者，若天与日……故天运当以日光明。"古人认识到了阴阳，就想法掌握阴阳规律。如《素问·天元纪大论》说："阴阳之气，各有多少，故曰三阴三阳也。"那么这个三阴三阳的多少是如何得来的呢？太阳在天上，如何去掌握太阳的运动规律呢？《素问·六微旨大论》说："因天之序，盛衰之时，移光定位，正立而待之，此之谓也。"《素问·八正神明论》也说："因天之序，盛虚之时，移光定位，正立而待之。"《素问·六节藏象论》说："立端于始，表正于中，推余于终，而天度毕矣。"表就是杆（竿），立杆测日影用的杆。立杆按天序太阳光的强弱"移光定位"得到日影就知道阴阳多少了。立杆测日影技术是一项古人探究天道自然规律的伟大发明，太阳运动产生的阴阳消长过程可以用太极图表示。太极图显示的是一阴一阳，故《周易大传》说"一阴一阳之谓道"，这个道就是太阳运行的道路。一阴根据量变划分为一阴、二阴、三阴，一阳根据量变划分为一阳、二阳、三阳。

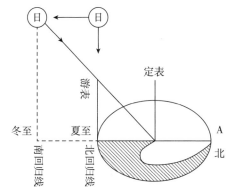

图 7-33　夏至-秋分-冬至太阳运动投影图

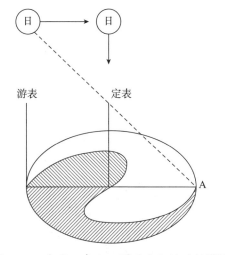

图 7-34　冬至-春分-夏至太阳运动投影图

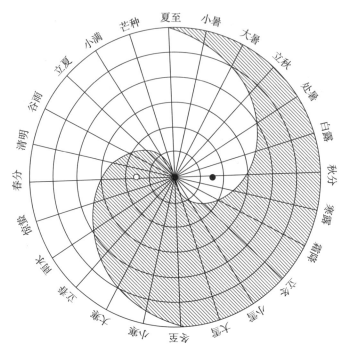

图 7-35　立杆测日影实测太极图

这是天道的一阴一阳依据量变划分为三阴三阳，并显示出阴阳至极之质变，不受春夏秋冬地域的影响，本源于日地的相互运动规律，只受日地相互运动规律的影响，属于自然科学，有精度，有准确含义，有数学逻辑性。因为这是日地相互运动产生日影所得之图，故古人称为"天地自然太极图"（图 7-36）。

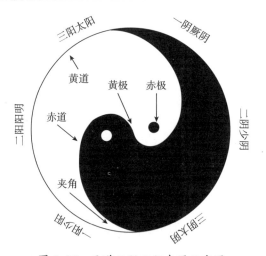

图 7-36　天道三阴三阳来源示意图

这说明阴阳是可以测量的，阴阳可以量化，分三阴三阳。古人通过大量实体具体阴阳的观察，才总结并上升为理论产生了哲学阴阳，进行抽象说理。

二、掌握人道阴阳

《素问·五运行大论》说的"人中之阴阳"就是脏气法时，突出以"时"为纲，任何疾病的发生发展都离不开"时"。

《灵枢·顺气一日分为四时》说："以一日分为四时，朝则为春，日中为夏，日入为秋，夜半为冬。朝则人气始生，病气衰，故旦慧；日中人气长，长则胜邪，故安；夕则人气始衰，邪气始生，故加；夜半人气入脏，邪气独居于身，故甚也。"

《素问·生气通天论》说："故阳气者，一日而主外，平旦人气生，日中而阳气隆，日西而阳气已衰，气门乃闭。"

《灵枢·营卫生会》说："日中而阳陇为重阳，夜半而阴陇为重阴。故太阴主内，太阳主外，各行二十五度分为昼夜。夜半为阴陇，夜半后而为阴衰，平旦阴尽而阳受气矣。日中而阳陇，日西而阳衰，日入阳尽而阴受气矣。夜半而大会，万民皆卧，命曰合阴，平旦阴尽而阳受气，如是无已，与天地同纪。"

《素问·金匮真言论》说："平旦至日中，天之阳，阳中之阳也；日中至黄昏，天之阳，阳中之阴也；合夜至鸡鸣，天之阴，阴中之阴也；鸡鸣至平旦，天之阴，阴中之阳也。"

此图六经顺序本源于《素问·四时刺逆从论》，《素问·四时刺逆从论》的六经顺序是：厥阴→少阴→太阴→阳明→太阳→少阳，六经欲解时逆之为少阳（一阳）→太阳（三阳）→阳明（二阳）→太阴（三阴）→少阴（二阴）→厥阴（一阴）。这是以地球阳气消长为主的四时变化，属于地道，人亦合之。张仲景据此在《伤寒论》中创造了六经欲解时。

009 条：太阳病，欲解时，从巳至未上。

193 条：阳明病，欲解时，从申至戌上。

272 条：少阳病，欲解时，从寅至辰上。

275 条：太阴病，欲解时，从亥至丑上。

291 条：少阴病，欲解时，从子至寅上。

328 条：厥阴病，欲解时，从丑至卯上。

根据这些叙述可以绘制下图。

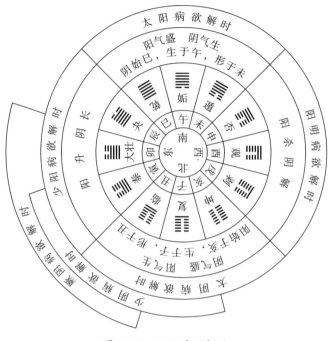

图 7-37　六经病欲解时

　　图 7-37 图以阳气消长为主。《伤寒论》六经欲解时，就是《素问·脏气法时论》五脏"自得其位而起"的观点，则肝病"起于春"，心病"起于夏"，肺病"起于秋"，肾病"起于冬"。以此可知，《伤寒论》的"欲解时"就是"自得其位而起"时，所以厥阴、少阳"欲解时"在春当配肝胆三焦，阳明"欲解时"在秋当配肺与大肠，太阳"欲解时"在夏当配心与小肠，少阴"欲解时"在冬当配肾与膀胱。只有太阴特殊，因为脾主水湿，为"阴中之至阴"而"脏寒"，所谓"至阴"就是极寒之时，故配于冬，这是张仲景的创举，依据《黄帝内经》三阴太阴为"至阴"寒极主内而定。二阴少阴肾中有来复之一阳，非寒极者，故让位于太阴脾。由此可知，《伤寒论》"欲解时"是法于《素问·脏气法时论》的，属于五运六气理论。欲解时中的六经都是自身之气不足，所以当到达本位时得到天气之助而向愈。

三、人体三种天地阴阳分

（一）横膈膜上下天地阴阳分（图 7-38）

　　《素问·金匮真言论》说："言人身之阴阳，则背为阳，腹为阴……故背为阳，阳中之阳心也；背为阳，阳中之阴肺也；腹为阴，阴中之阴肾也，阴中之阳肝也；腹为阴，阴中之至阴脾也。"这是"天之阴阳"分法。这种分法的解剖基础是横膈膜，即横膈膜之上的背胸为天为阳，其中有心肺系统，包括心、心包、肺三脏和小肠、三焦、大肠三腑，就是手三阳三阴。横膈膜之下的腹部为地为阴，其中有肝肾脾系统，包括肝、肾、脾三脏和胆、膀胱、胃三腑，就是足三阴三阳。

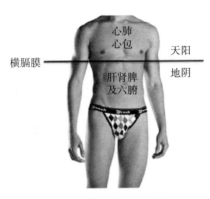

图 7-38　横膈膜天地阴阳分

以人体横膈膜解剖生理为基础的这一分法，以背为阳、腹为阴，正是《伤寒论》"病发于阳""病发于阴"论治的基础。

膈上为心肺二本，膻中丹田之所，宗气所主，行呼吸而运血脉。

膈下为肺脾二本，"气、味"合和"补精益气"而"神乃自生"之所，主"神机""气立"。

这种分法，以安排五脏位置为主。

（二）腰脐上下天地阴阳分（图 7-39）

《灵枢·阴阳系日月论》说："天为阳，地为阴……腰以上为天，腰以下为地……腰以上者为阳，腰以下者为阴。"《灵枢·终始》说："从腰以上者，手太阴阳明皆主之；从腰以下者，足太阴阳明皆主之。"体现了肺天脾地二本在黄庭太极生神的突出作用，以及"神机"的地位。

《灵枢·邪气脏腑病形论》说："身半以上者，邪中之也。身半已下者，湿中之也。"肺主呼吸六气外邪，脾主水湿之气。

《素问·至真要大论》说："身半以上，其气三矣，天之分也，天气主之；身半以下，其气三矣，地之分也，地气主之。以名命气，以气命处，而言其病。半，所谓天枢也。"《素问·六微旨大论》说："天枢之上，天气主之；天枢之下，地气主之；气交之分，人气从之，万物由之，此之谓也……气之升降，天地之更用也……升已而降，降者谓天；降已而升，升者谓地。天气下降，气流于地，地气上升，气腾于天，故高下相召，升降相因，而变作矣。"此言"神机"之升降出入也。"本乎天者，天之气也"，"本乎天者亲上"。"本乎地者，地之气也"，"本乎地者亲下"。

《金匮要略·水气病脉证并治第十四》说："诸有水者，腰以下肿当利小便，腰以上肿当发汗乃愈。"此言疾病治则，本乎天者亲上而发汗，本乎地者亲下而利小便。

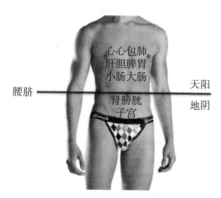

图 7-39　腰脐天地阴阳分

此乃以腹部脐上下分天地阴阳法。主出入升降运动。

此处乃后天肺脾二本"气、味"合和之处，"神"自生之地，名曰黄庭、丹田、太极、腹脑。肺吸入"天之五气"主"气立"，脾食入"地之五味"与五气合和生神主"神机"（神机、气立见《素问·五常政大论》）。肺主天气，脾主地气，共主"神机"。此黄庭有两大功能：一是《素问·脏气法时论》说的"气、味合服""以补精益气"而充养五脏系统。二是《素问·六微旨大论》说的"出入升降"运动，"出入"主"生长壮老已"，"升降"主"生长化收藏"。其升降运动作用，《素问·阴阳应象大论》这样说："故清阳为天，浊阴为地；地气上为云，天气下为雨；雨出地气，云出天气。故清阳出上窍，浊阴出下窍；清阳发腠理，浊阴走五脏；清阳实四肢，浊阴归六腑。"李东垣在《脾胃论》中发挥最多。这种分法以升降出入运动为主。

张仲景外感医学以横膈膜上下分天地阴阳为主，言"病发于阳""病发于阴"。李东垣内伤医学则以脐上下分天地阴阳为主，主出入升降运动，言天部脾胃肝胆三焦阳气当升，此阳不生升则病，上见心火克肺及心火乘脾土，下见水湿流于肾与膀胱。少腹部主阴主水，故常阳气不足，而阴气有余。

脐上为脏诊气口，脐下为腑诊人迎，脐下土类腑阳之气上升于肩背，此地气生奇恒之腑，若水湿下流于少腹，则必反应于腹之表骶骨部位，所以小肠俞、大肠俞、膀胱俞、关元俞都在骶骨部。五脏在脐上，所以五脏俞都在腰背以上。

人们对于肚脐分上下天地阴阳多不理解其深意。其实，肚脐黄庭是后天肺脾二本生化营卫气血的源头，肺主天气，脾主地气，身半以上邪气中之，故从肺发汗；身半以下湿气中之，故从脾利湿。

（三）颈上颈下分天地阴阳（图7-40）

《素问·阴阳应象大论》说：

天不足西北，故西北方阴也，而人右耳目不如左明也。地不满东南，故东南方阳也，而人左手足不如右强也……东方阳也，阳者其精并于上，并于上则上明而下虚，故使耳目聪明而手足不便。西方阴也，阴者其精并于下，并于下则下盛而上虚，故其耳目不聪明而手足便也。

《素问·五常政大论》说：

天不足西北，左寒而右凉；地不满东南，右热而左温，其故何也？岐伯曰：阴阳之气，高下之理，太少之异也。东南方，阳也。阳者，其精降于下，故右热而左温。西北方，阴也。阴者，其精奉于上，故左寒而右凉。是以地有高下，气有温凉。高者气寒，下者气热，故适寒凉者胀之，温热者疮，下之则胀已，汗之则疮已，此腠理开闭之常，太少之异耳。

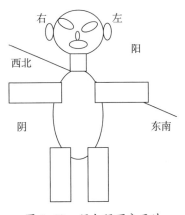

图7-40 颈上颈下分天地

《黄帝内经》是最早发现头与身躯左右交叉的事实，即左右手足与大脑交叉管理，现代医学称为感觉神经跟运动神经在脊髓进行交叉。《黄帝内经》目命门平旦开，卫气通过目系入脑分布诸经的过程，就是西医感受器→传入神经→中枢→传出神经→效应器的过程。这种分法是源于天圆地方的思维，天阳对地阴，故头左阳对右肢；天阴对地阳，故头右阴对左肢。

第六节　阴阳交

阴阳交一词首见于《黄帝内经》，如《素问·评热论》阐述的病理概念，指阳邪入阴身热汗出的危重证候。《素问·阴阳类论》阐述的病理概念，吴昆注指阴脉见于阳位、阳脉见于阴位。《素问·方盛衰论》阐述的病理概念，指天地阴阳先后言。笔者认为，阴阳交当有生理与病理之分。如天地阴阳气交、男女阴阳交合等。

一、天地气交

太阳视运动在冬至子时到达南回归线为天道最寒冷的时候，是天气，是二十四节气的中气。传到地球上最寒冷的时候是在大寒丑时，属地气，也是二十四节气的中气。故《素问·六微旨大论》说"三十度而有奇"，并说"初者，地气也；中者，天气也"，"初、中何也……所以分天地也"，"气交之分，人气从之，万物由之，此之谓也"。冬至最寒冷属于天气，大寒最寒冷属于地气。这就是说，一年十二个月分为六气六季，每一气两个月60天多，可以平分为两个时间段，前段称为"初"，后段称为"中"，"初""中"相接之时便是"气交"作用的时间点。又说："言天者求之本，言地者求之位，言人者求之气交……上下之位，气交之中，人之居也。"人是万物的代表，即言万物皆生于天地气交之中。王冰注："万物生化，悉由合散也。"

天阳之气下降藏于地体之中，地阴之气上升散于太空之中，如《素问·天元正纪大论》说："上下交互，气交主之。"《素问·六微旨大论》说："气之升降，天地之更用也……升已而降，降者谓天；降已而升，升者谓地。天气下降，气流于地；地气上升，气腾于天；故高下相召，升降相因，而变作矣。"《素问·至真要大论》说："本乎天者，天之气也；本乎地者，地之气也。天地合气，六节分而万物化生矣。"这个天地气交过程，就是生化万物的过程。所以《素问·天元纪大论》说"天地者，万物之上下也"，"故在天为气，在地成形，形气相感，而化生万物矣……幽显既位，寒暑弛张，生生化化，品物咸章"。由此可知，天气和地气是一个互相渗透交融制约的统一体，天地交泰而万物生，从而生化出万物来。六季就有六次交合，称为天地六合，天地六合局即指此言。这说明生化万物的六节气不可能始于地道最寒冷而阳气尚潜藏的大寒节，只能是起于大寒节之后春天来临的正月朔日。春天之始有二，一是太阳历的立春日，二是阴阳合历——农历的正月朔日，在历元年立春与正月朔日是合在一起的。

天地气交，其实就是古人说的"天开于子，地辟于丑"之说，天地之气相差30天。

从此也可以知道，交合生物时间是迟于天道的。天道主要是太阳阳气，《素问·生气通天论》说："天运当以日光明。"天气下降，地气上升的形式，是水的循环。《素问·阴阳应象大论》说："清阳为天，浊阴为地；地气上为云，天气下为雨；雨出地气，云出天气。"太阳有了温度，水气有了湿度，然后才能化生万物。

天体的运动是有周期性的，所以地道的所有生物都有周期性，《素问·六节藏象论》说："天为阳，地为阴；日为阳，月为阴；行有分纪，周有道理。日行一度，月行十三度而有奇焉。故大小月三百六十五日而成岁、积气余而盈闰矣……天以六六为节，地以九九制会，天有十日，日六竟而周甲，甲六复而终岁，三百六十日法也。"《素问·天元纪大论》说："五六相合，而七百二十气为一纪，凡三十岁，千四百四十气，凡六十岁，而为一周，不及太过，斯皆见矣。"365.25天指太阳回归年，360天指旋转一圆周公度年。

生物的周期性现象见于天象、气象、气候、物象、物候等的变化规律之中，这部分内容载于五运六气之中。《素问·六节藏象论》说："五日谓之候，三候谓之气，六气谓之时，四时谓之岁，而各从其主治焉。五运相袭而皆治之，终期之日，周而复始，时立气布，如环无端，候亦同法。"这在《礼记·月令》和《类经图翼·二十四气七十二候》等书中都有详细记载。

气候、物候不但有时间性，也有地域性，故生物周期性也有地域性。如《素问·五常政大论》说：

帝曰：天不足西北，左寒而右凉；地不满东南，右热而左温，其故何也？

岐伯曰：阴阳之气，高下之理，太少之异也。东南方，阳也。阳者，其精降于下，故右热而左温。西北方，阴也。阴者，其精奉于上，故左寒而右凉。是以地有高下，气有温凉。高者气寒，下者气热，故适寒凉者胀之，温热者疮，下之则胀已，汗之则疮已，此腠理开闭之常，太少之异耳。

帝曰：其于寿夭，何如？

岐伯曰：阴精所奉其人寿；阳精所降其人夭。

帝曰：善。其病也，治之奈何？

岐伯曰：西北之气，散而寒之。东南之气，收而温之。所谓同病异治也。故曰气寒气凉，治以寒凉，行水渍之；气温气热，治以温热，强其内守，必同其气，可使平也，假者反之……高下之理，地势使然也。崇高则阴气治之，污下则阳气治之，阳胜者先天，阴胜者后天，此地理之常，生化之道也。

《素问·阴阳应象大论》说：

天不足西北，故西北方阴也，而人右耳目不如左明也；地不满东南，故东南方阳也，而人左手足不如右强也。帝曰：何以然？岐伯曰：东方阳也，阳者其精并于上，并于上则上明而下虚，故使耳目聪明，而手足不便也；西方阴也，阴者其精并于下，并于下则下盛而上虚，故其耳目不聪明，而手足便也。

故俱感于邪，其在上则右甚，在下则左甚，此天地阴阳所不能全也，故邪居之。

《素问·六元正纪大论》说：

至高之地，冬气常在，至下之地，春气常在，必谨察之。

二、男女阴阳交

《素问·上古天真论》《灵枢·决气》说："两神相搏，合而成形，常先身生，是谓精。"《灵枢·本神》说："生之来，谓之精。两精相搏，谓之神。"《素问·金匮真言论》说："夫精者，生之本也。"这些都阐述了男女之精合生育人之事。男女交媾，成千上万的精子射于阴道之后，只有少数精子通过子宫口进入子宫，最后只有一个精子与卵子结合成胚胎而发育成人，这个精子与卵子相结合的过程就是"两精相搏"。卵子要选择一个最健壮的精子进入卵子内，故称"搏"，又称为男女阴阳交媾。精卵结合后才发育生成五脏六腑及各种组织，即生万物的过程，这个生物的过程就是"阴成形"的过程，所以脏腑都是有形的，称之为"器"，这些形器具有"生化"能力。如《素问·六微旨大论》说："器者，生化之宇，器散则分之，生化息矣。"没有这些"形器"，就没有"生化"功能了，哪里还有生命！所以父母遗传给的形体是生命存在的基础。

三、天人合一交

《素问·宝命全形论》说：

天覆地载，万物悉备，莫贵于人；人以天地之气生，四时之法成……夫人生于地，悬命于天，天地合气，命之曰人。人能应四时者，天地为之父母……人生有形，不离阴阳。

《灵枢·本神》说：

天之在我者德也，地之在我者气也，德流气薄而生者也。

所以《周易·系辞传》说"天地之大德曰生"，即人是由天地之气合生的。那么天地之气是如何结合生人的呢？《素问·六节藏象论》说：

天食人以五气，地食人以五味。五气入鼻，藏于心肺，上使五色修明，音声能彰；五味入口，藏于肠胃，味有所藏，以养五气，气和而生，津液相成，神乃自生。

《灵枢·天年》也谈到了父母合精而生人之事，谓：

黄帝问于岐伯曰：愿闻人之始生，何气筑为基，何立而为楯，何失而死，何得而生？岐伯曰：以母为基，以父为楯，失神者死，得神者生也。

黄帝曰：何者为神？岐伯曰：血气已和，荣卫已通，五脏已成，神气舍心，魂魄毕具，乃成为人。

原来天地气味是通过人体脏腑心肺肠胃"形器"的"生化"作用产生"神"——血气，经过"神气舍心"的过程达到天人合一"乃成为人"的。

四、阴精上奉水火交

阳生阴长，则阴精所奉其人寿，为什么其人寿呢？因为水火交济。《素问·六微旨大论》说："君火之下，阴精承之。"扩大了《素问·阴阳应象大论》所说"左右者，阴阳之道路也。水火者，阴阳之征兆也。金木者，生长之终始也"的含义。左阳生阴长则水火既济，阴右降则阳藏于阴，如同昼夜，白天阳火出于目而行于周身，夜里阴水行事则阳火潜藏矣。

五、异类嵌合反应

凡是两个异类物质的结合必定会发生反应，诸如化学反应一样。

（一）妊娠反应

妊娠是男子精子与女子卵子结合的反应，一般发生在停经 6 周左右，约半数孕妇会感觉头晕乏力、倦怠嗜睡，并且食欲减退。有些人还可能有食欲异常、挑食、喜酸味和厌油腻等妊娠反应。有些人还可能在清晨及胃内空虚时恶心与呕吐，不能闻油腻味和其他气味，否则呕吐立即发作。凡此种种都属于妊娠的生理性反应，妊娠反应一般将在怀孕 12 周前后自然消失。

（二）小儿变蒸

小儿变蒸，又称"蒸变"，俗称"烧长"或"生长热"，首见于西晋王叔和的《脉经·平小儿杂病证第九》，谓："小儿是其日数应变蒸之时，身热脉乱，汗不出，不欲食，食辄吐见者，脉乱无苦也。"这是小儿出生后，所摄入的天地气味在脾胃——黄庭生成的"神"舍入心脏合一的反应。

所谓"变"者，变其情智，发其聪明，主要是指精神发育；"蒸"者，蒸其血脉，长其百骸，主要指形体发育。心主精神、血脉也。后天摄入的气血通过血脉输送到全身各处以滋养身体。2 岁以内的小儿，由于生长发育旺盛，其血脉、筋骨、脏腑、气血、神志等各个方面都在不断地变异，蒸蒸日上，每隔一定的时间就有一定的变化，并且还可表现出一些症状，如发热、烦躁、出汗等，但无病态，是小儿精神、形体阶段性生长发育的一种生理现象。变者生五脏，蒸者养六腑，变者上气，蒸者体热，小儿需得变一变、蒸一蒸，方能长一长。

（三）外感病反应

外感病邪进入人体，也是异物入体而有反应，如发热恶寒等，所以要以逐邪外出为第一要务。

六、阴阳交病

上面论述了阴阳交的生理，现在来讲阴阳交的疾病。

（一）阳加于阴

《素问·阴阳别论》说："阳加于阴，谓之汗。"这是正常的生理现象。《素问·评热论》指出阳邪入阴身热汗出的危重证候，这是邪正盛衰邪气胜于正气的病理现象。

（二）失神（神机与气立）

《素问·六微旨大论》从标本中气理论中引出气交人气，再从气交人气引出"神机""气立"概念。"神机"和"气立"是人体的"生化"保障，如《素问·六微旨大论》说："出入废，则神机化灭；升降息，则气立孤危。故非出入，则无以生、长、壮、老、已；非升降，则无以生、长、化、收、藏。故器者，生化之宇，器散则分之，生化息矣。"此"神"从何而来？神生于摄入的天地之气味。如《素问·六节藏象论》说："天食人以五气，地食人以五味。五气入鼻，藏于心肺，上使五色修明，音声能彰；五味入口，藏于肠胃，味有所藏，以养五气，气和而生，津液相成，神乃自生。"《素问·脏气法时论》说："气、味合而服之，以补精益气。"故云"出入废，则神机化灭"。而"气立"之"气"何指？指四时风寒暑湿燥火也，如《素问·六微旨大论》说"谨候其时，气可与期"。四时阴阳，春夏升浮，秋冬沉降，故云"升降息，则气立孤危"。《素问·生气通天论》说："夫自古通天者，生之本，本于阴阳。天地之间，六合之内，其气九州、九窍、五脏十二节，皆通乎天气。其生五，其气三，数犯此者，则邪气伤人，此寿命之本也。苍天之气，清静则志意治，顺之则阳气固，虽有贼邪，弗能害也，此因时之序。故圣人传精神，服天气而通神明……是以圣人陈阴阳，筋脉和同，骨髓坚固，气血皆从。如是则内外调和，邪不能害，耳目聪明，气立如故。"天气分阴阳而有风寒暑湿燥火。"神"在内，"气"在外，所以《素问·五常政大论》说："根于中者，命曰神机，神去则机息；根于外者，命曰气立，气止则化绝。"这就是人体的中气，外法自然风寒暑湿燥火之"气立"出入，内法自身中气所生神之"神机"升降，"气、味合服以补精益气"（《素问·脏气法时论》），存正气，驱邪气，乃中医根本之思想。

"气立""神机"与人体心肺脾三本的关系密切。

肺本→气立
- →病发于阳→太阳阳明合病并病→《伤寒论》
- 合心本→膻中丹田→宗气→宗气出喉咙，贯心脉，行呼吸
- 合脾本→神阙丹田→中气（原气）→神机→五神脏系统
- →病发于阴→内伤《脾胃论》

三才——天地合气，命之曰人。

$$后天二本 \begin{cases} 肺本天 \\ 脾本地 \end{cases} 养先天心本人$$

从这里的升降出入运动可以概括出《伤寒论》升、降、通三大治疗原则，"升剂"指阳旦桂枝汤类方，升阳气也；"降剂"指阴旦小柴胡汤类方，降阴气也；"通剂"有表里之分，麻黄汤类开通表部也，承气汤类及利小便类开通里部也。

天地气味合气生神而创"神机"，没有气味的出入"则神机化灭"而"失神"，故《灵枢·天年》说"失神者死，得神者生"。

这里是天地气味交合生"神"，"以补精益气"，失常不交则梦交，如《金匮要略》说："劳之为病，其脉浮大，手足烦，春夏剧，秋冬瘥，阴寒精自出，酸削不能行。""虚劳里急，悸，衄，腹中痛，梦失精，四肢酸疼，手足烦热，咽干口燥，小建中汤主之。"为什么"手足烦热，咽干口燥""手足烦，春夏剧"？阳不升阴不长，阴精不上奉而心火旺也。为什么"阴寒精自出"呢？因为"夫失精家，少腹弦急，阴头寒，目眩（一作目眶痛），发落，脉极虚芤迟，为清谷，亡血失精。脉得诸芤动微紧，男子失精，女子梦交，桂枝加龙骨牡蛎汤主之"。"失精"是因为"梦交"，为什么男女"梦交"？因为天地气味交失常了，需要，故梦之。

（三）不孕不育

天地不交泰则万物不生。《素问·上古天真论》说女子"二七而天癸至，任脉通，太冲脉盛，月事以时下，故有子……七七任脉虚，太冲脉衰少，天癸竭，地道不通，故形坏而无子也……二八肾气盛，天癸至，精气溢泻，阴阳和，故能有子"。《素问·评热病论》说："月事不来者，胞脉闭也。胞脉者，属心而络于胞中，今气上迫肺，心气不得下通，故月事不来也。"

《金匮要略》说："劳之为病，其脉浮大，手足烦，春夏剧，秋冬瘥，阴寒精自出，酸削不能行。男子脉浮弱而涩，为无子，精气清冷。""无子"即不育也。

第七节　阴阳易

《素问·至真要大论》说："帝曰：其脉至何如？岐伯曰：厥阴之至，其脉弦；少阴之至，其脉钩；太阴之至，其脉沉；少阳之至，大而浮；阳明之至，短而涩；太阳之至，大而长。至而和则平，至而甚则病，至而反者病，至而不至者病，未至而至者病，阴阳易者危。"王冰注："不应天常，气见交错，失其恒位，更易见之，阴位见阳脉，阳位见阴脉，是易位而见也。"《内经吴注》卷二十二："阴位见阳脉，阳位见阴脉，变易失常，故谓之危。"其实，《素问·阴阳应象大论》所说的"阴阳反作""阴阳更胜"都应属于阴阳易病。

后来张仲景引用到男女病中，谓："阴阳易之为病，其人身体重，少气，少腹里急，或引阴中拘挛，热上冲胸，头重不欲举，眼中生花，膝胫拘急者，烧裈散主之。"

第八节　脾胃阳虚三联证

《黄帝内经》对阳气有很多论述，特别是对阳气的发源处、生理、病理都做了深入探讨，笔者将作一简约介绍。

一、阳气发源胃脘

人体的阳气究竟发源在哪里呢？

《素问·阴阳别论》说："所谓阳者，胃脘之阳也。"

《素问·阳明脉解》说："四支者，诸阳之本也。"

《素问·阴阳应象大论》说："清阳出上窍，浊阴出下窍；清阳发腠理，浊阴走五脏；清阳实四支，浊阴归六腑。"

《灵枢·邪气脏腑病形》说："诸阳之会，皆在于面。"

《难经·四十七难》中说："人头者，诸阳之会也。"

请看，《黄帝内经》说得清清楚楚，人体的阳气在"胃脘"，就是说在脾胃土。而脾胃土主四肢，故云"四支者，诸阳之本也"及"清阳实四支"。头为首为天，天为阳，故云"头为诸阳之会"。

《黄帝内经》如此肯定地说人体阳气在脾胃土，根本就没有说过阳气在肾，奈何后世之人非要说阳气之本源在肾呢？

正因为人体阳气在脾胃土，所以李东垣强调阳气出于胃。李东垣说："春生夏长，皆从胃中出。"《医学发明·三焦统论》说："三焦……统而论之，三者之用，本于中焦。中焦者，胃脘也。天五之冲气，阴阳清浊自此而分，十二经络自此而始……三焦者，冲和之本。"就是说，春夏肝心所主之阳气皆来源于脾胃，不在肾。明代大医学家汪绮石在《理虚元鉴》中也说"阳虚之治所当悉统于脾",汪氏认为,阳虚证有夺精、夺火、夺气之不同。他说:"色欲过度,一时夺精,渐至精竭。精者火之原,气之所主。精夺则火与气相次俱竭,此夺精之兼火与气也。劳役辛勤太过,渐耗真气。气火之竭,精之用。气夺则火与精连类而相失,此夺气之兼火与精也。其夺火者多从夺精而来,然亦有多服寒药,以致命火衰弱,阳痿不起者……盖阳虚之症,虽有夺精、夺火、夺气之不一,而以中气不守为最险。故阳虚之治虽有填精、益气、补火之各别,而以急救中气为最先。有形之精血不能速生,形之真气所宜急固,此益气之所以切于填精也。回衰甚之火者有相激之危,续清纯气者有冲和之美,此益气之所以妙于益火也。夫气之重于精与火也如此,而脾气又为诸火之原,安得不以脾为统哉!"(《理虚元鉴》)所以张仲景创小建中汤为补阳虚之总方,郑钦安说:"此方(建中汤)乃仲景治阳虚之总方也……治百十余种阳虚症候,无不立应。"(《医理真传》)陶弘景说:"阳旦者(即桂枝汤、小建中汤、黄芪建中汤),升阳之方。"(《辅行诀五脏用药法要研究》)即以补益中气为主。《伤寒论》还说,太阴病当以四逆汤温之。脾胃主四肢,脾胃温暖了,四肢就温暖了。

脾胃居中而灌溉四旁,犹如太阳当空临照四方。自然界的阳气在哪里?自然界的阳气悉归于太阳,没有这个太阳,就没有了阳气,向太阳的地方为阳,背太阳的地方为阴,故《周易》说"阴阳之义配日月"。人体里的阳气悉归于少阳三焦相火,如张景岳在《类经附翼》中说三焦相火是人身的一轮"红日",张景岳说:"天之大宝,只此一丸红日,人之大宝,只此一息真阳。"(《类经图翼》)。天地间之万物,有此阳气则生,无此阳气则死。故《黄庭内景经·上有章》说:"上有魂灵下关元,左为少阳右太阴,后有密户前生门,出日入月呼吸存。"少阳即指少阳三焦相火,太阴即指脾土。

肾以寒水为本,即冬天要以寒水为正气,若冬有非时之温热——冬温,则发生疫病——传染病,由此可知肾阳多了反而生病,耗其肾气。补肾不如补脾。中宫丽日当空,一切阴霾都消散。乾阳才是真阳,坎阳不是真阳。

李东垣对《黄帝内经》论述脾胃阳虚最有体会,他在《脾胃论》说:

圣人着之于经,谓人以胃土为本,成文演义,互相发明,不一而止,粗工不解读,妄意使用,本以活人,反以害人。净则志意治,顺之则阳气固,虽有贼邪,弗能害也,此因时之序。故圣人传精神,服天气,而通神明。失之内闭九窍,外壅肌肉,卫气散解。此谓自伤,气之削也。阳气者,烦劳则张,精绝,辟积于夏,使人煎厥。目盲耳闭,溃溃乎若坏都。故苍天之气贵清净,阳气恶烦劳，病从脾胃生者一也。

《素问·五常政大论》云：阴精所奉其人寿，阳精所降其人夭。阴精所奉，谓脾胃既和，谷气上升，春夏令行，故其人寿。阳精所降，谓脾胃不和，谷气下流，收藏令行，故其人夭，病从脾胃生者二也。

《素问·六节藏象论》云：脾、胃、大肠、小肠、三焦、膀胱者，仓廪之本，荣之居也。名曰器，能化糟粕，转味而入出者也。其华在唇四白，其充在肌，其味甘，其色黄。此至阴之类，通于土气，凡十一脏，皆取决于胆也。胆者，少阳春生之气，春气升则万化安。故胆气春升，则余脏从之；胆气不升，则飧泄肠澼，不一而起矣。病从脾胃生者三也。

经云：天食人以五气，地食人以五味。五气入鼻，藏于心肺，上使五色修明，音声能彰；五味入口，藏于肠胃，味有所藏，以养五气，气和而生，津液相成，神乃自生。此谓之气者，上焦开发，宣五谷味，熏肤充身泽毛，若雾露之溉。气或乖错，人何以生，病从脾胃生者四也。

岂特四者，至于经论天地之邪气，感则害人五脏六腑，及形气俱虚，乃受外邪，不因虚邪，贼邪不能独伤人，诸病从脾胃而生明矣。圣人旨意，重见叠出，详尽如此，且垂戒云，法于阴阳，和于术数，食饮有节，起居有常，不妄作劳，故能形与神俱，而尽 终其天年，度百岁乃去。由是言之，饮食起居之际，可不慎哉。

……大抵脾胃虚弱，阳气不能生长，是春夏之令不行，五脏之气不生。脾病则下流乘肾，土克水，则骨乏无力，是为骨蚀，令人骨髓空虚，足不能履地，是阴气重叠，此阴盛阳虚之证 ……是以检讨《素问》《难经》及《黄帝针 经》中说脾胃不足之源，乃阳气不足，阴气有余，当从六气不足，升降浮沉法，随证用药治之。

李东垣一语道破天机，伟哉东垣！

二、阳生阴长

《素问·阴阳应象大论》说"阳生阴长"，《素问·生气通天论》说"阳气者，精则养神，柔则养筋"，为什么阳气能精养神、柔养筋？因为阳生阴长则阴精上奉，阴长上奉则心血旺，而心主神，血者神气也，故能养神；阴长则津液四布濡润，故能养筋。而且阳气上升上焦开发，《素问·调经论》说："阳受气于上焦，以温皮肤分肉之间。"《灵枢·五味论》说："上焦者，受气而营诸阳者也。"《灵枢·决气》说："上焦开发，宣五谷味，熏肤、充身、泽毛，若雾露之溉，是谓气；腠理发泄，汗出溱溱，是谓津。"《灵枢·五癃津液别》说："津液各走其道，故上焦出气，以温肌肉，充皮肤，为其津。"《灵枢·痈疽》说："上焦出气，以温分肉，而养骨节，通腠理。"由此可知，上焦的主要生理功能有：

第一，卫气的输布，谓："卫气者，水谷之悍气也，其气慓疾滑利，不能入于脉也，故循皮肤之中，分肉之间，熏于肓膜，散于胸腹。"（《素问·痹论》）"卫气者，出其悍气之慓疾，而先行于四末、分肉、皮肤之间，而不休者也。"（《灵枢·邪客》）。卫气属于阳气，故云"营诸阳""温皮肤"，其特性是慓疾滑利，运行不休。

第二，上焦统辖体表、肌肉腠理，故能"温肌肉，充皮肤""熏肤、充身、泽毛"及"温分肉，而养骨节，通腠理"。

第三，通行营卫二气，因心主营、肺主卫。

第四，通调水道的功能，即水液代谢功能。

第五，司腠理开阖。

厥阴肝之所以阳生升，标本中气理论认为是因为厥阴肝从中气少阳三焦相火。

三、逆春气则少阳不升

《素问·生气通天论》说："阳气者，若天与日，失其所则折寿而不彰，故天运当以日光明，是故阳因而上，卫外者也。"阳气为什么会"失所"受伤呢？

一是不能顺时养生而伤阳，如《素问·四气调神大论》说"逆春气则少阳不生，肝气内变""逆之则伤肝，夏为寒变 奉长者少"。

二是外感六淫，如《素问·生气通天论》说"因于寒""因于暑""因于湿""因于气"而"阳气乃竭"。

三是"阳气者，烦劳则张"，任何过度的劳倦都会伤损阳气。

四是七情损伤阳气，如《素问·生气通天论》说"阳气者，大怒则形气绝，而血菀于上，使人薄厥，有伤于筋"。

五是内伤于饮食。

阳气受伤则阴精不能上奉而夭。阳气不能上奉则上焦不通，《素问·举痛论》说：

上焦不通，荣卫不散，热气在中。

《素问·调经论》说：

有所劳倦，形气衰少，谷气不盛，上焦不行，下脘不通，胃气热，热气熏胸中，故内热。

寒气在外，则上焦不通，上焦不通，则寒气独留于外，故寒栗。

上焦不通利，则皮肤致密，腠理闭塞，玄府不通，卫气不得泄越，故外热。

《灵枢·大惑论》说："邪气留于上焦，上焦闭而不通，已食若饮汤，卫气留久于阴而不行，故卒然多卧焉。"上焦肺不宣通、不肃降，则腑道不通，故饮食卫气留于肠胃里阴而不排除，卫气不外出，所以多卧。

《灵枢·根结》说：

发于春夏，阴气少，阳气多，阴阳不调，何补何泻。发于秋冬，阳气少，阴气多；阴气盛而阳气衰，故茎叶枯槁，湿雨下归，阴阳相移，何泻何补。

所以李东垣在《脾胃论》中说："大抵脾胃虚弱，阳气不能生长，是春夏之令不行，五脏之气不生。脾病则下流乘肾，土克水，则骨乏无力，是为骨蚀，令人骨髓空虚，足不能履地，是阴气重叠，此阴盛阳虚之证。"《伤寒论·辨脉法》说："中焦不治，胃气上冲，脾气不转，胃中为浊，荣卫不通，血凝不流。若卫气前通者，小便赤黄，与热相搏，因热作使，游于经络，出入脏腑，热气所过，则为痈脓。若阴气前通者，阳气厥微，阴无所使，客气内入，嚏而出之，声嗢咽塞，寒厥相追，为热所拥，血凝自下，状如豚肝，阴阳俱厥，脾气孤弱，五液注下。"

中有脾胃阳虚，阳虚不能气化水湿则下流于肾，多太阴脾、少阴肾、厥阴肝三阴寒湿病证。《金匮要略·水气病脉证并治第十四》说："肾水者，其腹大，脐肿腰痛，不得溺，阴下湿如牛鼻上汗，其足逆冷，面反瘦……寸口脉沉而迟，沉则为水，迟则为寒，寒水相搏。趺阳脉伏，水谷不化，脾气衰则鹜溏，胃气衰则身肿。少阳脉卑，少阴脉细，男子则小便不利，妇人则经水不通，经为血，血不利则为水，名曰血分……寸口沉而紧，沉为水，紧为寒，沉紧相搏，结在关元，始时当微，年盛不觉。阳衰之后，营卫相干，阳损阴盛，结寒微动，肾气上冲，喉咽塞噎，胁下急痛，医以为留饮而大下之，气击不去，其病不除。后重吐之，胃家虚烦，咽燥欲饮水，小便不利，水谷不化，面目手足浮肿。"《金匮要略·妇人杂病脉证并治第二十二》说："妇人之病，因虚、积冷、结气，为诸经水断绝。至有历年，血寒积结胞门，寒伤经络，凝坚在上，呕吐涎唾，久成肺痈，形体损分；在中：盘结，绕脐寒疝，或两胁疼痛，与脏相连；或结热中，痛在关元，脉数无疮，肌若鱼鳞，时着男子，非止女身；在下：未多，经候不匀，冷阴掣痛，少腹恶寒，或引腰脊，下根气街，气冲急痛，膝胫疼烦，奄忽眩冒，状如厥癫，或有郁惨，悲伤多嗔，此皆带下，非有鬼神。久则羸瘦，脉虚多寒，三十六病，千变万端，审脉阴阳，虚实紧弦，行其针药，治危得安，其虽同病，脉各异源，子当辨记，勿谓不然。"这都是寒湿在下焦的病。《伤寒论·辨脉法》说："浊邪中下，阴气为栗，足膝逆冷，便溺妄出，表气微虚，里气微急，三焦相混，内外不通。"内伤湿火的本质是"少阳三焦相火衰弱"而"生湿生火"，而且日久"湿积生热"，因湿蕴火，导致湿火交结。

阳不升阴不长则阴精不能上奉而起火热，火必克肺金则上焦不行、下脘不通，所以李东垣在《脾胃论》说："《五常政大论》云：阴精所奉其人寿，阳精所降其人夭。阴精所奉，谓脾胃既和，谷气上升，春夏令行，故其人寿。阳精所降，谓脾胃不和，谷气下流，收藏 令行，故其人夭，病从脾胃生者二也。"并说："《调经篇》云：病生阴者，得之饮食居处，阴阳喜 怒。又云：阴虚则内热，有所劳倦，形气衰少，谷气不盛，上焦不行，下脘不通，胃气热，热气熏胸中，故为内热。"《伤寒论·辨脉法》说："上焦怫郁，脏气相熏，口烂蚀断也。"此病在上焦心肺，即在太阳心和阳明肺，造成心脑血管系统疾病和心肺系统疾病，乃少阳、太阳、阳明三阳为病，此乃阳虚生火，阳与阴火不两立。火就燥，乃燥热病也。阴火盛则伤气，故阴火与元气不两立。故云，阳虚阴火，阴火伤阴，扶阳祛火，泻火育阴。

上焦心火——阴火、下焦寒湿如果得不到很好的治疗，日久则导致上热如火、下寒如冰的病理变化，如《脾胃论》神圣复气汤说："治复气乘冬，足太阳寒气，足少阴肾水之旺。子能令母实，手太阴肺实，反来侮土，火木受邪。腰背胸膈闭塞，疼痛，善嚏，口中涎，目中泣，鼻中流浊涕不止，或如息肉，不闻香臭，咳嗽痰沫，上热如火，下寒如冰。头作阵痛，目中流火，视物䀮䀮，耳鸣耳聋，头并口鼻或恶风寒，喜日阳，夜卧不安，常觉痰塞，膈咽不通，口失味，两胁缩急而痛，牙齿动摇不能嚼物，阴汗出，前阴冷，行步欹侧，起居艰难，掌中寒，风痹麻木，小便数而昼多，夜频而欠，气短喘喝，少气不足以息，卒遗失无度。妇人白带，阴户中大痛，牵心而痛，黧黑失色；男子控睾牵心腹阴阴而痛，面如赭色，食少，大小便不调，烦心霍乱，逆气里急而腹皮色白，后出余气，腹不能努，或肠鸣，膝下筋急，肩胛大痛，此皆寒水来复，火土之仇也。"

这就是李东垣一再强调的阳虚三联证。《周易·乾卦·文言》说："同声相应，同气相求，水流湿，火就燥……本乎天者亲上，本乎地者亲下，则各从其类也。"所以阴火在上就肺燥，湿盛流下归肾水。

水湿在下，若遇风寒则浪涌上冲胸咽。《金匮要略·痰饮咳嗽病脉证并治第十二》说：

咳逆倚息，不得卧，小青龙汤主之。

青龙汤下已，多唾口燥，寸脉沉，尺脉微，手足厥逆，气从小腹上冲胸咽，手足痹，其面翕热如醉状，因复下流阴股，小便难，时复冒者；与茯苓桂枝五味甘草汤，治其气冲。

桂苓五味甘草汤方

茯苓四两　桂枝四两（去皮）　甘草三两（炙）　五味子半升

右四味，以水八升，煮取三升，去滓，分三温服。

冲气即低，而反更咳，胸满者，用桂苓五味甘草汤去桂，加干姜、细辛，以治其咳满。

苓甘五味姜辛汤方

茯苓四两　甘草三两　干姜三两　细辛三两　五味半升

右五味，以水八升，煮取三升，去滓，温服半升，日三。

咳满即止，而更复渴，冲气复发者，以细辛、干姜为热药也。服之当遂渴，而渴反止老，为支饮也。支饮者，法当冒，冒者必呕，呕者复内半夏，以去其水。

桂苓五味甘草去桂加姜辛夏汤方

茯苓四两　甘草三两　细辛二两　干姜二两　五味子 半夏各半升

右六味，以水八升，煮取三升，去滓，温服半升，日三。

水去呕止，其人形肿者，加杏仁主之。其证应内麻黄，以其人逐痹，故不内之。若逆而内之者，必厥。所以然者，以其人血虚，麻黄发其阳故也。

苓甘五味加姜辛半夏杏仁汤方

茯苓四两　甘草三两　五味半升　干姜三两　细辛三两　半夏半升　杏仁半升（去皮尖）

右七味，以水一斗，煮取三升，去滓，温服半开，日三。

若面热如醉，此为胃热上冲熏其面，加大黄以利之。

苓甘五味加姜辛半杏大黄汤方

茯苓四两　甘草三两　五味半升　干姜三两　细辛三两　半夏半升　杏仁半升　大黄三两

右八味，以水一斗，煮取三升，去滓，温服半升，日三。

脾胃虚弱，土不生金，右脉口脉多无力；心有阴火，左脉口寸脉多浮；阴火克肺金则右脉口寸脉也会浮。湿寒在下，舌后部多白苔；若舌后部苔中有红疙瘩，多是湿热。

阴火在上，水湿在下，《黄帝内经》多有论治，治火热有五十九刺，治水有五十七刺。"五十九刺"法载于《素问·水热穴》中，谓：

帝曰：夫子言治热病五十九俞，余论其意，未能领别其处，愿闻其处，因闻其意？岐伯曰：头上五行行五者，以越诸阳之热逆也；大杼、膺俞、缺盆、背俞，此八者，以泻胸中之热也；气街（气冲）、三里、巨虚上下廉，此八者，以泻胃中之热也；云门、髃骨（肩髃）、委中、髓空（腰俞），此八者，以泻四支之热也；五脏俞傍五，此十者，以泻五脏之热也；凡此五十九穴者，皆热之左右也。帝曰：人伤于寒而传为热，何也？岐伯曰：夫寒盛，则生热也。

据王冰注解是：

上星、囟会、前顶、百会、后顶（计5穴）。

五处、承光、通天、络却、玉枕、临泣、目窗、正营、承灵、脑空（左右合20穴）。

以上25穴，可以散泄诸阳经上逆之热邪。

大杼、膺俞（中府）、缺盆、背俞（风门）（左右合8穴），可以泄胸中热邪。

气街（气冲）、三里、巨虚、上下廉（左右合8穴），可以泄胃中热邪。

云门、髃骨（肩髃）、委中、髓空（腰俞）（计8穴），可以泄四肢热邪。

魄户、神堂、魂门、意舍、志室（计10穴），可泄五脏热邪。

《素问·刺热》说：

热病始手臂痛者，刺手阳明、太阴而汗出止。

热病始于头首者，刺项太阳而汗出止。

热病始于足胫者，刺足阳明而汗出止。

热病先身重骨痛，耳聋好暝，刺足少阴，病甚为五十九刺。

热病先眩冒而热，胸胁满，刺足少阴、少阳。

太阳之脉，色荣颧骨，热病也，荣未交，曰今且得汗，待时而已。与厥阴脉争见者，死期不过三日。

其热病内连肾，少阳之脉色也。

少阳之脉，色荣颊前，热病也，荣未交，曰今且得汗，待时而已，与少阴脉争见者，死期不过三日。

热病气穴：三椎下间主胸中热，四椎下间主鬲中热，五椎下间主肝热，六椎下间主脾热，七椎下间主肾热，荣在骶也。

项上三椎陷者中也。颊下逆颧为大瘕，下牙车为腹满，颧后为胁痛，颊上者，鬲上也。

按：三椎下为身柱穴在肺俞中间，四椎下为巨阙俞在厥阴俞中间，五椎下为神道穴在心俞中间，六椎下为灵台穴在督俞中间，七椎下为至阳穴在膈俞中间（日本有人发现膈俞经通食指和中指），骶——脊骨尽处有长强穴。这是从督脉泻五脏热邪，从阳治阴。

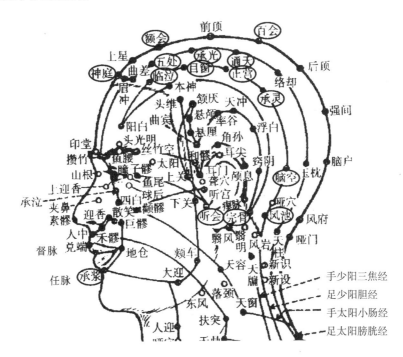

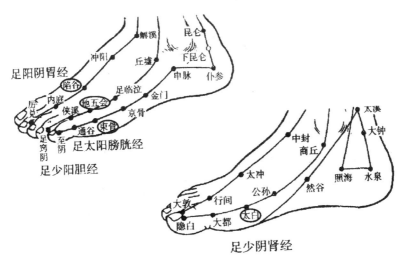

图 7-41 《灵枢·热病》五十九刺图（1）

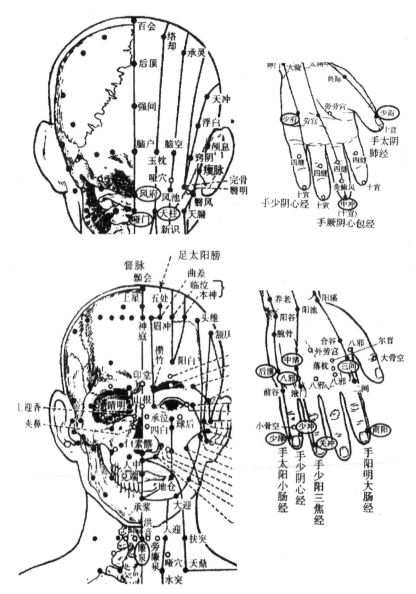

图7-41 《灵枢·热病》五十九刺图（2）

（一）《灵枢·热病》

《灵枢·热病》说：

热病三日，而气口静、人迎躁者，取之诸阳，五十九刺，以泻其热而出其汗，实其阴以补其不足者。身热甚，阴阳皆静者，勿刺也；其可刺者，急取之，不汗出则泻。所谓勿刺者,有死征也。

热病七日八日,脉口动,喘而短者,急刺之,汗且自出,浅刺手大指间。

热病七日八日,脉微小,病者溲血,口中干,一日半而死,脉代者,一日死。热病已得汗出,而脉尚躁,喘且复热,勿刺肤,喘甚者死。

热病七日八日,脉不躁,躁不散数,后三日中有汗;三日不汗,四日死。未曾汗者,勿腠刺之。

热病先肤痛,窒鼻充面,取之皮,以第一针,五十九,苛轸鼻,索皮于肺,不得,索之火,火者心也。

热病先身涩,倚而热,烦悗,干唇口嗌,取之皮,以第一针,五十九;腹胀口干,寒汗出,索脉于心,不得,索之水,水者肾也。

热病嗌干多饮,善惊,卧不能起,取之肤肉,以第六针,五十九,目眦青,索肉于脾,不得,索之木,木者肝也。

热病面青,脑痛,手足躁,取之筋间,以第四针,于四逆,筋躄目浸,索筋于肝,不得,索之金,金者肺也。

热病数惊,瘛疭而狂,取之脉,以第四针,急泻有余者,癫疾毛发去,索血于心,不得,索之水,水者肾也。

热病身重骨痛,耳聋而好瞑,取之骨,以第四针,五十九,刺骨;病不食,啮齿耳青,索骨于肾,不得,索之土,土者脾也。

热病不知所痛,耳聋不能自收,口干,阳热甚,阴颇有寒者,热在髓,死不可治。

热病头痛,颞颥,目瘈脉痛,善衄,厥热病也,取之以第三针,视有余不足,寒热痔。

热病体重,肠中热,取之以第四针,于其腧及下诸指间,索气于胃胳(应作络),得气也。

热病挟脐急痛,胸胁满,取之涌泉与阴陵泉,取以第四针,针嗌里。

热病而汗且出,及脉顺可汗者,取之鱼际、太渊、大都、太白。泻之则热去,补之则汗出,汗出太甚,取内踝上横脉以止之。

热病已得汗而脉尚躁盛,此阴脉之极也,死;其得汗而脉静者,生。

热病脉尚盛躁而不得汗者,此阳脉之极也,死;脉盛躁得汗静者,生。

热病不可刺者有九:

一曰:汗不出,大颧发赤哕者死;

二曰:泄而腹满甚者死;

三曰：目不明，热不已者死；

四曰：老人婴儿，热而腹满者死；

五曰：汗不出，呕下血者死；

六曰：舌本烂，热不已者死；

七曰：咳而衄，汗不出，出不至足者死；

八曰：髓热者死；

九曰：热而痉者死。腰折，瘛疭，齿噤齘也。

凡此九者，不可刺也。

所谓五十九刺者：

两手外内侧各三（少泽、关冲、商阳、少商、中冲、少冲），凡十二痏。

五指间各一（后溪、中渚、三间、少府），凡八痏，足亦如是（束骨、临泣、陷谷、太白）。

头入发一寸旁三分各三（五处、承光、通天），凡六痏；

更入发三寸边五（临泣、目窗、正营、承灵、脑空），凡十痏。

耳前后口下者各一（耳前听会、耳后完骨，口下承浆），项中一（哑门），凡六痏。

巅上一（百会），囟会一（囟会），发际一（前发际神庭，后发际风府），廉泉一，风池二，天柱二。

按：《灵枢·热病》五十九穴和《素问·水热穴论》所载五十九穴有同有不同，其中相同的穴位是：头顶的百会、囟会各一穴；膀胱经的五处、承光、通天和胆经的临泣、目窗、正营、承灵、脑空十六穴；合共十八穴（都在头部），其余四十一穴就不同了。《素问·水热穴论》以泻头部、胸中、五脏、肠胃、四肢局部热为主。《灵枢·热病》以泻阳热为主，故取头部和手足部穴位为主，因为手足四肢为诸阳之本、头为诸阳之会。脾主四肢，似与相火有关。《水热穴论》偏重局部为治标，似与君火有关。

附：《素问·刺疟论》说："温疟汗不出，为五十九刺。"《素问·疟论》说："帝曰：先热而后寒者何也？岐伯曰：此先伤于风，而后伤于寒。故先热而后寒也。亦以时作，名曰温疟。""温疟者，得之冬中于风，寒气藏于骨髓之中，至春则阳气大发，邪气不能自出，因遇大暑，脑髓烁，肌肉消，腠理发泄，或有所用力，邪气与汗皆出，此病藏于肾，其气先从内出之于外也。如是者，阴虚而阳盛，阳盛则热矣。衰则气复反入，入则阳虚，阳虚则寒矣。故先热而后寒，名曰温疟。"

《伤寒例》："凡治温病，可刺五十九穴。"

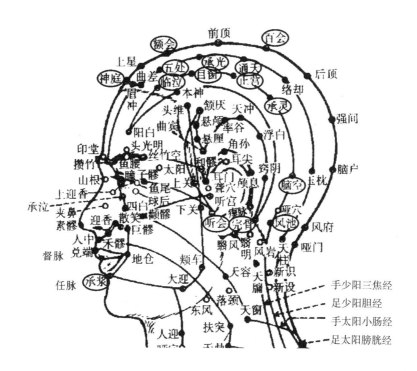

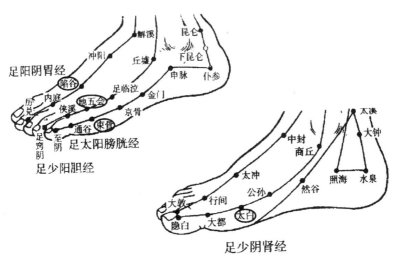

图 7-42　《素问·刺热》五十九刺图（1）

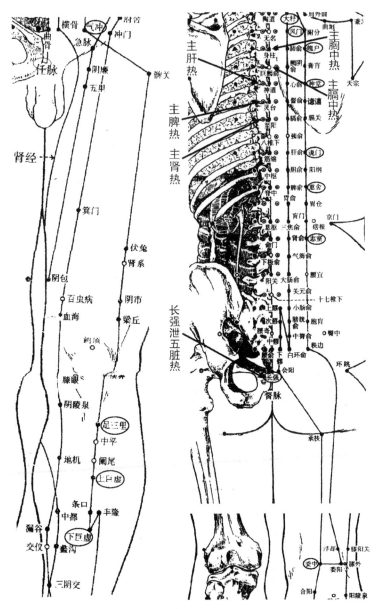

图 7-42 《素问·刺热》五十九刺图（2）

（二）《素问·水热穴论》

《素问·水热穴论》治水用"水俞五十七"穴（《素问·骨空论》和《灵枢·四时气》也有此水俞五十七穴）。

帝曰：水俞五十七处者（《素问·骨空论》也记载水俞五十七穴），是何主也？岐伯曰：肾俞五十七穴，积阴之所聚也，水所从出入也。尻上五行行五者，此肾俞，故水病下为胕肿大腹，上为喘呼，不得卧者，标本俱病，故肺为喘呼，肾为水肿，肺为逆不得卧，分为相输俱受者，水气之所留也。伏菟上各二行行五者，此肾之街也，三阴之所交结于脚也。踝上各一行行六者，此肾脉之下行也，名曰太冲。凡五十七穴者，皆藏之阴络，水之所客也。

按：张景岳注："行五者，中行五穴：长强、腰俞、命门、悬枢、脊中也；次二行各五穴：白环俞、中膂俞、膀胱俞、小肠俞、大肠俞也；又次二行各五穴：秩边、胞肓、志室、肓门、胃仓也。五行共二十五穴，皆在下焦而主水，故皆曰肾俞。"

关于"伏菟上各二行行五"，诸注不一：

马莳、吴昆注为腹上之穴：足少阴经横骨、大横、气穴、四满、中注左右各五穴；足阳明经气街（气冲）、归来、水道、大巨、外陵左右各五穴。

高世栻注："伏兔上，两腿伏兔穴也，各二行行五，并伏兔之穴在内旁两行，其一有血海、阴陵泉、地机、筑宾、交信五穴；其一有阴包、曲泉、膝关、中都、蠡沟五穴；左右凡四行，计二十穴，其穴在胫之气街，肾脉从胫而上，故曰此肾之街也。"

张志聪注："伏兔，在膝上六寸起肉，以左右各三指按膝上，有肉起如兔之状，故以为名。各二行者，谓少阴之大络与少阴之经，左右各二，共四行也。行五者，谓少阴经之阴谷、筑宾、交信、复溜，及三阴之所交结之三阴交穴也。"

关于"踝上各一行行六者"，诸注也不一致：

张景岳、吴昆注："踝上各一行，独指足少阴肾经而言，行六穴则大钟、照海、复溜、交信、筑宾、阴谷是也。"

高世栻注："足踝上各一行行六，谓三阴交、漏谷、商丘、公孙、太白、大都六穴。"

张志聪注："踝上各一行者，左右二足各一行也。行六者，谓照海、水泉、大钟、太溪、然谷、涌泉六穴也。"

又按：少阳之火和太阴之水合为人身之太极，火病则热，水病则寒，故一治热一治水。故治水多取腰骶部位和少腹部位的穴位。

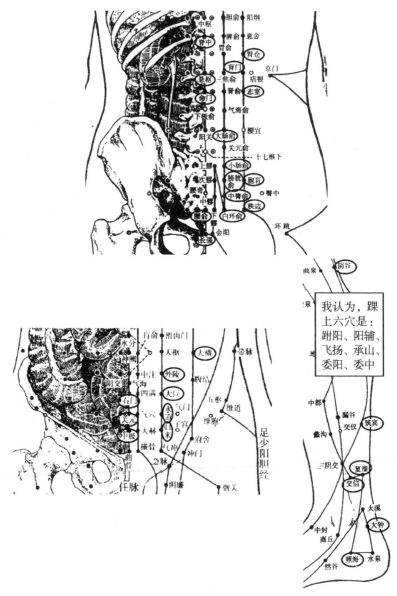

图 7-43 《素问·水热穴论》五十七刺图

　　头为诸阳之会，背为阳，四肢为阳之本，故所取热病穴都在这些部位。水湿下流下焦，故所取水病穴都在腰脐以下。火热上炎，故所取热病穴多在头部、背胸、手足。

　　《灵枢·四时气》说："风疢肤胀，为五十七痏……徒疢，先取环谷下三寸（风市穴处），以铍针针之，已刺而筒之，而内之，入而复之，以尽其疢，必坚。

来缓则烦悗，来急则安静，间日一刺之，痳尽乃止。饮闭药（即利小便的药），方刺之时徒饮之（针刺时也可以饮利小便药物），方饮无食，方食无饮，无食他食，百三十五日（九宫中的一宫45日，三个宫共135日）。""小腹痛肿，不得小便，邪在三焦约，取之太阳大络（飞扬穴），视其络脉与厥阴小络结而血者；肿上及胃脘，取三里。"

水湿流于下焦少腹部，必然会反应于骶骨部位，所以笔者据此创建了腹骶诊法，其实在《黄帝内经》里已经有记载。《素问·刺腰痛论》说：

腰痛，引少腹控䏚，不可以仰。刺腰尻交者，两髁胂上，以月生死为痏数，发针立已，左取右，右取左。

髁，《说文解字》说："髀骨也。"段玉裁注："髀骨，犹言骻骨也。"《素问·缪刺论》对此作了解释说：

邪客于足太阴之络，令人腰痛，引少腹控䏚，不可以仰息，刺腰尻之解，两胂之上是腰俞，以月死生为痏数，发针立已，左刺右，右刺左。

解释说是足太阴之络引起的腰痛。而《素问·刺腰痛论》王冰注："髁下尻骨两傍四骨空，左右八穴，俗呼此骨为八髎骨也。此腰痛取腰髁下第四髎，即下髎穴也。足太阴厥阴少阳三脉，左右交结于中，故曰腰尻交者也。"足太阴脾湿下流是少阳阳气不足，而厥阴从中气少阳可以补阳祛湿，故取此三经脉。其实这里是足三焦经循行之处，温大都、行间火穴即可。

四、五变

黄庭脾胃虚弱则营卫气血皆虚，不能滋养皮脉肉筋骨五体而生五变，如《灵枢·五变》说：

人之有常病也，亦因其骨节皮肤腠理之不坚固者，邪之所舍也，故常为病也……

肉不坚，腠理疏，则善病风……䐐（腘）肉不坚，而无分理者，肉不坚，理者粗理，粗理而皮不致者，腠理疏。此言其浑然者……

五脏皆柔弱者，善病消瘅……夫柔弱者，必有刚强，刚强多怒，柔者易伤也……此人薄皮肤，而目坚固以深者，长冲直肠，其心刚，刚则多怒，怒则气上逆，胸中蓄积，血气逆留，髋皮充肌，血脉不行，转而为热，热则消肌肤，故为消瘅。此言其人暴刚而肌肉弱者也……

小骨弱肉者，善病寒热……颧骨者，骨之本也。颧大则骨大，颧小则骨小。皮肤薄而其肉无䐃，其臂懦懦然，其地色殆然，不与其天同色，污然独异，此其候也。然后臂薄者，其髓不满，故善病寒热也……

粗理而肉不坚者，善病痹……欲知其高下者，各视其部……

皮肤薄而不泽，肉不坚而淖泽，如此则肠胃恶，恶则邪气留止，积聚乃伤脾胃之间，寒温不次，邪气稍至，稽积留止，大聚乃起。

脾胃应肉，肌肉腠理是少阳三焦腑，二者虚则"肉不坚，腠理疏"而"五脏皆柔弱"，导致"骨节皮肤腠理之不坚固"，反为"邪之所舍，故常为病"，这可以望而知之，"望而知之谓之神"，故云"上守神"。那么如何把握其邪气呢？《灵枢·五变》说：

先立其年，以知其时。时高则起，时下则殆，虽不陷下，当年有冲通，其病必起，是谓因形而生病，五变之纪也。

这里写得清楚明白，要想掌握邪气，必须熟悉五运六气理论之"时"，此所谓三虚为病也。《灵枢·岁露》说："乘年之衰，逢月之空，失时之和，因为贼风所伤，是谓三虚。"这是天虚。《素问·本病论》说："人之五脏，一脏不足，又会天虚，感邪之至也。人忧愁思虑即伤心，又或遇少阴司天，天数不及，太阴作接间至，即谓天虚也，此即人气、天气同虚也。又遇惊而夺精，汗出于心，因而三虚，神明失守。"《素问·评热病论》说："邪之所凑，其气必虚。"《灵枢·口问》说："故邪之所在，皆为不足。"《灵枢·百病始生》也说："此必因虚邪之风，与其身形（田按：身形虚），两虚相得，乃客其形。"《素问·刺法论》说："正气存内，邪不可干。"首先主体人有正气不足，才能有外邪侵犯。病位都在形体，病因是"邪气"，是"虚邪""客其形"，神与邪争于"鬼门"汗孔，所以《灵枢·九针十二原》说："粗守形，上守神，神乎，神客在门，未睹其疾，恶知其原？"《灵枢·小针解》解释说："粗守形者，守刺法也。上守神者，守人之血气有余不足，可补泻也。神客者，正邪共会也。神者，正气也。客者，邪气也。在门者，邪循正气之所出入也。未睹其疾者，先知邪正何经之疾也；恶知其原者，先知何经之病，所取之处也。"所谓"睹其疾者，先知邪正何经之疾"乃指形体之病位，"知其原"乃指病因，于此可知"粗守形"就是守病位，"上守神"就是知病因。"粗工"只知道头痛治头脚痛治脚而"守形"，"上工"治其病因而"守神"，所以中医注重的是辨证求因，审因论治，辨证论治是"粗工"。

这里要注意肠胃积聚，《素问·举痛论》说："寒气客于肠胃之间，膜原之下，血不得散，小络急引，故痛……寒气客于小肠膜原之间，络血之中，血泣不得注入大经，血气稽留不得行，故宿昔而成积矣。"《素问·生气通天论》说："开阖不得，寒气从之，乃生大偻……营气不从，逆于肉理，乃生痈肿。"《灵枢·痈疽》说："夫血脉营卫，周流不休……寒邪客于经络之中，则血泣，血泣则不通，不通则卫气归之，不得复反，故痈肿……营卫稽留于经脉之中，则血泣而不行，不行则卫气从之而不通，壅遏而不得行，故热。大热不止，热胜则肉腐，肉腐则为脓。"《灵枢·刺节真邪》说："有所结，气归之，卫气留之，不得反，津液久留，合而为肠溜……有所结，气归之，津液留之，邪气中之，凝结日以易甚，连以聚居，为昔瘤……有所结，深中骨，气因于骨，骨与气并，日以益大，则为骨疽。有所结，中于肉，宗气归之，邪留而不去，有热则化而为脓，无热则为肉疽。"《灵枢·水胀》说："寒气客于肠外，与卫气相搏，气不得荣，因有所系，癖而内著，恶气乃起，瘜肉乃生。"《灵枢·百病始生》说："积之始生，得寒乃生，厥乃成积也……厥气生足悗，悗生胫寒，胫寒则血脉凝涩，血脉凝涩则寒气上入于肠胃，入于肠胃则䐜胀，䐜胀则肠外之汁沫迫聚不得散，日以成积。卒然多食饮，则肠满，起居不节，用力过度，则络脉伤，阳络伤则血外溢，血外溢则衄血，阴络伤则血内溢，血内溢则后血。肠胃之络伤则血溢于肠外，肠外有寒，汁沫与血相抟，则并合凝聚不得散，而积成矣。卒然中外于寒，若内伤于忧怒，则气上逆，气上逆则六输不通，温气不行，凝血蕴里而不散，津液涩渗，著而不去，而积皆成矣。"营卫运行失常，则生痰饮、血瘀、痈肿等癥瘕积聚赘生物，这些赘瘤的形成都是"卫气留之"而不能营运，"邪气中之"则"凝结"为积聚为瘤。

第九节　三阴三阳

三阴三阳本质是什么？一直是中医争论的焦点，也是中医存亡争论的问题。为什么会这样长久争论不休呢？因为人们没有读懂《黄帝内经》论述三阴三阳是多层次的问题，只是各自所说不同三阴三阳在争论而已，于是把中医搞得乌烟瘴气。下面谈谈我对三阴三阳本质的认识。

《黄帝内经》论述三阴三阳六经的运行顺序是多层次的，比如《素问·天元纪大论》说："寒暑燥湿风火，天之阴阳也，三阴三阳上奉之。木火土金水，地之阴阳也，生长化收藏下应之。"《素问·五运行大论》说："夫数之可数者，人中之阴阳也。"虽然天地人六经运行的顺序不同，但都是按太阳运行的阳气消长顺序排列的，现分述如下。

《素问·脏气法时论》说："五行者，金木水火土也。"《素问·天元纪大论》说"木火土金水，地之阴阳也，生长化收藏下应之。"《素问·六元正纪大论》说："先立其年，以明其气，金木水火土，运行之数。"这属于地道阴阳，在地道三阴三阳六经里，阳气运行的顺序是从春天厥阴开始的，厥阴（木）→少阴（火）→少阳（火）→太阴（土）→阳明（金）→太阳（水），属于地道四时五行分，称作四时六经的主气（图7-44）。

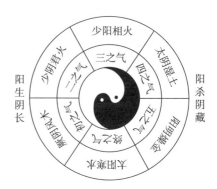

图7-44　地道四时主气图

第二，《素问·天元纪大论》说："寒暑燥湿风火，天之阴阳也，三阴三阳上奉之。"这属于天道阴阳，在天道三阴三阳六经里，以天道六气为本，阳气运行的顺序是从厥阴开始的，厥阴（风）→少阴（热）→太阴（湿）→少阳（火）→阳明（燥）→太阳（寒），属于天道四时阴阳分，称作六经的客气。按阴阳量的多少分（图7-45）。

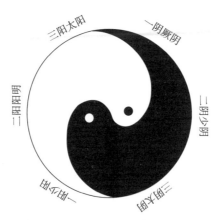

图7-45　天道四时阴阳多少量变图

第三，人道六经是按昼夜阴阳分的。《灵枢·一日分为四时》说："以一日分为四时，朝则为春，日中为夏，日入为秋，夜半为冬。"《素问·生气通天论》

说："故阳气者，一日而主外，平旦人气生，日中而阳气隆，日西而阳气已衰，气门乃闭。"《灵枢·营卫生会》说："日中而阳陇为重阳，夜半为阴陇为重阴……日中而阳陇，日西而阳衰，日入阳尽而阴受气矣。"《素问·金匮真言论》说："平旦至日中，天之阳，阳中之阳也；日中至黄昏，天之阳，阳中之阴也；合夜至鸡鸣，天之阴，阴中之阴也；鸡鸣至平旦，天之阴，阴中之阳也。"《伤寒论》称其为六经欲解时，其顺序是少阳→太阳→阳明→太阴→少阴→厥阴，昼三阳，夜三阴。是《素问·四时刺逆从论》记载顺序的逆向：厥阴→少阴→太阴→阳明→太阳→少阳。

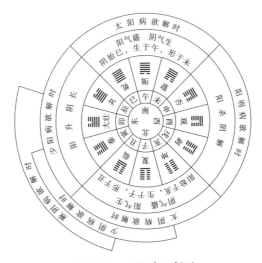

图 7-46　六经病欲解时

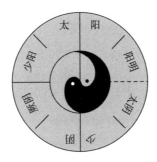

图 7-47　昼夜六经阴阳多少量变示意图

第四，在人感受外邪发病传变的六经顺序则是，太阳→阳明→少阳→太阴→少阴→厥阴，见《素问·天元正纪大论》。

不明白六经的多层次道理，永远读不懂《黄帝内经》及《伤寒论》。

在五运六气标本中气理论中，从本的少阳太阴在黄庭太极起主导作用的是少阳三焦相火，相火腐熟水谷生化成营卫气血——神、胃气、元气、真气——经气，神舍于心脑为人之主宰，游行于经络为真气——经气。神舍心而布于五脏，谓五脏神，七情［《素问·阴阳应象大论》说"怒伤肝"、"喜伤心"、"思伤脾"、"忧（悲）伤肺"、"恐（惊）伤肾"］谓七神。《难经·三十一难》说："三焦者，水谷之道路，气之所终始也。上焦者，在心下，下膈，在胃上口，主内而不出……中焦者，在胃中脘，不上不下，主腐熟水谷……下焦者，当膀胱上口，主分别清浊，主出而不内。"这是以三焦腐熟水谷来概括饮食物的消化、吸收及排泄的功能。水谷在人体运行道路及气之所终始，包括饮食物的消化、精微物质的吸收、糟粕的排泄全部过程，用"三焦者，水谷之道路"来概括。并对上焦主纳，中焦主腐熟，下焦主分别清浊、主出的不同作用作了具体描述。相火气化水液，故《黄帝内经》说三焦运行水液。《素问·灵兰秘典论》说："三焦者，决渎之官，水道出焉。"《灵枢·本输》说："三焦者，中渎之腑，水道出焉，属膀胱，是孤之腑也。"《素问·经脉别论》说："饮入于胃，游溢精气，上输于脾，脾气散精，上归于肺，通调水道，下输膀胱，水精四布，五经并行。"说明三焦是人体水液的主宰器官，有疏通水道，运行水液的作用。如果相火衰弱不能气化水液，就会引起水液代谢的失常，水液输布与排泄障碍，产生痰饮、水肿等病变，正如《类经·藏象类》所说："上焦不治，则水泛高原；中焦不治，则水留中脘；下焦不治，则水乱二便。"相火生化水谷为元气，故三焦能通行元气。《难经·三十八难》说："所以腑有六者，谓三焦也，有原气之别使，主持诸气。"三焦腑是中医说的腠理，西医说的组织间隙，于人体每个角落、每个细胞无处不在，是人体进行组织交换的场所，《难经·六十六难》说："三焦者，原气之别使也，主通行三气，经历五脏六腑。"原文明确地说明三焦是人体元气（原气）升降出入的道路，人体元气是通过三焦而布达五脏六腑和全身各处的。如《中藏经·论三焦虚实寒热生死逆顺脉证之法》就对三焦通行元气的生理作用做了更为详细具体的描述："三焦者，人之三元之气也，号曰中清之府，总领五脏六腑、营卫、经络、内外、左右、上下之气也。三焦通，则内外、左右、上下皆通也，其于周身灌体，和内调外，营左养右，导上宣下，莫大于此也。"故张景岳《类经附翼·三焦辨》说"三焦者，五脏六腑之总司"也。因为三焦通行元气于周身，是人体元气升降出入的通道，亦是气化的场所，故称三焦有主持诸气，总司周身气机和气化的功能。三焦腑病，则水液不化而生痰饮，气滞则生血瘀，从而积聚生焉，肿瘤聚焉。

少阳的本气是相火，主腐熟水谷、气化水液，生化成营卫气血——神和真气——经气；少阳三焦腑是腠理——组织间隙，是神和真气、元气、营气、卫气等的通道，主组织交换。

少阳相火虚衰，用黄芪、人参、炙甘草及大小阳旦汤补之，补阳气的主药是黄芪。如果黄庭太极不通，用柴胡通之，《伤寒论》第230条说小柴胡汤的功能是"上焦得通，津液得下，胃气因和，身濈然汗出而解"，《神农本草经》记载："柴胡，气味苦、平，无毒。主心腹肠胃中结气，饮食积聚，寒热邪气，推陈致新。久服轻身、明目、益精。"柴胡主黄庭太极"心腹肠胃中结气，饮食积聚，寒热邪气，推陈致新"，就是在疏通三焦的通道。疏通阴仪腑道的主药是柴胡。外邪从太阳表而入、内从阳明肠道而入，还得从太阳表和阳明肠道而出。

第八章　五行大论

五行学说起源很早，夏商时代的《尚书·洪范》已经记载有五行及其属性，现在的中医教材总是把五行学说归于哲学而空谈，其实，五行学说像阴阳学说一样来源于自然，从《黄帝内经》的阐述可以清楚地看到这一点。

第一节　五行起源

五行起源于天地之道，阴阳之变，如《素问·天元纪大论》说：

夫五运阴阳者，天地之道也，万物之纲纪，变化之父母，生杀之本始，神明之府也，可不通乎！故物生谓之化，物极谓之变；阴阳不测谓之神，神用无方谓之圣。

夫变化之为用也，在天为玄，在人为道，在地为化；化生五味，道生智，玄生神。神在天为风，在地为木；在天为热，在地为火；在天为湿，在地为土；在天为燥，在地为金；在天为寒，在地为水。故在天为气，在地成形，形气相感，而化生万物矣。

然天地者，万物之上下也。左右者，阴阳之道路也。水火者，阴阳之征兆也。金木者，生成之终始也。气有多少，形有盛衰，上下相召，而损益彰矣。

……寒暑燥湿风火，天之阴阳也，三阴三阳上奉之。木火土金水，地之阴阳也，生长化收藏下应之。

五运即五行。五运阴阳应读为五运、阴阳，就是说五行和阴阳都是天地运行规律，万物变化的纲纪。天道阴阳的不断变化就是神。"物生谓之化"指"生成之终始"的"金木"之春秋。"物极谓之变"指"阴阳之征兆"的"水火"之冬夏。所以"物生谓之化，物极谓之变"是讲一年四季阴阳的量变质变，以及万物的生长化收藏，故云"木火土金水，地之阴阳也，生长化收藏下应之"，即说四季"生长化收藏"就是"木火土金水"五行。四时阴阳变化，年年不同，故云"阴阳不测"，并且名之云"神"，故有《素问·四气调神大论》一篇专论"四气调神"，并说：

$$
神\begin{cases} 在天为气——风、热、湿、燥、寒 \\ \\ 在地成形——木、火、土、金、水 \end{cases}
$$

在地成形的木、火、土、金、水五行生酸、苦、甘、辛、咸五味，所以《素问·六节藏象论》说：

天食人以五气，地食人以五味。五气入鼻，藏于心肺，上使五色修明，音声能彰；五味入口，藏于肠胃，味有所藏，以养五气，气和而生，津液相成，神乃自生。

因为神生天之五气和地之五味，所以天之五气和地之五味又可以生成神。

对居住在北半球的人来说，面南观日，则左东、右西、前上南、后下北，并以观测者为中心，《素问·五运行大论》说：

东方生风，风生木，木生酸，酸生肝，肝生筋，筋生心。其在天为玄，在人为道，在地为化；化生五味，道生智，玄生神，化生气。神在天为风，在地为木，在体为筋，在气为柔，在脏为肝。其性为喧，其德为和，其用为动，其色为苍，其化为荣，其虫毛，其政为散，其令宣发，其变摧拉，其眚为陨，其味为酸，其志为怒。怒伤肝，悲胜怒；风伤肝，燥胜风；酸伤筋，辛胜酸。

南方生热，热生火，火生苦，苦生心，心生血，血生脾。其在天为热，在地为火，在体为脉，在气为息，在脏为心。其性为暑，其德为显，其用为燥，其色为赤，其化为茂，其虫羽，其政为明，其令郁蒸，其变炎烁，其眚燔焫，其味为苦，其志为喜。喜伤心，恐胜喜；热伤气，寒胜热；苦伤气，咸胜苦。

中央生湿，湿生土，土生甘，甘生脾，脾生肉，肉生肺。其在天为湿，在地为土，在体为肉，在气为充，在脏为脾。其性静兼，其德为濡，其用为化，其色为黄，其化为盈，其虫倮，其政为谧，其令云雨，其变动注，其眚淫溃，其味为甘，其志为思。思伤脾，怒胜思；湿伤肉，风胜湿；甘伤脾，酸胜甘。

西方生燥，燥生金，金生辛，辛生肺，肺生皮毛，皮毛生肾。其在天为燥，在地为金，在体为皮毛，在气为成，在脏为肺。其性为凉，其德为清，其用为固，其色为白，其化为敛，其虫介，其政为劲，其令雾露，其变肃杀，其眚苍落，其味为辛，其志为忧。忧伤肺，喜胜忧；热伤皮毛，寒胜热；辛伤皮毛，苦胜辛。

北方生寒，寒生水，水生咸，咸生肾，肾生骨髓，髓生肝。其在天为寒，在地为水，在体为骨，在气为坚，在脏为肾。其性为凛，其德为寒，其用为（阙一字），其色为黑，其化为肃，其虫鳞，其政为静，其令（阙二字），其变凝冽，其眚冰雹，其味为咸，其志为恐。恐伤肾，思胜恐；寒伤血，燥胜寒；咸伤血，甘胜咸。

《素问·阴阳应象大论》说：

东方生风，风生木，木生酸，酸生肝，肝生筋，筋生心，肝主目。其在天为玄，在人为道，在地为化。化生五味，道生智，玄生神。神在天为风，在地为木，在体为筋，在脏为肝，在色为苍，在音为角，在声为呼，在变动为握，在窍为目，在味为酸，在志为怒。怒伤肝，悲胜怒；风伤筋，燥胜风；酸伤筋，辛胜酸。

南方生热，热生火，火生苦，苦生心，心生血，血生脾，心主舌。其在天为热，在地为火，在体为脉，在脏为心，在色为赤，在音为徵，在声为笑，在变动为忧，在窍为舌，在味为苦，在志为喜。喜伤心，恐胜喜；热伤气，寒胜热；苦伤气，咸胜苦。

中央生湿，湿生土，土生甘，甘生脾，脾生肉，肉生肺，脾主口。其在天为湿，在地为土，在体为肉，在脏为脾，在色为黄，在音为宫，在声为歌，在变动为哕，在窍为口，在味为甘，在志为思。思伤脾，怒胜思；湿伤肉，风胜湿；甘伤肉，酸胜甘。

西方生燥，燥生金，金生辛，辛生肺，肺生皮毛，皮毛生肾，肺主鼻。其在天为燥，在地为金，在体为皮毛，在脏为肺，在色为白，在音为商，在声为哭，在变动为咳，在窍为鼻，在味为辛，在志为忧。忧伤肺，喜胜忧；热伤皮毛，寒胜热；辛伤皮毛，苦胜辛。

北方生寒，寒生水，水生咸，咸生肾，肾生骨髓，髓生肝，肾主耳。其在天为寒，在地为水，在体为骨，在脏为肾，在色为黑，在音为羽，在声为呻，在变动为栗，在窍为耳，在味为咸，在志为恐。恐伤肾，思胜恐；寒伤血，燥（湿）胜寒；咸伤血，甘胜咸。

故曰：天地者，万物之上下也；阴阳者，血气之男女也；左右者，阴阳之道路也；水火者，阴阳之征兆也；阴阳者，万物之能始也。故曰：阴在内，阳之守也；阳在外，阴之使也。

五方还对应四季，如《素问·金匮真言论》说：

东风生于春，病在肝，俞在颈项；

南风生于夏，病在心，俞在胸胁；

西风生于秋，病在肺，俞在肩背；

北风生于冬，病在肾，俞在腰股；

中央为土，病在脾，俞在脊……

东方青色，入通于肝，开窍于目，藏精于肝，其病发惊骇。其味酸，其类草木，其畜鸡，其谷麦，其应四时上为岁星，是以春气在头也，其音角，其数八，是以知病之在筋也，其臭臊。

南方赤色，入通于心，开窍于耳，藏精于心，故病在五脏。其味苦，其类火，其畜羊，其谷黍，其应四时上为荧惑星，是以知病之在脉也，其音徵，其数七，其臭焦。

中央黄色，入通于脾，开窍于口，藏精于脾，故病在舌本。其味甘，其类土，其畜牛，其谷稷，其应四时上为镇星，是以知病之在肉也，其音宫，其数五，其臭香。

西方白色，入通于肺，开窍于鼻，藏精于肺，故病背。其味辛，其类金，其畜马，其谷稻，其应四时上为太白星。是以知病之在皮毛也，其音商，其数九，其臭腥。

北方黑色，入通于肾，开窍于二阴，藏精于肾，故病在溪。其味咸，其类水，其畜彘，其谷豆，其应四时上为辰星，是以知病之在骨也，其音羽，其数六，其臭腐。

故善为脉者，谨察五脏六腑，一逆一从，阴阳表里雌雄之纪，藏之心意，合心于精，非其人勿教，非其真勿授，是谓得道。

人和万物在中，天在上，地在下，天阳之气从右侧下降（对北半球人面南而言），地阴之气从左侧上升（太阳东升西落），故云"左右者，阴阳之道路也"。东春为风木，南夏为火热，长夏为湿土，西秋为燥金，北冬为寒水，春木生，夏火盛极，秋金肃杀，冬寒盛极，故云"水火者，阴阳之征兆也。金木者，生成之终始也"。

从以上经文所述可知，在天之五气与在地之五行、地之五方、人之五脏是对应的，即相互感应的，对应关系如下：

以上提出地道五行对应天道五气及五方：

天之五气：风　热　湿　燥　寒

地之五行：木　火　土　金　水

地之五方：东　南　中　西　北

人之五脏：肝　心　脾　肺　肾

河洛成数：八　七　五　九　六

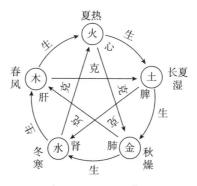

图 8-1　五行示意图

不仅如此，《素问·金匮真言论》并将五脏与阴阳及五星对应起来：

夫言人之阴阳，则外为阳，内为阴；言人身之阴阳，则背为阳，腹为阴；言人身之脏腑 中阴阳，则脏者为阴，腑者为阳，肝、心、脾、肺、肾五脏皆为阴，胆、胃、大肠、小肠、膀胱、三焦六府皆为阳。所以欲知阴中之阴、阳中之阳者，何也？为冬病在阴，夏病在阳，春病在阴，秋病在阳，皆视其所在，为施针石也。

故背为阳，阳中之阳，心也；

背为阳，阳中之阴，肺也；

腹为阴，阴中之阴，肾也；

腹为阴，阴中之阳，肝也；

腹为阴，阴中之至阴，脾也。

此皆阴阳、表里、内外、雌雄相输应也，故以应天之阴阳也。

心：火星，阳中之阳；

肺：金星，阳中之阴；

肝：木星，阴中之阳；

肾：水星，阴中之阴；

脾：土星，阴中之至阴。

《灵枢·阴阳系日月》说：

其于五脏也，

心为阳中之太阳，

肺为阴中之少阴，

肝为阴中之少阳（《素问·六节藏象论》作"阳中之少阳"），

脾为阴中之至阴，

肾为阴中之太阴。

无形之天气中热分为热和火二气，则天气变为六气，而地之五行还是木、火、土、金、水五行不能分，所以《素问·天元纪大论》说："寒暑燥湿风火，天之阴阳也，三阴三阳上奉之。木火土金水，地之阴阳也，生长化收藏下应之……天以六为节，地以五为制。周天气者，六期为一备；终地纪者，五岁为一周。君火以明（名），相火以位。五六相合，而七百二十气为一纪，凡三十岁，千四百四十气，凡六十岁，而为一周，不及太过，斯皆见矣。"《黄帝内经》一再强调五行属于地道阴阳，地为阴，阴成形，是有形的物质。《国语·周语下》说："天六地五，数之常也。经之以天，纬之以地。"古代人认为"天六地五"是常数，所以最早的经脉是十一条经脉、脏腑是十一脏腑。《素问·六节藏象论》则扩展说：

天以六六为节，地以九九制会，天有十日，日六竟而周甲，甲六复而终岁，三百六十日法也。

"天以六六为节"，故有三阴三阳司天在泉之推演，而"正天之度"，"天度者，所以制日月之行也"。"地以九九制会"，故有《灵枢·九宫八风》之大论而正"天度"，"天度者，所以制日月之行也"。

五行广泛存在，不可胜数，故《灵枢·阴阳二十五人》说：

天地之间，六合之内，不离于五，人亦应之。

天地东西南北上下谓六合。仇汝霖注："天地之间，不离于五者，天有五色五气，五时五音，地有五方五行，五运五味也。"从而以五行为中介，陈述了人与自然内外相应的密切关系（表8-1）。

表 8-1　人体内外相应系统结构表

阴阳量多少		阴中之阳 （－，＋） 少阳	阳中之阳 （＋，＋） 太阳	阴中之至阴 （±） 中性	阳中之阴 （＋，－） 少阴	阴中之阴 （－，－） 太阴
五行		木	火	土	金	水
自然界	方位	东	南	中	西	北
	季节	春	夏	长夏	秋	冬
	气候	风	热（火）	湿	燥	寒
	星宿	岁星	荧惑星	镇星	太白星	辰星
	气数	八	七	五	九	六
	五味	酸	苦	甘	辛	咸
	五色	青	赤	黄	白	黑
	五音	角	微	宫	商	羽
	五谷	麦	黍	稷	稻	豆
	五畜	鸡	羊	牛	马	彘
	五臭	臊	焦	香	腥	腐
人体	脏腑	肝胆	心小肠 心包三焦	脾胃	肺大肠	肾膀胱
	五窍	目	舌	口	鼻	耳
	五体	筋	脉	肉	皮	骨
	五声	呼	笑	歌	哭	呻
	五志	怒	喜	思	忧	恐
	五变	握	忧	哕	咳	栗

　　这是《素问·脏气法时论》的思想，以"四时五脏阴阳五行"为核心，取象比类以归纳之。

　　《素问·天元纪大论》说："寒暑燥湿风火，天之阴阳也，三阴三阳上奉之。木火土金水，地之阴阳也，生长化收藏下应之。"天之六气属于阴阳，地之五行也属于阴阳，所以《黄帝内经》将五行纳入阴阳学说之中。《黄帝内经》明确指出五行属于有形的地道物质，这是其本义，故古人认为五行是五种物质，如《左转·襄公二十七年》载"天生五材，民并用之"，《左转·襄昭公五十五年》载"生气六气，用其五行"，《国语·鲁语》载"地之五行，所以生殖"，汉代《尚书大传》解释说"水火者，百姓之所饮食也；金木者，百姓之所兴作也；土者，万物之所资生也。是为人用"。地道有五方，行在甲骨文中就代表着方位，故五行有东、南、西、北、中五方之义。地道五行对应着天道春、夏、长夏、秋、冬、风、热、湿、燥、寒五气五种气候、气象变化，所以有人认为五行的产生源自古人对中原地带五时气候特点和物候特点的抽象认识。虽然五方、气候说有五行之义，但非其本义，乃取象比类延伸义，五行本义当是有形物质说。《黄帝内经》沿用了五行本义有形说，所以《素问·天元纪大论》说"（天）气有多少，（地）形有盛衰，上下相召，而损益彰矣"，"阴阳之气，各有多少，故曰三阴三阳也。形有盛衰，谓五行之治，各有太过不及也"，"形气相感，而化生万物矣"。

《素问·天元纪大论》并说：

天地者，万物之上下也。

左右者，阴阳之道路也。

水火者，阴阳之征兆也。

金木者，生成之终始也。

万物之生与成的金木，以及有"征兆"的水火，都是有形的。又如《素问·脏气法时论》说："五行者，金木水火土也。更贵更贱，以知死生，以决成败，而定五脏之气，间甚之时，死生之期也。"都是有形五行说。《素问·天元纪大论》所说："太虚廖廓，肇基化元，万物资始，五运终天，布气真灵，总统坤元，九星悬朗，七曜周旋。曰阴曰阳，曰柔曰刚，幽显既位，寒暑弛张，生生化化，品物咸章。"这是总论宇宙变化的根源是天体运动，而对于地球上的人来说，无非是天地，在天为气，在地成形，上天下地相召，"形气相感，而化生万物矣"。阴阳也好，五行也好，从本源来讲，都是源于天体运动规律，"终天"指天道，"坤元"指地道，因为天体运动形成了天之阴阳——风寒暑湿燥火三阴三阳气的多少，以及地之阴阳——金木水火土形的盛衰，从而形成了无穷无尽的气象、气候变化，以及时间、区域之分，可以说阴阳和五行是同源而异名而已。

五行随一年四时季节的运行变化而命名，故云"行"。汉代《白虎通·五行》说："言行者，欲言为天行气之义也。"汉代董仲舒在《春秋繁露》里说得更清楚："天地之气，合二为一，分为阴阳，判为四时，列为五行。行者，其行不同，故为五行。比相生而间相胜也。"所谓"天地之气"，就是指在天为风热湿燥寒之气、在地为金水木火土之气，天阳地阴，天为四时五气，地为有形五行，故《素问·阴阳应象大论》说"天有四时五行，以生长化收藏，以生寒暑湿燥风"，此"形气相感，而化生万物矣"。《素问·六节藏象论》说："五运相袭而皆治之，终期之日，周而复始，时立气布，如环无端。"说明五行是四时四季之气运行所分的五种运行状态，分别名之为木、火、土、金、水。后世人们把阴阳五行学说抽象上升为哲学，但那不是本义，对中医有害而无益。

"天六地五"为"数之常"，所以五运六气当以数理推演为主，天体运动周期是准确无误的，即是精准的，所以能够推演预测不足为奇。天体有象，天体运动引起的各种事物变化产生了物象气象变化，但这种象是不精准的，准确度必须求之于数理推演。由象数引出义理，孔子就是先象数后义理，所以王弼扫象数而重义理的做法，是在搞模糊概念，把象数的精准概念变成了义理的宽泛概念。

那么地道五行如何与天道六气结合呢？《素问·六微旨大论》说："土运之岁，上见太阴；火运之岁，上见少阳，少阴；金运之岁，上见阳明；木运之岁，上见厥阴；水运之岁，上见太阳。"这说明其配合是：

甲己土运配太阴湿土，

乙庚金运配阳明燥金，

丙辛水运配太阳寒水，

丁壬木运配厥阴风木，

戊癸火运配少阳相火和少阴君火。

《素问·金匮真言论》说"中央为土"，其实这种说法来源于盖天说、浑天说、地心说（图8-2），立地观天，日月绕行地球转。

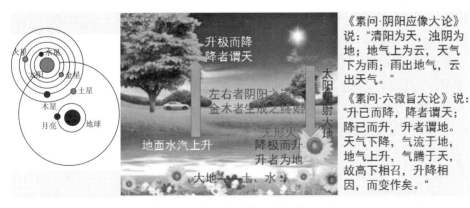

图8-2　盖天说、浑天说、地心说

太阳阳光周年视运动一周就是阳光的一气周流（图8-3），从而形成四季五脏的配应。

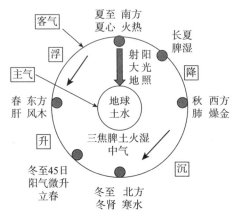

图 8-3　阳光一气周流

在这个循环运动中存在着水的循环运动及十天干的五行，地水蒸腾上升肺天，从甲土到乙金，在天化雨降下为水，从乙金到丙水，至春水化生木，从丙水到丁木，春温夏热则木生火，从丁木到戊火，火热极而生阴水则降于地是火生土，从戊火到己土为一周。接下去是从己土到庚金，庚金到辛水，辛水到壬木，壬木到癸火，两周十天干运行完毕。这才是五运六气中的十天干五行（图 8-4）的来历。

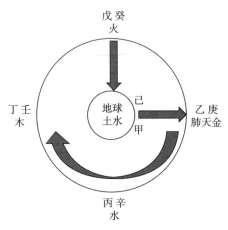

图 8-4　五运六气十天干五行

如果以观测者为中心，《黄帝内经》称此为"中央为土"，环视太阳升降出入的方向，则东方为甲乙木，南方为丙丁火，观测者中心为戊己土，西方为庚辛金，北方为壬癸水。但这是地道五方五行（图 8-5）。

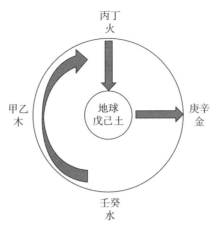

图 8-5　地道十天干五行

五运五行还与五星有对应关系，《素问·气交变大论》说："夫子之言岁候，其太过不及，而上应五星。五运更始，上应天期。"木运太过不及，上应岁星——木星；火运太过不及，上应荧惑星——火；土运太过不及，上应镇星——土星；金运太过不及，上应太白星——金星；水运太过不及，上应晨星——水星。列表说明于下。（表 8-2、表 8-3、表 8-4）

表 8-2　五运太过胜复应星表

	岁木太过	岁火太过	岁土太过	岁金太过	岁水太过
胜上应星	岁星	荧惑星	镇星	太白星	晨星
复上应星	太白星	晨星	岁星	荧惑星	镇星

表 8-3　五运不及胜复应星表

	岁木不及	岁火不及	岁土不及	岁金不及	岁水不及
胜上应星	太白星	晨星	岁星	荧惑星	镇星
复上应星	荧惑、太白	镇星、晨星	太白、岁星	晨星、荧惑	岁星、镇星
克上应星	太白星	晨星	岁星	荧惑星	镇星
不及上应星	岁星	荧惑星	镇星	太白星	晨星

表8-4　六气上应星表

六气	厥阴	少阴、少阳	太阴	阳明	太阳
上应星	岁星	荧惑星	镇星	太白星	晨星

夏商时代的《尚书·洪范》说：

五行：一曰水，二曰火，三曰木，四曰金，五曰土。水曰润下，火曰炎上，木曰曲直，金曰从革，土爰稼穑。润下作咸，炎上作苦，曲直作酸，从革作辛，稼穑作甘。

水往低处流，故云润下。火焰上升，故云炎上。树木能弯能直，其性柔和，即《素问·气交变大论》说的"敷和"。燥金清凉肃杀万物，故云从革。爰，动词，称为，与曰同类。《诗经·魏风·伐檀》说："不稼不穑，胡取禾三百廛兮？"《毛传》解释说："种之曰稼，敛之曰穑。"用现代汉语翻译，就是种植叫"稼"，收割叫"穑"。所以土性是生化稼禾，《素问·气交变大论》称作"备化"。《素问·气交变大论》则说：

东方生风，风生木，其德敷和，其化生荣，其政舒启，其令风，其变振发，其灾散落。

南方生热，热生火，其德彰显，其化蕃茂，其政明曜，其令热，其变销烁，其灾燔焫。

中央生湿，湿生土，其德溽蒸，其化丰备，其政安静，其令湿，其变骤注，其灾霖溃。

西方生燥，燥生金，其德清洁，其化紧敛，其政劲切，其令燥，其变肃杀，其灾苍陨。

北方生寒，寒生水，其德凄沧，其化清谧，其政凝肃，其令寒，其变溧冽，其灾冰雪霜雹。

《素问·五常政大论》并研究了五行的平气、不及和太过属性，谓：

木曰敷和，火曰升明，土曰备化，金曰审平，水曰静顺。（平气）

木曰委和，火曰伏明，土曰卑监，金曰从革，水曰涸流。（不及）

木曰发生，火曰赫曦，土曰敦阜，金曰坚成，水曰流衍。（太过）

这里的"从革"归属于金不及了。《黄帝内经》不仅论述了五行平气的属性，还论述了五行太过与不及的属性，为五行之间的关系做了铺垫。

从上述可知，五行的起源有二：一是地道起源说，如《素问·天元纪大论》说"木火土金水，地之阴阳也"，"在地成形"。故有"五材"说和五方说。《五行大义》载《白虎通》取五材说。代表符号是天干地支，天干是：甲乙东方木，丙丁南方火，中央戊己土，庚辛西方金，壬癸北方水。地支是：寅卯东方木，巳午南方火，申酉西方金，亥子北方水，丑未辰戌中央土。二是天道起源说，如《素问·天元正纪大论》说："金木水火土，运行之数。"《素问·六节藏象论》说："五运相袭而皆治之，终期之日，周而复始，时立气布，如环无端。"故有天道五星说、日月运行五时五季气候生化说。恽铁樵《群经见智录》取五行五时说。代表符号是天干地支，天干是：甲己土，乙庚金，丙辛水，丁壬木，戊癸火。地支是：子午少阴君火，丑未太阴湿土，寅申少阳相火，卯酉阳明燥金，辰戌太阳寒水，巳亥厥阴风木。

虽然天道五行以时间运行为主，地道五行以空间方位为主，但五行都有相生、相克、抑制、制约的作用。

第二节 五行变化

因为五行有平性、太过和不及三种属性，从而造成了五行的生克、制化、乘侮、胜复等多种复杂变化的关系，并借以解释自然界万物万事间各种复杂的变化现象及其相互间的关系。五行之生是阐释五行的平性，克、乘侮、胜复则是阐释五行的太过、不及属性。五行属性太过则发生克与乘侮，侮是反克，是事物关系间的反常表现；制化和胜复则是使五行间的紊乱状态达到和谐的自我调节机制，其中制化是制约其太过，使五行之间恢复和谐而达到正常生化；胜复则说明有一方过胜霸道，必有被报复的时候，这就是自然界的自稳机制表现。五行的这种生克、制化、乘侮、胜复理论，既可以解释中医学的基本理论，也可以用于解释自然界的气象、气候、灾害等现象。

《国语·郑语》说："夫和实生物，同则不继。以他平他谓之和，故能丰长而物归之；若以同裨同，尽乃弃矣。"五行和谐、融合才能促进事物的发生、发展，只有一行是不能持续发展的。

一、五行生克特性

《素问·六微旨大论》说：

帝曰：善。愿闻地理之应六节气位何如？岐伯曰：显明之右，君火之位也。君火之右，退行一步，相火治之；复行一步，土气治之；复行一步，金气治之；复行一步，水气治之；复行一步，木气治之；复行一步，君火治之。

相火之下，水气承之；水位之下，土气承之；土位之下，风气承之；风位之下，金气承之；金位之下，火气承之；君火之下，阴精承之。

帝曰：何也？岐伯曰：亢则害，承乃制，制则生化，外列盛衰，害则败乱，生化大病。

《素问·宝命全形论》说：

木得金而伐，火得水而灭，土得木而达，金得火而缺，水得土而绝，万物尽然，不可胜竭。

（一）五行之生

五行之生有两种情况：

一是五行自生，如《素问·阴阳应象大论》和《素问·五运行大论》说：

东方生风，风生木，木生酸，酸生肝……

南方生热，热生火，火生苦，苦生心……

中央生湿，湿生土，土生甘，甘生脾……

西方生燥，燥生金，金生辛，辛生肺……

北方生寒，寒生水，水生咸，咸生肾……

二是五行生它行，如《素问·六微旨大论》说：火生土，土生金，金生水，水生木，木生火。《素问·阴阳应象大论》和《素问·五运行大论》说"木生酸，酸生肝，肝生筋，筋生心"就是肝木生心火，"火生苦，苦生心，心生血，血生脾"就是心火生脾土，"土生甘，甘生脾，脾生肉，肉生肺"就是脾土生肺金，"金生辛，辛生肺，肺生皮毛，皮毛在肾"就是肺金生肾水，"水生咸，咸生肾，肾生骨髓，髓生肝"就是肾水生肝木。

（二）五行之克

克者，制也，伤也。所以五行之克也有两种情况：

一是五行自克，如《素问·阴阳应象大论》和《素问·五运行大论》说：怒伤肝，喜伤心，思伤脾，忧伤肺，恐伤肾。

二是五行之间的相互克制，如《素问·阴阳应象大论》和《素问·五运行大论》说：悲胜怒，恐胜喜，怒胜思，喜胜忧，思胜恐。

《素问·气交变大论》说：

岁木太过，风气流行，脾土受邪。

岁火太过，炎暑流行，肺金受邪。

岁土太过，雨湿流行，肾水受邪。

岁金太过，燥气流行，肝木受邪。

岁水太过，寒气流行，邪害心火。

岁木不及，燥乃大行……岁火不及，寒乃大行……岁土不及，风乃大行……岁金不及，炎火乃行……岁水不及，湿乃大行。

《素问·至真要大论》说：

厥阴司天，风淫所胜……病本于脾，冲阳绝，死不治。

少阴司天，热淫所胜……病本于肺，尺泽绝，死不治。

太阴司天，湿淫所胜……病本于肾，太溪绝，死不治。

少阳司天，火淫所胜……病本于肺，天府绝，死不治。

阳明司天，燥淫所胜……病本于肝，太冲绝，死不治。

太阳司天，寒淫所胜……病本于心，神门绝，死不治。

五行之克属于五行的太过属性，既能自克，也会它克，从而达到自然界万事万物的和谐发生、发展。

（三）胜复

《素问·至真要大论》说：

清气大来，燥之胜也，风木受邪，肝病生焉；

热气大来，火之胜也，金燥受邪，肺病生焉；

寒气大来，水之胜也，火热受邪，心病生焉；

湿气大来，土之胜也，寒水受邪，肾病生焉；

风气大来，木之胜也，土湿受邪，脾病生焉。

所谓感邪而生病也。乘年之虚，则邪甚也。失时之和亦邪甚也。遇月之空，亦邪甚也。重感于邪，则病危矣。有胜之气，其必来复也……

帝曰：胜复之变，早晏何如？岐伯曰：夫所胜者胜至已病，病已愠愠而复已萌也。夫所复者，胜尽而起，得位而甚，胜有微甚，复有少多，胜和而和，胜虚而虚，天之常也。

胜，即五行太过也。由于事物有自稳调节机制，所以有胜到一定程度，必有报复来临。

五行之间以一年四时季节为次序，相互资生、养助的关系叫五行相生；以四时季节次序相互制约、抑制的关系叫五行相克。通过生克来协调事物稳态的持续发展。

二、五行制化特性

《素问·六微旨大论》说：

相火之下，水气承之；水位之下，土气承之；土位之下，风气承之；风位之下，金气承之；金位之下，火气承之；君火之下，阴精承之。

亢则害，承乃制，制则生化，外列盛衰；害则败乱，生化大病。

《素问·宝命全形论》说：

木得金而伐，火得水而灭，土得木而达，金得火而缺，水得土而绝，万物尽然，不可胜竭。

《素问·五运行大论》说：

五气更立，各有所先，非其位则邪，当其位则正。

帝曰：病生之变何如？岐伯曰：气相得则微，不相得则甚。

帝曰：主岁何如？岐伯曰：气有余，则制己所胜而侮所不胜；其不及，则己所不胜，侮而乘之，己所胜，轻而侮之。侮反受邪，侮而受邪，寡于畏也。

亢，就是太过，太过则为害。承，即顺承，指有序的制约关系。古人用"亢害""承制"的关系阐明了五行生克胜复制化理论及其意义。元明时代医家王履认为，亢制是事物的自稳协调机制，他在《医经溯洄集·亢则害承乃制论》中认为，"亢则害，承乃制"是"造化之枢机"，"承，犹随也……而有防之之义存焉；亢者，过极也；害者，害物也；制者，克胜之也。然所承也，其不亢，则随之而已，故虽承而不见；既亢，则克胜以平之，承斯见矣……盖造化之常，不能以无亢，亦不能以无制焉耳"。其"亢则害，承乃制之道，盖无往而不然也。惟其无往而不然，故求之于人，则五脏更相平也"。不能自制则求助于人治之也。其后明代医家张介宾继承王履之说注："亢而无制，则为害矣。害则败乱失常，不生化正气而为邪气，故为大病也。"又在《类经图翼·运气上》说："盖造化之机，不可无生，亦不可无制。无生则发育无由，无制则亢而为害。"金克木，水克火，木克土，火克金，土克水。所以寒水制约相火暑热，湿土制约寒水，风木制约湿土，燥金制约风木，君火热气制约燥金，阴精上奉制约君火热气，如此防止五行的偏盛，维持"承乃制"的自然界事物之间的协调状态，使事物达到生长化收藏的正常和谐状态，以及生命达到生长壮老已的天年之数。所以《素问·天元纪大论》说："水火者，阴阳之征兆也。金木者，生成之终始也。"有形的金木水火是可见的。

天人相应，自然界的亢害承制机制，"人亦应之"，故刘河间就将亢害承制理论与人体五脏间病变联系起来，阐释疾病变化中本质与现象的关系，读者可参阅刘河间医学。

第三节　四时五行与天地阴阳

《灵枢·阴阳系日月》说："黄帝曰：五行以东方为甲乙木主春。春者，苍色，主肝，肝者，足厥阴也。今乃以甲为左手之少阳，不合于数，何也？岐伯曰：此天地之阴阳也，非四时五行之以次行也。"这里明确指出天地阴阳五行与四时五行序不同，今人多不明其理而混为一谈，有必要加以阐述明白。

一、天地之阴阳

什么是"天地之阴阳"呢？《素问·天元纪大论》说："寒暑燥湿风火，天之阴阳也，三阴三阳上奉之。木火土金水，地之阴阳也，生长化收藏下应之。"《素问·五运行大论》说："余闻五运之数于夫子，夫子之所言，正五气之各主岁尔，首甲定运，余因论之。鬼臾区曰：土主甲己，金主乙庚，水主丙辛，木主丁壬，火主戊癸。子午之上，少阴主之；丑未之上，太阴主之，寅申之上，少阳主之；卯酉之上，阳明主之；辰戌之上，太阳主之；巳亥之上，厥阴主之。不合阴阳，其故何也？岐伯曰：是明道也，此天地之阴阳也。"原来五运、六气就是天地阴阳。《素问·天元纪大论》说此天地阴阳"在天为气，在地成形，形气相感，而化生万物矣"。此五行有形，土主甲己，金主乙庚，水主丙辛，木主丁壬，火主戊癸，笔者名之为天道五行。

《素问·天元纪大论》说天人相应的关系是："天有五行御五位，以生寒暑燥湿风。人有五脏化五气，以生喜怒思忧恐。"

《素问·六元正纪大论》说："先立其年，以明其气，金木水火土，运行之数；寒暑燥湿风火，临御之化，则天道可见，民气可调，阴阳卷舒，近而无惑。"说得很明白，金木水火土"地之阴阳"是纪五运的，寒暑燥湿风火"天之阴阳"是纪六气的，这就是"天以六为节，地以五为制"。

二、四时五行

什么是"四时五行之以次行"呢？《素问·脏气法时论》说"合人形以法四

时五行而治，五行者，金木水火土也"，具体合法是：

肝主春，足厥阴少阳主治。其日甲乙。肝苦急，急食甘以缓之。

心主夏，手少阴太阳主治。其日丙丁。心苦缓，急食酸以收之。

脾主长夏，足太阴阳明主治。其日戊己。脾苦湿，急食苦以燥之。

肺主秋，手太阴阳明主治。其日庚辛。肺苦气上逆，急食苦以泄之。

肾主冬，足少阴太阳主治。其日壬癸。肾苦燥，急食辛以润之，开腠理，致津液通气也。

此即所谓"四时五行"次序：肝木春为甲乙，心火夏为丙丁，脾土长夏为戊己，肺金秋为庚辛，肾水冬为壬癸，笔者名之为四时五季地道五方五行。所以《灵枢·本脏》说："五脏者，所以参天地，副阴阳，而运四时化五节也。"《素问·著至教论》说"应四时，合之五行"。而《素问·移精变气论》则强调色脉诊要"合之金木水火土、四时、八风、六合"，即指此四时五行。此乃五脏配四时五行之法，从五脏辨证论治。但春夏秋冬的天地阴阳大法是"阳生阴长，阳杀阴藏"，关键是"升降浮沉"，所以李东垣在《脾胃论·脾胃胜衰》中说："大抵脾胃虚弱，阳气不能生长，是春夏之令不行，五脏之气不生……此阳气衰弱，不能生发，不当于五脏中用药法治之，当从《脏气法时论》中升降浮沉补泻法用药耳。"并在《气运衰旺图说》一篇中说："春夏，乃天之用也，是地之体也。秋冬，乃天之体也，是地之用也。此天地之常道，既病反常也。"大家要好好体悟其中的奥妙！

三、两种五行的关系

二者关系如何呢？《素问·阴阳类论》说："孟春始至，黄帝燕坐，临观八极，正八风之气，而问雷公曰：阴阳之类，经脉之道，五中所主，何脏最贵。雷公对曰：春甲乙青，中主肝，治七十二日，是脉之主时，臣以其脏最贵。帝曰：却念上下经，阴阳从容，子所言贵，最其下也。"五中，指五脏。经文明确指出，天道五行比地道五方五行重要。

第四节　五行与时空配应

《黄帝内经》明确说木应春，火应夏，土应长夏，金应秋，水应冬。其中只有土行比较复杂，有几种说法。

脾土与时令的关系在《黄帝内经》中有独主时与不独主时两种说法，独主时说配应天道，不独主时说配应地道。

一、天道中脾与时令的关系

古人将天道运动中的一年分为春、夏、长夏、秋、冬五个时间段，称为五行五分法。小言之则为一日。如《灵枢·顺气一日分为四时》篇就明确提出"五时"的概念，认为五脏"以应五时"，即"肝为牡脏，其色青，其时春，其日甲乙"；"心为牡脏，其色赤，其时夏，其日丙丁"；"脾为牝脏，其色黄，其时长夏，其日戊己"；"肺为牝脏，其色白，其时秋，其日庚辛"；"肾为牝脏，其色黑，其时冬，其日壬癸"。《黄帝内经》认为脾主长夏的篇章较多，如《素问》的《金匮真言论》、《阴阳应象大论》、《平人气象论》、《脏气法时论》、《风论》、《宣明五气》以及《灵枢》的《本神》、《五音五味》等，而长夏在一年之中段，故曰脾主中央。如《素问·阴阳应象大论》说："中央生湿，湿生土，土生甘，甘生脾。"

至于长夏所主时间长短，《黄帝内经》主要有两种说法。第一种认为，长夏与其他四时时间均等，都是主七十二日，如《素问·阴阳类论》所说："春，甲乙，青，中主肝，治七十二日。"第二种认为，长夏只主阴历的六月份，即夏季的最后一个月。《灵枢·五音五味论》说："足太阴，脏脾，色黄，味甘，时季夏。"王冰注："长夏，谓六月也。"《新校正》注："按全元起云：盖以脾主中，六月是十二月之中，一年之半，故脾主六月也。"

二、地道中脾与时令的关系

地法天，但天道讲的是时间，地道讲的是方位，所以天道时间之中段，就配应地道的中央一方。地道说采用脾水灌溉四旁的理论，主张不独主时说。其中又分为四分法和八分法两种。

（一）四分法的脾与时令关系

《黄帝内经》将地的五方位与五行、四时令相配。方位是东、南、西、北、中；四时是春、夏、秋、冬四季。配属是东——春——木——肝，南——夏——火——心，西——秋——金——肺，北——冬——水——肾，中——不独主时——土——脾。这里只言四时，不言长夏，如《素问》的《四气调神大论》、《诊要经终论》、《水热穴论》，《灵枢》的《四时气》等篇。这一派认为脾水灌溉四旁，顺其理脾土与四时的关系应是旺于四季，即四季均有土，其中脾土与四季的具体结合又有两说。

其一，认为脾土于四时无时无刻不在，伴随着整个时令。如《素问·玉机真脏论》在讲完四时四脏脉之后，最后在讲脾脉时说："然脾脉独何主？岐伯曰：脾脉者土也，孤脏以灌四傍者也。帝曰：然则脾善恶可得见之乎？岐伯曰：善者不可得见，恶者可见。"杨上善《黄帝内经太素》说："弦钩浮沉四脉见时，皆为脾胃之气滋灌俱见，故四脏脉常得和平。然则脾脉以他为善，自更无善也，故曰善者不可见也。"这就是说，四时中脾土均在，时时刻刻都在滋灌着四脏。其理论基础是土养万物。在中医学则讲脾为胃行津液于全身。如《素问·太阴阳明论》说："脾脏者，常著胃土之精也。土者，生万物而法天地，故上下至头足，不得主时也。"由此可知，无论是从四时皆有土气上讲，还是从脾替胃行水谷精微于全身说，人身时刻都离不开"土"。正如《灵枢·五味》说："谷不入，半日则气衰，一日则气少矣。"《素问·平人气象论》说："人以水谷为本，故人绝水谷则死。"《金匮要略·脏腑经络先后病》说："四季脾旺不受邪。"张仲景明确指出脾在一年四季对人体抗御外邪起着重要作用，这是其他四脏所不具备的。脾旺机体得养，"正气存内，邪不可干"。脾衰机体失养，百病由生，故李东垣提出"内伤脾胃，百病由生"的观点。因此，在治疗上有人提出"治脾以安五脏"、"杂病从脾论治"等观点。

表 8–5　脾旺四季说明表

	南方、夏季 心火	
东方、春季 肝木	中央 脾土	西方、秋季 肺金
	北方、冬季 肾水	

其二，这种观点认为脾土寄旺于四季之末。如《素问·太阴阳明论》说："脾者土也，治中央，常以四时长四脏，各十八日寄治，不得独主于时也。脾脏者，常著胃土之精气也。土者，生万物而法天地，故上下至头足，不得主时也。"四时各十八日，共七十二日，所以《素问·刺要论》说："刺皮无伤肉，肉伤则内动脾，脾动则七十二日四季之月，病腹胀烦，不嗜食。"王冰注："七十二日四季之月者，谓三月、六月、九月、十二月各十二日后，土寄旺十八日也。"这一派在脾土旺四季不独主时的基础上，又吸收丑未辰戌为土说及五行均分一年各占七十二日说而得。丑未辰戌在四季之末，故曰寄旺于四季之末各十八日。

纪立金先生则称天道脾主时令说为时间脾脏、地道脾主时令说为空间脾脏，合称为时空脾脏，并进一步提出"脾主时空五脏的运转、更代"的观点。而且认为，"脾主更代四时五脏，在更代过程中，既在分旺于四季的基础上，又各有'十八日'的主时，这是脾更代四时脏气，在脏气交接时脾作用又有'十八日'的显现"。并列举《金匮要略·黄疸病脉证治》中"黄疸之病，当以十八日为期"说，指出其有确实的临床实际意义。更举临床报道为证：其一是上海市传染病医院报道：一般型黄疸肝炎，多在病程十八日内黄疸达到高峰，而后逐渐好转。其二是 1985 年天津科技出版社出版的由叶维法主编的《临床肝胆病学》报道，临床观察黄疸型肝炎急性者，黄疸多于数日至两周内达最高峰，此后逐渐消退。[①]

（二）八分法的脾与时令关系

《黄帝内经》八分法是在四分法基础上形成的，见于《素问·八正神明论》和《灵枢·九宫八风》，《素问·方盛衰论》和《素问·疏五过论》亦间或提及，即四正方加四维方，其方位是北、东北、东、东南、南、西南、西、西北等八方，再加上属于土的中央一方，共九方，中央土为周围八方的中心，不独主时而灌溉于其他各个时令。并与八卦、洛书九宫数相结合在一起，反映九方位、八时令及五行之间的关系。

表 8-6　脾土寄旺八时令说明表

东南、巽、木四 主立夏后四十五日 天辅	南、离、火、九 主夏至后四十六日 天英	西南、坤、土、二 主立秋后四十六日 天芮
东、震、木、三 主春分后四十六日 天衡	中央、土、五 寄旺其他八时 天禽	西、兑、金、七 主秋分后四十六日 天柱
东北、艮、土、八 主立春后四十六日 天任	北、坎、水、一 主冬至后四十六日 天篷	西北、乾、金、六 主立冬后四十五日 天心

---

① 纪立金．中医脾脏论［M］．北京：中医古籍出版社，2003：82～109．

第九章　五运六气

人体生命所需要的营养来源于天气和水谷合成的营卫气血，而天气、水谷的好坏决定于天地自然环境，古人将其规律归纳为五运六气理论，所以五运六气理论是《黄帝内经》的核心基础理论之一，不可不知。人体生命的主宰者是神，神生于天地水谷之气，所以学习《黄帝内经》不学习五运六气，那还有何意义！

五运六气理论对中医的重要性十分突出，如《素问·六节藏象论》说："不知年之所加，气之盛衰，虚实之所起，不可以为工矣。"不懂五运六气"不可以为工"，就是说不知道五运六气理论连个下等医生都不能做。古谚云："不读五运六气，检遍方书何济？"《运气要诀》说："不知运气而为医者，欲其不失者鲜矣。"

中医是以天道明医道的医学，其核心内容是五运六气理论，五运六气有运气司天在泉法轮常转和标本中气两大核心内容，一称"气立"，一称"神机"。

《素问·六微旨大论》从标本中气理论中引出气交人气，再从气交人气引出"神机""气立"概念。"神机"和"气立"是人体的"生化"保障，如《素问·六微旨大论》说："出入废，则神机化灭；升降息，则气立孤危。故非出入，则无以生、长、壮、老、已；非升降，则无以生、长、化、收、藏。故器者，生化之宇，器散则分之，生化息矣。"何谓"器"？《素问·六节藏象论》说："脾、胃、大肠、小肠、三焦、膀胱者，仓廪之本，营之居也，名曰器。"此"神"从何而来？神生于摄入的天地之气味，《素问·六节藏象论》说："天食人以五气，地食人以五味。五气入鼻，藏于心肺，上使五色修明，音声能彰；五味入口，藏于肠胃，味有所藏，以养五气，气和而生，津液相成，神乃自生。"《素问·脏气法时论》说"气、味合而服之，以补精益气"，故云"出入废，则神机化灭"。而"气立"之"气"何指？指四时风寒暑湿燥火也，《素问·六微旨大论》说"谨候其时，气可与期"。四时阴阳，春夏升浮，秋冬沉降，故云"升降息，则气立孤危"。《素问·生气通天论》说："夫自古通天者，生之本，本于阴阳。天地之间，六合之内，其气九州、九窍、五脏十二节，皆通乎天气。其生五，其气三，数犯此者，则邪气伤人，此寿命之本也。苍天之气，清静则志意治，顺之则阳气固，虽有贼邪，弗能害也，此因时之序。故圣人传精神，服天气而通神明……是以圣人陈阴阳，筋脉和同，骨髓坚固，气血皆从。如是则内外调和，邪不能害，耳目聪明，气立如故。"天气分阴阳而有风寒暑湿燥火。"神"在内，"气"在外，所以《素问·五常政大论》说："根于中者，命曰神机，神去则机息；根于外者，命曰气立，气止则化绝。"这就是人体的中气。外法自然风寒暑湿燥火之"气立"升降，内法自身中气所生神之"神机"出入，"气、味合服之，以补精益气"（《素问·脏气法时论》），存正气，驱邪气，乃中医根本之思想。

"气立""神机"与人体心肺脾三本的关系密切。

$$
肺本 \rightarrow 气立 \Bigg\{
\begin{array}{l}
病发于阳 \rightarrow 太阳阳明合病并病 \rightarrow 《伤寒论》\\
合心本 \rightarrow 膻中丹田 \rightarrow 宗气 \rightarrow 宗气出喉咙，贯心脉，行呼吸\\
合脾本 \rightarrow 神阙丹田 \rightarrow 中气（原气）\rightarrow 神机 \rightarrow 五神脏系统\\
病发于阴 \rightarrow 内伤《脾胃论》
\end{array}
$$

从这里的升降出入运动可以概括出《伤寒论》升、降、通三大治疗原则，"升剂"指阳旦桂枝汤类方，升阳气也；"降剂"指阴旦小柴胡汤类方，降阴气也；"通剂"有表里之分，麻黄汤、葛根汤类开通表部也，承气汤类及利小便类开通里部也，所谓"开鬼门，洁净府"是也。

五运六气是中医的核心理论之一，五运六气的纲领是天地人三才之道，而其主宰者是天地之道。五运六气理论反映的是天地日月星的运动规律，日月星运动规律最重要的是太阳周日视运动周期——地球自转一周和太阳周年视运动周期——地球公转一周，其中日中有时，年中有月，这时、日、月、年古代都用干支表示及推演，称之为"四柱八字"。为了便于记忆和推算，古人就发明了干支作为天地之道的编码，天干表示地道顺序——地以五为制，地支表示天道顺序——天以六为节，并用以记载古代时、日、月、年历法，这在《黄帝内经》中都有记载，详细情况见笔者 2002 年出版的拙著《中医运气学解秘》一书。

我们的祖先最先看到的直觉感是天圆地方，后来建立了盖天说宇宙理论。在天地之间最关注的天是太阳，因为万物生长靠太阳啊！首先看到的是太阳每天东升西落，其次是太阳运动形成的春夏秋冬四季变化，即太阳的南北回归线运动。这些都记载于《周髀算经》一书中，并绘图加以表示说明。古人为了掌握太阳运动规律还发明了立杆测日影技术，《黄帝内经》有明确记载：

《素问·生气通天论》说："天运当以日光明。"

《素问·六微旨大论》说："因天之序，盛衰之时，移光定位，正立而待之。"

《素问·八正神明论》说："因天之序，盛衰之时，移光定位，正立而待之。"

《素问·六节藏象论》说："立端于始，表正于中，推余于终，而天度毕矣。"

依据立杆测日影技术还发明了勾股定理，也记载于《周髀算经》里，并由此导出"圆出于方，方出于矩"之理，而有九九八十一也记载于《黄帝内经》里。

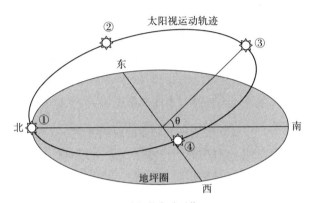

A 太阳的东升西落

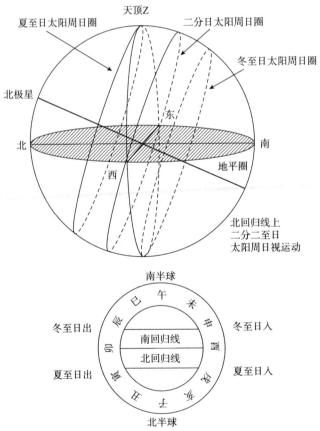

B 《周髀算经》记载的太阳回归线运动

图9-1 太阳视运动（1）

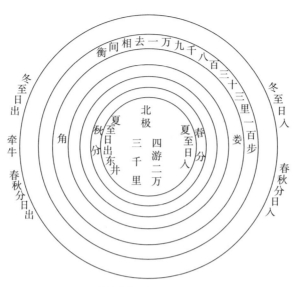

C 《周髀算经》七衡六间图

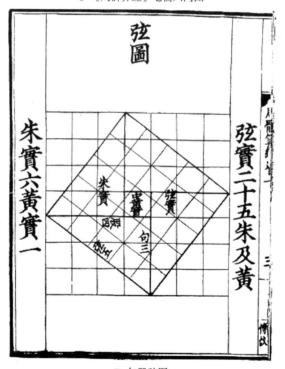

D 勾股弦图

图 9-1 太阳视运动（2）

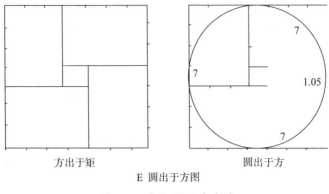

方出于矩　　　　　　　　　圆出于方

E　圆出于方图

图 9-1　太阳视运动（3）

立杆测日影，不仅发明了勾股定理，更重要的是获得了天地自然生成的太极图。

太阳周日运动规律属于地道赤道坐标系，以"日柱"为主，并以本人出生地为中心建立地平坐标系而辨别方位，并建立了地道的五行干支系统：

东方甲乙木和寅卯木，

南方丙丁火和巳午火，

西方庚辛金和申酉金，

北方壬癸水和亥子水，

中心戊己土和丑未辰戌土。

此法见载于《素问·脏气法时论》，用以观察地球大气层以内的主运主气及患者的愈期或死期的疾病转归时间。太阳周年运动规律属于天道黄道坐标系，以"年柱"为主，用以观察地球大气层以外的日月星等天体对地球及其生物影响的客运客气，并建立了天道五运六气的五行干支系统：

甲己年为土，

乙庚年为金，

丙辛年为水，

丁壬年为木，

戊癸年为火。

子午年为少阴君火，

丑未年为太阴湿土，

寅申年为少阳相火，

卯酉年为阳明燥金，

辰戌年为太阳寒水，

巳亥年为厥阴风木。

此法见载于运气七篇大论，用以观察天象、气候、物候、气象、病候以及各种自然灾害。

第一节 天地人三才之道

《黄帝内经》只讲天、地、人三件大事，如《素问·气交变大论》说："夫道者，上知天文，下知地理，中知人事，可以长久。"《素问·著至教论》说："上知天文，下知地理，中知人事，可以长久。以教应庶，亦不疑殆。"《灵枢·逆顺肥瘦》说："人之为道者，上合于天，下合于地，中合于人事。"《灵枢·玉版》说："夫子乃言，上合之于天，下合之于地，中合之于人。"《说卦传》解释三才之道说："昔者，圣人之作《易》也，将以顺性命之理，是以立天之道，曰阴与阳；立地之道，曰柔与刚；立人之道，曰仁与义。兼三才而两之，故《易》六画而成卦；分阴分阳，迭用柔刚，故《易》六位而成章。"从中医角度讲，此六就是六气和六经，立人之道则是健康与疾病。所以《素问·六节藏象论》和《灵枢·官针》说："不知年之所加，气之盛衰，虚实之所起，不可以为工矣。"《素问·五常政大论》说："不知年之所加，气之同异，不足以言生化，此之谓也……必先岁气，无伐天和……故大要曰：无代化，无违时，必养必和，待其来复，此之谓也。"又说："故治病者，必明天道地理，阴阳更胜，气之先后，人之寿夭，生化之期，乃可以知人之形气矣。"就是强调一个医生要懂天地人三才之道。《素问·六元正纪大论》说："无失天信，无逆气宜……"《灵枢·五变》说："先立其年，以知其时。时高则起，时下则殆，虽不陷下，当年有冲道，其病必起。"经文说得很明白，医生只有知道了天文、地理、人事的道理才能临证明白清楚不疑惑。所以《黄帝内经》只讲天、地、人三件事，本书将以天、地、人三才之道分类来论述中医理论的整体性、逻辑性、系统性，大道至简矣，简至天人之道，故《素问·病能论》说："上经者，言气之通天也。下经者，言病之变化也。"一个言天道，一个言病情，中医就是以天道明医道的医学体系。如恽铁樵《群经见智录》说："《内经》全书皆言天。"（恽铁樵:《群经见智录》，收入陆拯编《近代中医珍本集·医经分册》，浙江科学技术出版社，1990，第 563 页）《汉书·艺文志》记载，研究阴阳的人都是天官历正，《史记索隐》说：天官者，"知天文星历之事"。大道至简，最后至简为"形"与"神"。

一、观天文——正天纲建五常

《素问·五运行大论》说"黄帝坐明堂，始正天纲，临观八极，考建五常"、《素问·著至教论》说"黄帝坐明堂，召雷公而问之曰：子知医之道乎……愿得受树天之度（高士宗注："上古树八尺之臬，参日影之斜正长短，以定四时，故愿得受树天之度，以定四时之阴阳，即以四时阴阳，合之星辰日月，分别明辨，以彰玑衡之经术。"），"四时阴阳合之，别星辰与日月光，以彰经术"的科学考察实践内容见载于运气七篇、《灵枢·九宫八风》、《灵枢·岁露论》、《素问·八正神明论》等篇。"天纲"，高士宗解释为"天文之大纲"，即天道大纲，意指天体运动变化的规律性现象，例如日月星辰的运行情况，二十八宿的方位等。"临观八极"，指观察八方八节。考，指考察。建，即建立。"五常"，此指五星五行运气的常规情况。司马迁《史记·历书》说："盖黄帝考定星历，建立五行，起消息，正闰余。"说明黄帝是古代天文历法大家。《素问·阴阳类论》说："孟春始至，黄帝燕坐，临观八极，正八风之气。""孟春始至"，是指农历正月初一之日，如《素问·四气调神大论》说："春三月，此为发陈，天地俱生……"《素问·诊要经终论》说："正月二月，天气始方，地气始发……"王冰注："燕，安也。"张介宾注："燕，闲也。""正"，候察之意。"明堂"是古代盖天论宇宙观"天圆地方"的古建筑，起源相当古老，是古代帝王依天施政的办公地方，《礼记·月令》有比较详细的记载。《管子》说"黄帝立明堂之议"，《隋书》"盖图"中记载"颛顼造浑仪，黄帝为盖天"，所以《黄帝内经》要以"盖天说"立论。

上两段文章的意思是说，在初春的第一天，黄帝安闲静坐明堂，认真观察天体的运动变化以及地理形势、生物的生长变化，并以阴阳五行八方概念来归类自己观察到的大自然的客观规律和阐发自己对自然气候变化的认识，且总结建立起一套掌握运用自然气候变化规律的经验运算公式。

笔者一再强调，中国国学的核心内容是以天道明人事，中医是以天道明医道的医学体系，中医思维是地地道道的科学思维、逻辑思维，具有强大的系统论、整体论思想，并伴有象思维和灵感思维（悟性）。西方人也有象思维和灵感思维，如牛顿看见苹果下落就是象思维，爱因斯坦更是靠着"上帝"的灵感创建了相对论。

《素问·天元纪大论》说："臣稽考《太始天元册》文曰：太虚廖廓，肇基化元，万物资始，五运终天，布气真灵，总统坤元，九星悬朗，七曜周旋。曰阴曰阳，曰柔曰刚，幽显既位，寒暑弛张，生生化化，品物咸章。"这是说，宇宙大自然是造化万物的原始基础，在这宇宙中运行着六气和五运天地之阴阳。"九星"指北斗，北斗现在是七星（天枢、天璇、天玑、天权、玉衡、开阳和摇光），之前为九星（加玄戈、招摇。一说大角、招摇；一说左辅、右弼）。"七曜"指日月五星。面北看北斗九星，面南看日月五星，这是中国古代的两种授时系统。阴阳源于太阳运动，《系辞传》说："刚柔者，昼夜之象也。"太阳视运动有周日运动和周年运动之分，周日运动云昼夜刚柔，周年运动云寒暑弛张，于是万物才有了彰明昭著的变化。

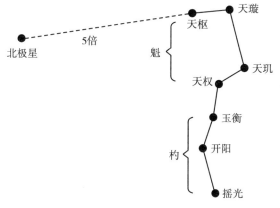

图 9-2　北斗星

《系辞传》说天上最大的天象是日月，谓"是故法象，莫大乎天地；变通，莫大乎四时；县象著明，莫大乎日月"，"日月运行，一寒一暑"。所以古人首先观察研究的对象是日月运动。《素问·五运行大论》说："臣览《太始天元册》文，丹天之气，经于牛女戊分；黔天之气，经于心尾己分；苍天之气，经于危室柳鬼；素天之气，经于亢氐昂毕；玄天之气，经于张翼娄胃；所谓戊己分者，奎璧角轸，则天地之门户也。夫候之所始，道之所生，不可不通也。"人们据此作如下之图，称作五气经天图，或五运六气生成图等，笔者将其称为日月星视运动天纲图（图 9-3）。

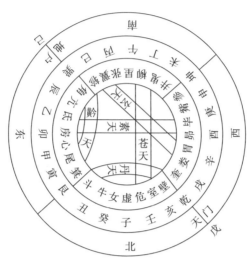

图9-3　日月星视运动天纲图

大家一开始看这个图可能看不懂，然而当我们把这个图的结构解剖分析一下，就会明白其来源了。

上面天纲图从里到外分为四层：

第一层是五色示意图。

第二层是二十八宿，是用来标记日月五星行程的。

第三层是天干、地支、八卦层。

第四层是四方位层，表示东、南、西、北四方位，并将二十八宿划分为四组，角亢氐房心尾箕属东方苍龙，井鬼柳星张翼轸属南方朱雀，奎娄胃昴毕觜参属西方白虎，斗牛女虚危室壁属北方玄武。

首先要明白二十八宿的用途。王充《论衡》说："二十八宿为日月舍。"《素问·八正神明论》说："星辰者，所以制日月之行也。"《素问·六节藏象论》说："天度者，所以制日月之行也……日行一度，月行十三度而有奇焉。"由此可知二十八宿与日月的关系了，如《灵枢·卫气行》说："岁有十二月，日有十二辰，子午为经，卯酉为纬。天周二十八宿，而一面七星，四七二十八星。"二十八宿是用来量度日月运行的，日月行于黄道，所以二十八宿是分布在黄道上的，不是赤道。有了二十八宿恒星这把标尺，那么借日出、借日没的论点，冲日法的论点，昏中旦中测定太阳位置的论点等，就全部包括其中了。

《素问·五运行大论》说："天地者，万物之上下……夫变化之用，天垂象，地成形，七曜纬虚，五行丽地；地者，所以载生成之形类也。虚者，所以列应天之精气也。形精之动，犹根本之与枝叶也，仰观其象，虽远可知也……岐伯曰：地为人之下，太虚之中者也。帝曰：凭乎？岐伯曰：大气举之也。燥以干之，暑以蒸之，风以动之，湿以润之，寒以坚之，火以温之。故风寒在下，燥热在上，湿气在中，火游行其间，寒暑六入，故令虚而生化也。"

二、建历法——《九宫八风》明堂实践录

《素问·阴阳类论》说"孟春始至，黄帝燕坐，临观八极，正八风之气"，正八风见于《灵枢·九宫八风》《灵枢·岁露论》《素问·八正神明论》等篇。八极，指八个方向，对应八节气及八个方向的风。八正神明，指四时八节日月星辰的变化与风的关系。《灵枢·九宫八风》说：

太一常以冬至之日，居叶蛰之宫四十六日（正北），

明日居天留四十六日（东北），

明日居仓门四十六日（正东），

明日居阴洛四十五日（东南），

明日居天宫四十六日（正南），

明日居玄委四十六日（西南），

明日居仓果四十六日（正西），

明日居新洛四十五日（西北），

明日复居叶蛰之宫，曰冬至矣。（以上指走八方八宫）

太一日游，以冬至之日，居叶蛰之宫，数所在日，从一处至九日，复返于一。常如是无已，终而复始。（此指走洛书九宫）

太一移日，天必应之以风雨，以其日风雨则吉，岁美民安少病矣。先之则多雨，后之则多旱。（日指太阳，风雨指月与五星。《尚书·洪范》说"月之从星，则以风雨"，"星有好风，星有好雨"。孔传："箕星好风，毕星好雨，亦民所好。"箕是东方青龙的木宿，毕是西方白虎的金宿。古人认为月亮在箕星就会大风，在毕星就会下雨。孔子曾有"月离于毕，必滂沱矣"。孙武子曾说"月于箕、壁、翼、轸，风起之日也"。）

太一在冬至之日有变，占在君；

太一在春分之日有变，占在相；

太一在中宫之日有变，占在吏；

太一在秋分之日有变，占在将；

太一在夏至之日有变，占在百姓。

所谓有变者，太一居五官之日，病风折树木，扬沙石，各以其所主，占贵贱。因视风所从来而占之，风从其所居之乡来为实风，主生，长养万物；从其冲后来为虚风，伤人者也，主杀，主害者。谨候虚风而避之，故圣人日避虚邪之道，如避矢石然，邪弗能害，此之谓也。是故太一入徙立于中宫，乃朝八风，以占吉凶也。

风从南方来，名曰大弱风，其伤人也，内舍于心，外在于脉，其气主为热。

风从西南方来，名曰谋风，其伤人也，内舍于脾，外在于肌，其气主为弱。

风从西方来，名曰刚风，其伤人也，内舍于肺，外在于皮肤，其气主为燥。

风从西北方来，名曰折风，其伤人也，内舍于小肠，外在于手太阳脉，脉绝则溢，脉闭则结不通，善暴死。

风从北方来，名曰大刚风，其伤人也，内舍于肾，外在于骨与肩背之膂筋，其气主为寒也。

风从东北方来，名曰凶风，其伤人也，内舍于大肠，外在于两胁腋骨下及肢节。

风从东方来，名曰婴儿风，其伤人也，内舍于肝，外在于筋纽，其气主为身湿。

风从东南方来，名曰弱风，其伤人也，内舍于胃，外在肌肉，其气主体重。

此八风皆从其虚之乡来，乃能病人。三虚相搏，则为暴病卒死。两实一虚，病则为淋露寒热。犯其雨湿之地，则为痿。故圣人避风，如避矢石焉。其有三虚而偏中于邪风，则为击仆偏枯矣。

《灵枢·岁露论》说：

黄帝曰：愿闻岁之所以皆同病者，何因而然？少师曰：此八正之候也。黄帝曰：候之奈何？少师曰：候此者，常以冬至之日，太一立于叶蛰之宫，其至也，天必应之以风雨者矣。风雨从南方来者，为虚风，贼伤人者也。其以夜半至也，万民皆卧而弗犯也，故其岁民少病。其以昼至者，万民懈惰而皆中于虚风，故万民多病。虚邪入客于骨而不发于外，至其立春，阳气大发，腠理开，因立春之日，风从西方来，万民又皆中于虚风，此两邪相搏，经气结代者矣。故诸逢其风而遇其雨者，命曰遇岁露焉。因岁之和，而少贼风者，民少病而少死。岁多贼风邪气，寒温不和，则民多病而死矣。黄帝曰：虚邪之风，其所伤贵贱何如？候之奈何？少师答曰：

正月朔日，太一居天留之宫，其日西北风，不雨，人多死矣。

正月朔日，平旦北风，春，民多死。

正月朔日，平旦北风行，民病多者，十有三也。

正月朔日，日中北风，夏，民多死。

正月朔日，夕时北风，秋，民多死。终日北风，大病死者十有六。

正月朔日，风从南方来，命日旱乡；从西方来，命日白骨，将国有殃，人多死亡。

正月朔日，风从东方来，发屋，扬沙石，国有大灾也。

正月朔日，风从东南方行，春有死亡。

正月朔日，天和温不风，籴贱，民不病；天寒而风，籴贵，民多病。

此所谓候岁之风，残伤人者也。

二月丑不风，民多心腹病；

三月戌不温，民多寒热；

四月巳不暑，民多瘅病；

十月申不寒，民多暴死。

诸所谓风者，皆发屋，折树木，扬沙石，起毫毛，发腠理者也。

九宫八风理论把自然界的时间、空间与人体的脏腑组织等进行了象数归类，采用了代表日月地运动规律的河图洛书结构规则。九宫八风图如图 9-4 所示：

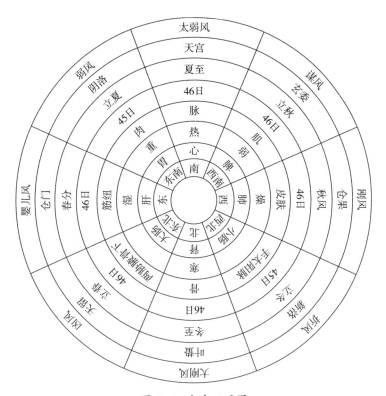

图 9-4　九宫八风图

这一自然现象在古代是普遍认识，如出土文物郭店楚简《太一生水》中说：

太一生水

水反辅太一，是以成天。

天反辅太一，是以成地。

天地复相辅也，是以成神明。

神明复相辅也，是以成阴阳。

阴阳复相辅也，是以成四时。

四时复相辅也，是以成沧（寒）热。

沧热复相辅也，是以成湿燥。

湿燥复相辅也，成岁而止。

故岁者，湿燥之所生也。

湿燥者，沧热之所生也。

沧热者、四时之所生。

四时者，阴阳之所生也。

阴阳者，神明之所生也。

神明者，天地之所生也。

天地者，太一之所生也。

是故太一藏于水，行于时，周而又始，以己为万物母；一缺一盈，以己为万物经。此天之所不能杀，地之所不能厘，阴阳之所不能成。

《礼记·礼运》说："必本于太一，分而为天地，转而为阴阳，变而为四时。"与此是一个意思。这不就是《素问·阴阳应象大论》和《素问·天元纪大论》所说"阴阳者，天地之道也，万物之纲纪，变化之父母，生杀之本始，神明之府也……天地者，万物之上下也；阴阳者，血气之男女也；左右者，阴阳之道路也；水火者，阴阳之征兆也；阴阳者，万物之能始也"及"积阳为天，积阴为地。阴静阳燥，阳生阴长，阳杀阴藏，阳化气，阴成形。寒极生热，热极生寒，寒气生浊，热气生清……故清阳为天，浊阴为地；地气上为云，天气下为雨；雨出地气，云出天气"的内容吗？而且其湿、燥、寒、热四气与《九宫八风》完全一致，春湿、夏热、秋燥、冬寒是一年四时的正常气候，按此"四气调神"才能度"天数""尽终其天年，度百岁乃去"。

由上述可知，太一不是北斗星，不能写作招摇，后世把它写作北斗星不对。实际上就是在讲水的循环，而水循环的动力是太阳阳气的作用。太一，即太阳。

生，生化也。太阳决定着水的生化，就是"太一生水"。冬至，阳气潜藏，太阳视运动到达南回归线而一阳来复，故云"太一藏于水"。然后往北回归线运行，到达北回归线后，则反向往南回归线运行而复位冬至时，故云"行于时，周而或始，以己为万物母"。"行于时"的表现是春湿、夏热、秋燥、冬寒，是一个万物生长化收藏的过程。春天"阳生阴长"则湿，秋天"阳杀阴藏"则燥，《素问·至真要大论》说"阳之动始于温，盛于暑；阴之动始于清，盛于寒……彼春之暖，为夏之暑；彼秋之忿，为冬之怒"，故有夏热和冬寒。

《灵枢·九宫八风》讲的是太阳周年回归视运动366日规律，即地球绕太阳一年的公转周期。此即《素问·六节藏象论》说的一年"天为阳，地为阴；日为阳，月为阴；行有分纪，周有道理，日行一度，月行十三度而有奇焉，故大小月三百六十五日而成岁，积气余而盈闰矣"之法，这是一种日月运行的阴阳合历，是讲"天度"的，把握天度要用立杆测日影法，故云"立端于始，表正于中，推余于终，而天度毕矣"。闰余成岁，出自《尚书·尧典》"期三百有六旬有六日，以闰月定四时成岁"。此"天度"有"寒暑燥湿风火，天之阴阳也"，"阴阳之气，各有多少，故曰三阴三阳也"。这讲的是黄道，讲"七曜周旋"于黄道。

"天度"不是60甲子历，60甲子历是一年"三百六十日法"，研究"气之数"的，"气数者，所以纪化生之用也"。《素问·六节藏象论》说：

帝曰：余已闻天度矣。愿闻气数，何以合之？岐伯曰：天以六六为节，地以九九制会，天有十日，日六竟而周甲，甲六复而终岁，三百六十日法也……五日谓之候，三候谓之气，六气谓之时，四时谓之岁，而各从其主治焉。五运相袭，而皆治之，终期之日，周而复始；时立气布，如环无端，候亦同法。故曰：不知年之所加，气之盛衰，虚实之所起，不可以为工矣。

60甲子历"三百六十日法"讲的是赤道，讲"九星悬朗"于赤道，讲北斗九星绕北极星旋转。所以《伤寒论·伤寒例》说："夫欲候知四时正气为病，及时行疫气之法，皆当按斗历占之。"《素问·天元纪大论》说："天以六为节，地以五为制。周天气者，六期为一备；终地纪者，五岁为一周。君火以明（名），相火以位。五六相合，而七百二十气为一纪，凡三十岁，千四百四十气，凡六十岁，而为一周，不及太过，斯皆见矣。"《黄帝内经》就是据"气"调"神"的，故有《四气调神大论》。《素问·六微旨大论》说：

天气始于甲，地气始于子，子甲相合，命曰岁立，谨候其时，气可与期……天气下降，气流于地，地气上升，气腾于天，故高下相召，升降相因，而变作矣……气有往复，用有迟速，四者之有，而化而变，风之来也……迟速往复，风所由生，而化而变，故因盛衰之变耳。成败倚伏游乎中。

"七曜纬虚"于黄道，"五行丽地"于赤道，黄道与赤道相交于春分点和秋分点（图9-5）。春分点是从地球上看，太阳沿黄道逆时针运动，黄道和赤道在天球上存在相距180°的两个交点，其中太阳沿黄道从天赤道以南向北通过天赤道的点，与春分点相隔180°的另一点，称为秋分点。

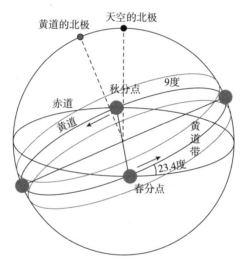

图 9-5　春分点与秋分点

《素问·五运行大论》说："天地者，万物之上下；左右者，阴阳之道路……上者右行，下者左行，左右周天，余而复会也。"太阳逆时针运动，地球顺时针运动，太阳运行的春分点对应地球运行的立春，春分点是太阳运行一年的开始，所以立春是地球运行地气一年的开始。

天地之气的升降变化而生"风"，故《吕氏春秋·音律》说："天地之气，合而生风。日至则日行其风，以生十二律。"《汉书·律历志上》说："天地之气，合以生风；天地之风气正，十二律正。"故从风可以候天地之气而有古之"八风"说。风是由太阳辐射热引起的，太阳光照射在地球表面上，使地表温度升高，地表的空气受热膨胀变轻而往上升，热空气上升后，低温的冷空气横向流入，上升的空气因逐渐冷却变重而降落，由于地表温度较高又会加热空气使之上升，这种空气的流动就产生了风。所以古人说"风为太阳使者"，风的特性是善行数变，无孔不入。风有方向和速度，既可以生万物，也可以毁万物，故《说卦传》说：

"桡万物者，莫疾乎风。"

《灵枢·九宫八风》从天度讲"八风"，60甲子历则从"气数"讲"八风"，见载于《春秋考异邮》：

距冬至日四十五日条风至，条者达也。

四十五日明庶风至，明庶迎惠。

四十五日清明风至，精芒挫收。

四十五日景风至，景者强也，强以成之。

四十五日凉风至，凉者寒以闭之。

四十五日间阖风至，间阖者当寒天收也。

四十五日不周风至，不周者不交也，阴阳未合化也。

四十五日广漠风至，广漠者精大满也，风之为言萌也。

并说：

艮为条风，震为明庶风，巽为清明风，离为景风，坤为凉风，兑为间阖风，乾为不周风，坎为广漠风，卦不过八，风亦八而已。

又说：

阳立于五，极于九，五九四十五一变，以阴合阳，故八卦主八风，相距各四十五日。

一年有二至二分四立八节，配应八卦、八风（表9-1）。

表9-1　八风

	立春	春分	立夏	夏至	立秋	秋分	立冬	冬至
八卦	艮	震	巽	离	坤	兑	乾	坎
八风	条风	明庶风	清明风	景风	凉风	间阖风	不周风	广漠风
八风	凶风	婴儿风	弱风	大弱风	谋风	刚风	折风	大刚风
脏腑	大肠	肝	胃	心	脾	肺	小肠	肾
气性		湿	体重	热	弱	燥		寒
病位	两胁腋骨下及肢节	筋纽	肌肉	脉	肌	皮肤	手太阳脉	骨与肩背之膂筋

风源于天地之气，风有声音，故云五音建运。所以《素问·天元纪大论》说"五气运行，各终期日"。此"气数"主生化，"形有盛衰，谓五行之治，各有太过不及也"。

第二节　天人关系

《素问·气交变大论》说："余闻之，善言天者，必应于人；善言古者，必验于今；善言气者，必彰于物；善言应者，同天地之化；善言化言变者，通神明之理；非夫子孰能言至道欤！"《素问·举痛论》说："善言天者，必有验于人，善言古者，必有合于今；善言人者，必有厌于已。如此则道不惑而要数极，所谓明也。"天指天道四时八节，就是五运六气。《素问·疏五过论》说："圣人之治病也，必知天地阴阳，四时经纪，五脏六腑，雌雄表里。"《灵枢·刺节真邪》说："与天地相应，与四时相副，人参天地，故可为解。"《素问·离合真邪论》说："因不知合之四时五行，因加相胜，释邪攻正，绝人长命。"《素问·阴阳应象大论》说："故天有精，地有形，天有八纪，地有五理，故能为万物之父母……故治不法天之纪，不用地之理，则灾害至矣。"《素问·五常政大论》说："故治病者，必明天道地理，阴阳更胜，气之先后，人之寿夭，生化之期，乃可以知人之形气矣。"就是强调一个医生要懂天、地、人三才之道。而天、地、人三才之事尽融于五运六气理论之中，所以五运六气理论才是《黄帝内经》的核心理论。

《周易·文言传》说："夫大人者，与天地合其德，与日月合其明，与四时合其序，与鬼神合其吉凶。先天而天弗违，后天而奉天时。"《素问·四气调神大论》说："故阴阳四时者，万物之终始也，死生之本也，逆之则灾害生，从之则苛疾不起，是谓得道。"《素问·五常政大论》说："化不可代，时不可违。"王冰注："由是观之，则物之生长收藏化，必待其时也。物之成败理乱，亦待其时也。物既有之，人亦宜然。或言力必可致，而能代造化、违四时者，妄也。"《管子·四时》阐释说："是故阴阳者天地之大理也，四时者阴阳之大经也。"正如《素问·六微旨大论》说："亢则害，承乃制，制则生化，外列盛衰，害则败乱，生化大病。"张介宾注："亢者，盛之极也。制者，因其极而抑之也。盖阴阳五行之道，亢极则乖，而强弱相残矣。故凡有偏盛，则必有偏衰，使强无所制，则强者愈强，弱者愈弱，而乖乱日甚。所以亢而过甚，则害乎所胜，而承其下者，必从而制之。此天地自然之妙，真有莫之使然而不得不然者。天下无常胜之理，亦无常屈之理。"这种天人关系可以分为两类：一是天人相应关系，二是天人合一关系，这是两种不同的概念，不可混淆，现在人们多混为一谈。

天人相应是指两物之间的相互作用，如太阳对大地的光照作用、两磁极的吸引作用、月亮对大地的潮汐作用、万有引力作用等。

天人合一是指一种物质进入另一种物质体内合二为一，如光合作用、饮食气味入体等。

一、天人相应

《素问·气交变大论》说："余闻之，善言天者，必应于人；善言古者，必验于今；善言气者，必彰于物；善言应者，同天地之化；善言化言变者，通神明之理；非夫子孰能言至道欤！"

《素问·举痛论》说："善言天者，必有验于人，善言古者，必有合于今；善言人者，必有厌于已。如此则道不惑而要数极，所谓明也。"天指天道四时八节，就是五运六气。

《素问·疏五过论》说："圣人之治病也，必知天地阴阳，四时经纪，五脏六腑，雌雄表里。"

《灵枢·刺节真邪》说："与天地相应，与四时相副，人参天地，故可为解。"

《素问·离合真邪论》说："因不知合之四时五行，因加相胜，释邪攻正，绝人长命。"

《素问·阴阳应象大论》说："故天有精，地有形，天有八纪，地有五理，故能为万物之父母……故治不法天之纪，不用地之理，则灾害至矣。"

《灵枢·邪客》说："人与天地相应也。"

《灵枢·阴阳二十五人》说："天地之间，六合之内，不离于五，人也应之。"

《素问·金匮真言论》说："此皆阴阳表里，内外雌雄相输应也，故以应天之阴阳也。"

《灵枢·经水》说："此人之所以参天地而应阴阳也。"

《灵枢·岁露论》说："人与天地相参也，与日月相应也。"

《灵枢·本脏》说："五脏者，所以参天地，副阴阳，而运四时，化五节者也。"

从上述可知，天人相应是中医的重要内容之一，那么天人如何相应呢？《灵枢·经别》说：

黄帝问于岐伯曰：余闻人之合于天地道也，内有五脏，以应五音、五色、五时、五味、五位也；外有六腑，以应六律，六律建阴阳诸经而合之十二月、十二辰、十二节、十二经水、十二时，十二经脉者，此五脏六腑之所以应天道。

经文阐述得很明白，五脏应五音、五色、五时、五味、五位，六腑应六律阴阳及十二月、十二辰、十二节、十二经水、十二时，天人相应的通道是十二经脉。具体如《素问·八正神明论》说：

黄帝问曰：用针之服，必有法则焉，今何法何则？岐伯对曰：法天则地，合以天光。

帝曰：愿卒闻之。岐伯曰：凡刺之法，必候日月星辰四时八正之气，气定，乃刺之。是故天温日明，则人血淖液而卫气浮，故血易泻，气易行；天寒日阴，则人血凝泣而卫气沉。月始生则血气始精，卫气始行；月郭满则血气实，肌肉坚；月郭空，则肌肉减，经络虚，卫气去，形独居，是以因天时而调血气也。是以天寒无刺，天温无疑；月生无泻，月满无补，月郭空无治，是谓得时而调之。因天之序，盛虚之时，移光定位，正立而待之。故曰：月生而泻，是谓脏虚；月满而补，血气扬溢，络有留血，命曰重实；月郭空而治，是谓乱经。阴阳相错，真邪不别，沉以留止，外虚内乱，淫邪乃起。

帝曰：星辰八正何候？岐伯曰：星辰者，所以候制日月之行也。八正者，所以候八风之虚邪，以时至者也。四时者，所以分春秋冬夏之气所在，以时调之也。八正之虚邪而避之勿犯也。以身之虚而逢天之虚，两虚相感，其气至骨，入则伤五脏，工候救之，弗能伤也。故曰：天忌不可不知也。

《灵枢·岁露论》说：

月满则海水西盛，人血气积，肌肉充，皮肤致，毛发坚……至其月郭空，则海水东盛，人气血虚，其卫气去，形独居，肌肉减，皮肤纵，腠理开，毛发残，膲理薄，烟垢落。

《素问·离合真邪论》说：

夫圣人之起度数，必应于天地；故天有宿度，地有经水，人有经脉。

天地温和，则经水安静；天寒地冻，则经水凝泣；天暑地热，则经水沸溢，卒风暴起，则经水波涌而陇起。

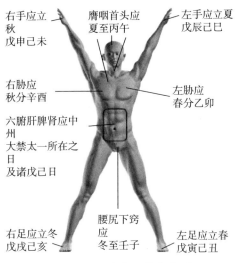

图9-6 人体应八节九宫图

二、天人合一

《素问·宝命全形论》说：

天覆地载，万物悉备，莫贵于人；人以天地之气生，四时之法成……夫人生于地，悬命于天，天地合气，命之曰人。人能应四时者，天地为之父母……人生有形，不离阴阳。

《素问·六节藏象论》说：

天食人以五气，地食人以五味。五气入鼻，藏于心肺，上使五色修明，音声能彰；五味入口，藏于肠胃，味有所藏，以养五气，气和而生，津液相成，神乃自生。

《灵枢·天年》说：

血气已和，荣卫已通，五脏已成，神气舍心，魂魄毕具，乃成为人。

所谓"神气舍心"，就是营血归心，就是后天气、味化生之营血注入心脉，先后天就合一了，即心肺脾三合一了，是一个铁三角。因为是后天滋养先天，先天形体生命如果没有后天血气——神的滋养就会死亡，故《灵枢·天年》说："黄帝问于岐伯曰：愿闻人之始生，何气筑为基，何立而为楯，何失而死，何得而生？岐伯曰：以母为基，以父为楯，失神者死，得神者生也。"又说："百岁，五脏皆虚，神气皆去，形骸独居而终矣。"《素问·移精变气论》说："得神者昌，失神者亡。"形骸即形体，没有了"神气"，只有"形骸"就是尸体。先天"形骸"

得不到后天"神气"的滋养，就会死亡。为什么"神气皆去"呢？《素问·汤液醪醴论》说："嗜欲无穷，而忧患不止，精气弛坏，营泣卫除，故神去之而病不愈也。"因为"嗜欲无穷，而忧患不止"，损伤了营卫血气，故而"神去"。这个"神"产生于气、味之化。故《素问·八正神明论》说："血气者，人之神。"《灵枢·营卫生会》说："血者，神气也。"《灵枢·平人绝谷》说："神者，水谷之精气也。"《灵枢·小针解》说："神者，正气也。"故《素问·脏气法时论》说"气、味合而服之，以补精益气"。"补精益气"则生神，这个神是与形体合一的，《素问·上古天真论》称作"形与神俱"，并说"上古有真人者，提挈天地，把握阴阳，呼吸精气，独立守神，肌肉若一，故能寿敝天地，无有终时，此其道生"，"神"与"肌肉若一"，即形神合一。因为这个"神"来自于自然界，故需要"四气调神"（见《素问·四气调神大论》）。

三、脏气法时

"脏气法时"是《黄帝内经》的核心理论之一，是在天人相应、天人合一观条件下形成的理论体系，贯穿整个《黄帝内经》始终，载于《素问·脏气法时论》。《灵枢·本脏》说："五脏者，所以参天地，副阴阳，而运四时，化五节者也。"于是，五脏概念便来自四时五节，肝心脾肺肾各主生长化收藏。《灵枢·顺气一日分为四时》说："春生夏长，秋收冬藏，是气之常也，人亦应之。"人身是一小宇宙，与自然界万物同浮沉于生长之门。所以五脏不仅"法于四时"，而且要"应于四时"。故张仲景在《伤寒论·自序》中说："夫天布五行，以运万类，人禀五常，以有五脏，经络府俞，阴阳会通，玄冥幽微，变化难极。"就是说，人生受天地之气化，乃生五脏虚实之变。

五脏的时空排列顺序是春肝木、夏心火、长夏脾土、秋肺金、冬肾水。肝、心、脾、肺、肾五脏与无形的时间周期的五个时段对应：

与一年的春、夏、长夏、秋、冬对应。为什么多了个长夏呢？这与太阳运动有关。

依据开普勒行星运动第二定律可知，地球公转速度与日地距离有关。地球公转的角速度和线速度都不是固定的值，随着日地距离的变化而改变。地球在过近日点时，公转的速度快，角速度和线速度都超过它们的平均值，角速度为$1° 1' 11''$/日，线速度为30.3千米/秒。地球在过远日点时，公转的速度慢，角速度和线速度都低于它们的平均值，角速度为$57' 11''$/日，线速度为29.3千米/秒。

地球于每年 1 月初经过近日点，7 月初经过远日点，因此，从 1 月初到当年 7 月初，地球与太阳的距离逐渐加大，地球公转速度逐渐减慢；从 7 月初到来年 1 月初，地球与太阳的距离逐渐缩小，地球公转速度逐渐加快。

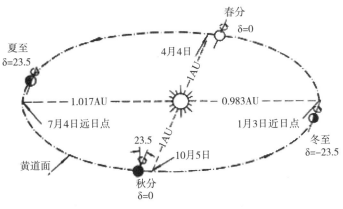

图 9-7　地球公转速度

春分点和秋分点对黄道是等分的，如果地球公转速度是均匀的，则视太阳由春分点运行到秋分点所需要的时间，应该与视太阳由秋分点运行到春分点所需要的时间是等长的，各为全年的一半。但是，地球公转速度是不均匀的，则走过相等距离的时间必然是不等长的。视太阳由春分点经过夏至点到秋分点，地球公转速度较慢，需要 186 天多，长于全年的一半，此时是北半球的夏半年和南半球的冬半年；视太阳由秋分点经过冬至点到春分点，地球公转速度较快，需要 179 天，短于全年的一半，此时是北半球的冬半年和南半球的夏半年。由此可见，地球公转速度的变化，是造成地球上四季不等长的根本原因。186 天比 179 天多出 7 天，所以就在地球公转速度慢的夏秋之间加入一个长夏季节。

与一旬的甲乙、丙丁、戊己、庚辛、壬癸日对应。

与一天的平旦、日中、日昳、下晡、夜半对应（亦见《灵枢·营卫生会》、《素问·生气通天论》平旦阴尽而阳受气，日入阳尽而阴受气，日中为阳隆，夜半为阴隆及《灵枢·顺气一日分为四时》叙述了病情"旦慧、昼安、夕加、夜甚"的规律），从而提出"合人形（田按：先天父母遗传有形生命体）以法四时五行（田按：后天自然遗传无形生命体）而治"的观念，按五行生克规律"以知死生，以决成败，而定五脏之气，间甚之时，死生之期"。对五脏疾病的治疗，则是根据天道五时风、热、湿、燥、寒五气和地道药食的酸、苦、甘、辛、咸五味，按照不同时段脏气的推移，有规律治疗，即"四时五脏，病随五味所宜也"，以五气、五味来治病。

《素问·上古天真论》提出"形与神俱"是《黄帝内经》唯一的健康标准。宇宙自然的时间节律，如太阳的出入、月亮的圆缺、季节的转换，千万年来永恒地影响着我们的生理功能、病理机制、行为方式、社会构成。对于每一个人来说，都是公平无偏私的。《素问·宝命全形论》说：

> 天覆地载，万物悉备，莫贵于人；人以天地之气生，四时之法成……夫人生于地，悬命于天，天地合气，命之曰人。人能应四时者，天地为之父母。

"人以天地之气生，四时之法成"，是宇宙自然养育着我们的身体。人是主体，自然是客体，人这个主体生活在大自然客体之中，必然受其影响。因此，人体生命活动需要精确的天文历法学"时"的定律。《黄帝内经》论述"时"的节律可以概括如下：

（一）周日节律

主要分为以下五种：

1. 昼夜阴阳消长节律

人体阴阳之气呈现一日"四时"消长变化的节律。见《灵枢·营卫生会》、《素问·生气通天论》，平旦阴尽而阳受气，日入阳尽而阴受气，日中为阳隆，夜半为阴隆。《灵枢·顺气一日分为四时》叙述了病情"旦慧、昼安、夕加、夜甚"的规律。

2. 昼夜五脏主时节律

一日一夜五分之，与五脏相配属。疾病表现为脏气旺时则慧，脏气不胜之时则甚，脏气所生之时则静。主要见于《素问·玉机真脏论》、《素问·脏气法时论》。

3. 昼夜气机升降浮沉节律

《素问·金匮真言论》说："平旦至日中，天之阳，阳中之阳也；日中至黄昏，天之阳，阳中之阴也；合夜至鸡鸣，天之阴，阴中之阴也；鸡鸣至平旦，天之阴，阴中之阳也。故人亦应之。"子后则气升，午后则气降。子后阳渐盛阴渐衰，午后阳渐衰阴渐盛。这种节律以日中和夜半为起止点，属于天道；与昼夜阴阳消长节律以平旦和黄昏为起止点的地道规律不同。

4. 昼夜营卫运行节律

昼夜营卫运行节律比较复杂，《灵枢·营卫生会》言营在脉中，卫在脉外，营卫均昼夜气行五十周于身。而营气的具体循行，《灵枢·营气》的十四经路线与《灵枢·五十营》《灵枢·脉度》的二十八脉路线不同。卫气的运行，昼行于阳二十五度，夜行于阴二十五度，《灵枢·卫气行》的独立路线与《灵枢·卫气》的"阴阳相随"也不同。

（二）周月节律

人体气血盛衰随月相盈亏而变化，《素问·八正神明论》与《灵枢·岁露论》均有论述。女子月经节律是周月节律的代表，另如小儿月蚀疮等，《巢氏病源》小儿月蚀疮候：小儿耳鼻口间生疮，世谓之月蚀疮，随月生死，因以为名也。

（三）周年节律

主要可分为以下四种。

1. 四时阴阳消长节律

指一年中温度的寒热变化节律，以立春、立秋为起止点，冬至夏至45日阴阳微上微下的时间点，天气地气人气三才中人气的变化点。无论是生理方面的四时色脉变化（《素问·脉要精微论》）；病理方面的"能冬不能夏""能夏不能冬"（《素问·阴阳应象大论》）；治则方面的"用寒远寒，用热远热"（《素问·六元正纪大论》），《素问·四气调神大论》的"春夏养阳，秋冬养阴"理论，都与这种节律有关。针灸的四时针刺深浅不同理论，均与此节律有关，详见于《灵枢·四时气》及《素问·四时刺逆从论》等。

2. 四时气机升降浮沉节律

冬至一阳生，夏至一阴生。这种节律以冬至、夏至为起止点，不完全与温度变化同步，这是天道太阳回归线运动规律。

3. 五脏主时节律

《黄帝内经》论述最多的节律，可见于多篇之中。五脏各主七十二日，亦有脾不主时、脾主长夏、脾主四季之末各说的不同。生理方面的五脏休王、色脉相应，病理方面的脏气旺季发病或不胜之季发病，均属此节律内容。

4. 经脉气血盛衰年节律

主要有《灵枢·阴阳系日月》和《灵枢·五乱》的足十二经应十二月、《灵枢·经筋》的十二经筋应十二月、《素问·脉解》的六经盛衰年节律、《素问·诊要经终论》的经脉之气流注脏腑年节律。

（四）超年节律

一种是运气学说所述及的五运、六气及运气相合变化节律，属于外界气候变化节律所导致的人体发病节律，见于运气七篇大论；另两种是《素问·上古天真论》论述的天数节律、生化节律、生殖节律和《灵枢·天年》的人体生长壮老已节律。

脏腑形体是父母遗传的有形先天生命体，属于实体，是静态的。"时"属于宇宙自然的时间节律，是动态的，是实体生物的主宰者。自然界的生长化收藏决定着生物的生长壮老死，所以中医重视天地之变化对人体的影响。"天地合气，命之曰人"，这是后天自然遗传的无形生命体，滋养着先天有形生命体，被人们称为功能态或功能模型。

讲时，《黄帝内经》有四时说、五时说、六时说、八节说、九宫说、十二月说等，但以四时五方说为主。

《素问·脏气法时论》说：

肝主春，足厥阴少阳主治。其日甲乙。肝苦急，急食甘以缓之。

心主夏，手少阴太阳主治。其日丙丁。心苦缓，急食酸以收之。

脾主长夏，足太阴阳明主治。其日戊己。脾苦湿，急食苦以燥之。

肺主秋，手太阴阳明主治。其日庚辛。肺苦气上逆，急食苦以泄之。

肾主冬，足少阴太阳主治。其日壬癸。肾苦燥，急食辛以润之，开腠理，致津液，通气也。

病在肝，愈于夏，夏不愈，甚于秋，秋不死，持于冬，起于春。禁当风。肝病者，愈在丙丁，丙丁不愈，加于庚辛，庚辛不死，持于壬癸，起于甲乙。肝病者，平旦慧，下晡甚，夜半静。肝欲散，急食辛以散之，用辛补之，酸泻之。

病在心，愈在长夏，长夏不愈，甚于冬，冬不死，持于春，起于夏。禁温食热衣。心病者，愈在戊己，戊己不愈，加于壬癸，壬癸不死，持于甲乙，起于丙丁。心病者，日中慧，夜半甚，平旦静。心欲软，急食咸以软之；用咸补之，甘泻之。

病在脾，愈在秋，秋不愈，甚于春，春不死，持于夏，起于长夏。禁温食饱食、湿地濡衣。脾病者，愈在庚辛，庚辛不愈，加于甲乙，甲乙不死，持于丙丁，起于戊己。脾病者，日昳慧，日出甚，下晡静。脾欲缓，急食甘以缓之，用苦泻之，甘补之。

病在肺，愈于冬，冬不愈，甚于夏，夏不死，持于长夏，起于秋。禁寒饮食寒衣。肺病者，愈在壬癸，壬癸不愈，加于丙丁，丙丁不死，持于戊己，起于庚辛。肺病者，下晡慧，日中甚，夜半静。肺欲收，急食酸以收之，用酸补之，辛泻之。

病在肾，愈在春，春不愈，甚于长夏，长夏不死，持于秋，起于冬。禁犯焠㶼热食、温炙衣。肾病者，愈在甲乙，甲乙不愈，甚于戊己，戊己不死，持于庚辛，起于壬癸。肾病者，夜半慧，四季甚，下晡静。肾欲坚，急食苦以坚之，用苦补之，咸泻之。

《素问·金匮真言论》说：

东方青色，入通于肝，开窍于目，藏精于肝，其病发惊骇，其味酸，其类草木，其畜鸡，其谷麦，其应四时，上为岁星，是以春气在头也。其音角，其数八，是以知病之在筋也。其臭臊。

南方赤色，入通于心，开窍于耳，藏精于心，故病在五脏，其味苦，其类火，其畜羊，其谷黍，其应四时，上为荧惑星，是以知病之在脉也。其音徵，其数七，其臭焦。

中央黄色，入通于脾，开窍于口，藏精于脾，故病在舌本，其味甘，其类土，其畜牛，其谷稷，其应四时，上为镇星，是以知病之在肉也。其音宫，其数五，其臭香。

西方白色，入通于肺，开窍于鼻，藏精于肺，故病背，其味辛，其类金，其畜马，其谷稻，其应四时，上为太白星，是以知病之在皮毛也。其音商，其数九，其臭腥。

北方黑色，入通于肾，开窍于二阴，藏精于肾，故病在豀，其味咸，其类水，其畜彘，其谷豆，其应四时，上为辰星，是以知病之在骨也。其音羽，其数六，其臭腐。

五方的建立，是以观测者为中心，而加四方，不是源于北极星及北斗星的旋转，是建立在天圆地方说基础上的。

四、六气下合六经

《素问·天元纪大论》说：

厥阴之上，风气主之；少阴之上，热气主之；太阴之上，湿气主之；少阳之上，相火主之；阳明之上，燥气主之；太阳之上，寒气主之。

这六经就是《伤寒论》的六经，六气下合六经，临床应用见于《伤寒论》，有病发于阳、病发于阴之分。《素问·脏气法时论》《素问·四气调神大论》《素问·生气通天论》等都讲到了这种法时观点。

《素问·六元正纪大论》说：

帝曰：太阳之政奈何？

岐伯曰：辰戌之纪也。

太阳、太角、太阴、壬辰、壬戌：其运风，其化鸣紊启拆；其变振拉摧拔；其病眩掉目瞑。太角（初正）、少徵、太宫、少商、太羽（终）。

太阳、太徵、太阴、戊辰、戊戌同正徵：其运热，其化暄暑郁燠；其变炎烈沸腾；其病热郁。太徵、少宫、太商、少羽（终）、少角（初）。

太阳、太宫、太阴、甲辰岁会（同天符）、甲戌岁会（同天符）：其运阴埃，其化柔润重泽；其变震惊飘骤；其病湿下重。太宫、少商、太羽（终）、太角（初）、少徵。

太阳、太商、太阴、庚辰、庚戌：其运凉，其化雾露萧飔；其变肃杀凋零；其病燥，背瞀胸满。太商、少羽（终）、少角（初）、太徵、少宫。

太阳、太羽、太阴、丙辰天符、丙戌天符：其运寒，其化凝惨溧冽；其变冰雪霜雹；其病大寒留于豀谷。太羽（终）、太角（初）、少徵、太宫、少商。

凡此太阳司天之政，气化运行先天，天气肃，地气静。寒临太虚，阳气不令，水土合德，上应辰星镇星。其谷玄黅，其政肃，其令徐。寒政大举，泽无阳焰，则火发待时。少阳中治，时雨乃涯。止极雨散，还于太阴，云朝北极，湿化乃布，泽流万物。寒敷于上，雷动于下，寒湿之气，持于气交，民病寒湿，发肌肉萎，足萎不收，濡泻血溢。

初之气，地气迁，气乃大温，草乃早荣，民乃厉，温病乃作，身热、头痛、呕吐、肌腠疮疡。

二之气，大凉反至，民乃惨，草乃遇寒，火气遂抑，民病气郁中满，寒乃始。

三之气，天政布，寒气行，雨乃降，民病寒，反热中，痈疽注下，心热瞀闷，不治者死

四之气，风湿交争，风化为雨，乃长、乃化、乃成，民病大热少气，肌肉萎、足萎、注下赤白。

五之气，阳复化，草乃长，乃化、乃成，民乃舒。

终之气，地气正，湿令行，阴凝太虚，埃昏郊野，民乃惨悽，寒风以至，反者孕乃死。

故岁宜苦以燥之温之，必折其郁气，先资其化源，抑其运气，扶其不胜，无使暴过而生其疾。食岁谷以全其真，避虚邪以安其正，适气同异，多少制之。同寒湿者燥热化，异寒湿者燥湿化，故同者多之，异者少之，用寒远寒，用凉远凉，用温远温，用热远热，食宜同法，有假者反常，反是者病，所谓时也。

五、交通天人的数码

（一）五运六气系统

《素问·六节藏象论》说："天以六六之节，以成一岁，人以九九制会……夫六六之节、九九制会者，所以正天之度、气之数也。天度者，所以制日月之行也；气数者，所以纪化生之用也……天以六六为节，地以九九制会，天有十日，日六竟而周甲，甲六复而终岁，三百六十日法也。"

天以六为节，地以五为制。所以六气主天道（太阳主寒热六气），五运主地道（月亮主风雨五方）。所以六气为天道，以日地关系为主，其次是五星、二十八宿。五运为地道，以月地关系为主。

天道：六微旨大论，六元正纪大论（司天、在泉）。

地道：五运行大论，五常政大论，气交变大论（太过、不及）。

天地合：天元纪大论，至真要大论。

临床：刺法论、本病论。

1. 天道司天在泉六气系统

阴阳、三阴三阳之来源，见前文。

2. 地道五运系统

五行之来源，见前文。

3. 标本中气系统

神机与气立，见后文。

（二）河图洛书系统

《素问·生气通天论》说："夫自古通天者，生之本，本于阴阳。天地之间，六合之内，其气九州、九窍、五脏十二节，皆通乎天气。其生五，其气三，数犯此者，则邪气伤人，此寿命之本也。"那么天人之间的信息是如何交通的呢？是通过数据交通的，与现代数据信息化没有差别，其数据信息来源于河图洛书。如《素问·金匮真言论》和《素问·五常政大论》中都有记载：

东方……其数八。

南方……其数七。

中央……其数五。

西方……其数九。

北方……其数六。（《素问·金匮真言论》）

敷和之纪（木运平年）……其类草木……其数八。

升明之纪（火运平年）……其类火……其数七。

备化之纪（土运平年）……其类土……其数五。

审平之纪（金运平年）……其类金……其数九。

静顺之纪（水运平年）……其类水……其数六。（《素问·五常政大论》）

这里用的都是河图成数，并与木、火、土、金、水五行相配合。这是利用河图作为人体五脏外应五方、五行、五时、五味等"五脏四时各有收受"的理论模型，阐明人体以及人体与自然界是一个统一整体的思想。

《黄帝内经》用生数和成数表示五运的运行变化，这在运气七篇大论中占有突出的地位。在运气学说中，生数和成数是其纲领，正如《素问·六元正纪大论》说："此天地之纲纪，变化之渊源。"又说：

天地之数，终始奈何？岐伯曰：悉乎哉问也，是明道也。数之始，起于上而终于下，岁半之前，天气主之，岁半之后，地气主之，上下交互，气交主之，岁纪毕矣。故曰：位明气月可知乎，所谓气也。帝曰：余司其事，则而行之，不合其数何也？岐伯曰：气用有多少，化洽有盛衰，衰盛多少，同其化也……

帝曰：太过不及，其数何如？岐伯曰：太过者其数成，不及者其数生，土常以生也。

"数"指生数和成数，即指五行数。五行乃"金木水火土，运行之数"。（《素问·六元正纪大论》）五行数是指生数和成数相合而言。木、火、土、金、水五行的偏盛偏衰谓"太过不及"，太过是五行的气盛，用成数表示；不及是五行的气衰，用生数表示，太过不及皆能使人发生疾病，但有轻重。

太过不及，皆曰天符，而变行有多少，病形有微甚，生死有早晏耳。（《素问·六元正纪大论》）

其发病也有一定的规律。

甲子甲午岁：热化二，雨化五，燥化四。

乙丑乙未岁：灾七宫，湿化五，清化四，寒化六。

丙寅丙申岁：火化二，寒化六，风化三。

丁卯丁酉岁：灾三宫，燥化九，风化三，热化七。

戊辰戊戌岁：寒化六，热化七，湿化五。

己巳己亥岁：灾五宫，风化三，湿化五，火化七。

庚午庚子岁：热化七，清化九，燥化九。

辛未辛丑岁：灾一宫，雨化五，寒化一。

壬申壬寅岁：火化二，风化八。

癸酉癸卯岁：灾九宫，燥化九，热化二。.

甲戌甲辰岁：寒化六，湿化五。

乙亥乙巳岁：灾七宫，风化八，清化四，火化二。

丙子丙午岁：热化二，寒化六，清化四。

丁丑丁未岁：灾三宫，雨化五，风化三，寒化一。

戊寅戊申岁：火化七，风化三。

己卯己酉岁：灾五宫，清化九，雨化五，热化七。

庚辰庚戌岁：寒化一，清化九，雨化五。

辛巳辛亥岁：灾一宫，风化三，寒化一，火化七。

壬午壬子岁：热化二，风化八，清化四。

癸未癸丑岁；灾九宫，雨化五，火化二，寒化一。

甲申甲寅岁：火化二，雨化五，风化八。

乙酉乙卯岁：灾七宫，燥化四，清化四，热化二。

丙戌丙辰岁：寒化六，雨化五。

丁亥丁巳岁：灾三宫，风化三，火化七。

戊子戊午岁：热化七，清化九。

己丑己未岁：灾五宫，雨化五，寒化一。

庚寅庚申岁；火化七，清化九，风化三。

辛卯辛酉岁：灾一宫，清化九，寒化一，热化七。

壬辰壬戌岁：寒化六，风化八，雨化五。

癸巳癸亥岁：灾九宫，风化八，火化二。

《素问·五常政大论》也说：

委和之纪（木运不及年）……眚于三。

伏明之纪（火运不及年）……眚于九。

卑监之纪（土运不及年）……其眚四维。

从革之纪（金运不及年）……眚于七。

涸流之纪（水运不及年）……昔于一。

从以上所述看，天地之至数一、二、三、四、五、六、七、八、九皆依洛书九宫位为说，其中三次陈述一、三、五、七、九等五宫受"灾"，这五宫皆是阳数，阴数二、四、六、八未言受"灾"。这是利用洛书作为人体五脏外应五运、五时、八方等的理论模型，阐明人体以及人体与自然界是一个统一整体的思想。

这好比现代用的通信设备，有发射方，有接收方，发射方是天道的日月星辰，接收方是四时四方及人体。

第三节　运气司天在泉法轮常转

学习五运六气，首先要"先立其年，以明其气"（《素问·六元正纪大论》），立年明气就得推演60甲子历，故云司天在泉之法轮常转（图9-8），这一点在一般的五运六气书中都有陈说，不再赘述。

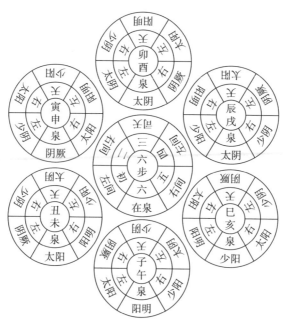

图9-8　司天在泉法轮图

我这里重点谈两点，一是推演时间的开始，二是推演之数。

六气有主气六气和客气六气之分，主气属于地球大气层范围之内的正常气候，客气是地球大气层之外天体形成的大气六气。客气往往加临于地球大气形成合气而影响地球上的生物。所以六气是日地相互运动产生的，本于太阳回归年视运动，故有太阳回归半年之分，加临于地道有上下半年司天在泉之说，如《素问·至真要大论》说："初气终三气，天气主之；四气尽终气，地气主之。"《素问·六元正纪大论》说："岁半以前，天气主之；岁半以后，地气主之。"

一、六气开始时间

大凡推演理论，必须首先建立一个始点，始点的正确与不正确，决定了推演的成败。就运气推演的始点，目前有《黄帝内经》的正月朔日说和后世的大寒说、立春说三种，那么哪种说法正确呢？《黄帝内经》正月朔日说正确。

（一）《黄帝内经》正月朔日说

1. 正月朔日说

《黄帝内经》明确提出六气始于农历每年的正月初一。如《素问·六元正纪大论》说："夫六气者，行有次，止有位，故常以正月朔日平旦视之，睹其位而知其所在矣。运有余，其至先；运不及，其至后。此天之道，气之常也。运非有余，非不足，是谓正岁，其至当其时也。"经文说得清清楚楚明明白白，六气的次序和气位，要以"正月朔日"为始点，以正月朔日为正岁的起始时刻，是《黄帝内经》原文给出的标准答案。《素问·阴阳类论》说："孟春始至，黄帝燕坐，临观八极，正八风之气。""孟春始至"，指农历正月初一日，就是说黄帝是从"孟春始至"——正月初一开始考察一年的气象、气候等变化的，如《素问·四气调神大论》说："春三月，此为发陈，天地俱生……"《素问·诊要经终论》说："正月二月，天气始方，地气始发……"张隐庵《黄帝内经素问集注》注："盖以寅为岁之首，朔为月之首，寅为日之首，而起初气也，睹其司天、在泉之定位，则知六气之所在矣。"张隐庵的高徒高士宗遵从师说，主张六气始于正月朔日。高士宗在《黄帝内经素问直解·六微旨大论》释地理六节时，明确指出："六气主时，以正月朔日平旦为始，一气主六十日，初之气，厥阴风木……"陆懋修也赞成张氏观点，在《世补斋医书·客气加临主气年表》中说："向之言初、终六气者，每以大寒为始，从二分、二至前后析之。惟是疏解《内经》之义，当即证以《内经》之文。考《六元正纪》本篇，帝问六气主时，客气加临之应，而岐伯对以'行有次、止有位，常以正月朔日平旦视之，睹其位而知其所在'，则客主之气皆当以正月之朔为始，而以一年十二月分之为最合。钱塘高士宗世栻尝言之，是可从也。或以为司天之交替与六气之初终，即以二十四气论之，亦当始于立春，必不始于大寒，则揆诸《六节藏象》篇所云'及其至也，皆归始春'之旨，说亦可从。至有谓当从历元，始于冬至子之半者，则其言似太迂矣。"又说："客主之气皆当以正月之朔为始，而以一年十二月分之为最合。"

2. 一年之六气

五运六气基本理论的要点是推算五运和六气。推算五运和六气的基本条件是有一个开始点，没有始点就无法推算，始点错了，就全盘错了。大家知道，六气必须是在一年之中的六气，所以这个始点必须符合，既是年首，又是春季之首的条件。

《素问·至真要大论》说："初气终三气，天气主之；四气尽终气，地气主之。"《素问·六元正纪大论》又说："岁半以前，天气主之；岁半以后，地气主之。"说明六气必须是在一年之中，六气的始点应从一年的"正月朔日"开始，不可能跨越年度到大寒节，这是"天之道，气之常"，就是说，它是有天文背景的。

3. 子甲相合，命曰岁立

六十甲子历，即五运六气历，《黄帝内经》多有论述，如《素问·天元纪大论》说：

天以六为节，地以五为制。周天气者，六期为一备；终地纪者，五岁为一周……五六相合，而七百二十气为一纪，凡三十岁；千四百四十气，凡六十岁而为一周，不及太过，斯皆见矣。

《素问·六微旨大论》说：

天气始于甲，地气始于子，子甲相合，命曰岁立。谨候其时，气可与期。

《素问·六节藏象论》说：

天有十日，日六竟而周，甲六复而终岁，三百六十日法也……五日谓之候，三候谓之气，六气谓之时，四时谓之岁。

所谓"天以六为节……周天气者，六期为一备"，是指天有六气十二月，古人用十二地支子、丑、寅、卯、辰、巳、午、未、申、酉、戌、亥表示。而"地以五为制……终地纪者，五岁为一周"，是指地气五运而言，古人用十天干甲、乙、丙、丁、戊、己、庚、辛、壬、癸表示。《素问·六微旨大论》说：

升已而降，降者谓天；降已而升，升者谓地。天气下降，气流于地，地气上升，气腾于天，故高下相召，升降相因，而变作矣。

"升者谓地"，"地气上升，气腾于天"，故表示地气五行用"天干"。"降者谓天"，"天气下降，气流于地"，故表示天气六气用"地支"。中国的甲子历起源很早，甲骨文已经有完整的六十甲子历表（图9-9）。

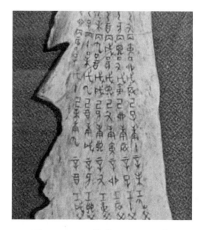

图 9-9　甲骨文 60 甲子表

《路史·后纪一》罗苹注引《历书序》说：伏羲推策作甲子。《竹书记年·太昊伏羲氏》记载伏羲"始作八卦……作甲历"。《史记·五帝本纪》张守节《正义》说："黄帝受神筴，命大桡造甲子。"司马贞在《历书·索隐》中说："黄帝使羲和占日，常仪占月，臾区占星，伶伦造律吕，大桡作甲子，隶首作算数，容成综此六术而著调历也。"

为什么要用天干地支表示呢？因为天干地支有天时阴阳之义，《说文解字》有明确阐释。

子：十一月阳气动，万物滋，人以为称。象形。古文子上有发，籀文子囟有发，臂胫在几上也。

丑：纽也。十二月，万物动，用事。时加丑，亦举手时也。

寅：髌也。正月阳气动，去黄泉欲上出，阴尚强。象宀不达髌，寅于下也。

卯：冒也，二月万物冒地而出。象开门之形，故二月为天门。

辰：震也。三月阳气动，雷电振，民农时也。物皆生。从乙、匕，象芒达；厂，声也；辰，房星，天时也；从二，二，古文上字。

巳：已也。四月阳气已出，阴气已藏，万物见，成文章。故巳为蛇，象形。

午：牾也。五月阴气午逆阳，冒地而出。此与矢同意。

未：味也，六月滋味也。五行，木老于未，象木重枝叶也。

申：神也。七月，阴气成，体自申束。从臼，自持也。吏以哺时听事，申（辅）旦政也。

酉：就也。八月黍成，可为（酉寸）酒。象古文酉之形。

戌：灭也。九月阳气微，万物毕成，阳下入地也。五行，土生于戊，盛于戊。从戊含一。

亥：荄也。十月微阳起，接盛阴。从二，二古文上字；一人男，一人女也。从乙，象怀子咳咳之形。古文为豕，与豕同。亥而生子，复从一起。

十二地支表示的是天道太阳视运动的阴阳变化之相位状态，这里用的是阴阳合历——农历，是面南观日月授时的，与北斗没有关系。十一月子月冬至太阳运动到南回归线是天道最冷之时，成终成始，也是太阳返回北回归线的开始而一阳来复，故云"阳气动，万物滋"，即阳气来复藏于下而万物开始萌蘖于下。至五月夏至太阳运动到北回归线则阳盛极而一阴来复，故云"五月阴气午逆阳，冒地而出"。午义为牾，言阴气来复与阳气交，相牾逆。其阴阳的逐月变化可用十二辟卦表示（图9-10）。

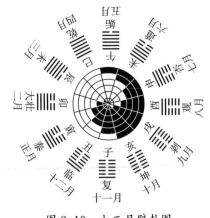

图9-10　十二月辟卦图

甲：东方之孟，阳气萌动。从木，戴孚甲之象。一曰人头宜为甲，甲象人头。

乙：象春草木冤曲而出，阴气尚强，其出乙乙也。与丨同意。承甲，象人颈。

丙：位南方，万物成，炳然。阴气初起，阳气将亏，从一入门，一者，阳也。丙承乙，象人肩。

丁：夏时万物皆丁实。象形。丁承丙，象人心。

戊：中宫也。象六甲五龙相拘绞也。戊承丁，象人胁。

己：中宫也。象万物辟藏诎之形也。己承戊，象人腹。

庚：位西方。象秋时万物庚庚有实也。庚承己，象人脐。

辛：秋时万物成而熟。金刚味辛，辛痛即泣出。从一，从辛；辛罪也。辛承庚，象人股。

壬：位北方也。阴极阳生，故《易》曰"龙战于野"；战者，接也。象人怀妊之形。承亥壬以子，生之叙也。与巫同意。壬承辛，象人胫；胫，任体也。

癸：冬时水地平，可揆度也。象水从四方流入地中之形。癸承壬，象人足。

地支所表示的天道太阳在南回归线的一阳来复，照射到地面需要 45 日，用天干表示，故《素问·脉要精微论》说："冬至四十五日，阳气微上，阴气微下。夏至四十五日，阴气微上，阳气微下。"冬至后 45 日是立春，在农历正月，故云"甲：东方之孟，阳气萌动"，孟者春正月也。十一月是天道"阳气动"，正月是地面"阳气萌动"。甲表示春生少阳之气，所以用十天干表示五方之五行五位：东方甲乙木，南方丙丁火，中宫戊己土，西方庚辛金，北方壬癸水。这一关系见前文五运六气天纲图（即五气经天图）。其实运气天纲图就是一个天圆地方图（图9-11）。

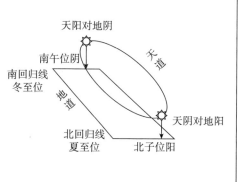 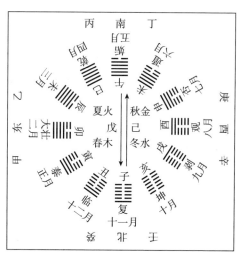

图 9-11　天圆地方对应图

在天圆地方图中，既有天道阴阳五行规律信息，也有地道阴阳五行规律信息，以及人道阴阳五行规律信息，可以用时间把天地人三才信息融合嵌套在一起，形成一个完整的生物信息，其贯通线就是太阳南回归线和北回归线之间的运动距离线段（图9-12）。

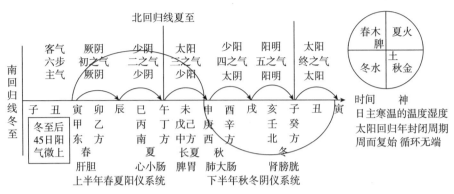

图 9-12 中医基础理论太阳回归运动线

于此可以看出，所有的一切生生化化都是围绕太阳运动展开的。太阳运动的阴阳模型图就是太极图。

太阳运动有周日视运动和周年视运动。

周日视运动始于太阳从东方地平线升起的平旦时候，日出到日落为白昼，日落到日出为黑夜，如《素问·金匮真言论》说："平旦至日中，天之阳，阳中之阳也；日中至黄昏，天之阳，阳中之阴也；合夜至鸡鸣，天之阴，阴中之阴也；鸡鸣至平旦，天之阴，阴中之阳也。故人亦应之。"《素问·生气通天论》说："故阳气者，一日而主外。平旦人气生，日中而阳气隆，日西而阳气已虚，气门乃闭。"将太阳周日视运行的圆道分为四部分，即一日之四时，朝为春，日中为夏，日入为秋，夜半为冬，《灵枢·顺气一日分为四时》说："以一日分为四时，朝则为春，日中为夏，日入为秋，夜半为冬。"故《系辞传》说："通乎昼夜之道而知。"只有明白太阳周日视运行的"昼夜之道"，才能达到"知"的境界。太阳周年视运动将一年分为春、夏、秋、冬四季，所以我们可以将上面的太阳回归运动变为圆图。

《素问·六微旨大论》说："天气始于甲，地气始于子，子甲相合，命曰岁立。谨候其时，气可与期。"我们研究的是地道上生物的变化，故当以"东方之孟，阳气萌动"的正月为年首，即一年运气的开始时间，这个时间是天道一阳来复照射到地面的时间，故云"子甲相合，命曰岁立"，合于甲时，为一年之始，与地道是两个层次。地道一阳来复于丑时大寒节，天地之气相差"三十度"有奇。地道一阳来复于大寒节，地道阳气出于地面是大寒后 45 日的惊蛰节，这个时候冬眠动物复苏了，打雷下雨了，可以农耕种庄稼了。这一事实记载于《说卦传》后天八卦之中。于此可知，五运六气 60 甲子历可推算天道变化对地道生物的影响。

《素问·六微旨大论》说：

甲子之岁，初之气，天数始于水下一刻，终于八十七刻半。二之气，始于八十七刻六分，终于七十五刻。三之气，始于七十六刻，终于六十二刻半。四之气，始于六十二刻六分，终于五十刻。五之气，始于五十一刻，终于三十七刻半。六之气，始于三十七刻六分，终于二十五刻。所谓初六，天之数也。

乙丑岁，初之气，天数始于二十六刻，终于一十二刻半。二之气，始于一十二刻六分，终于水下百刻。三之气，始于一刻，终于八十七刻半。四之气，始于八十七刻六分，终于七十五刻。五之气，始于七十六刻，终于六十二刻半。六之气，始于六十二刻六分，终于五十刻。所谓六二，天之数也。

丙寅岁，初之气，天数始于五十一刻，终于三十七刻半。二之气，始于三十七刻六分，终于二十五刻。三之气，始于二十六刻，终于一十二刻半。四之气，始于一十二刻六分，终于水下百刻。五之气，始于一刻，终于八十七刻半。六之气，始于八十七刻六分，终于七十五刻。所谓六三，天之数也。

丁卯岁，初之气，天数始于七十六刻，终于六十二刻半。二之气，始于六十二刻六分，终于五十刻。三之气，始于五十一刻，终于三十七刻半。四之气，始于三十七刻六分，终于二十五刻。五之气，始于二十六刻，终于一十二刻半。六之气，始于一十二刻六分，终于水下百刻。所谓六四天之数也。次戊辰岁初之气复，始于一刻，常如是无已，周而复始。

帝曰：愿闻其岁候何如？岐伯曰：悉乎哉问也。日行一周，天气始于一刻。日行再周，天气始于二十六刻。日行三周，天气始于五十一刻。日行四周，天气始于七十六刻。日行五周，天气复始于一刻，所谓一纪也。是故寅午戌岁气会同，卯未亥岁气会同，辰申子岁气会同，巳酉丑岁气会同，终而复始。

这里讲的是"日行一周"的时间而"天数始于水下一刻"，不是一年周期。王冰注"常起于平明水下一刻，艮中之南也"，艮中之南是寅时，艮中之北是丑时。《灵枢·卫气行》说："常以平旦为纪，以夜尽为始。是故一日一夜，水下百刻。""平旦"最早当然是寅时了，不可能是丑时大寒。这样形成了4年闰1日，形成了"寅午戌岁气会同，卯未亥岁气会同，辰申子岁气会同，巳酉丑岁气会同"的"三合局"。

《素问·六微旨大论》王冰注："天之六气也，初之气，起于立春前十五日，余二、三、四、五、终气次至，而分治六十日余八十七刻半。"注中"立春前十五日"即是大寒日，这是指地道说的。因为冬至天道最寒与大寒地道最寒相对应，故称"合"而有"六合局"。

《素问·六节藏象论》说：

夫六六之节，九九制会者，所以正天之度，气之数也。天度者，所以制日月之行也，气数者，所以纪化生之用也。天为阳，地为阴；日为阳，月为阴；行有分纪，周有道理。日行一度，月行十三度而有奇焉。故大小月三百六十五日而成岁、积气余而盈闰矣。立端于始，表正于中，推余于终，而天度毕矣⋯⋯天以六六为节，地以九九制会，天有十日，日六竟而周甲，甲六复而终岁，三百六十日法也⋯⋯五日谓之候，三候谓之气，六气谓之时，四时谓之岁，而各从其主治焉。五运相袭而皆治之，终期之日，周而复始，时立气布，如环无端，候亦同法。故曰不知年之所加，气之盛衰，虚实之所起，不可以为工矣。

六十甲子历用的是 360 日为一年，而太阳运行一年实际是 365.25 日，要比六十甲子历多出 5.25 日，于是形成了岁差成闰，也是形成"太过不及"的原因，故云"不知年之所加，气之盛衰，虚实之所起，不可以为工矣"。

另外，十天干与人的配应是：甲应头，乙应颈，丙应肩，丁应心，戊应胁，己应腹，庚应脐，辛应股——大腿，壬应胫——小腿，癸应足。如图 9-13 所示。

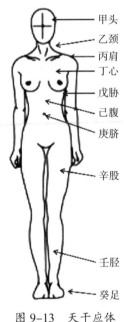

图 9-13　天干应体

春阳起于头，所以《素问·气府论》说脉气发于头。

4. 测病灾实例

《黄帝内经》记载，预测全年气候疾病的开始大关键，是观测每年正月初一的气候。《灵枢·岁露论》说：

> 此八正之候也……候此者，常以冬至之日，太一立于叶蛰之宫，其至也，天必应之以风雨者矣。风雨从南方来者，为虚风，贼伤人者也。其以夜半至也，万民皆卧而弗犯也，故其岁民少病。其以昼至者，万民懈惰而皆中于虚风，故万民多病。虚邪入客于骨而不发于外，至其立春，阳气大发，腠理开，因立春之日，风从西方来，万民又皆中于虚风，此两邪相抟，经气结代者矣。故诸逢其风而遇其雨者，命曰遇岁露焉。因岁之和，而少贼风者，民少病而少死；岁多贼风邪气，寒温不和，则民多病而死矣……
>
> 正月朔日，太一居天留之宫，其日西北风，不雨，人多死矣。
>
> 正月朔日，平旦北风行，民病多者，十有三也。
>
> 正月朔日，日中北风，夏，民多死。
>
> 正月朔日，夕时北风，秋，民多死。终日北风，大病死者十有六。
>
> 正月朔日，风从南方来，命曰旱乡；从西方来，命曰白骨，将国有殃，人多死亡。
>
> 正月朔日，风从东方来，发屋，扬沙石，国有大灾也。
>
> 正月朔日，风从东南方行，春有死亡。
>
> 正月朔日，天和温不风，籴贱，民不病；天寒而风，籴贵，民多病。此所谓候岁之风，残伤人者也。
>
> 二月丑不风，民多心腹病；
>
> 三月戌不温，民多寒热；
>
> 四月巳不暑，民多瘅病；
>
> 十月申不寒，民多暴死。

《黄帝内经》在这里提出冬至、立春、正月朔日三个关键日，冬至日是太阳运动到南回归线之日天道一阳来复之时，立春是冬至日后45日阳气微上、阴气微下之日，以正月朔日观察气候的变化，以候厥阴风来判断一年的灾异，说明这天确实是一年的开始，是子甲相合的日子。所谓"子甲相合，命曰岁立，指农历的历元年。

《灵枢·九宫八风》也有此记载。

正月朔日，太一居天留之宫，其日西北风，不雨，人多死矣。

正月朔日，平旦北风，春，民多死。

正月朔日，平旦北风行，民病多者，十有三也。

正月朔日，日中北风，夏，民多死。

正月朔日，夕时北风，秋，民多死。终日北风，大病死者十有六。

正月朔日，风从南方来，命曰旱乡；从西方来，命曰白骨，将国有殃，人多死亡。

正月朔日，风从东方来，发屋，扬沙石，国有大灾也。

正月朔日，风从东南方行，春有死亡。

正月朔日，天和温不风籴贱，民不病；天寒而风，籴贵，民多病。

又如《开元占经》[①]载：

正月一日，风雨，其年大恶，微风小雨，年小恶。风悲鸣，疾作灾起……米贵蚕伤……

正月一日，无风而雨，岁中下，田麦成，禾黍小贵。

正月晦日，雨风兼至，籴贵禾恶。

为什么要从每年的正月朔日开始呢？一提起朔日，笔者就会想到海潮、大气潮，这是引起气候变化的大原因。不过笔者还想到了另一个更大的原因，即"厄尔尼诺"和"拉尼娜"的魔鬼气候，厄尔尼诺现象往往在"圣诞节"前后出现高潮，在赤道附近太平洋东岸的秘鲁一带引起水温升高，拉尼娜与其相反，引起水温降低。圣诞节在每年的 12 月 25 日，在 12 月 22 日冬至之后，冬至后 45 日是立春。农历年首最早可以提前到大寒节前，即冬至后的 30 天后，所以农历的正月朔日可能会与厄尔尼诺和拉尼娜有关，因为厄尔尼诺和拉尼娜现象可以影响全年的气候。

5. 从运说

五运主要是月地关系，其次是五星地关系。五运的太过不及是朔望月一年 354 日与 60 甲子历一年 360 日之间协调形成的。六十甲子历用的是 360 日为一年，而太阳运行一年实际是 365.25 日，要比六十甲子历多出 5.25 日，于是形成了岁差成闰，也是形成"太过不及"的原因。太过年是五星近地球，不及年又是五星远地球。

《素问·脉要精微论》说："是故冬至四十五日，阳气微上，阴气微下；夏至

---

① 瞿昙悉达.开元占经［M］.湖南：岳麓书社，1994：993。

四十五日，阴气微上，阳气微下。"《素问·六微旨大论》说："帝曰：善。愿闻其步何如？岐伯曰：所谓步者，六十度而有奇。故二十四步积盈百刻而成日也……岐伯曰：位有终始，气有初、中，上下不同，求之亦异也……帝曰：愿闻其用也。岐伯曰：言天者求之本，言地者求之位，言人者求之气交……帝曰：何谓气交？岐伯曰：上下之位，气交之中，人之居也。故曰：天枢之上，天气主之；天枢之下，地气主之；气交之分，人气从之，万物由之，此之谓也。帝曰：何谓初、中？岐伯曰：初凡三十度而有奇？中气同法。帝曰：初、中何也？岐伯曰：所以分天地也。帝曰：愿卒闻之？岐伯曰：初者地气也，中者天气也。帝曰：其升降何如？岐伯曰：气之升降，天地之更用也。帝曰：愿闻其用何如？岐伯曰：升已而降，降者谓天；降已而升，升者谓地。天气下降，气流于地；地气上升，气腾于天。故高下相召，升降相因，而变作矣。"王冰注："气之初，天用事，天用事则地气上腾于太虚之内。气之中，地气主之，地气主则天气下降于有质之中。"一个太阳回归年分为六步六气，每气为 60.875 日，每气两个月分为初、中两段，每一气开始的一个月为"初"，后一个月为"中"，每个月 30.4375 日。为什么要分为初、中两段呢？为了区分天地之气。岁从冬至子时开始为天道最寒冷的时候，至地道最寒冷的时候在丑时大寒节，即气温相同的天地之气相差"三十度而有奇"，所以称子丑为天地同温度六合中的一合，谓"天地合气"。天地"气交之分，人气从之，万物由之"，乃言天地气交于大寒后地道阳气微升于冬至 45日后的寅时立春则为"人气"，所以古人说"天开于子，地辟于丑，人生于寅"。只有"阳气微上"的时候才是一年春天的开始，地气上升为天，故用天干"甲"代表"阳气微上"。冬至天用事乃地气上升所致，故用地支"子"代表天气一阳来复。故《素问·六微旨大论》说："天气始于甲，地气始于子，子甲相合，命曰岁立，谨候其时，气可与期。"这里指出"子甲相合"的时间点很重要，大家要注意！由上述可知，"子甲相合"即是"天地合气"于"气交之分，人气从之，万物由之"的时候，而"人生于寅"，可知六气始于寅，不始于大寒。"天地合气"于"气交之分"的"人气"时段，而《素问·至真要大论》说"天地合气，六节分"，所以六气当开始于"人气"阶段，即"人生于寅"的用天干甲表示的阶段。从冬至天气到地气大寒后阳生阴长的人气升是立春雨水节，则是冬至后 60 日，所谓"六十日而有奇"。地气最寒冷始于大寒，大寒 45 日后地气阳气上升是惊蛰节，蛰虫出洞矣。从天气"阳气微上"的立春节到地气"阳气微上"的惊蛰节是"三十度而有奇"。这样就组成了天气、地气、人气的不同六步六气（表 9-2）：

表9-2　天气地气人气六步表

六气	初之气	二之气	三之气	四之气	五之气	终之气	
天气	冬至至雨水	雨水至谷雨	谷雨至夏至	夏至至处暑	处暑至霜降	霜降至冬至	周代年首
地气	大寒至春分	春分至小满	小满至大暑	大暑至秋分	秋分至小雪	小雪至大寒	商代年首
人气	立春至清明	清明至芒种	芒种至立秋	立秋至寒露	寒露至大雪	大雪至立春	夏代年首

其中只有"人气"六气才能"万物由之"，即阳生阴长而生化万物。夏代天地阴阳合历之年首立春才是六气的开始时刻。

每年主运的五运相生次序及其五音的关系如下：

初运木运，二运火运，三运土运，四运金运，五运水运。

角　　徵　　宫　　商　　羽

主运始于木角而终于水羽的次序，年年不变，但初运是太角还是少角，却要按当年客运年干是属于阳干太，还是始于阴干少而定。众所周知，根据五音太少建运理论，依据客运太过不及确定的主运太过不及是以木气太少定位，壬太角统五太过，丁少角统五不及，丁壬各统五年，见表9-3。

表9-3　主运五步太少相生表

年干	初运	二运	三运	四运	终运
丁	木 →少生太→ 火	太生少→ 土	→少生太→ 金	→太生少→ 水	
戊	木 →少生太→ 火	太生少→ 土	→少生太→ 金	→太生少→ 水	
己	木 →少生太→ 火	太生少→ 土	→少生太→ 金	→太生少→ 水	
庚	木 →少生太→ 火	太生少→ 土	→少生太→ 金	→太生少→ 水	
辛	木 →少生太→ 火	太生少→ 土	→少生太→ 金	→太生少→ 水	
壬	木 →太生少→ 火	少生太→ 土	→太生少→ 金	→少生太→ 水	
癸	木 →太生少→ 火	少生太→ 土	→太生少→ 金	→少生太→ 水	
甲	木 →太生少→ 火	少生太→ 土	→太生少→ 金	→少生太→ 水	

续表

年干	初运	二运	三运	四运	终运
乙	木 →太生少→ 火 少生太→ 土 →太生少→ 金 →少生太→ 水
丙	木 →太生少→ 火 少生太→ 土 →太生少→ 金 →少生太→ 水

　　主气、客气、主运、客运都起始于年首的同一日，不应该有日错移，只有一日之内的时刻差异，四年闰一日。由此可知，运有五年太过和五年不及的规律。木运太过则暖，木运不及则凉，这是不是与厄尔尼诺和拉尼娜大约 5 年的周期有关系呢？值得研究。厄尔尼诺和拉尼娜是赤道中、东太平洋海温冷暖交替变化的异常表现，这种海温的冷暖变化过程构成一种循环，在厄尔尼诺之后接着发生拉尼娜并非稀罕之事。同样拉尼娜后也会接着发生厄尔尼诺。

　　《素问·六节藏象论》说："求其至也，皆归始春，未至而至，此谓太过……至而不至，此谓不及……所谓求其至者，气至之时也。谨候其时，气可与期，失时反候，五治不分，邪僻内生。"经文告诉我们，判断五运太过、不及、平气的关键在于"始春"。王冰注："始春，谓立春之日也。"所谓"皆归始春"，是指六气和五运从春首开始。五运有太过不及，如果把运气的开始时间定死在以太阳历为主的二十四节气的大寒节，如何显示出五运的太过和不及？只有以朔望月为主的农历才能显示出五运的太过不及变化。《五运六气概论》研究生教材说"主运的交运时刻是每年的大寒日起运"与六气起始时刻同，而岁运——客运的起始时刻却说"属太过的年份在大寒节前十三日交运，属不及的年份在大寒节后十三日交运"[①]，难道不是客运加临主运之上及主客气加临一起起运？大寒前十三日差 2 天就是小寒，难道太过年的客运客气要起于小寒后 2 天吗？那还是一年中的五运六气吗？难道是客运避开主气、客气、主运单独起运吗？那符合运气理论吗？有点太离谱啦！

（二）王冰三说

1. 艮南说

《素问·六微旨大论》说：

甲子之岁：

　　① 苏颖.五运六气概论［M］.北京：中国中医药出版社，2016：40-43。

初之气，天数始于水下一刻，终于八十七刻半。

二之气，始于八十七刻六分，终于七十五刻。

三之气，始于七十六刻，终于六十二刻半。

四之气，始于六十二刻六分，终于五十刻。

五之气，始于五十一刻，终于三十七刻半。

六之气，始于三十七刻六分，终于二十五刻。

所谓初六，天之数也。

王冰注："常起于平明寅初一刻，艮中之南也。"平明，即平旦。寅是在艮之南（图9-14），丑大寒在艮中之北。

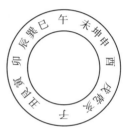

图9-14　太阳周年视运行纳子图

六十甲子历告诉我们，地支所表示的天道太阳在南回归线的一阳来复，照射到地面需要45日用天干表示，故《素问·脉要精微论》说："冬至四十五日，阳气微上，阴气微下。夏至四十五日，阴气微上，阳气微下。"冬至后45日是立春，在农历正月，故云"甲：东方之孟，阳气萌动"，孟者春正月也。十一月是天道"阳气动"，正月是地面"阳气萌动"。甲表示春生少阳之气，所以用十天干表示五方之五行五位：东方甲乙木，南方丙丁火，中宫戊己土，西方庚辛金，北方壬癸水。

《黄帝内经》以日出寅为一日之始，其实是取春分点昼夜平分时的平旦时间为准。因为太阳的春分点在寅位，对应立春。故寅申足少阳胆经之胆字从旦。旦，日出之象。说明初之气始于立春而非大寒。故王冰在注"六气者，行有次，止有位，故常以正月朔日平旦视之"时说"当寅之正"。张隐庵《黄帝内经素问集注》解释为："盖以寅为岁之首，朔为月之首，寅为日之首，而起初气也，睹其司天、在泉之定位，则知六气之所在矣。"因为后世医家没有读懂"艮中之南"是指"当寅之正"，只有明白"艮中之南"的道理，才能明白王冰在说什么。王冰是在说，一年始于"艮中之南""当寅之正"的立春，而终于"艮中之北"的大寒。这一现象在《周易·说卦传》中有记载，谓"艮东北之卦也，万物之所成终而所成始也"：

帝出乎震，齐乎巽，相见乎离，致役乎坤，说言乎兑，战乎乾，劳乎坎，成言乎艮。

万物出乎震，震，东方也。

齐乎巽，巽，东南也；齐也者，言万物之絜齐也。

离也者，明也，万物皆相见，南方之卦也。圣人南面而听天下，向明而治，盖取诸此也。

坤也者，地也，万物皆致养焉，故曰致役乎坤。

兑，正秋也，万物之所说也，故曰说言乎兑。

战乎乾，乾，西北之卦也，言阴阳相薄也。

坎者，水也，正北方之卦也，劳卦也，万物之所归也，故曰劳乎坎。

艮，东北之卦也，万物之所成终而所成始也，故曰成言乎艮。

一年"成始"于"艮中之南"的立春，"成终"于"艮中之北"的大寒，所以一年之首不在大寒，而在立春。《素问·六微旨大论》称此为"位有终始"，王冰注："位，地位也。"大寒节为地道之终，冬至为天道之终，天地相差"凡三十度矣"。

注家对"帝出乎震"多没有说清楚。大寒是地道最寒冷的时间，虽然地道一阳来复，但还处于潜藏阶段，不能外出。《素问·阴阳离合论》说："天覆地载，万物方生。未出地者，命曰阴处，名曰阴中之阴；则出地者，命曰阴中之阳。"地道阳气未出，"未出地者，命曰阴处，名曰阴中之阴"，只有"出地者，命曰阴中之阳"才是厥阴，故称厥阴为"阴中之少阳"，阴尽阳生，肝胆应春生之气。天道冬至最冷，到冬至后45日立春才阳气微上、阴气微下。地道大寒最冷，到大寒后45日惊蛰节冬眠者出洞才能春耕种田，时在仲春二月。《周礼·月令》说："蛰虫咸动，启户始出。"于是"天子乃帅三公、九卿、诸侯、大夫亲往视之"而耕田，而且"天子亲往，后妃帅九嫔御。乃礼天子所御，带以弓韣，授以弓矢，于高禖之前"求子谋生繁衍后代。天子即帝，故云"帝出乎震"。所以王冰"艮南说"就是立春说。

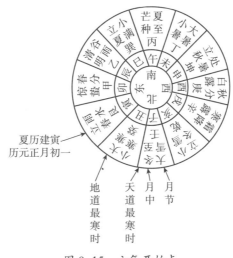

图 9-15　六气开始点

又王冰注《素问·六微旨大论》说："天之六气也，初之气，起于立春前十五日，余二、三、四、五、终气次至，而分治六十日余八十七刻半。"这里王冰定六气的条件是"天之六气"，天气一阳来复始于冬至，天地之气相差 30 日，故地气一阳来复"初之气，起于立春前十五日"的大寒，不是说一年的六气始于大寒。

2. 立春说

王冰有立春说，他在《素问·六节藏象论》"立端于始，表正于中，推余于终，而天度毕矣"注说："言立首气于初节之日，示斗建于月半之辰，退余闰于相望之后。"初节为立春日，以立春为一岁之首。又《素问·六元正纪大论》云："岁半以前，天气主之。""岁半之后，地气主之。"王冰注："岁半，谓立秋之日也。"以立秋日推算，岁首始于立春。《素问·六节藏象论》说："求其至也，皆归始春。"王冰注曰："始春，谓立春之日也。"又注："候其年，则始于立春之日。"可是这个立春说没有让后世人重视。

3. 大寒说

关于五运六气学说中的六气开始时间，一般人们认为唐代王冰注一说始于大寒。如王冰注《素问·六节藏象论》"皆归始春"时说："始春，谓立春之日也。春为四时之长，故候气皆归于立春前之日也。"又注："凡气之至，皆谓立春前十五日，乃候之初也。"立春前十五日，即是"大寒"节。王冰注《素问·六微旨大论》"天之六气"一节："初之气，起于立春前十五日，余二、三、四、五、终气次至，而分为六十日余八十七刻半。"又注："风之分也，即春分前六十日有奇，自斗建丑正至卯之中，初之气也。"春分前六十日，即"大寒"节。《素问·至真要大论》说："帝曰：分至何如？岐伯曰：气至之谓至，气分之谓分。至则气同，分则气异，所谓天地之正纪也。帝曰：夫子言春秋气始于前，冬夏气始于后，余已知之矣。"王冰注："言冬夏二至，是天地气主岁至其所在也。春秋二分，是间气，初、二、四、五，四气各分其政于主岁左右也。故曰至则气同，分则气异也。所言二至二分之气配者，此所谓是天地之正纪也。以分、至明六气分位，则初气、四气，始于立春、立秋前各一十五日为纪法；三气、六气，始于立夏、立冬后各一十五日为纪法；由是四气前后之纪，则三气、六气之中，正当二至日也。故曰，春秋气始于前，冬夏气始于后也。"立春前 15 日，即大寒节。以上是人们认为王冰提出初之气始于大寒节的说法。

王冰为什么要提出大寒为气之始呢？《素问·六节藏象论》说："求其至也，皆归始春。"王冰注曰："始春，谓立春之日也。春为四时之长，故候气皆归于立春前之日也。"又注："凡气之至，皆谓立春前十五日，乃候之初也。""候其气，则始于四气定期；候其日，则随于候日，故曰谨候其时，气可与期也。"又王冰注：四时谓岁，"各从主治，谓一岁之日，各归从五行之一气而为之，主以王也"。"时，谓立春之前当至时也。气，谓当王之脉气也。春前气至，脉气亦至，故曰时立气布也。"可知王冰说的是"脉气"，这个"脉气"反映的是地道大寒节来复一阳之气，但这个一阳来复之气尚处于潜藏阶段，属于前文说的地道回归日期，不可能是一年六气之始，六气始于大寒是后人的错误理解。

再如王冰在解释《素问·六节藏象论》"所谓求其至者，气至之时也"说："凡气之至，皆谓立春前十五日，乃候之初也。"在解释《素问·六微旨大论》"复行一步，木气治之"时却说："风之分也，即春分前六十日而有奇也，自斗建丑正至卯之中，初之气也，天度至此，风气乃行，天地神明号令之始也，天之使也。"春分前"六十日而有奇"是大寒节。这是说的地道最寒冷的时候，地道一阳阳气来复，尚属于潜藏阶段，不是春首一年的初之气。但王冰又说"自斗建丑正至卯之中"，众所周知，丑正为小寒、丑中为大寒，此言初气当始于小寒了。而且从"丑正至卯之中"为 75 日有奇，与一气为"六十日而有奇"不合，前后自相矛盾。

自从后世医家错误理解王冰提出一年六气开始于大寒说，后人多宗之，可是《黄帝内经》无此说。《黄帝内经》却明确提出六气始于农历每年的正月初一。

经文告诉我们，判断五运的太过、不及、平气的关键在于"始春"。清·陆儋辰《运气辨》说："'始春'者，或指立春，或指立春前大寒，或指正月朔旦，未有定解。"而《黄帝内经》对春天的解释只有两种：一是从立春到立夏为春天，如王冰注"始春"，谓春始于立春日。这是以太阳运动规律所划分的节气，使用的是太阳历。二是以农历正月、二月、三月为春天，称为"春三月"，此始于正月朔日，这是以朔望月运动规律所划分的月份，使用的是阴阳合历。在传世农历的历元年，这二种春天的始点皆在立春日，即正月初一合于立春日，没有大寒说。其后则在立春日前后所徘徊，过 60 年周期就又重合于始点。这两种春天时段的调谐，就是日月运动周期的调谐，也就是五运与六气的调谐。据此才能真正解释清楚"求其至也，皆归始春"的意思，"皆"字概括春的两种含义。就是说，五运与六气都要以"始春"为基准日（在历元年，主运与主气"皆"始于立春），才能测量太过、平气及不及，即早至或迟至。可知"始春"和"立春"不是一回事。这在《黄帝内经》是有明确阐述的。

今人徐振林认为，王冰以大寒为初气起始是错误的，在他所著《内经五运六气学——中医时间气象医学》（上海科学技术文献出版社，1990）第一篇第二章第四节说"王冰认为初之气始于立春前15日……此说与节候不符合。初之气主气是'风气'，《内经》认为是和风生发、鸣靡启坼的气象物候。大寒节前后是我国严冷时期，全年最低的气温就在这个时段。以大寒节为风季之始，不符合《内经》'风气'的测定指标。同时终之气主气是'寒气'，《内经》认为是霜雪冰雹的气象。按黄河中下游大区域小雪前数日的日平均气温在3度以上，比立春气温还高，以小雪前数日，作为寒季开始也不符合节候规律的"，"王冰不能自圆其说。《素问·六元正纪大论》说：'岁半之前，天气主之，岁半之后，地气主之。'《素问·至真要大论》说：'初气终三气，天气主之''四气尽终气，地气主之。'显然六气（包括初之气与终之气）皆在本岁之内，而不是在本岁之外。王冰既认为'岁半谓之立秋日'，即承认立春日为岁首，又谓一年之初气在大寒日，新校正已发现王冰这一自相矛盾之处"，"《素问·六节藏象论》说：'求其至也，皆归始春。'始春即立春。从'皆'字可知不但主运之至以立春为始，主气之至也以立春为始"。

（三）气候变化说

众所周知，运气是讲常变的，知常以达变。大寒、立春属于太阳历，太阳历节气是固定不变的，是常，而一年的运气是有太过不及变化的，"正月朔日"的不定变化正符合这一点。日、地关系的太阳历只主一年寒热温度的变化，不能主风雨气候变化，只有日、月、地关系形成的朔望月所主风雨才是气候物候变化的主角。《尚书·洪范》说"月之从星，则以风雨"，"星有好风，星有好雨"。孔传："箕星好风，毕星好雨，亦民所好。"箕是东方青龙的木宿，毕是西方白虎的金宿。古人认为月亮在箕星就会大风，在毕星就会下雨。孔子曾有"月离于毕，必滂沱矣"的论断。孙武子曾说"月在箕、壁、翼、轸也，凡此四宿者，风起之日也"。还得有五大行星的定位，才能定风雨。大寒是地道一阳来复时，一阳来复必然会在脉象上有反应，王冰称此为"脉气"，但此时的来复之阳尚处于潜藏阶段，没有出地面，不可能形成一年初之气的开始，只有到了立春时才会阳气微上出地面而阴气微下。古人聪慧，于是把立春之常定为参照基准日，将变的正月朔日合于立春日的那天定为历元年，将立春和正月朔日统一起来，就是说在历元年，正月朔日合于立春日，而且六气的始点与五运的始点重合，在历元年之外则正月朔日在立春有前后徘徊，因此说，只有《黄帝内经》初之气始于正月朔日说是正确的。所以《灵枢·岁露论》《灵枢·九宫八风》《开元占经》等古籍推测天灾都是从正月朔日开始，没有一个从大寒、立春开始的。《伤寒论·伤寒例》就是以阴阳合历"正月二月"为初之气，即以正月朔日为六气始点，不是大寒、立春为始点。

徐振林用立春日作为初气之始，是以太阳历二十四节气定的，强调的是日地关系，日主寒温以温度为主，忽视了月地关系，月主风雨以湿度为主。《素问·八正神明论》说："月始生则血气始精，卫气始行；月郭满，则血气实，肌肉坚；月郭空，则肌肉减，经络虚，卫气去，形独居，是以因天时而调血气也。"《灵枢·岁露论》说："人与天地相参也，与日月相应也，故月满则海水西盛，人血气积，肌肉充，皮肤致，毛发坚，腠理郄，烟垢著，当是之时，虽遇贼风，其入浅不深；至其月郭空，则海水东盛，人气血虚，其卫气去，形独居，肌肉减，皮肤纵，腠理开，毛发残，膲理薄，烟垢落，当是之时，遇贼风，则其入深，其病人也卒暴。"气候物候的变化是受日、月、地一起影响的，所以要用阴阳合历最好，因此《黄帝内经》以阴阳合历的年首正月朔日为初气之始。

再从《史记·天官书》《汉书·天文志》等同期或以前的文献记载看，岁首只有阴阳合历的夏正建寅（正月）、殷正建丑（腊月）、周正建子（冬至）及太阳历的立春四说。大寒节是殷历的岁首，不是春季之首，不符合六气始点的条件。

从气候温度说，太阳运行到南回归线，是天道最寒冷的冬至日，即黄道上的冬至，其阳气内藏不出。然天地之气相差"三十度有奇"，地道最寒冷的日子不在冬至日，而在大寒日，也是地道阳气内藏不出的时间，天寒地冻，冰封万里。大寒是地道最寒时，在三九、四九天，不可能是春季的开始。天道一阳生于冬至，地道一阳生于大寒，尚属于潜藏期。春天必须是阳气上升的时候，开始于立春时间。如《素问·脉要精微论》说："冬至四十五日，阳气微上，阴气微下；夏至四十五日，阴气微上，阳气微下。"《黄帝内经》还指出，农历的正月在寅不在丑，丑月的两个节气是小寒、大寒，寅月的两个节气是立春、雨水（最早为惊蛰），所以本年的六气开始之时绝对不在大寒。《灵枢·岁露论》说"正月朔日，太一居天留之宫"[1]，天留宫起于立春，不在大寒。

支持大寒说者，最迷惑人心的是高春廷等人发表的《从气象资料变异系数看六气主气时段划分合理性》[2]一文，该文通过对乌鲁木齐、哈尔滨、长春、哈密、郑

---

[1] 河北医学院.灵枢经校释·下册［M］.北京：人民卫生出版社，1982：431。

[2] 高春廷，柯资能，王行甫.从气象资料变异系数看六气主气时段划分合理性［J］.辽宁中医药大学学报，2012，14（10）。

州、上海、南平、喀什、南宁、海口 10 个地区的大寒起始与立春起始气象要素变异系数大小总体比较得出初之气始于大寒的结论，此文以科学统计手段来说明问题，所以迷惑心最大，伤害也最深。因为五运六气理论产生于中原地带，而所取 10 个城市只有郑州是中原的，东北哈尔滨、长春两个，西部乌鲁木齐、喀什、哈密三个，长江以南就有上海、南平、南宁、海口 4 个，所以统计下来必然提前到大寒，如果在北方取 4 个城市，统计下来必然会退后到雨水。海口、南宁、南平、上海大寒日的气候能和郑州大寒日的气候比吗？大家搞 10 个中原城市会是什么样子？搞平均数自有南北之差异，这样玩弄数字游戏只能欺骗不懂五运六气或涉足不深的人。此文的设计，表面看来是科学统计，很科学，很迷惑人，可是却值得商榷，大家看，10 个地区长江以南占四成，能不提前吗？必定提前。

大家要知道，对比是有条件的，要在同一个层面才能比较。比如这件事，在同一中原地域比较同一时间古今气候的变化差异，或是在同一时间比较不同地域的气候变化差异，而现在高春廷等人用不同地域不同时间（大寒、立春，日地体系）的气象要素变异系数与《黄帝内经》正月朔日（日月地体系）进行比较能得出正确结果吗？他们的立论设计就是错误的，能得出正确结果吗？

综合以上所说，"始春"不包括大寒，只有立春和正月朔日初一，而立春和正月朔日并不对立矛盾，笔者把二者统一起来了，统一在历元年，历元年的"始春"立春日和正月朔日在一天，过了历元年，正月朔日就在立春日前后徘徊，或前或后，有一个月的徘徊期，大约 19 年再回归到同一天，有 19 年 7 闰的调节过程。《黄帝内经》曾多次分开讲到立春和正月，如《素问·大奇论》说"脉至如偃刀……立春而死"，《灵枢·九针论》说"请言身形之应九野也，左足应立春……左胁应春分……"《灵枢·岁露论》说"至其立春，阳气大发，腠理开，因立春之日，风从西方来……"《素问·四气调神大论》说"春三月，此为发陈，天地俱生……"《素问·诊要经终论》说"正月二月，天气始方，地气始发……"于此可知二者是有区别的。

笔者研究六气开始时间的最大成果是用历元年将立春和正月朔日统一起来了，在传世历元年，正月朔日合于立春日，而且六气的始点与五运的始点重合，在历元年之外则有前后差错。六气化生于太阳，二十四节气的划分也源于太阳运动，若以立春日为参照基准日，那么以朔望月运动规律的春天始日"正月朔日"的到来，就有先有后。十二月的划分源于朔望月运动，若以"正月朔日"为参照基准日，也可以说明问题。所以笔者遵照《黄帝内经》观点，即六气初气始于"正月朔日"的观点。从平均值说是"立春日"。立春日也好，大寒日也好，均属于太阳历节气，太阳历节气是固定不变的。而一年的运气是有太过不及变化的，"正月朔日"的不定变化正符合这一点。太阳历只主寒温温度的变化，月主风雨才是气候物候变化的主角。

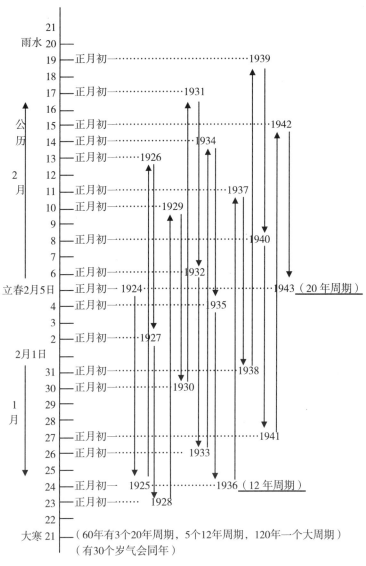

图 9-16 六气开始正月初一

从图 9-16 可以看出，正月朔日徘徊于立春日前后，最前差 1 ～ 2 日也到不了大寒日。

（四）小结

把一年六气的开始时间定在大寒节是一个大错误，理由如下：

1. 背经离道

《黄帝内经》明确提出六气始于农历每年的正月初一。《素问·六元正纪大论》说："夫六气者，行有次，止有位，故常以正月朔日平旦视之，睹其位而知其所在矣。运有余，其至先；运不及，其至后。此天之道，气之常也。运非有余，非不足，是谓正岁，其至当其时也。"经文说得明明白白，六气的次序和气位，要以"正月朔日"为始点，这是《黄帝内经》给出的唯一标准答案。到现在笔者没有看到一篇像样的文章能够证明《黄帝内经》所说六气开始于正月朔日是错的，不能推翻旧的，新观点就无法立足。

2. 不合年规

《素问·至真要大大论》说："初气终三气，天气主之；四气尽终气，地气主之。"《素问·六元正纪大论》又说："岁半以前，天气主之；岁半以后，地气主之。"说明六气必须是在一年之中，六气的始点应从一年的"正月朔日"开始，这是"天之道，气之常"，就是说，它是有天文背景的。

年始于春天。《黄帝内经》对春天的解释有两种：一是从立春到立夏为春天，如王冰注"始春"，谓春始于立春日。这是以太阳运动规律所划分的节气。太阳运动是六气划分的依据。二是以农历正月二月三月为春天，称为"春三月"，此始于正月朔日。这是以朔望月运动规律所划分的月份。在传世农历的历元年，这两种春天的始点皆在立春日，即正月初一合于立春日，其后则有前后差错，正月初一在立春节前后徘徊，过 60 年周期就又重合于始点。这两种春天时段的调谐，就是日月运动周期的调谐，也就是五运与六气的调谐。据此才能真正解释清楚"求其至也，皆归始春"的意思，"皆"字概括春的两种含义。就是说，五运与六气都要以"始春"为基准日（在历元年，主运与主气"皆"始于立春），才能测量太过、平气及不及，即早至或迟至。这在《黄帝内经》是有明确阐述的。

3. 大寒节阳气潜藏

地道最寒冷的时候是在丑时大寒节，是地道阳气潜藏的时候，阳气不可能生出地面使春天来临，大寒节之前阳气更不可能生出地面。正月初一从历元年立春节提前 13 天也到不了大寒节。

4.大寒等二十四节气属于太阳历，太阳"主寒温"即温度的变化，太阳每年运行到大寒节的时间只有 1 天的温度变化。而月"主风雨"，就是说气候变化的主要因素是月亮的变化影响（五星等影响次之），也就是说必须要有太阴历的参与，需要阴阳合历——农历，所以《黄帝内经》说六气始于"正月朔日平旦"，而不是大寒。再者，二十四节气的准确性，会受到地理条件的限制。二十四节气发源于黄河流域，以这一纬度带的温带季风气候特征为基础。但我国幅员辽阔，气候资源多样，在中原以外的大片区域，如新疆、内蒙古的温带大陆性气候、云贵两广和东南沿海的亚热带季风气候、西藏的高原山地气候，肯定是无法套用到二十四节气中的。比如立春，意为春季开始，在每年的 2 月 3～5 日。从气候学角度来说，把冬季后 5 天滑动平均气温值 ≥ 10℃的第一天，作为春季开始。从这个标准来说，黑龙江一般在 5 月初入春，华北平原一般在 4 月，江浙一般在 3 月上旬，福建更早，要是在青藏高原北部，全年无春都有可能，跟立春节气差十万八千里。即使只考虑黄河流域，每年的气候差异也很大。就说北京，在 2002 年，3 月 9 日就入春了；但在 2009 年，4 月 2 日才入春，前后可以差二十多天，入春节气推后了，显然跟立春节气也对不上。但 2002 年的 1 月 20 日是大寒节，2 月 12 日是农历的正月初一，2009 年的 1 月 20 日是大寒节，1 月 26 日是农历的正月初一，正月初一却提前了大约一个节气，肯定气候有大变化，会直接影响农耕生产。

所以要想确立大寒节为六气的开始，必须做到：

第一，必须有充分理由推翻《黄帝内经》以"正月朔日"为六气始点的结论，不能熟视无睹、置之不理而自立其说。

第二，《黄帝内经》明确规定六气必须是一年内的六气，不是跨年头两年内的六气。《黄帝内经》用的是阴阳历相合的农历，年首起于正月初一。若以大寒为六气之始，就垮了年头，不是一年的六气了。

另外，有人称在大寒节会从脉象和经络测量仪上反映出来厥阴之气来临，是的，大寒节地道一阳来复必然会有脉象和经络测量仪反应，故王冰说大寒反映的是"脉气"，但尚处于潜藏积蓄勿用阶段。只有等厥阴阳气上升出于地面时才叫厥阴，《黄帝内经》说冬至后 45 日才阳气微上，故《素问·阴阳离合论》说："天覆地载，万物方生。未出地者，命曰阴处，名曰阴中之阴；则出地者，命曰阴中之阳。"这里说得很清楚，在万物刚刚生长发芽时，尚处于地面下潜藏阶段叫"阴处"，只有生长出地面之后才叫"阴中之阳"的厥阴，故云厥阴肝为阴中之阳。只有阳气上升到地面才能感觉到风，如《素问·阴阳应象大论》说："阳之气，以天地之疾风名之。"大寒前后阳气潜藏在地下，是感觉不到春风的。风属于春天，春风是温暖的，冬风是寒冷的，不可同日而语。大寒前后阳气潜藏，是寒冷的冬风在变化，是要人们躲避的"大刚风""凶风"，不属于厥阴春风，不要把两者混淆了去迷惑人。

关于地道，又称地理。《素问·六微旨大论》说："帝曰：善。愿闻地理之应六节气位何如？岐伯曰：显明之右，君火之位也。君火之右，退行一步，相火治之，复行一步，土气治之。复行一步，金气治之。复行一步，水气治之。复行一步，木气治之。复行一步，君火治之。"王冰注："日出谓之显明。"日出在卯位春分，属于地道二之气的开始。

天地之气合于大寒尚属于地道阳气潜藏阶段，经过积蓄15日到立春时段才能"阳气微上，阴气微下"，到了惊蛰才能大地彻底回暖，蛰虫出洞，草木萌动，万物随潜藏阳气的升发而生长起来。阳气升发才能有风，如《素问·阴阳应象大论》说"阳之气，以天地之疾风名之"，故云初之气为厥阴风木，所以初之气厥阴风木绝对不会开始于大寒，更不会太过提前到小寒，只能是立春。

二、河图洛书推演之数

《素问·五运行大论》说"黄帝坐明堂，始正天纲，临观八极，考建五常"的科学考察实践内容之一载于《灵枢·九宫八风》《灵枢·岁露论》《素问·八正神明论》等篇，《灵枢·九宫八风》说：

太一常以冬至之日，居叶蛰之宫四十六日，明日居天留四十六日，明日居仓门四十六日，明日居阴洛四十五日，明日居天宫四十六日，明日居玄委四十六日，明日居仓果四十六日，明日居新洛四十五日，明日复居叶蛰之宫，曰冬至矣。

太一日游，以冬至之日，居叶蛰之宫，数所在日，从一处至九日，复返于一。常如是无已，终而复始。

太一移日，天必应之以风雨，以其日风雨则吉，岁美民安少病矣。先之则多雨，后之则多旱。

太一在冬至之日有变，占在君；

太一在春分之日有变，占在相；

太一在中宫之日有变，占在吏；

太一在秋分之日有变，占在将；

太一在夏至之日有变，占在百姓。

所谓有变者，太一居五宫之日，病风折树木，扬沙石，各以其所主，占贵贱。因视风所从来而占之。风从其所居之乡来为实风，主生，长养万物；从其冲后来为虚风，伤人者也，主杀，主害者。谨候虚风而避之，故圣人日避虚邪之道，如避矢石然，邪弗能害，此之谓也。

是故太一入徙立于中宫，乃朝八风，以占吉凶也。

风从南方来，名曰大弱风，其伤人也，内舍于心，外在于脉，其气主热。

风从西南方来，名曰谋风，其伤人也，内舍于脾，外在于肌，其气主为弱。

风从西方来，名曰刚风，其伤人也，内舍于肺，外在于皮肤，其气主为燥。

风从西北方来，名曰折风，其伤人也，内舍于小肠，外在于手太阳脉，脉绝则溢，脉闭则结不通，善暴死。

风从北方来，名曰大刚风，其伤人也，内舍于肾，外在于骨与肩背之脊筋，其气主为寒也。

风从东北方来，名曰凶风，其伤人也，内舍于大肠，外在于两胁腋骨下及肢节。

风从东方来，名曰婴儿风，其伤人也，内舍于肝，外在于筋纽，其气主为身湿。

风从东南方来，名曰弱风，其伤人也，内舍于胃，外在肌肉，其气主体重。

此八风皆从其虚之乡来，乃能病人。三虚相搏，则为暴病卒死。两实一虚，病则为淋露寒热。犯其雨湿之地，则为痿。故圣人避风，如避矢石焉。其有三虚而偏中于邪风，则为击仆偏枯矣。

阳左生发，就是"阳生阴长"的过程，就是"阳化气"的过程，以阳化阴而升布。

阴右下降，就是"阳杀阴藏"的过程，就是"阴成形"的过程，以阴敛阳而潜藏。

"阳生阴长，阳杀阴藏"主要是讲一年里的阴阳变化以及万物的生长情况。阳生阴长是讲上半年春夏的变化。阳杀阴藏是讲下半年秋冬的变化。从人体来说，这是在讲生理现象，春天开始阳生阴长，则湿度大而多湿。秋天开始阳杀阴藏，杀，指削弱。阳杀阴藏是相对阳生阴长说的，阳衰则阴下藏，实际是阴降阳藏。阳气减退阴气降，则湿度小而多燥。阳生阴长——湿，阴精上奉其人寿；阳杀阴藏——燥，阳气失所其人夭。这一现象记载于《灵枢·九宫八风》，谓肝主湿，肺主燥，心主热，肾主寒（图9-17）。

重		热		弱
	胃	心	脾	
湿	肝		肺	燥
	大肠	肾	小肠	
		寒		

图 9-17　阳生阴长、阳杀阴藏示意图

阳生阴长，阳舒阴布，其清阳上升为天，在天为气（所谓"天有精"，精者气也），就是阳化气的过程。阳杀阴藏，阳降阴凝，其浊阴下降为地，在地成形（所谓"地有形"），就是阴成形的过程。故《素问·天元纪大论》说："在天为气，在地成形，形气相感，而化生万物矣。"这一过程就是《素问·五常政大论》所说"阴精所奉其人寿，阳精所降其人夭"的道理，于此可知，心既是阳气最盛的脏，也是阴血最旺的脏；肾既是阴气最盛的脏，也是阳气潜藏的脏，所谓"水火者，阴阳之征兆也"。

《灵枢·岁露论》说：

此八正之候也……候此者，常以冬至之日，太一立于叶蛰之宫，其至也，天必应之以风雨者矣。风雨从南方来者，为虚风，贼伤人者也。其以夜半至也，万民皆卧而弗犯也，故其岁民少病。其以昼至者，万民懈惰而皆中于虚风，故万民多病。虚邪入客于骨而不发于外，至其立春，阳气大发，腠理开，因立春之日，风从西方来，万民又皆中于虚风，此两邪相抟，经气结代者矣。故诸逢其风而遇其雨者，命曰遇岁露焉。因岁之和，而少贼风者，民少病而少死；岁多贼风邪气，寒温不和，则民多病而死矣……

正月朔日，太一居天留之宫，其日西北风，不雨，人多死矣。

正月朔日，平旦北风行，民病多者，十有三也。

正月朔日，日中北风，夏，民多死。

正月朔日，夕时北风，秋，民多死。终日北风，大病死者十有六。

正月朔日，风从南方来，命曰旱乡；从西方来，命曰白骨，将国有殃，人多死亡。

正月朔日，风从东方来，发屋，扬沙石，国有大灾也。

正月朔日，风从东南方行，春有死亡。

正月朔日，天和温不风，籴贱，民不病；天寒而风，籴贵，民多病。此所谓候岁之风，残伤人者也。

二月丑不风，民多心腹病；

三月戌不温，民多寒热；

四月巳不暑，民多瘅病；

十月申不寒，民多暴死。

诸所谓风者，皆发屋，折树木，扬沙石起毫毛，发腠理者也。

九宫八风理论把自然界的时间、空间与人体的脏腑组织等进行了象数归类，采用了代表日月地运动规律的河图洛书结构规则。现在绘制九宫八风图（图9-18）：

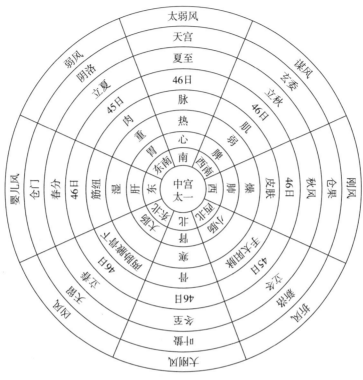

图 9-18　九宫八风图

这一自然现象在古代是普遍的认识，如出土文物郭店楚简《太一生水》
中说：

太一生水。

水反辅太一，是以成天。

天反辅太一，是以成地。

天地复相辅也，是以成神明。

神明复相辅也，是以成阴阳。

阴阳复相辅也，是以成四时。

四时复相辅也，是以成沧（寒）热。

沧热复相辅也，是以成湿燥。

湿燥复相辅也，成岁而止。

故岁者，湿燥之所生也。

湿燥者，沧热之所生也。

沧热者、四时之所生。

四时者，阴阳之所生也。

阴阳者，神明之所生也。

神明者，天地之所生也。

天地者，太一之所生也。

是故太一藏于水，行于时，周而或始，以己为万物母；一缺一盈，以己为万物经。此天之所不能杀，地之所不能厘，阴阳之所不能成。

《礼记·礼运》说："必本于太一，分而为天地，转而为阴阳，变而为四时。"与此是一个意思。这不就是《素问·阴阳应象大论》和《素问·天元纪大论》所说"阴阳者，天地之道也，万物之纲纪，变化之父母，生杀之本始，神明之府也……天地者，万物之上下也；阴阳者，血气之男女也；左右者，阴阳之道路也；水火者，阴阳之征兆也；阴阳者，万物之能始也"及"积阳为天，积阴为地。阴静阳躁，阳生阴长，阳杀阴藏，阳化气，阴成形。寒极生热，热极生寒，寒气生浊，热气生清……故清阳为天，浊阴为地；地气上为云，天气下为雨；雨出地气，云出天气"的内容吗？而且其湿、燥、寒、热四气与《灵枢·九宫八风》完全一致，春湿、夏热、秋燥、冬寒是一年四时的正常气候，按此"四气调神"才能度"天数""尽终其天年，度百岁乃去"。

由上述可知，太一不是北极星，后世把它写作北极星不对。实际上就是在讲水的循环，而水循环的动力是太阳阳气的作用。太一，即太阳。生，生化也。太阳决定着水的生化，就是"太一生水"。冬至，阳气潜藏，太阳视运动到达南回归线而一阳来复，故云"太一藏于水"。然后往北回归线运行，到达北回归线后，则反向往南回归线运行而复位冬至时，故云"行于时，周而或始，以己为万物母"。"行于时"的表现是春湿、夏热、秋燥、冬寒，是一个万物生长化收藏的过程。春天"阳生阴长"则湿，秋天"阳杀阴藏"则燥，《素问·至真要大论》说"阳之动始于温，盛于暑；阴之动始于清，盛于寒……彼春之暖；为夏之暑；彼秋之忿，为冬之怒"，故有夏热和冬寒。

太一，或写作"泰一"。泰卦为天地乾坤交而安泰，《彖传》说："天地交，而万物通也……内阳而外阴，内健而外顺。"所谓"内阳而外阴"，不就是"太一藏于水"吗？关键是"行于时，周而或始"能生化万物。寒热讲一个温度在于火，湿燥讲一个湿度在于湿，即张子和的"火湿"论也，即少阳火太阴湿也，即黄庭太极丹田也。知其要者，一言而终；不知其要者，流散无穷。朱丹溪《格致余论·相火论》说："太极，动而生阳，静而生阴。阳动而变，阴静而合，而生水、火、木、金、土，各一其性。"太极的动阳静阴就是乾坤真火真水，就是少阳太阴。李东垣在《医学发明》"病有逆从，治有反正论"中说："坤元一正之土，虽主生长，阴静阳躁，禀乎少阳元气乃能生育也。"左右木金和上下水火就是五行之木火金水。据此，笔者绘出下图以解释上文之阴阳大论（见图7-2　太极两仪四象图）。其讲的是太阳周年视运动366日规律，即地球绕太阳一年的公转周期。

"阳生阴长，阳杀阴藏，阳化气，阴成形"是讲生理，逆之则出现阳不生阴不长、阴不降阳不藏的病理现象，故云"清气在下，则生飧泄；浊气在上，则生䐜胀"。《素问·四气调神大论》则说：逆春气则少阳不生，肝气内变。春三月……逆之则伤肝，夏为寒变。逆秋气则太阴不收，肺气焦满。秋三月……逆之则伤肺，冬为飧泄。

《灵枢·九宫八风》其病理当是肝燥、肺湿、心寒、肾热（图9-19）。

		寒		
	胃	心	脾	
燥	肝		肺	湿
	大肠	肾	小肠	
		热		

图9-19　阴阳反作示意图

《灵枢·九宫八风》和《灵枢·岁露论》所言八方之风是四时正气——五运六气主气之风，而从对面来虚邪贼风则是非时之气——五运六气客气之风。

太一除了每46日（或45日）居八宫之一处外，还要每天日游一宫，如《灵枢·九宫八风》进一步说："太一日游，以冬至之日居叶蛰之宫，数所在之日，从一处至九日，复返于一。常如是无已，终而复始。"其日游行路线是洛书九宫数，即太一第一日在叶蛰宫一宫，第二日就游到玄委宫二宫，第三日就游到仓门宫三宫，第四日游到阴洛宫四宫，第五日到中宫，第六日至新洛宫六宫，第七日到仓果宫七宫，第八日到天留宫八宫，第九日到上天九宫，然后，第十日又回到叶蛰宫一宫，往复循环，见图9-20。

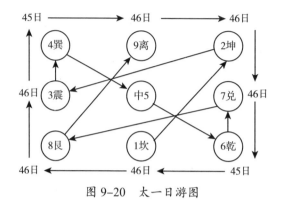

图 9-20 太一日游图

采用这一理论的目的是为了预测自然灾害及对人体的伤害，其中重视冬至、立春、正月朔日三个时间点。冬至是太阳运行到南回归线的时间点，立春是太阳历一年的开始点，正月朔日是农历一年的开始点，是五运六气理论的三个关键点。

《素问·生气通天论》说："夫自古通天者，生之本，本于阴阳。天地之间，六合之内，其气九州、九窍、五脏十二节，皆通乎天气。其生五，其气三，数犯此者，则邪气伤人，此寿命之本也。"那么天人之间的信息是如何交通的呢？是通过数据交通的，与现代数据信息化没有差别，其数据信息来源于河图洛书。

九宫八风有八节气，每节气有三气，三八二十四节气，一节气有三候，共有七十二候，乃奇门遁甲之七十二局，所以九宫八风与奇门遁甲是相通的。还通过河图洛书和五运六气相通，如《素问·九常政大论》和《素问·金匮真言论》说：

东方青色，入通于肝……其数八。

南方赤色，入通于心……其数七。

中央黄色，入通于脾……其数五。

西方白色，入通于肺……其数九。

北方黑色，入通于肾……其数六。

敷和之纪，木德周行……其数八。

升明之纪，正阳而治……其数七。

备化之纪，气协天休……其数五。

审平之纪，收而不争……其数九。

静顺之纪，藏而勿害……其数六。

由九数在西方，七数在南方，可知这里用的是河图外圈的成数。

而《黄帝内经》阐述运气之变化则用洛书。如《素问·六元正纪大论》说：

甲子甲午岁：热化二，雨化五，燥化四。

乙丑乙未岁：灾七宫，湿化五，清化四，寒化六。

丙寅丙申岁：火化二，寒化六，风化三。

丁卯丁酉岁：灾三宫，燥化九，风化三，热化七。

戊辰戊戌岁：寒化六，热化七，湿化五。

己巳己亥岁：灾五宫，风化三，湿化五，火化七。

庚午庚子岁：热化七，清化九，燥化九。

辛未辛丑岁：灾一宫，雨化五，寒化一。

壬申壬寅岁：火化二，风化八。

癸酉癸卯岁：灾九宫，燥化九，热化二。

甲戌甲辰岁：寒化六，湿化五。

乙亥乙巳岁：灾七宫，风化八，清化四，火化二。

丙子丙午岁：热化二，寒化六，清化四。

丁丑丁未岁：灾三宫，雨化五，风化三，寒化一。

戊寅戊申岁：火化七，风化三。

己卯己酉岁：灾五宫，清化九，雨化五，热化七。

庚辰庚戌岁：寒化一，清化九，雨化五。

辛巳辛亥岁：灾一宫，风化三，寒化一，火化七。

壬午壬子岁：热化二，风化八，清化四。

癸未癸丑岁：灾九宫，雨化五，火化二，寒化一。

甲申甲寅岁：火化二，雨化五，风化八。

乙酉乙卯岁：灾七宫，燥化四，清化四，热化二。

丙戌丙辰岁：寒化六，雨化五。

丁亥丁巳岁：灾三宫，风化三，火化七。

戊子戊午岁：热化七，清化九。

己丑己未岁：灾五宫，雨化五，寒化一。

庚寅庚申岁：火化七，清化九，风化三。

辛卯辛酉岁：灾一宫，清化九，寒化一，热化七。

壬辰壬戌岁：寒化六，风化八，雨化五。

癸巳癸亥岁：灾九宫，风化八，火化二。

《素问·五常政大论》也说；

委和之纪（木运不及年）……眚于三。

伏明之纪（火运不及年）……眚于九。

卑监之纪（土运不及年）……其眚四维。

从革之纪（金运不及年）……眚于七。

涸流之纪（水运不及年）……眚于一。

从以上所述看，天地之至数一、二、三、四、五、六、七、八、九皆依洛书九宫位为说。其中三次陈述一、三、五、七、九等五宫受"灾"。这五宫皆是阳数，阴数二、四、六、八未言受"灾"。

在《黄帝内经》七篇运气大论中，用生成数标记气化规律，主要有如下两种情况：

第一，用生成数标记气化太过不及规律

不及：用生数标记。

太过：用成数标记。

第二，用生成数标记受灾地域

灾一宫，正北方受灾。

灾三宫，正东方受灾。

灾九宫，正南方受灾。

灾七宫，正西方受灾。

灾五宫，正中央受灾。

这里的"七"在西方，"九"在南方，可知用的是洛书。

综上述可知，河图模型源于日月运行规律，主运气的正常气化周期，这种周期属于主运主气周期，反映常规气化规律。洛书模型也来源于日月运行规律，主运气的异常气化周期，这种周期属于客运客气周期，反映特殊气化规律。

徐振林说："前人注释《内经》五运六气理论，没有区别运气的常与变，是致命的弱点……通观《内经》，每论运气之'常'必接论运气之'变'，不了解五运六气变化的规律，实际上丢掉了五运六气理论的重要组成部分。"而各种"常""变"周期规律皆根源于日、月、地、五星等天体的运行周期，表明运气理论有着雄厚的天文学基础，科学性极强。并且各种"常""变"周期规律，几乎全部囊括在甲子六十年周期之内。所以研究运气各种"常""变"周期规律，必须以甲子六十年周期为基础。足见，甲子六十年周期具有揭示"常""变"周期规律的优势，在研究探索运气周期节律及时间医学方面的确具有独特的价值。

总之，河图洛书天地数在《黄帝内经》中有十分重要的意义，掌握河图洛书之数，是研究五运六气气化规律的纲纪，正如《素问·六元正纪大论》所说：

凡此运期之纪，胜复正化，皆有常数，不可不察。

《素问·八正神明论》对此有进一步解释，谓"星辰者，所以制日月之行也。八正者，所以八风之虚邪以时至者也。四时者所以春秋冬夏之气所在，以时调之也。八正之虚邪而避之勿犯也。以身之虚而逢天之虚，两虚相感，其气至骨，入则伤五脏，工候救之，弗能伤也。故曰：天忌不可不知也……先知日之寒温，月之虚盛，以候气之浮沉，而调之于身，观其立有验也。"

《黄帝内经》用生数和成数表示五运的运行变化，这在运气七篇大论中占有突出的地位。在运气学说中，生数和成数是其纲领。正如《素问·六元正纪大论》说："此天地之纲纪，变化之渊源。"又说：

天地之数，终始奈何？岐伯曰：悉乎哉问也！是明道也。数之始，起于上而终于下，岁半之前，天气主之，岁半之后，地气主之，上下交互，气交主之，岁纪毕矣。故曰：位明气月可知乎，所谓气也。帝曰：余司其事，则而行之，不合其数何也？岐伯曰：气用有多少，化治有盛衰，盛衰多少，同其化也。

帝曰：太过不及，其数何如？岐伯曰：太过者其数成，不及者其数生，土常以生也。

"数"指生数和成数，即指五行数。五行"金木水火土，运行之数。"（《素问·六元正纪大论》）五行数是指生数和成数相合而言。木、火、土、金、水五行的偏盛偏衰谓"太过不及"。太过是五行的气盛，用成数表示；不及是五行的气衰，用生数表示。太过不及皆能使人发生疾病，但有轻重。

太过不及，皆曰天符。而变行有多少，病形有微甚，生死有早晏耳。（《素问·六元正纪大论》）

从以上所述看，天地之至数一、二、三、四、五、六、七、八、九皆依洛书九宫位为说。其中三次陈述一、三、五、七、九等五宫受"灾"。这五宫皆是阳数，阴数二、四、六、八未言受"灾"。这是利用洛书作为人体五脏外应五运、五时、八方等的理论模型，阐明人体以及人体与自然界是一个统一整体的思想。

这好比现代用的通信设备，有发射方，有接收方，发射方是天道的日月星辰，接收方是四时四方及人体。

总结以上所述可以知道，《灵枢·九宫八风》用的不是北斗历（我以前从北斗说，错了），而是太阳历。太阳历法是以"立杆测影"的方法确定四时八节的，这在《黄帝内经》中多次讲到，如《素问·六节藏象论》说："天度者，所以制日月之行也……行有分纪，周有道理。日行一度，月行十三度而有奇焉。故大小月三百六十五日而成岁，积气余而盈闰矣。立端于始，表正于中，推余于终，而天度毕矣。"《素问·六微旨大论》说："因天之序，盛衰之时，移光定位，正立而待之，此之谓也。"而北斗历法是夜里观象授时，行一周是360度即一年360日的立法，是依据北斗星的斗柄指向确定四时八节的。《灵枢·九宫八风》一年是366日，是太阳一回归年之天数。太阳运行到南回归线是冬至日，古代就依冬至日为一年之始，并让八能之士来校对冬至日，如《后汉书·仪礼志中》说："故使八能之士八人，或吹黄钟之律间竽；或撞黄钟之钟；或度晷景。"《乐府诗集·郊庙歌辞三·高明乐》说："士备八能，乐合八变。"宋·苏轼《贺年启》说："备八能而合乐，益验人和。"宋·王应麟《小学绀珠·律历·八能》谓："调黄钟，调六律，调五音，调五声，调五行，调律历，调阴阳，调正德所行。"其中最主要的两条依据是：日地相互运动关系，全年中午日影最长的一天。日出东南方位（《周髀算经》说："冬至……日出巽而入坤……冬至昼极短，日出辰而入申，阳照三，不复九。"四宫、阴洛）。永恒不变。冬至日确定以后，其八节确定的方法如《素问·脉要精微论》说："冬至四十五日，阳气微上，阴气微下；夏至四十五日，阴气微上，阳气微下。"这是以太阳运动规律来确定的，冬至45日是立春，立春45日是春分，春分45日是立夏，立夏45日是夏至，夏至45日是立秋，立秋45日是秋分，秋分45日是立冬，立冬45日又是冬至。所以《易纬·乾凿度》说："历以三百六十五日四分度之一为一岁，易以三百六十析当期之日，此律历数也。"故《周易乾凿度》说："岁三百六十日而天气周，八卦用事各四十五日方备岁焉。"这种八节八风理论阐明于《素问·八正神明论》之中，以日月运行为主，是对《素问·六节藏象论》的注解。《黄帝内经》多次讲到黄帝坐明堂面南观日月之事及观八风之事。而28宿是度量日月之运行规律的，如《素问·八正神明论》说："星辰者，所以制日月之行也。"王充《论衡》说："二十八宿为日月舍。"可知28宿是黄道28宿，不是赤道28宿，与北斗星没有关系。所以《灵枢·卫气行》

说：

> 岁有十二月，日有十二辰，子午为经，卯酉为纬。天周二十八宿，而一面七星，四七二十八星。房昴为纬，虚张为经。是故房至毕为阳，昴至心为阴。阳主昼，阴主夜。

这里的子午、卯酉是讲太阳运行规律的，故分昼夜。《周髀算经》说：

> 冬至从坎，阳在子，日出巽而入坤，见日光少，故曰寒。夏至从离，阴在午，日出艮而入乾，见日光多，故曰暑。

太阳运行到南回归线时为子时，一阳来复，故云"阳在子"。太阳运行到北回归线时为午时，一阴来复，故云"阴在午"。《周髀算经》又说：

> 春分之日夜分，以至秋分之日夜分，极下常有日光。秋分之日夜分，以至春分之日夜分，极下常无日光。春秋分者，阴阳之修，昼夜之象。昼者阳，夜者阴。春分以至秋分，昼之象，秋分至春分，夜之象。

春分在卯，秋分在酉，所以"子午为经，卯酉为纬"，子午讲太阳南北回归线运动，卯酉讲昼夜之象。

《灵枢·九宫八风》和《灵枢·岁露论》所言八方之风是四时正气是五运六气主气之风，而从对面来虚邪贼风则是非时之气是五运六气客气之风。

太一除了每45日居八宫之一处外，还要每天日游一宫，如《灵枢·九宫八风》进一步说："太一日游，以冬至之日居叶蛰之宫，数所在之日，从一处至九日，复返于一。常如是无已，终而复始。"其日游行路线是洛书九宫数，即太一第一日在叶蛰宫一宫，第二日就游到玄委宫二宫，第三日就游到仓门宫三宫，第四日游到阴洛宫四宫，第五日到中宫，第六日至新洛宫六宫，第七日到仓果宫七宫，第八日到天留宫八宫，第九日到上天九宫，然后，第十日又回到叶蛰宫一宫，往复循环，所以有每宫46日之说（天门、地户两宫除外）。

《灵枢·九宫八风》篇原文说"太一人徙立于中宫，乃朝八风，以占吉凶也"，从5个方面做出了预测：

第一预测天象：谓："太一移日，天必应之以风雨，以其日风雨则吉，岁美民安少病矣。"以当令的四时正气——主气为八正实风，以非四时主气——客气为八正虚风，然后以主气和客气之间的关系判断天象的有益与不利。如《吕氏春秋·孟春纪》中"孟春行秋令，则民大疫"。

第二预测物候：如原文说"太一居五宫之日，病风折树木，扬沙石……风从其所居之乡来为实风，主生长，养万物"的记载。

第三预测人事：如原文说"太一在冬至之日有变，占在君……太一在夏至之日有变，占在百姓"之说。

第四预测八风：如原文说"此八风皆从其虚之乡来，乃能病人"。按时预测八方虚风，凡是客气加临主气之上都可能引发疫病。

第五预测疾病：如原文说"以其日风雨则吉，岁美民安少病矣"，"风从西南方来，名曰谋风，其伤人民，内舍于脾，处在于肌，其气主为弱"，"三虚相抟，则为暴病卒死……其有三虚而偏中于邪风，则为击仆偏枯矣"。何谓"三虚"？《灵枢·岁露论》说："乘年之衰，逢月之空，失时之和，因为贼风所伤，是谓三虚。"

第四节　标本中气黄庭太极图

五运六气标本中气理论规定，少阳太阴从本，厥阴阳明不从本标而从中气少阳太阴，太阳少阴从本从标，从而组成以少阳太阴为核心的标本中气黄庭太极图（图9-21），主神机出入升降。

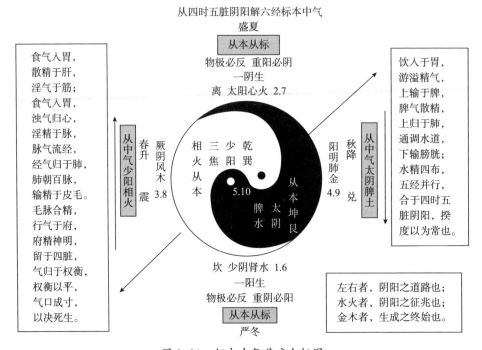

图 9-21　标本中气黄庭太极图

这个图含有多个名字，如黄庭、太极、丹田、中气、腹脑等，但只有黄庭突出了中土的重要性，其中含有两仪、四象，故称黄庭太极图。

黄庭从"本"的少阳相火是人体最基本的温度之源，即人体阳气之本，故云"所谓阳者，胃脘之阳也"。黄庭从"本"的太阴湿土是人体最基本的湿度之源，即人体阴气之本，故云阴气守中。

阳明肺从中气太阴脾为一家，为后天之本，阳明肺为天吸入天之五气，太阴脾为地摄入地之五味，如《素问·六节藏象论》说："天食人以五气，地食人以五味；五气入鼻，藏于心肺，上使五色修明，音声能彰；五味入口，藏于肠胃，味有所藏，以养五气，气和而生，津液相成，神乃自生。"所以这里又是生神的地方，神机在这里，是五脏六腑之海、经脉之海，如《灵枢·五味》说："胃者，五脏六腑之海也。水谷皆入于胃，五脏六腑皆禀气于胃。"《素问·痿论》说："阳明者，五脏六腑之海。"《灵枢·动输》说："胃为五脏六腑之海，其清气上注于肺。"《素问·举痛论》说："冲脉起于关元。"关元为小肠募穴，小肠属胃，所以《灵枢·逆顺肥瘦》说："夫冲脉者，五脏六腑之海也，五脏六腑皆禀焉。"《灵枢·海论》称冲脉为血海。说明冲脉起于胃。

神生于黄庭，其变化莫测。《素问·天元纪大论》说："物生谓之化，物极谓之变。"从中的厥阴和阳明主阴阳之生化，从标从本的太阳和少阴主阴阳之极变转化。

胃腑黄庭太极有三大根本功能，《灵枢经》说三焦相火在胃，分出上焦、下焦两仪，上焦如雾，下焦如渎；其次说中焦如沤生化出营卫气血通过心肺输布全身，第三为五脏六腑之海、十二经脉之海，突出了黄庭太极的核心地位。

《黄帝内经》论述营卫出于脾胃水谷，故云"灵枢经"。灵者，神也。《道德经》说："神得一以灵。"《黄庭内景经·脾长章》"灵源"之灵，指人体生灵——生命之泉源。《黄庭内景经·上睹章》说："神生腹中衔玉当，灵注幽阙那得丧。"《黄庭内景经·上有章》说："上有魂灵下关元，左为少阳右太阴。后有密户前生门。出日入月呼吸存。四气所合列宿分，紫烟上下三素云。灌溉五华植灵根，七液洞流冲庐间。回紫抱黄入丹田，幽室内明照阳明。"《黄庭内景经·灵台章》说："灵台郁蔼望黄野，三寸异室有上下。间关营卫高玄受，洞房紫极灵门户。是昔太上告我者，左神公子发神语。右有白元并立处，明堂金匮玉房间。上清真人当吾前，黄裳子丹气频烦。借问何在两眉端，内侠日月列宿陈，七曜九玄冠生门。"所谓"灵注幽阙"，幽阙指神阙，即黄庭，"灵"指"灵源"，灵

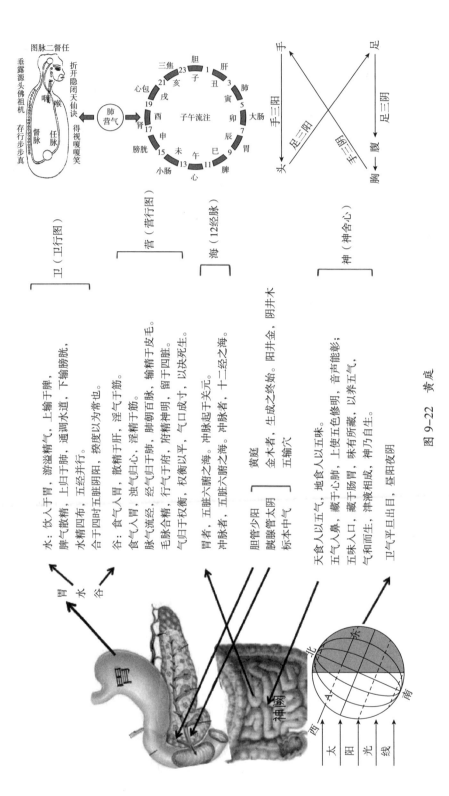

图9-22 黄庭

卫（卫行图）

水：饮入于胃，游溢精气，上输于脾，
脾气散精，上归于肺，通调水道，下输膀胱，
水精四布，五经并行。
合于四时五脏阴阳，揆度以为常也。

营（营行图）

合：食气入胃，散精于肝，淫精于筋。
食气入胃，浊气归心，淫精于脉。
脉气流经，经气归于肺，肺朝百脉，输精于皮毛。
毛脉合精，行气于府，府精神明，留于四脏。
气归于权衡，权衡以平，气口成寸，以决死生。

海（12经脉）

胃者，五脏六腑之海也。冲脉起于关元。
冲脉者，五脏六腑之海，冲脉者，十二经之海。

黄庭

金木者，生成之终始。阳井金，阴井木
五输穴

胆管少阳
胰腺管太阴
标本中气

神（神舍心）

天食人以五气，地食人以五味。
五气入鼻，藏于心肺，上使五色修明，音声能彰；
五味入口，藏于肠胃，味有所藏，以养五气，
气和而生，津液相成，神乃自生。
卫气平旦日出目，昼阳夜阴。

肺营气

子午流注

图脉二督任

垂露源头佛祖机　存行步步真

折开隐闭天仙诀　得视嗯嗯笑

胆
三焦 23　1 肝
　　　 子
心包 21 亥　丑 3 肺
　　戌　　寅
　19　　　 5
肾 酉　　　 卯 大肠
　17 申　　 卯 7 手
膀胱 15 未　辰
　　　 午
小肠 13 11 胃
　　 心 9 脾
　　　 巳

手
手三阳　足三阳
足三阴　手三阴
头　胸　腹　足

胃水合

神阙

太阳光线

源注入神阙也。枢者，机也。《系辞传》谓"枢机之发"，《黄帝内经》称作"神机"。枢又可理解为本、中。《淮南子·原道训》说"经营四隅，还返于枢"，《黄帝内经》称作"根于中"。左春厥阴肝胆从中气少阳三焦之阳气上升生夏心，故云"左神公子发神语"。右秋阳明肺从中气太阴之阴气下降生冬肾，故云"右有白元并立处"。二者主"物生谓之化"。《黄庭内景经·肝部章》说"肝部之中翠重里，下有青童神公子……外应眼目日月清"，《黄庭内景经·肺部章》说"肺部之宫似华盖……急存白元和六气"。左青童公子为青龙，右白元为白虎，故《黄庭内景经·脾长章》说"黄衣紫带龙虎章"，龙指左青龙，虎指右白虎。明堂指黄庭，如《黄庭内景经·脾长章》说"脾长一尺掩太仓，中部老君治明堂"。七曜指日月五星，九玄指北斗九星。《素问·天元纪大论》说"九星悬朗，七曜周旋"。北斗九星，一说现有北斗七星加招摇、大角，一说为现有北斗七星加招摇、玄戈占多数。竺可桢说，距今 3600～6000 年前，在黄河流域终年可以看到北斗九星出现在地平线之上。黄庭脾胃水谷生营卫入心肺布周身，故云"间关营卫高玄受，洞房紫极灵门户"。少阳阳气平旦出于目，昼阳夜阴，故云"借问何在两眉端，内侠日月列宿陈，七曜九元冠生门"。因为平旦阳气出于目，为生门，故《灵枢·根结》说："命门者，目也。"

厥阴肝从中气少阳于黄庭，阳明肺从中气太阴于黄庭，从这个角度来看则肝肺同源于黄庭，属于内胚层。而心肾则同源于中胚层。

表 9-4　三胚层的分化

外胚层	中胚层	内胚层
表皮及其附属结构、乳腺、口腔、鼻腔及肛门的上皮、角膜上皮、晶状体、视网膜、内耳、神经、垂体、肾上腺髓质	结缔组织、肌组织、胸膜、腹膜、心血管、淋巴管、淋巴器官、肾、输尿管、睾丸、附睾、输精管、精囊、卵巢、输卵管、子宫、阴道穹、肾上腺皮质	咽到直肠、胆囊、肝、胆道、胰、喉、气管、肺、甲状腺、胸腺、中耳鼓室、咽鼓室、膀胱和后尿道、阴道和阴道前庭

因为气通天，以天为纪，有灵台之义，灵台指古时帝王观察天文星象、妖祥灾异的建筑。《文选·张衡〈东京赋〉》说："左制辟雍，右立灵台。"薛综注："司历纪候节气者曰灵台。"唐杨炯《浑天赋》序："朝夕灵台之下，备见铜浑之

象。"《黄庭外景经·上部经》说："灵台通天临中野。"枢者，枢纽、中心、枢机、要道。灵枢，乃言以天道明医道之枢机在黄庭，运行人体周身的营卫气血也源于此。

比如一部汽车，其关键部分是油路系统和电路系统，钥匙是发动车的生门。而人的关键部分是血液循环系统和经络系统，或谓营卫两系统，其钥匙是平旦阳气出于目，日出而劳作，日入而休息。

张子和抓住了五运六气标本中气理论的要害，认为从本的"少阳太阴火湿"才是最根本的东西。张子和《儒门事亲》"标本中气歌"云：

少阳从本为相火，太阴从本湿土坐；

厥阴从中火是家，阳明从中湿是我；

太阳少阴标本从，阴阳二气相包裹；

风从火断汗之宜，燥与湿兼下之可。

万病能将火湿分，彻开轩岐无缝锁。

厥阴从中气少阳主阳气之升，阳气旺于太阳而出现阴阳转化，故太阳从本从标。阳明从中气太阴主阴气之降，阴气旺于少阴而出现阴阳转化，故少阴从本从标。从而形成了阴阳升降出入运动规律，《素问·五常政大论》称此为根于中的"神机"。这个"中"在脐腹部位。少阳之上，相火主之；太阴之上，湿气主之。故张子和说"万病能将火湿分，彻开轩岐无缝锁"。《素问·至真要大论》概括地说："气有从本者，有从标本者，有不从标本者也。帝曰：愿卒闻之。岐伯曰：少阳太阴从本，少阴太阳从本从标，阳明厥阴不从标本，从乎中也。故从本者化生于本，从标本者有标本之化，从中者以中气为化也……是故百病之起有生于本者，有生于标者，有生于中气者，有取本而得者，有取标而得者，有取中气而得者，有取标本而得者，有逆取而得者，有从取而得者。逆，正顺也，若顺，逆也。故曰：知标与本，用之不殆，明知逆顺，正行无问，此之谓也。不知是者，不足以言诊，足以乱经……夫标本之道，要而博，小而大，可以言一而知百病之害，言标与本，易而勿损，察本与标，气可令调，明知胜复，为万民式，天之道毕矣。"百病起于"标本"，故抓住了"标本"就可以知道"百病之害"了，并且要从标本治之，可从黄庭太极图知之。

用五运六气治疗内伤杂病肇始于张仲景《伤寒论》，依据少阳太阴火湿理论，选用了小建中汤（大阳旦汤使脾升清阳）和小柴胡汤（大阴旦汤使胃腑通降）而建中之神机。李东垣参悟了此中奥妙，在《脾胃论》中十分感叹地说："甲己化土，此仲景妙法也。"所以《脾胃论》上卷的重点讲"脏气法时"及五脏之间的五行生克关系。而"脏气法时"的关键是"时"，"时"的关键是升降浮沉，即所谓"气运衰旺"，故《脾胃论》中卷的重点讲"气运衰旺"，从而开创了用五运六气诊治内伤杂病的道路。

这个主升降出入的"神机"之处，道家称作黄庭、丹田，儒家称作太极，医家称作中气，现代称为腹脑，名虽不同，其义一矣。

这个黄庭太极之腹脑，就是生神的后天命门，由从本"火湿"的少阳太阴组成。少阳为三焦相火，故张元素在《脏腑标本虚实寒热用药式》中说："命门为相火之原……主三焦元气。"而"三焦为相火之用，分布命门元气，主升降出入，游于天地之间，总领五脏六腑、营卫、经络、上下左右之气，号中清之府。上主纳，中主化，下主出。"（李时珍《本草纲目》）

五运六气的临床应用不仅将外感病伤寒与温病统一起来了，更重要的是将外感和内伤统一起来了，而且是调理体质治未病、保障人体健康的最好理论。

第一，首先来说外感病问题，全面阐述外感六淫病是五运六气的核心内容，《素问·六元正纪大论》用六经六气司政作了全面概述，司天在泉主客加临的法轮常转不休，演绎着自然界天地之气导致的气候常、变规律，及其对人体体质的影响和发病规律。《素问·五常政大论》称此为根于外的"气立"。

第二，是五运六气对内伤杂病的临床指导作用。

五运六气对内伤杂病的临床指导作用，源于标本中气理论，标本中气的神机出入升降运动，保障营卫气血神的旺盛。

第三，用五运六气调理体质治未病保健康。

《素问·宝命全形论》说："天覆地载，万物悉备，莫贵于人。人以天地之气生，四时之法成……夫人生于地，悬命于天；天地合气，命之曰人。人能应四时者，天地为之父母。"所以人合应于天地之气，在人出生时必定要打上五运六气的烙印。于是在临床中，用五运定脏腑强弱之位，六气定寒热之性，从而调理个人体质以顺应四时，使"形与神俱"，守形神达到治未病的目的，因为"形与神俱"是《黄帝内经》提出人体健康的唯一标准。

由此可知，五运六气钤外感内伤百病，中医当以五运六气理论为核心，一个中医不懂五运六气，不知人命悬于天地，必定临床动手便错，何以救苍生之命！

五运六气不但钤百病，而且将中医临床标准化，如《素问·至真要大论》说："司天之气，风淫所胜，平以辛凉，佐以苦甘，以甘缓之，以酸泻之。热淫所胜，平以咸寒，佐以苦甘，以酸收之。"用气、味将中医临床规范标准化，药食同，这些临床治疗用药规则都是《黄帝内经》对中医临床技术的规格化，是不能随意更改的，每一个中医师都必须严格遵守，这如同西医见了炎症，必须用抗生素一样。至于具体药物，医师可以根据病情及地区选择。

二、标本中气的生理解剖基础

标本中气是建立在生理解剖基础上的，现从生理解剖说明于下。

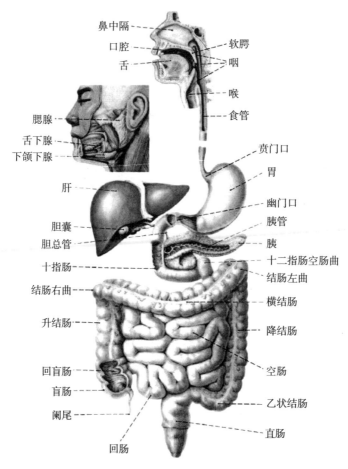

图 9-23　消化道示意图

水谷饮食首先进入胃，然后下行的第一道关是十二指肠。

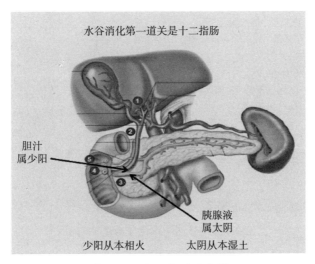

图 9-24　十二指肠示意图

少阳胆和太阴胰、脾从本（胰腺是兼有外分泌和内分泌功能的腺体。胰腺的内分泌功能主要与糖代谢的调节有关，胰腺的外分泌为胰液。中医胰属于脾。《灵枢·本输》说："三焦者，足少阳太阴之所将，太阳之别也，上踝五寸，别入贯腨肠，出于委阳，并太阳之正，入络膀胱，约下焦，实则闭癃，虚则遗溺，遗溺则补之，闭癃则泻之。"三焦是足少阳、太阴的统帅，并通太阳），分泌胆汁和胰液进入十二指肠下小肠消化水谷，而生成营卫血气，即生神气，这就是黄庭太极。肝胆相连，故有厥阴肝从中气少阳之说。脾胃相连，故有阳明胃从中气太阴之说。而胃肠主于肺天，故有阳明上属肺而从中气太阴脾之说。上有太阳心，下有少阴肾，二者皆从本从标。

在小肠生化成营卫气血之后要输布到全身，分食、饮两条道路往外输布。《素问·经脉别论》说："食气入胃，散精于肝，淫气于筋。食气入胃，浊气归心，淫精于脉。脉气流经，经气归于肺，肺朝百脉，输精于皮毛。毛脉合精，行气于腑。腑精神明，留于四脏，气归于权衡。权衡以平，气口成寸，以决死生。饮入于胃，游溢精气，上输于脾。脾气散精，上归于肺，通调水道，下输膀胱。水精四布，五经并行，合于四时五脏阴阳，揆度以为常也。"一条是"厥阴从中气少阳"的胃肠→肝胆→心，另一条是"阳明从中气太阴"的胃肠→脾→肺。

水谷消化第二道关是小肠大肠，然后生成"谷神"（《道德经》）。之后分二道输布于身体各部。

《素问·经脉别论》说："食气入胃，散精于肝，淫气于筋。食气入胃，浊气归心，淫精于脉。脉气流经，经气归于肺，肺朝百脉，输精于皮毛。毛脉合精，行气于府。府精神明，留于四脏，气归于权衡。权衡以平，气口成寸，以决死生。"

营血→肝→心

《素问·经脉别论》说："饮入于胃，游溢精气，上输于脾。脾气散精，上归于肺，通调水道，下输膀胱。水精四布，五经并行，合于四时五脏阴阳，揆度以为常也。"

卫、气→脾→肺→膀胱
阳明从中气太阴

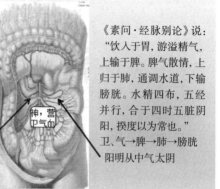

神，营卫气血

厥阴从中气少阴

图 9-25 营卫气血输布两道示意图

然后是从厥阴上输于太阳心，从阳明下输于少阴肾，太阳、少阴是阴阳盛极而转化，故从本从标。

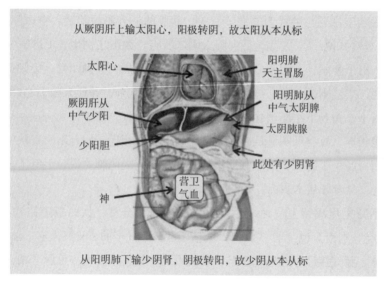

从厥阴肝上输太阳心，阳极转阴，故太阳从本从标

太阳心

阳明肺天主胃肠

厥阴肝从中气少阳

阳明肺从中气太阴脾

太阴胰腺

少阳胆

此处有少阴肾

神

营卫气血

从阳明肺下输少阴肾，阴极转阳，故少阴从本从标

图 9-26 太阳少阴转化示意图

从图 9-26 可以看出，心和肺位居膈上上焦，脾、胃、肝、肾在中焦，大肠、小肠、膀胱、子宫、三焦在下焦（从生理解剖来说，肝、肾不在下焦）。胰、脾一家居于中，其上有膈，下有肠，胃在胰、脾前方，脊在胰后方，胃大弯在左，但肺、胃一家主通降，两肾在后下方。若从生理解剖部位上说，右肝左肺，且功能是右肝升左肺降；从应时说，肝应春为阳从左升，肺应秋为阴从右降。再者，

五脏居脐腹之上，所以五脏募穴都在脐上；大肠、小肠、膀胱、三焦（土类，三焦属胃肠）居脐腹之下，所以其募穴都在脐以下。故《黄帝内经》以脐分上下天地阴阳，并以手太阴肺和手阳明大肠主上部天，足太阴脾和足阳明胃主下部地（土类）。故《素问·阴阳应象大论》依此而说："天之邪气感则害人五脏，水谷之寒热感则害于六腑。"肺与大肠相表里，心与小肠相表里，心包络与三焦相表里，肾与膀胱相表里，故《伤寒论》第97条说："血弱气尽，腠理开，邪气因入，与正气相搏，结于胁下。正邪分争，往来寒热，休作有时，嘿嘿不欲饮食，脏腑相连，其痛必下，邪高痛下，故使呕也，小柴胡汤主之。服柴胡汤已，渴者属阳明，以法治之。"其"脏腑相连"，"天之邪气感则害人五脏"而云"邪高"，腑在脐下，所以"脏腑相连，其痛必下"，故多有"少腹"证。

然后用标本中气理论绘成图9-27。

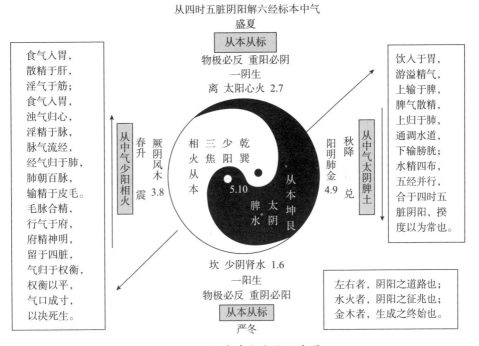

图9-27 标本中气定位示意图

第五节 天文历法的精确制导医学

中医的一大优越性是在《黄帝内经》里提出了天文历法的精确制导医学，即时间医学、时空医学理论。

一、营卫精准制导医学

《灵枢·五十营》说：

黄帝曰：余愿闻五十营奈何？岐伯答曰：天周二十八宿，宿三十六分，人气行一周，千八分。日行二十八宿，人经脉上下、左右、前后二十八脉，周身十六丈二尺，以应二十八宿，漏水下百刻，以分昼夜。故人一呼，脉再动，气行三寸，一吸，脉亦再动，气行三寸，呼吸定息，气行六寸。十息，气行六尺，日行二分（应作二分零一毫六丝）。二百七十息，气行十六丈二尺，气行交通于中，一周于身，下水二刻，日行二十分（应作二十分零一厘六毫）。五百四十息，气行再周于身，下水四刻，日行四十分（应作四十分三厘二毫）。二千七百息，气行十周于身，下水二十刻，日行五宿二十分（应作五宿二十一分六厘）。一万三千五百息，气行五十营于身。水下百刻，日行二十八宿，漏水皆尽，脉终矣。所谓交通者，并行一数也。故五十营备，得尽天地之寿矣，气凡行八百一十丈也。

日行二十八宿一周，人气也环行二十八脉一周，二十八脉共长十六丈二尺，与周天二十八宿相应。如表9-5所示：

表9-5　人气、呼吸与二十八宿相应表

人气	呼吸	二十八脉长度	水注时间	日行二十八宿距离	现代时刻	日行度数
行一周	270息	十六丈二尺	二刻	20.16分（1008÷50）（0.56宿）	28分48秒	12.857度
行二周	540息		四刻	40.32分	57分36秒	
行十周	2700息		二十刻	180分	4小时48分	
行五十周	13500息	八百一十丈	百刻	1008分（二十八宿，一宿36分）	24小时	360度

这就是说，人气在人体一日运行五十周，其推动力是肺的呼吸，循行路线

是二十八脉，长度是八百一十丈，所用时间是水漏百刻，即现代时间一日 24 小时——地球自转一周的时间，日行二十八宿。所以测定人气昼夜运行五十周的方法就有呼吸定息、水漏百刻和二十八宿三种情况：

第一种方法是用呼吸定息，测度营卫偕行"五十营"，营行脉中，卫行脉外，按照营气的运行路线昼行于阳二十五度，夜行于阴二十五度，一昼夜周行人身五十周而会合于手太阴肺经。如《灵枢·营卫生会》说：

其清者为营，浊者为卫，营在脉中，卫在脉外，营周不休，五十度而复大会……（卫）常与营俱行于阳二十五度，行于阴亦二十五度一周也，故五十而复大会于手太阴矣。

其循行路线见《灵枢·营气》，谓：

营气之道，内谷为宝。谷入于胃，乃传之肺，流溢于中，布散于外，精专者行于经隧，常营无已，终而复始，是谓天地之纪。故气从太阴出，注手阳明，上行至面，注足阳明，下行至跗上，注大指间与太阴合，上行抵脾。从脾注心中，循手少阴出腋下臂，注小指，合手太阳，上行乘腋，出𩩲内，注目内眦，上巅下项，合足太阳，循脊下尻，下行注小指之端，循足心注足少阴，上行注肾。从肾注心，外散于胸中，循心主脉出腋下臂，出两筋之间，入掌中，出中指之端，还注小指次指之端，合手少阳，上行注膻中，散于三焦。从三焦注胆，出胁，注足少阳，下行至跗上，复从跗注大指间，合足厥阴，上行至肝。从肝上注肺，上循喉咙，入颃颡之窍，究于畜门。其支别者，上额循巅下项中，循脊入骶，是督脉也，络阴器，上过毛中，入脐中，上循腹里，入缺盆，下注肺中，复出太阴。此营气之所行也，逆顺之常也。

其循行路线如下：

这种方法是定于每日"寅时"从手太阴肺经开始，形成了后世的子午流注针灸理论。

第二种方法是用日行二十八宿，测度卫气散行"五十营"，于每日的"平旦"（一年四季每日的平旦时间不固定）卫气出目而昼行手足三阳经，入夜从足心经过足少阴经入于阴（五脏），再按肾→心→肺→肝→脾五行相克顺序运行，然后复合于足少阴经，再从阴跻脉回归于目。如此夜行阴二十五周，昼行于阳二十五周。如《灵枢·卫气行》说：

天周二十八宿，而一面七星，四七二十八星。房昴为纬，虚张为经。是故房至毕为阳，昴至心为阴。阳主昼，阴主夜。故卫气之行，一日一夜五十周于身，昼日行于阳二十五周，夜行于阴二十五周，周于五脏。

是故平旦阴尽，阳气出于目，目张则气上行于头，循项下足太阳，循背下至小指之端。其散者，别于目锐眦，下手太阳，下至手小指之间外侧。其散者，别于目锐眦，下足少阳，注小指次指之间。以上循手少阳之分侧，下至小指次指之间。别者以上至耳前，合于颌脉，注足阳明，以下行至跗上，入五指之间。其散者，从耳下下手阳明，入大指之间，入掌中。其至于足也，入足心，出内踝下，行阴分，复合于目，故为一周。

是故日行一舍，人气行一周与十分身之八；日行二舍，人气行于身三周与十分身之六；日行三舍，人气行于身五周与十分身之四；日行四舍，人气行于身七周与十分身之二；日行五舍，人气行于身九周；日行六舍，人气行于身十周与十分身之八；日行七舍，人气行于身十二周在身与十分身之六；日行十四舍，人气二十五周于身有奇分与十分身之二，阳尽于阴，阴受气矣。其始入于阴，常从足少阴注于肾，肾注于心，心注于肺，肺注于肝，肝注于脾，脾复注于肾为周。是故夜行一舍，人气行于阴脏一周与十分脏之八，亦如阳行之二十五周，而复合于目。

卫气之气平旦出于目，布散三阳经，如同太阳平旦东升，阳光布散大地。周天二十八宿为日月舍，指日月每天转过二十八宿一周天，白昼行房至毕十四宿，黑夜行昴至心十四宿。而每天卫气行身五十周，所以日月每转过一个星宿，则卫气行身约 $50 \div 28 = 1.7857$ 周，古人用四舍五入法约定为 1.8 周。日行二宿，则再加 1.8 周，就成 3.6 周，余类推。如此昼夜各行十四宿，卫气行身各约 $1.8 \times 14 = 25.2$ 周，因使用四舍五入法，故有 0.2 周的误差。这是以脏腑分阴阳，上应日行二十八宿所分之昼夜。《灵枢·邪客》说："卫气者，出其悍气之慓疾，而先行于四末分肉皮肤之间，而不休者也。昼日行于阳，夜行于阴，常从足少阴之分间，行五脏六腑。"见图9-28：

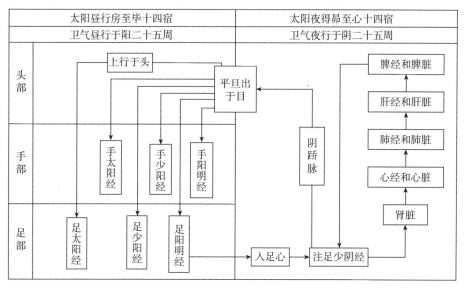

图 9-28　用二十八宿测度卫气运行图

第三种方法是用水漏百刻测度卫气"阳三阴一"五十营，《灵枢·卫气行》说：

是故一日一夜，水下百刻，二十五刻者，半日之度也……

水下一刻，人气在太阳；水下二刻，人气在少阳；水下三刻，人气在阳明；水下四刻，人气在阴分。

水下五刻，人气在太阳；水下六刻，人气在少阳；水下七刻，人气在阳明；水下八刻，人气在阴分。

水下九刻，人气在太阳；水下十刻，人气在少阳；水下十一刻，人气在阳明；水下十二刻，人气在阴分。

水下十三刻，人气在太阳；水下十四刻，人气在少阳；水下十五刻，人气在阳明；水下十六刻，人气在阴分。

水下十七刻，人气在太阳；水下十八刻，人气在少阳；水下十九刻，人气在阳明；水下二十刻，人气在阴分。

水下二十一刻，人气在太阳；水下二十二刻，人气在少阳；水下二十三刻，人气在阳明；水下二十四刻，人气在阴分。

水下二十五刻，人气在太阳，此半日之度也。

从房至毕一十四舍，水下五十刻，日行半度；从昴至心，亦十四舍，水下五十刻，终日之度也。日行一舍，水下三刻与七分刻之四。大要常以日之加于宿上也，人气在太阳，是故日行一舍，人气行三阳行与阴分，常如是无已，天与地同纪……终而复始，一日一夜水下百刻而尽矣。

人气行"三阳一阴"的情况见表9-6：

表9-6 人气行"三阳一阴"

人气		在太阳	在少阳	在阳明	在阴分
水下刻数	昼	1	2	3	4
		5	6	7	8
		9	10	11	12
		13	14	15	16
		17	18	19	20
		21	22	23	24
		25			
			26	27	28
		29	30	31	32
		33	34	35	36
		37	38	39	40
		41	42	43	44
		45	46	47	48
		49	50		
水下刻数	夜			51	52
		53	54	55	56
		57	58	59	60
		61	62	63	64
		65	66	67	68
		69	70	71	72
		73	74	75	
					76
		77	78	79	80

人气		在太阳	在少阳	在阳明	在阴分
水下刻数	夜	81	82	83	84
		85	86	87	88
		89	90	91	92
		93	94	95	96
		97	98	99	100
		1 刻	26 刻	51 刻	76 刻

这与《素问·六微旨大论》所述岁气会同的太阳第一年开始于水下一刻，第二年开始于水下二十六刻，第三年开始于水下五十一刻，第四年开始于水下七十六刻是相一致的，都是把一天四分之。而《灵枢·卫气行》又把四分之一再分成二十五份，见表9-7：

表 9-7　用水漏百刻测度人气运行

水注刻数	阳三阴一周数	人气周数	呼吸	二十八宿	昼夜
4 刻	1 周	2 周	540 息	1.12 宿	昼
8 刻	2 周	4 周	1080 息	2.24 宿	
12 刻	3 周	6 周	1620 息	3.36 宿	
16 刻	4 周	8 周	2160 息	4.48 宿	
20 刻	5 周	10 周	2700 息	5.60 宿	
24 刻	6 周	12 周	3240 息	6.72 宿	
50 刻	12.5 周	25 周	6750 息	14 宿	
100 刻	25 周	50 周	13500 息	28 宿	夜

水漏四刻人气运行2周，经过三阳和阴分一周，可知人气在三阳运行了1.5周，在阴分只运行了0.5周。就是说，在白昼水漏50刻时间里，人气在三阳经运行了18.75周，用时37.5刻，在阴分运行了6.25周，用时12.5刻。水漏百刻，人气行五十周，经过三阳和阴分周25，见图9-29。

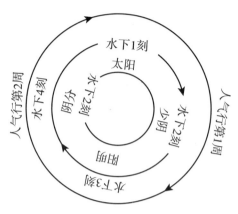

图 9-29　水漏四刻阳三阴一循行图

这种阳三阴一的循行，与《伤寒论》六经病欲解时相似，十二时辰一周中有少阳、太阳、阳明三阳和太阴一阴。

这是以内外分阴阳，上应日行二十八宿所分之昼夜。以上是日行与二十八宿有关的天文精准医学。《灵枢·邪客》说："五谷入于胃也，其糟粕、津液、宗气，分为三隧。故宗气积于胸中，出于喉咙，以贯心脉，而行呼吸焉。营气者，泌其津液，注之于脉，化以为血，以荣四末，内注五脏六腑，以应刻数焉。"《黄帝内经》还论述了月刺，如《灵枢·阴阳系日月》说：

寅者，正月之生阳也，主左足之少阳；

未者，六月，主右足之少阳。

卯者，二月，主左足之太阳；

午者，五月，主右足之太阳。

辰者，三月，主左足之阳明；

巳者，四月，主右足之阳明。此两阳合于前，故曰阳明。

申者，七月之生阴也，主右足之少阴；

丑者，十二月，主左足之少阴；

酉者，八月，主右足之太阴；

子者，十一月，主左足之太阴；

戌者，九月，主右足之厥阴；

亥者，十月，主左足之厥阴，此两阴交尽，故曰厥阴……

正月二月三月，人气在左，无刺左足之阳；

四月五月六月，人气在右，无刺右足之阳；

七月八月九月，人气在右，无刺右足之阴；

十月十一月十二月，人气在左，无刺左足之阴。

正月二月三月为春在左足三阳经，十月十一月十二月为冬在左足三阴经，即冬春在左下肢。四月五月六月为夏在右足三阳经，七月八月九月为秋在右足三阴经，即夏秋在右下肢。此说应引起我们的重视。

《素问·缪刺论》说："凡痹往来，行无常处者，在分肉间痛而刺之，以月死生为数……月生一日一痏，二日二痏，渐多之，十五日十五痏，十六日，十四痏，渐少之。"

《黄帝内经》最强调的就是"时"，要求天文历法的精确规律，连一日都要求"顺气一日分四时"。

二、岁气会同精准医学

《素问·六微旨大论》说：

帝曰：愿闻其岁，六气始终早晏何如？岐伯曰：明乎哉问也。

甲子之岁：

初之气，天数始于水下一刻，终于八十七刻半。

二之气，始于八十七刻六分，终于七十五刻。

三之气，始于七十六刻，终于六十二刻半。

四之气，始于六十二刻六分，终于五十刻。

五之气，始于五十一刻，终于三十七刻半。

六之气，始于三十七刻六分，终于二十五刻。所谓初六，天之数也。

乙丑岁：

初之气，天数始于二十六刻，终于一十二刻半。

二之气，始于一十二刻六分，终于水下百刻。

三之气，始于一刻，终于八十七刻半。

四之气，始于八十七刻六分，终于七十五刻。

五之气，始于七十六刻，终于六十二刻半。

六之气，始于六十二刻六分，终于五十刻。所谓六二，天之数也。

丙寅岁：

初之气，天数始于五十一刻，终于三十七刻半。

二之气，始于三十七刻六分，终于二十五刻。

三之气，始于二十六刻，终于一十二刻半。

四之气，始于一十二刻六分，终于水下百刻。

五之气，始于一刻，终于八十七刻半。

六之气，始于八十七刻六分，终于七十五刻。所谓六三，天之数也。

丁卯岁：

初之气，天数始于七十六刻，终于六十二刻半。

二之气，始于六十二刻六分，终于五十刻。

三之气，始于五十一刻，终于三十七刻半。

四之气，始于三十七刻六分，终于二十五刻。

五之气，始于二十六刻，终于一十二刻半。

六之气，始于一十二刻六分，终于下水百刻。所谓六四，天之数也。

次戊辰岁初之气复，始于一刻，常如是无已，周而复始。

帝曰：愿闻其岁候何如？岐伯曰：悉乎哉问也。日行一周，天气始于一刻。日行再周，天气始于二十六刻。日行三周，天气始于五十一刻。日行四周，天气始于七十六刻。日行五周，天气复始于一刻，所谓一纪也。

是故寅午戌岁气会同，卯未亥岁气会同，辰申子岁气会同，巳酉丑岁气会同，终而复始。

古人所谓的"日行"即今天文学上所说的"太阳视运动"。日行一周，指太阳在天体的视运动轨迹——黄道上循行一周，就是一年，即太阳的周年视运动。由经文所述可知，太阳视运动是四年一小循环周期（即四时周期），四年积盈百刻，日数整数化为一日。15 小周期为一大周期 60 年，60 年合 21915 日。一个朔望月为 29.530589 日，21915 日有 742.11184 个朔望月（21915÷29.530589），其间地球绕太阳公转 60 年，月亮与日地连线相会 742 次，形成 742 个朔望月。一年有 12 个朔望月，742.11184 朔望月 =60 年 +22 闰月 +3.3015 日。按"三年一闰，五年二闰，十九年七闰"法，60 年恰有 22 个闰月。至此可知，甲子 60 年原来是朔望月与回归年的会合周期，60 年只差 3.3015 日。

朔望月一回归年运行 49 月相特征点，比一年 12 朔望月 48 特征点超前 1 个特征点 90°，4 年超前 4 个特征点 360°，朔望月位相复原。所以《素问·六微旨大论》就以 4 个特征点为一小周期，15 小周期 60 年为一大周期，成为著名的 60 甲子历。并按此 4 年一小循环周期的特性找出 60 年中的岁气会同年，所谓岁气会同年，就是位相相同的年。岁气会同年共有 20 小组，每 4 小组为 1 大组，可分成 5 大组。每 1 小组 3 年，组成一个三合局，分别是：申子辰岁气会同年合化为水局，巳酉丑岁气会同年合化为金局，寅午戌岁气会同年合化为火局，亥卯未岁气会同年合化为木局。见表 9–8。

表 9–8　六十甲子岁气会同表

水下刻数	水下一刻	二十六刻	五十一刻	七十六刻
一大组	1. 甲子 5. 戊辰 9. 壬申	2. 乙丑 6. 己巳 10. 癸酉	3. 丙寅 7. 庚午 11. 甲戌	4. 丁卯 8. 辛未 12. 乙亥
二大组	13. 丙子 17. 庚辰 21. 甲申	14. 丁丑 18. 辛巳 22. 乙酉	15. 戊寅 19. 壬午 23. 丙戌	16. 己卯 20. 癸未 24. 丁亥
三大组	25. 戊子 29. 壬辰 33. 丙申	26. 己丑 30. 癸巳 34. 丁酉	27. 庚寅 31. 甲午 35. 戊戌	28. 辛卯 32. 乙未 36. 己亥
四大组	37. 庚子 41. 甲辰 45. 戊申	38. 辛丑 42. 乙巳 46. 己酉	39. 壬寅 43. 丙午 47. 庚戌	40. 癸卯 44. 丁未 48. 辛亥
五大组	49. 壬子 53. 丙辰 57. 庚申	50. 癸丑 54. 丁巳 58. 辛酉	51. 甲寅 55. 戊午 59. 壬戌	52. 乙卯 56. 己未 60. 癸亥
三合局	水局	金局	火局	木局

纵看上表为位相相同者，即三合局，《黄帝内经》称此为岁气会同年。横看上表，一刻与五十一刻及二十六刻与七十六刻的位相相反差18°，而4特征点之间则构成相差90°的直角坐标系，见图 9–30：

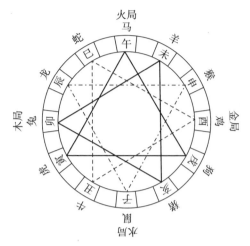

图 9-30　岁气会同三合局坐标图

由此图看，岁气会同年的三合局是按四正方位命名的，子位正北水位，故子辰申三合局称水局；卯位正东木位，故卯未亥三合局称木局；午位正南火位，故寅午戌三合局称火局；酉位正西金位，故丑巳酉三合局称金局。所谓三合局，就是指明位相相同点的位置所在，具有相同的岁候。

相同的位相相同的岁候，就会有相同的病候，现将岁气会同地支对应的经脉列于下：

木局：

卯：手阳明大肠经。

未：手太阳小肠经。

亥：手少阳三焦经。

火局：

午：手少阴心经。

戌：手厥阴心包经。

寅：手太阴肺经。

金局：

酉：足少阴肾经。

丑：足厥阴肝经。

巳：足太阴脾经。

水局：

子：足少阳胆经。

辰：足阳明胃经。

申：足太阳膀胱经。

木局火局属于春夏阳仪系统，统手三阴三阳之病。金局水局属于秋冬阴仪系统，统足三阴三阳之病。

而六合局（图9-31）则是日地运转天地同位点，也是同候同病。

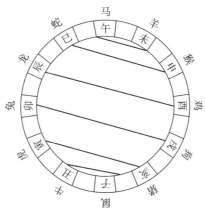

图9-31 六合局

子——足少阳胆经，丑——足厥阴肝经。

寅——手太阴肺经，亥——手少阳三焦经。

卯——手阳明大肠经，戌——手厥阴心包经。

辰——足阳明胃经，酉——足少阴肾经。

巳——足太阴脾经，申——足太阳膀胱经。

午——手少阴心经，未——手太阳小肠经。

其实五运六气理论中三阴三阳六气的相冲地支的结合，也是一种全息胚理论，即在生长轴线连续的全胚胎，生物特性相似程度最大的两端，总是处于相隔最远的位置，从而总是对立的两极联在一起。十二地支圆圈就是生长轴线，相隔最远的位置就是相对的位置联在一起（图9-32）。

对应的巳亥为厥阴风木，子午为少阴君火，丑未为太阴湿土，寅申为少阳相火，卯酉为阳明燥金，辰戌为太阳寒水。

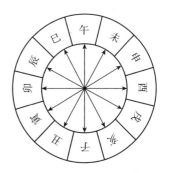

图9-32 三阴三阳六气对应图

第六节 《黄帝内经》时空医学模型

《黄帝内经》不但论述了时间精准医学，还论述了方域医学。如《素问·异法方宜论》说（表9-9）：

表9-9 方域医学

方域	人民	疾病	治法技术
东方之域，天地之所始生也。鱼盐之地，海滨傍水，其民食鱼而嗜咸	鱼者使人热中，盐者胜血，故其民皆黑色疏理	病皆为痈疡	治宜砭石
西方者，金玉之域，沙石之处，天地之所收引也	其民陵居而多风，水土刚强，其民不衣而褐荐，其民华食而脂肥，故邪不能伤其形体	病生于内	治宜毒药
北方者，天地所闭藏之域也。其地高陵居，风寒冰冽	其民乐野处而乳食	脏寒生满病	治宜灸焫
南方者，天地所长养，阳之所盛处也。其地下，水土弱，雾露之所聚也	其民嗜酸而食胕，故其民皆致理而赤色	病挛痹	治宜微针
中央者，其地平以湿，天地所以生万物也众	其民食杂而不劳	病多痿厥寒热	导引按跷

《素问·阴阳应象大论》说：

天不足西北，故西北方阴也，而人右耳目不如左明也。地不满东南，故东南方阳也，而人左手足不如右强也……东方阳也，阳者其精并于上，并于上则上明而下虚，故使耳目聪明而手足不便。西方阴也，阴者其精并于下，并于下则下盛而上虚，故其耳目不聪明而手足便也。

《素问·五常政大论》说：

天不足西北，左寒而右凉；地不满东南，右热而左温，其故何也？岐伯曰：阴阳之气，高下之理，太少之异也。东南方，阳也，阳者，其精降于下，故右热而左温。西北方，阴也。阴者，其精奉于上，故左寒而右凉。是以地有高下，气有温凉。高者气寒，下者气热，故适寒凉者胀之，温热者疮，下之则胀已，汗之则疮已，此腠理开闭之常，太少之异耳。

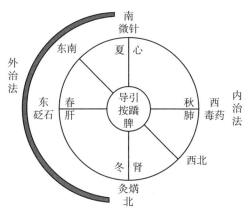

图 9-33　时空医学示意图

春夏秋冬是时间，东南西北中是方域空间，这就是中医的时空医学，图 9-33 是临床应用的重要参考图。东方、南方、北方用外治法在大表部，只有西方用内治法在消化道里部。

第七节　天道年干支 60 甲子历

天道年干支 60 甲子历，五运五行就是甲己化土，乙庚化金，丙辛化水，丁壬化木，戊癸化火。而六气则是子午为君火，丑未为湿土，寅申为相火，卯酉为燥金，辰戌为寒水，巳亥为风木。六十甲子历，即五运六气历，《黄帝内经》多有论述，如《素问·六微旨大论》说：

天气始于甲，地气始于子，子甲相合，命曰岁立。谨候其时，气可与期。

《素问·六节藏象论》说：

天有十日，日六竟而周，甲六复而终岁，三百六十日法也……五日谓之候，三候谓之气，六气谓之时，四时谓之岁。

《素问·天元纪大论》说：

天以六为节，地以五为制。周天气者，六期为一备；终地纪者，五岁为一周……五六相合，而七百二十气为一纪，凡三十岁；千四百四十气，凡六十岁而为一周，不及太过，斯皆见矣。

《素问·六微旨大论》说：

升已而降，降者谓天；降已而升，升者谓地。天气下降，气流于地，地气上升，气腾于天，故高下相召，升降相因，而变作矣。

"升者谓地""地气上升，气腾于天"，故表示地气五行用"天干"。"降者谓天""天气下降，气流于地"，故表示天气六气用"地支"。天气位于黄道坐标系的时空位置上，地气位于地平坐标系和赤道坐标系纬度的位置上，天气与地气相交开始于黄赤坐标系的交点——立春日。二者的调谐周期是 60 年。

五运将一年划分为五季，每季 72 日，每季分两个半季，每半季为 36 日，相当于古代的十月太阳历，可用十天干甲、乙、丙、丁、戊、己、庚、辛、壬、癸表示。二十世纪八十年代，陈久金、刘尧汉等人在彝族地区发现了古老的十月太阳历，笔者在拙著《周易真原》中有介绍。就是说十天干代表一年 360 日。而十二地支子、丑、寅、卯、辰、巳、午、未、申、酉、戌、亥代表一年十二个朔望月，每个朔望月是 29.53059 日，一个太阴历年是 354.36708 日，比一个甲子年 360 日少 5.63292 日，5 年 5.63292×5=28.1646 日，约为一个朔望月。所以五运有根据五音太少建运理论，壬太角统五太过，丁少角统五不及，丁壬各统五年。见前文表 9-1。

一个太阳回归年是 365.25 日，十二地支太阴历一年十二个月是 354.36708 日，相差 10.88292 日，所以五年两闰、十九年七闰。

第八节　地道日干支 60 甲子历

《黄帝内经》中还有多篇记载有地道日干支 60 甲子历，其天干五行是：东方甲乙木，南方丙丁火，长夏戊己土，西方庚辛金，北方壬癸水。地支五行是：东方寅卯木，南方巳午火，中央辰戌丑未土，西方申酉金，北方亥子水。如《素问·脏气法时论》说：

肝主春，足厥阴少阳主治。其日甲乙……

心主夏，手少阴太阳主治。其日丙丁……

脾主长夏，足太阴阳明主治。其日戊己……

肺主秋，手太阴阳明主治。其日庚辛……

肾主冬，足少阴太阳主治。其日壬癸……

病在肝，愈于夏，夏不愈，甚于秋，秋不死，持于冬，起于春……

肝病者，愈在丙丁，丙丁不愈，加于庚辛，庚辛不死，持于壬癸，起于甲乙。

肝病者，平旦慧，下晡甚，夜半静……

病在心，愈在长夏，长夏不愈，甚于冬，冬不死，持于春，起于夏……

心病者，愈在戊己，戊己不愈，加于壬癸，壬癸不死，持于甲乙，起于丙丁。

心病者，日中慧，夜半甚，平旦静……

病在脾，愈在秋，秋不愈；甚于春，春不死，持于夏，起于长夏……

脾病者愈在庚辛，庚辛不愈，加于甲乙，甲乙不死，持于丙丁，起于戊己。

脾病者，日昳慧，日出甚，下晡静……

病在肺，愈于冬。冬不愈，甚于夏，夏不死，持于长夏，起于秋……

肺病者，愈在壬癸，壬癸不愈，加于丙丁，丙丁不死，持于戊己，起于庚辛。

肺病者，下晡慧，日中甚，夜半静……

病在肾，愈在春，春不愈，甚于长夏，长夏不死，持于秋，起于冬……

肾病者，愈在甲乙，甲乙不愈，甚于戊己，戊己不死，持于庚辛，起于壬癸。

肾病者，夜半慧，四季甚，下晡静。

甲乙日属木，

丙丁日属火，

戊己日属土，

庚辛日属金，

壬癸日属水。

这是按五方五行属性来划分十二地支和十天干五行的，不同于五运六气学说中的十二地支和天干的五行分法。五运六气以年柱为主，这种天道年干支五行属于日地关系，地球绕着太阳公转，此地道日干支五行属于地球自转规律，以日柱为主。而且五运六气的运气开始时间是每一年的正月朔日平旦——正月初一，表示的是日月地三体系关系，属于阴阳合历。此地道日干支开始时间是每一年的立春，以节令为准，属于太阳历。所以二者不可混淆。

表 9-10 脏气法时

五脏	愈、慧	甚时	持、静	起时	六经
肝病	夏	秋	冬	春	厥阴 少阳
	丙丁	庚辛	壬癸	甲乙	
	平旦	下晡	夜半		
心病	长夏	冬	春	夏	太阳
	戊己	壬癸	甲乙	丙丁	
	日中	夜半	平旦		
脾病	秋	春	夏	长夏	太阴
	庚辛	甲乙	丙丁	戊己	
	日昳	日出	下晡		
肺病	冬	夏	长夏	秋	阳明
	壬癸	丙丁	戊己	庚辛	
	下晡	日中	夜半		
肾病	春	长夏	秋	冬	少阴
	甲乙	戊己	庚辛	壬癸	
	夜半	四季	下晡		
五行	子	克己	母	自己	

《素问·玉机真脏论》说：

五脏受气于其所生，传之于其所胜，气舍于其所生，死于其所不胜。病之且死，必先传行，至其所不胜，病乃死。此言气之逆行也，故死。

肝受气于心，传之于脾，气舍于肾，至肺而死。

心受气于脾，传之于肺，气舍于肝，至肾而死。

脾受气于肺，传之于肾，气舍于心，至肝而死。

肺受气于肾，传之于肝，气舍于脾，至心而死。

肾受气于肝，传之于心，气舍于肺，至脾而死。

此皆逆死也。一日一夜五分之，此所以占死生之早暮也。

《素问·刺热》说：

肝热病者……庚辛甚，甲乙大汗，气逆则庚辛死。刺足厥阴少阳。

心热病者……壬癸甚，丙丁大汗，气逆则壬癸死，刺手少阴太阳。

脾热病者……甲乙甚，戊己大汗，气逆则甲乙死，刺足太阴阳明。

肺热病者……丙丁甚，庚辛大汗，气逆则丙丁死，刺手太阴阳明。

肾热病者……戊己甚，壬癸大汗，气逆则戊己死，刺足少阴太阳。

诸当汗者，至其所胜日，汗大出也。

《素问·腹中论》说：

夫热气慓悍，药气亦然，二者相遇，恐内伤脾，脾者土也而恶木，服此药者，至甲乙日更论。

《素问·平人气象论》说：

肝见庚辛死，心见壬癸死，脾见甲乙死，肺见丙丁死，肾见戊己死。是为真脏见，皆死。

《素问·风论》说：

以春甲乙伤于风者为肝风，以夏丙丁伤于风者为心风，以季夏戊己伤于邪者为脾风，以秋庚辛中于邪者为肺风，以冬壬癸中于邪者为肾风。

《灵枢·经脉》说：

手太阴气绝……丙笃丁死，火胜金也。

手少阴气绝……壬笃癸死，水胜火也。

足太阴气绝……甲笃乙死，木胜土也。

足少阴气绝……戊笃己死，土胜水也。

足厥阴气绝……庚笃辛死，金胜木也。

《灵枢·病传》说：

病先发于心，一日而之肺，三日而之肝，五日而之脾，三日不已，死，冬夜半，夏日中。

病先发于肺，三日而之肝，一日而之脾，五日而之胃，十日不已，死，冬日入，夏日出。

病先发于肝，三日而之脾，五日而之胃，三日而之肾，三日不已，死，冬日入，夏蚤食。

病先发于脾，一日而之胃，二日而之肾，三日而之膂膀胱，十日不已，死，冬人定，夏晏食。

病先发于胃，五日而之肾，三日而之膂膀胱，五日而上之心，二日不已，死，冬夜半，夏日昳。

病先发于肾，三日而之脊膀胱，三日而上之心，三日而之小肠，三日不已，死，冬大晨，夏晏晡。

病先发于膀胱，五日而之肾，一日而之小肠，一日而之心，二日不已，死，冬鸡鸣，夏下晡。

诸病以次相传，如是者，皆有死期，不可刺也；间一脏及二、三、四脏者，乃可刺也。

《灵枢·五禁》说：

甲乙日自乘，无刺头，无发蒙于耳内。

丙丁日自乘，无振埃于肩喉廉泉。

戊己日自乘四季，无刺腹，去爪泻水。

庚辛日自乘，无刺关节于股膝。

壬癸日自乘，无刺足胫。是谓五禁。

《灵枢·顺气一日分为四时》说：

春生，夏长，秋收，冬藏，是气之常也，人亦应之。

以一日分为四时，朝则为春，日中为夏，日入为秋，夜半为冬。朝则人气始生，病气衰，故旦慧；日中人气长，长则胜邪，故安；夕则人气始衰，邪气始生，故加；夜半人气入脏，邪气独居于身，故甚也……脏独主其病者，是必以脏气之所不胜时者甚，以其所胜时者起也……

肝为牡脏……其日甲乙。

心为牡脏……其日丙丁。

脾为牝脏……其日戊己。

肺为牝脏……其日庚辛。

肾为牝脏……其日壬癸……是为五变。

《灵枢·九针论》说：

左足应立春，其日戊寅己丑。

左胁应春分，其日乙卯。

左手应立夏，其日戊辰己巳。

膺喉首头应夏至，其日丙午。

右手应立秋，其中戊申己未。

右胁应秋分，其日辛酉。

右足应立冬，其日戊戌己亥。

腰尻下窍应冬至，其日壬子。

六腑膈下三脏应中州，其大禁，大禁太一所在之日，及诸戊己。

凡此九者，善候八正所在之处，所主左右上下身体有痈肿者，欲治之，无以其所直之日溃治之，是谓天忌日也。

有人称此为小司天，不妥。因为五运六气有司天在泉和五运，而此日干支没有在泉和五运，故不能称为五运六气的内容。同理，所谓的大司天，缺乏五运，也不能称为五运六气的内容。

第九节　运气决定生物的命质

《素问·阴阳应象大论》说："阴阳者，天地之道也，万物之纲纪，变化之父母，生杀之本始，神明之府也。"这就是天地之气决定着万物的生长壮老死，既决定生物的寿命，也决定生物的形质。

《黄帝内经》认为，物候是天象反映的重要佐证，《素问·五运行大论》曾明确指出日月五星运动的天象是"候之所始"。因此，五运和六气的五行演化律影响着生物的生长发育，如《素问·五常政大论》说：

帝曰：岁有胎孕不育，治之不全，何气使然？岐伯曰：六气五类，有相胜制也，同者盛之，异者衰之，此天地之道，生化之常也。故

厥阴司天，毛虫静，羽虫育，介虫不成；在泉，毛虫育，倮虫耗，羽虫不育。

少阴司天，羽虫静，介虫育，毛虫不成；在泉，羽虫育，介虫耗不育。

太阴司天，倮虫静，鳞虫育，羽虫不成；在泉，倮虫育，鳞虫不成。

少阳司天，羽虫静，毛虫育，倮虫不成；在泉，羽虫育，介虫耗，毛虫不育。

阳明司天，介虫静，羽虫育，介虫不成；在泉，介虫育，毛虫耗，羽虫不成。

太阳司天，鳞虫静，倮虫育；在泉，鳞虫耗，倮虫不育。

诸乘所不成之运，则甚也。故气主有所制，岁立有所生，地气制己胜，天气制胜己，天制色，地制形，五类衰盛，各随其气之所宜也。故有胎孕不育，治之不全，此气之常也。

表 9-11　五运对生物生长发育的影响

动植物		谷	果	虫	畜	人
丁壬木运	敷和年平气	麻	李	毛	犬	助肝系，生心系，荥穴
	委和年不及	稷（土）稻（金）	枣（土）桃（金）[1]	毛（木）介（金）	犬（木）鸡（金）	邪伤肝木
	发生年太过	麻（木）稻（金）	李（木）桃（金）	毛（木）介（金）	犬（木）鸡（金）	助肝木克脾土
戊癸火运	升明年平气	麦	杏	羽	马	助心系，生脾系，腧穴
	伏明年不及	豆（水）稻（金）	栗（水）桃（金）	鳞（水）羽（火）	彘（水）马（火）	邪伤心火
	赫曦年太过	麦（火）豆（水）	杏（火）栗（水）	羽（火）鳞（水）	羊（火）彘（水）	助心火克肺金
甲己土运	备化年平气	稷	枣	倮	牛	助脾系，生肺系，经穴
	卑监年不及	豆（水）麻（木）	栗（水）李（木）	倮（土）毛（木）	牛（土）犬（木）	邪伤脾土
	敦阜年太过	稷（土）麻（木）	枣（土）李（木）	倮（土）毛（木）	牛（土）犬（木）	助脾土克肾水
乙庚金运	审平年平气	稻	桃	介	鸡	助肺系，生肾系，合穴
	从革年不及	麻（木）麦（火）	李（木）杏（火）	介（金）羽（火）	鸡（金）羊（火）	邪伤肺金
	坚成年太过	稻（金）黍（火）	桃（金）杏（火）	介（金）羽（火）	鸡（金）羊（火）	助肺金克肝木
丙辛水运	静顺年平气	豆	栗	鳞	彘	助肾系，生肝系，井穴
	涸流年不及	黍（火）稷（土）	杏（火）枣（土）	鳞（水）倮（土）	彘（水）牛（土）	邪伤肾水

续表

动植物		谷	果	虫	畜	人
丙辛水运	流衍年太过	豆（水） 稷（土）	栗（水） 枣（土）	鳞（水） 倮（土）	彘（水） 牛（土）	助肾水克心火

（1）徐振林注：原文"李"，当改为"桃"。

从表9-11可以看出，当中运不及时，植物类的气化，是所胜之气与所不胜之气兼化（乘我弱而来，兼行其胜者之化）：如木运不及则兼金及土化，谷果土金兼化；火运不及则兼水及金化，谷果水金兼化；土运不及则兼木及水化，谷果水木兼化；金运不及则兼火及木化，谷果木火兼化；水运不及则兼土及火化，谷果火土兼化。而动物类的气化，是本气与所不胜之气兼化：如木运不及，畜虫木金兼化；火运不及，畜虫火水兼化；土运不及，畜虫土木兼化；金运不及，畜虫金火兼化；水运不及，畜虫土木兼化。可是当中运太过时，无论是植物类的气化，还是动物类的气化，都是本气与所不胜之气齐化（齐，是向我夺取，使我他同化）：如木运太过，木金齐化；火运太过，火水齐化；土运太过，土木齐化；金运太过，金火齐化；水运太过，水土齐化。在中运为平气时，动、植物都是同者受助。

表9-12 六气对生物生长发育的影响

动植物及人		助五虫	制五虫	人	五谷果
厥阴风木巳亥年	司天	毛虫静（木） 羽虫育（火）	介虫不成（金）	生我者受害，肾水病	苍（木）丹（火） 李（木）杏（火） 麻（木）麦（火）
	在泉	毛虫育[1]（木）	羽虫不育（火） 倮虫耗（土）	肝木克脾土	
少阴君火子午年	司天	羽虫静（火） 介虫育（金）	毛虫不成（木）	生我者受害，肝木病	丹（火）白（金） 杏（火）桃（金） 麦（火）稻（金）
	在泉	羽虫育（火）	介虫耗不育（金）	心火克肺金	

动植物及人		助五虫	制五虫	人	五谷果
太阴湿土 丑未年	司天	倮虫静（土） 鳞虫育（水）	羽虫不成（火）	生我者受害，心火病	黅（土）玄（水） 枣（土）栗（水） 稷（土）豆（水）
	在泉	倮虫育（土）	鳞虫不成（水）	脾土克肾水	
少阳相火 寅申年	司天	羽虫静（火） 毛虫育（木）	倮虫不成（土）	生我者受害，肝木病	同厥阴巳亥年
	在泉	羽虫育（火）	介虫耗（金） 毛虫不育（木）	相火克肺金	
阳明燥金 卯酉年	司天	介虫静（金） 羽虫育（火）	介虫不成（金）	生我者受害，脾土病	同少阴子午年
	在泉	介虫育（金）	羽虫不成（火） 毛虫耗（木）	肺金克肝木	
太阳寒水 辰戌年	司天	鳞虫静（水） 倮虫育（土）	鳞虫不成（水）	生我者受害，肺金病	同太阴丑未年
	在泉	鳞虫育[1] （水）	倮虫不育（土） 羽虫耗[1]（火）	肾水克心火	

（1）原文"鳞虫耗"，当改为"鳞虫育，羽虫耗"。原文"鳞虫不育"，当改为"鳞虫育，羽虫不育"。

"静"，含既不生育，也不耗损的意思。凡"育"者为助，"不成""不育""耗"者为制。《素问·五常政大论》说：六气在司天、在泉及左右间不同的气位对五类动物有着制约的作用，即"同者盛之，异者衰之，此天地之道也，生化之常也"，"五类衰盛，各随其气之所宜也。故有胎孕不育，治之不全，此气之常也"。《素问·六节藏象论》称此为"气数"，"气数者，所以纪化生之用也"。所谓"同者盛之"，指动物的五行属性与气、运的五行属性相同，得气、运之助而利于其生长发育，即所谓"同化"。即《素问·六元正纪大论》所说："厥阴所至为毛化，少阴所至为羽化，太阴所至为倮化，少阳所至的羽化，阳明所至为介化，太阳所至为鳞化，德化之常也。"所谓"异者衰之"，指动物的五行属性与气、运的五行属性不同，对其生长发育不利或有损耗。

从表9-12可以看出，对动物的影响，在泉之气比司天之气影响大，可以说动物的生长和发育主要取决于在泉之气的影响。在泉时"同者盛之"，所不胜受制。司天之气只能保护同性动物不受伤害，保持"静"的状态。而对植物的影响，司天在泉则一样。总之，万物的生成，不独依靠天气而生，更重要的是依靠地气而长。如《素问·五常政大论》说：

帝曰：气始而生化，气散而有形，气布而蕃育，气终而象变，其致一也。然而五味所资，生化有薄厚，成熟有少多，终始不同，其故何也？岐伯曰：地气制之也，非天不生，地不长也。

综上所述可知，六气与五运决定着万物的生与死。每年之运称中运，受中运影响，万物从五运而化生，《素问·五常政大论》称作"中根"。如高士宗注："五运在中，万物化生，所谓中根也。"六气在中运之外，万物从六气而化生，《素问·五常政大论》称作"根于外"。所以《素问·五常政大论》说："根于中者，命曰神机，神去则机息；根于外者，命曰气立，气止则化绝。故各有制，各有胜，各有生，各有成。故曰：不知年之所加，气之同异，不足以言生化，此之谓也。"《黄帝内经》把根于中称作"神机"，主宰万物的生化作用，"神"去则万物的生化机能停止。而中运源于月亮运动，说明月亮运动对万物的生化有特殊的作用。《黄帝内经》曾举海潮与人体气血相应关系做了说明。西方学者研究指出，地球上的生物是由太阳和月亮的运动产生的，太阳能量组成了生物运动机体，月亮能量创造了生物骨骼，使人站立起来行走，植物有纤维。并进一步推断，如果地球没有了月亮，地球上的一切生物将是没有纤维、没有骨骼的软体状生命，所以说："万物生长靠太阳，更要靠月亮。"可是西方人的这一发现，比《黄帝内经》晚了几千年。我们希望现代科学能重视起来，给月球一个平静的环境，开发月球恐怕将给地球上的生物带来灾难。

根中之"神机"源于五运，根外之"气立"源于六气，五运六气——日月运动决定着一年的生化活动。生化活动主宰着生物的生命活动，即生物的生长壮老死过程。因此，探索生物生命的规律，不应只局限于生物个体而应立足于天道规律对生物（包括人在内）的影响。正因为天道规律主宰着万物的化生，而每年的天道都在不停地变化着，影响万物的化生，所以《黄帝内经》提出了著名的论断"司岁备物"（《素问·至真要大论》）理论。所谓"司岁备物"，乃指按照当年所司的气、运之气所生之物，以收备之。因为此"岁物"得"天地之专精之化"，气全力厚。

五行不仅是一种物种的分类，也是人类关系网的分类。如以每个人为一个中心，就会产生我生、生我、我克、克我四类，组成了一个五行生克体系。这是一个自然界的生态和谐体系，控制着自然界万物的共生与发展。

上面只是对五运的探讨，还有六气。《黄帝内经》告诉我们，只有在太阴脾土司天、在泉或太阳寒水司天的年份容易怀孕，推而广之，凡是太阴客临的一年中的气月就容易怀孕，而且健康。而在厥阴和太阳在泉及少阳司天年就不容易怀孕。故《素问·五运行大论》说：

中央生湿，湿生土……在脏为脾……其虫倮。

倮虫属于脾土，在六气属于太阴，人属于倮虫。同时也告诉我们，任何生物的出生都有其特定的时空位置，而每一个时空位置都是日月星的"天体对应区"，即生物有不同的分野，所以生物的寿命、形质都不同。

第十节　象数科学

中医是研究人体生命科学的医学，以个体人为基础，而个体人以"形"为生命载体，有形则有象，有生命则有气数，所以中医的基础离不开象数思维，象数是事物的基本属性，是认识事物之门户。《左转·僖公十五年》说："物生而后有象，象而后有滋，滋而后有数。"因此《周易·系辞传》说"见乃谓之象"，《宋徽宗圣济经》解释说："见乃谓之象，物生而可见是谓有象。"阐述了以物形为主论述事物的有序性，有物必有数，万物皆有气数——定数，《素问·六节藏象论》说："夫六六之节，九九制会者，所以正天之度，气之数也。天度者，所以制日月之行也。气数者，所以纪化生之用也。"于是古人们就通过物象来阐述事物的本质、属性、规律等，所以《周易·系辞传》说"圣人立象以尽意"，"夫象，圣人有以见天下之赜，而拟诸其形容，象其物宜，是故谓之象"。即通过"象"来表述解释宇宙万物的规律、信息与状态等内涵。中医以人为主体，以自然为客体，主体生活在客体之中，必然会受到自然的主宰和影响，所以还要观察宇宙自然之象。《周易·系辞传》说"是故法象，莫大乎天地；变通，莫大乎四时；县象著明，莫大乎日月"，并直说"日月为易"，"易者，象也"。所以"象"有形象而直观，有感性的图像、符号、数字。

因为象有数，则可以数定象，故《周易·系辞传》说："极其数，遂定天下之象。"数是《黄帝内经》的重要组成部分，《素问·三部九候论》说："天地之至数，始于一，终于九焉。"《素问·阴阳离合论》说："阴阳者，数之可十，推之可百，数之可千，推之可万。"《素问·天元正纪大论》说："帝曰：愿夫子推而次之，从其类序，分其部主，别其宗司，昭其气数，明其正化，可得闻乎？岐伯曰：先立其年，以明其气，金木水火土，运行之数；寒暑燥湿风火，临御之化，则天道可见，民气可调，阴阳卷舒，近而无惑，数之可数者，请遂言之。"《素问·天元纪大论》说："帝曰：上下周纪，其有数乎？鬼臾区曰：天以六为节，地以五为制。周天气者，六期为一备；终地纪者，五岁为一周。君火以明，相火以位。五六相合，而七百二十气为一纪，凡三十岁，千四百四十气，凡六十岁，而为一周，不及太过，斯皆见矣……鬼臾区曰：至数之机，迫迮以微，其来可见，其往可追，敬之者昌，慢之者亡，无道行弘，必得天殃。谨奉天道，请言真要。帝曰：善言始者，必会于终，善言近者，必知其远，是则至数极而道不惑，所谓明矣。愿夫子推而次之，令有条理，简而不匮，久而不绝，易用难忘，为之纲纪。至数之要，愿尽闻之。"

《黄帝内经》的象数思维从两方面入手，一是对个体人形体来说，主要是采用司外揣内的思维方法；二是对宇宙自然，主要是采用五运六气的思维方法。中医师就是从这两方面论治疾病的，主体是患者，客体是自然，中医师既不是主体，也不是客体，而是调治者。

第十章　经　脉

《灵枢·经别》说："十二经脉者，此五脏六腑之所以应天道。夫十二经脉者，人之所以生，病之所以成，人之所以治，病之所以起，学之所始，工之所止也。"《灵枢·经脉》说："经脉者，所以能决死生，处百病，调虚实，不可不通。"《灵枢·卫气》说："然其分别阴阳，皆有标本虚实所离之处。能别阴阳十二经者，知病之所生；候虚实之所在者，能得病之高下；知六腑之气街者，能知解结契绍于门户；能知虚实之坚软者，知补泻之所在；能知六经标本者，可以无惑于天下。"《灵枢·邪客》说："必先明知十二经脉之本末，皮肤之寒热，脉之盛衰滑涩。其脉滑而盛者，病日进；虚而细者，久以持；大以涩者，为痛痹。阴阳如一者，病难治。其本末尚热者，病尚在；其热以衰者，其病亦去矣。持其尺，察其肉之坚脆，大小滑涩，寒温燥湿。"由此可知经脉的重要性，不可不通悉经络理论。但只知道经脉的重要性不行，首先必须明白经络的起源，十二经脉是属于天道的，属于后天，与神同源，均来源于天地之道，所以神去则人死，经络也就不复存在了。于此可知十二经脉的重要性，有关经脉针刺详情，请参阅拙著《针灸真原》（山西科学技术出版社，2011 年）。

谈经络要注意经脉、络脉、经络、经筋、经别等概念。经脉指人体内营卫气血运行的通道。经脉可分为正经和奇经两大类。经筋是经脉与筋肉、关节联络体系。经别是十二正经别出的分支，经过从四肢历内脏、头颈浅部的"离、合、出、入"联络表里两经。络脉有血脉络脉和经脉络脉之分，血脉的微循环称为络脉，经脉的络脉是经脉分布于全身的微小分支及联络表里两经的通道。《素问·调经论》说："孙络外溢，则经有留血……视其血络，刺出其血，无令恶血得入于经，以成其疾。"《灵枢·小针解》说："节之交，三百六十五会者，络脉之渗灌诸节者也。"这是血脉之络。《灵枢·经脉》说："经脉十二者，伏行分肉之间，深而不见；其常见者，足太阴过于外踝之上，无所隐故也。诸脉之浮而常见者，皆络脉也。"《灵枢·邪气脏腑病形》说："十二经脉，三百六十五络。"《灵枢·本输》说："凡刺之道，必通十二经络之所终始，络脉之所别处。"《灵枢·九针十二原》说："经脉十二，络脉十五，凡二十七气，以上下。"这是经脉之络。所谓经络，就是营卫循环运行、联系脏腑和体表及全身各部的通道，是人体神的调控系统之一。

经脉不仅是运动的，还是循环运动，运动需要动力，那么经脉运行的动力是什么呢？概括起来有三种。

第一，胃是经脉循环的动力。

《素问·玉机真脏论》说：

五脏者，皆禀气于胃，胃者五脏之本也；脏气者，不能自致于手太阴，必因于胃气，乃至于手太阴也。

《素问·平人气象论》说：

人以水谷为本，故人绝水谷则死，脉无胃气亦死。

《灵枢·玉版》说：

人之所受气者，谷也。谷之所注者，胃也。胃者，水谷气血之海也。海之所行云气者，天下也。胃之所出气血者，经隧也。

《灵枢·五味》说：

谷始入于胃，其精微者，先出于胃，之两焦，以溉五脏，别出两行，营卫之道。

《灵枢·动输》说：

黄帝曰：足之阳明，何因而动？岐伯曰：胃气上注于肺……此胃气别走于阳明者也。

胃气主要是营卫二气，所以胃气的循环运行主要是营卫的循环运行，《灵枢·营卫生会》说：

人受气于谷，谷入于胃，以传与肺，五脏六腑皆以受气，其清者为营，浊者为卫，营在脉中，卫在脉外，营周不休，五十度而复大会。

《灵枢·卫气》说：

六腑者，所以受水谷而行化物者也，其气内干五脏，而外络肢节。其浮气之不循经者，为卫气；其精气之行于经者，为营气。阴阳相随，外内相贯，如环之无端。亭亭淳淳乎，孰能穷之。

第二，肺为经脉循环的动力。

《灵枢·五味》说：

五脏六腑皆禀气于胃……其大气之搏而不行者，积于胸中，命曰气海，出于肺，循咽喉，故呼则出，吸则入。

《诸病源候论》将其概括为"五脏皆禀气于肺"，即肺为动力之源。

第三，神为经脉循环的动力。

《灵枢·九针十二原》说：

节之交三百六十五会……所言节者，神气之所游行出入也。

此谓神气运行于经脉之中。《素问·六节藏象论》将其概括为：

天食人以五气，地食人以五味。五气入鼻藏于心肺，上使五色修明，音声能彰；五味入口藏于肠胃，味有所藏，以养五气，气和而生，津液相成，神乃自生。

肺吸入五气为动力之一，水谷五味入胃为动力之二，气味生成之神为动力之三。不仅如此，胃气——神还入脑而指挥神经运动，《灵枢·动输》说：

胃气……其悍气上冲头者，循咽，上走空窍，循眼系，入络脑。

《灵枢·大惑论》说：

五脏六腑之精气，皆上注于目而为之精……随眼系以入于脑……目者，五脏六腑之精也，营卫魂魄之所常营也，神气之所生也。故神劳则魂魄散，志意乱。

是故瞳子黑眼法于阴，白眼赤脉法于阳也，故阴阳合传而精明也。目者，心使也。心者，神之舍也，故神精乱而不转。

所以就有了卫气平旦出于目命门而有《素问·骨空论》诸脉脉气发于头之说，以及根于胃气——神的十二经脉之源头之说及根结之说。

第一节　经脉源头

研究经络，必须首先明白经脉起源的源头。《灵枢·动输》说："冲脉者，十二经脉之海也。"《素问·痿论》说："冲脉者，经脉之海也。"这说明经脉的源头在冲脉，所以要首先明白冲脉。

一、冲脉

《黄帝内经》记载冲脉的经脉线路如下：

夫冲脉者，五脏六腑之海也，五脏六腑皆禀焉。其上者，出于颃颡，渗诸阳，灌诸精；其下者，注少阴之大络，出于气街，循阴股内廉，入腘中，伏行骭骨内，下至内踝之后属而别。其下者，并于少阴之经，渗三阴（与足三阴有关）；伏行出跗属，下循跗，入大指间，渗诸络，而温肌肉。（《灵枢·逆顺肥瘦》）

冲脉者，十二经脉之海也，与少阴之大络起于肾下，出于气街，循阴股内廉，邪入腘中，循胫骨内廉，并少阴之经，下入内踝之后，入足下；其别者，邪入踝，出属跗上，入大指之间，注诸络，以温足胫。（《灵枢·动输》）

冲脉者，经脉之海也，主渗灌谿谷，与阳明合于宗筋，阴阳揔宗筋之会，会于气街，而阳明为之长，皆属于带脉，而络于督脉。（《素问·痿论》）

寒气客于冲脉，冲脉起于关元（小肠募穴），随腹直上，寒气客则脉不通，脉不通则气因之，故喘（田按：据《灵枢·百病始生》当为揣，腹诊摸到腹动悸即揣）动应手矣。（《素问·举痛论》）

冲脉者，为十二经之海，其输上在于大杼，下出于巨虚之上下廉（大小肠下合穴）。（《灵枢·海输》）

冲脉，气所发者二十二穴：侠鸠尾外各半寸至脐寸一，侠脐下傍各五分至横骨寸一，腹脉法也。（《灵枢·气府论》）

冲脉者，起于气街，并少阴之经（田按：《难经·二十七难》作"并足阳明之经"），侠脐上行，至胸中而散。（《素问·骨空论》）

任脉通，太冲脉盛，月事以时下，故有子。（《素问·上古天真论》）

冲脉任脉，皆起于胞中，上循背里，为经络之海，其浮而外者，循腹右上行，会于咽喉，别而络唇口，血气盛则充肤热肉，血独盛则澹渗皮肤，生毫毛。（《灵枢·五音五味》）

是故虚邪之中人也……留而不去，传舍于肠胃之外，募原之间，留着于脉，稽留而不去，息而成积……传舍于伏冲之脉，在伏冲之时体重身痛……（积）其着于伏冲之脉者，揣之应手而动，发手则热气下于两股，如汤沃之状……其着孙络之脉而成积者，其积往来上下……往来移行肠胃之间，水凑渗注灌，濯濯有音，有寒则䐜满雷引，故时切痛，其着于阳明之经则挟脐而居……其着于伏冲之脉（田按：这里的伏冲之脉，在《素问·举痛论》作冲脉）者，揣之应手而动，发手则热气下于两股，如汤沃之状。（《灵枢·百病始生》）

卫气之行风府，日下一节，二十一日下至尾底（骶），二十二日入脊内，注于伏冲之脉，其行九日，出于缺盆之中，其气上行，故其病稍益至。其内搏于五脏，横连募原，其道远，其气深，其行迟，不能日作，故次日乃稽积而作焉。（《灵枢·岁露论》）

其出于风府，日下一节，二十五日下至骶骨，二十六日入于脊内，注于伏膂之脉（田按：《灵枢·岁露论》作伏冲之脉）。（《素问·疟论》）

冲脉上行于头，下行于腿足，前行于腹胸合于任脉、阳明脉、少阴脉，后行于脊里合于督脉，联系着足阳明、足太阳、足太阴、足少阳、足厥阴、足少阴、督脉、任脉、带脉、跻脉等，并通心肺，所以为经络之海、五脏六腑之海。冲脉后行于脊里的称"伏膂之脉"，在肠胃之后深处，触摸不到；前行于腹部的合于足阳明胃脉和足少阴肾脉，并用其穴，上下之动皆此冲脉之动气。虽然冲脉循行路线复杂多端，但也有其基本要点：

其一，冲脉源于黄庭"肾间动气"，为上下脉动之原，由三焦化其气。

其二，冲脉本体干线行于前腹部，合于任脉、足阳明胃脉、足少阴肾脉上下行而脉动，为十二经脉之海、五脏六腑之海、血海，统合神命门、心命门和目命门，因此《素问·气府论》说冲脉和任脉行"腹脉法"。其基本特征是"揣之应手而动"。三焦行冲脉动气——原气于四末"本输"为"本"为"根"。

其三，冲脉后行合于督脉称作"伏膂之脉"，"伏膂之脉"在"脊里"，从腹部触摸不到"揣之应手而动"的感觉，当与督脉一起行《素问·气府论》说的"脊椎法"。

冲脉与足阳明胃脉和足少阴肾脉并行于足大趾，《灵枢·终始》说："三脉动于足大指之间……其动也,阳明在上,厥阴在中,少阴在下。"

其四,冲脉为足太阴之别络,《灵枢·经脉》说:"足太阴之别,名曰公孙。去本节之后一寸,别走阳明;其别者,入络肠胃,厥气上逆则霍乱,实则肠中切痛;虚则鼓胀。取之所别也。"

冲脉的循行线路图如图 10-1 所示:

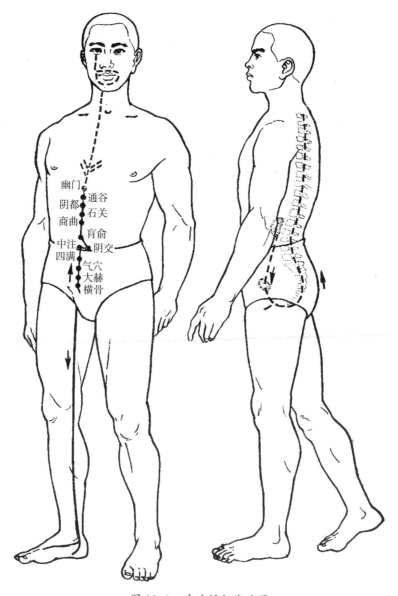

幽门
阴都   通谷
商曲   石关
        肓俞
中注   阴交
四满
        气穴
        大赫
        横骨

图 10-1　冲脉循行线路图

二、冲脉与足阳明胃脉

《灵枢·逆顺肥瘦》说："夫冲脉者，五脏六腑之海也，五脏六腑皆禀焉。其上者，出于颃颡，渗诸阳，灌诸精；其下者，注少阴之大络，出于气街，循阴股内廉，入腘中，伏行骭骨内，下至内踝之后属而别。其下者，并于少阴之经，渗三阴，其前者，伏于出跗属，下循跗，入大指间。"这说明冲脉上行头面，下行随足少阴"渗三阴"，并"入大指间"会诸脉。

《灵枢·五味》说："胃者，五脏六腑之海也；水谷皆入于胃，五脏六腑皆禀气于胃。"

《灵枢·玉版》说："胃者，水谷气血之海也。海之所行云气者，天下也。胃之所出气血者，经隧也。经隧者，五脏六腑之大络也。"

《灵枢·动输》说："胃为五脏六腑之海，其清气上注于肺，肺气从太阴而行之，其行也，以息往来，故人一呼，脉再动，一吸脉亦再动，呼吸不已，故动而不止。"并说："胃气上注于肺，其悍气上冲头者，循咽，上走空窍，循眼系，入络脑，出颃，下客主人，循牙车，合阳明，并下人迎，此胃气别走于阳明者也。故阴阳上下，其动也若一……冲脉者，十二经之海也，与少阴之大络起于肾下，出于气街，循阴股内廉，邪入腘中，循胫骨内廉，并少阴之经，下入内踝之后。入足下，其别者，邪入踝，出属附上，入大指之间，注诸络，以温足胫，此脉之常动者也。"这说明胃气——也是黄庭冲脉动气，注"手太阴、足少阴、阳明"经，故动而不止。

《灵枢·经水》说："足阳明，五脏六腑之海也，其脉大，血多气盛。"

《素问·太阴阳明论》说："阳明者表也，五脏六腑之海也，亦为之行气于三阳。"冲脉随阳明可以行于三阳脉。《灵枢·逆顺肥瘦》说冲脉随少阴行于三阴脉，可知冲脉可以行于三阴三阳矣。《灵枢·经脉》说"胃足阳明之脉……其支者……入中指内间；其支者，下廉三寸而别，下入中指外间；其支者，别跗上，入大指间，出其端"，《灵枢·劲筋》说"足阳明之筋，起于中三指"，《素问·骨空论》说"三里以下至足中指各八俞"，可知足阳明经行于大趾、次趾、中趾、三趾。何况阳明、少阴与厥阴独动于足大趾呢！

《素问·痿论》说："阳明者，五脏六腑之海。"

《素问·骨空论》说："冲脉者，起于气街，并少阴之经（田按：《难经·二十七难》作'并足阳明之经'），夹脐上行，至胸中而散。"

从名字说，冲脉是五脏六腑之海，足阳明胃也是五脏六腑之海，足以证明冲脉和胃有同一内涵，可以是同义词，异名互用而已。

从起源说，冲脉起于关元，关元是小肠的募穴。《灵枢·寒热病》说："三结交者，阳明、太阴也，脐下三寸关元也。"太阴脾脉和阳明胃脉都合于关元，即说明冲脉起源于肠胃，所以冲脉其下输在巨虚上下廉。巨虚上廉是大肠下合穴，巨虚下廉是小肠下合穴，上有胃经合穴足三里，而大肠小肠皆属于胃，而且冲脉起于阳明胃经的气街，还是冲脉阳明胃为一体。

从经络说，冲脉并足阳明胃经循行，共用足阳明经腧穴，并与阳明经合于宗筋，会于气街。而且冲脉通于足太阴脾经，其交会穴是脾经的公孙穴。

《灵枢·经脉》说"足阳明下挟脐"，"足太阳筋结于脐"，"手太阴之筋下系于脐"，"督脉少腹直上者贯脐中央"。

从治疗说，《素问·水热穴论》说："气街、三里、巨虚上下廉，此八者，以泻胃中之热也。"冲脉起于气街，下合于巨虚上下廉（大肠小肠下合穴），泻胃中热，就能泻冲脉热也。《素问·骨空论》说："冲脉为病，逆气里急。"《灵枢·五音五味》："血气盛而充肤热肉；血独盛则澹渗（《针灸甲乙经》作渗灌）皮肤，生毫毛。"《素问·上古天真论》说"太冲脉盛，月事以时下"，"太冲脉衰少，天癸竭，地道不通"。

《灵枢·海论》说冲脉为血海，阳明胃脉"脉大血多气盛"，胃为水谷气血之海，冲脉源于此胃脉，故冲脉为血海。《素问·八正神明论》说："血气者，人之神。"《灵枢·营卫生会》说："血者，神气也。"《灵枢·平人绝谷》说："神者，水谷之精气也。"所以冲脉也是生神之处，十二经脉365穴皆为神游出入之处。

脾胃正是黄庭神机之处，又称丹田、腹脑、太极、中气处，营卫气血出处。

三、冲脉为动气

冲者，动也，冲脉即动脉、黄庭、丹田之动气，《难经》称作"肾间动气"，而不是肾中动气，不在肾。《灵枢·动输》说："黄帝曰：经脉十二，而手太阴、足少阴、阳明，独动不休，何也？岐伯曰：是明胃脉也。胃为五脏六腑之海，其清气上注于肺，肺气从太阴而行之，其行也，以息往来，故人一呼，脉再动，一吸脉亦再动，呼吸不已，故动而不止……黄帝曰：足之阳明，何因而动？岐伯曰：胃气上注于肺，其悍气上冲头者，循咽，上走空窍，循眼系，入络脑，出顑，下客主人，循牙车，合阳明，并下人迎，此胃气别走于阳明者也。故阴阳上下，其动也若一。故阳病而阳脉小者，为逆；阴病而阴脉大者，为逆。故阴阳俱静俱动，若引绳相倾者病。黄帝曰：足少阴何因而动？岐伯曰：冲脉者，十二经之海也，与少阴之大络起于肾下，出于气街，循阴股内廉，邪入腘中，循胫骨内廉，并少阴之经，下入内踝之后，入足下。其别者，邪入踝，出属跗上，入大指之间，注诸络，以温足胫，此脉之常动者也。"经文说得明白，脉动都是足阳明胃脉在动，即冲脉在动。足少阴肾脉之动也是冲脉注入的结果。

这个搏动的冲脉在积聚病态时可以摸到，《灵枢·百病始生》和《素问·举痛论》都讲到了这一临床现象，当邪气客于冲脉（《灵枢·百病始生》作伏冲之脉）时，则"揣之应手而动"。若是在"脊内""脊里""伏冲之脉"，当在肠胃之后，《灵枢·百病始生》说"在肠后者饥则积见，饱则积不见，按之不得"，《素问·举痛论》说"寒气客于挟脊之脉则深，按之不能及，故按之无益也"。所以此冲脉动气不在肾不在"脊里"，而在肠胃在膜原之冲脉，这是冲脉的基本要点，与阳明脉合二为一，这里是神命门，神在的"神阙"，不能更移，不能变换。众所周知，现代科学告诉我们，人这个生命体，只有肠胃和心脏有自主搏动，心为先天命门，肠胃为后天命门，这是《黄帝内经》中医理论的"基点"，不是任何人可以随便改动的。

这个"揣之应手而动"的诊断部位在脐周，如《灵枢·卫气》说："气在腹者，止之背腧与冲脉于脐左右之动脉者……必先按而在久应于手，乃刺而予之。"《灵枢·杂病》说："气逆上，刺膺中陷者，与下胸动脉。腹痛，刺脐左右动脉，已刺按之，立已；不已，刺气街，已刺按之，立已。""气逆上"和"腹痛"是典型冲脉病，一取"冲脉于脐左右之动脉"，一取循膺下胸腹的足阳明经，因为冲脉出气街，循腹并足阳明经"夹脐而行"，合二为一，所以足阳明经有冲脉动气。临床上常常见到，患者脐周有跳动，腹痛，可以触摸到"条索状物""积聚块"，按之硬痛。《素问·骨空论》也说冲脉病治在脐，谓"此生病，从少腹上冲心而痛，不得前后，为冲疝"，"其上气有音者，治其喉中央，在缺盆中者，其病上冲喉者，治其渐，渐者上侠颐也"，"其女子不孕，癃痔，遗溺，嗌干"，"治在骨上，甚者在脐下营"。

《性命圭旨》说："脐内一寸三分，中虚一穴，左青右白，上赤下黑，中央黄色，八脉九窍，经纬联系，为真息往来之路，坎离交会之乡。""中虚"即黄庭，"左青右白，上赤下黑，中央黄色"即左青龙右白虎，上朱雀下玄武，中央黄庭太极丹田。

《难经·十六难》也有记载，谓：

假令得肝脉，其外证善洁、面青、善怒。其内证脐左有动气，按之牢若痛。其病四肢满闭、癃溲便难、转筋。有是者肝也，无是者非也。

假令得心脉，其外证面赤、口干、喜笑。其内证脐上有动气，按之牢若痛。其病烦心，心痛，掌中热而口啘。有是者心也，无是者非也。

假令得脾脉，其外证面黄、善噫、善思、善味。其内证当脐有动气，按之牢若痛。其病腹胀满、食不消，体重节痛，怠堕嗜卧，四肢不收。有是者脾也，无是者非也。

假令得肺脉，其外证面白、善嚏、悲愁不乐、欲哭。其内证脐右有动气，按之牢若痛。其病喘咳，洒淅寒热。有是者肺也，无是者非也。

假令得肾脉，其外证面黑、喜恐、欠。其内证脐下有动气，按之牢若痛。其病逆气，少腹急痛，泄如下重，足胫寒而逆。有是者肾也，无是者非也。

《伤寒论·辨脉法》称作"脐筑湫痛，命将难全"，因是命门之病，故云"命将难全"。

冲脉多是寒病，冲脉循行于足少阴肾脉，故冲脉"逆气里急"病多在足少阴肾脉。《难经·五十六难》说："肾之积，名曰贲豚，发于少腹，上至心下，若豚状，或上或下无时。久不已，令人喘逆，骨痿少气。"冲脉病，张仲景在《伤寒杂病论》中多有阐述，就不赘述了。

这个冲脉动气，《道德经》称作"冲气"——动气，谓"万物负阴而抱阳，冲气以为和"，即阴阳和合而生"冲气"。这个"阳"就是《黄庭经》和标本中气中说的"少阳"三焦，"阴"就是《黄庭经》和标本中气中说的"太阴"脾，所以《伤寒论·辨脉法》说"形冷、恶寒者，此三焦伤也"，李东垣说脾胃病脐有动气而硬痛。《脾胃论》说：

夫胃病其脉缓，脾病其脉迟，且其人当脐有动气，按之牢若痛。

《难经》云：脾病，"当脐有动气，按之牢若痛"。动气筑筑然坚牢，如有积而硬，若似痛也，甚则亦大痛，有是则脾虚病也，无则非也。更有一辨，食入则困倦，精神昏冒而欲睡者，脾亏弱也。

况脾胃病则当脐有动气，按之牢若痛，有是者乃脾胃虚，无是则非也，亦可作明辨矣。

胃病其脉缓，脾病其脉迟，且其人当脐有动气，按之牢若痛。

凡脾胃虚弱的诊断：一是脐部有"动气"，即腹动悸；二是有硬积，按压痛；

三是吃饭后就困倦欲睡；四是脉迟缓。脉迟则阳虚寒盛，脉缓则胃气不足。脉迟就是少阳三焦相火不足。

这个黄庭、丹田的冲脉动气，属于神命门，就是人的原气。《难经·八难》说：

> 诸十二经脉者，皆系于生气之原。所谓生气之原者，谓十二经之根本也，谓肾间动气也。此五脏六腑之本，十二经脉之根，呼吸之门，三焦之原，一名守邪之神。故气者，人之根本也，根绝则茎叶枯矣。寸口脉平而死者，生气独绝于内也。

所谓"生气之原"，即黄庭神命门之冲脉动气，"守邪之神"即神命门之神，这个神气去则死，不是"生气之原"是什么？十二经脉之原、五脏六腑之本即是十二经脉之海和五脏六腑之海的冲脉。这个黄庭生于少阳三焦和太阴脾，故为三焦之原。这有三个铁证：一是《黄帝内经》标本中气，以从本的少阳和太阴为根本；二是以《黄庭经》的左少阳右太阴为本的黄庭元气，即《周易参同契》的丹田；三是《道德经》的"谷神"。有肺吸入之天五气，故为"呼吸之门"。黄庭在两肾之间，故称"肾间动气"，而不是肾中的动气。关于"肾间动气"的部位，《难经·六十六难》说：

> 三焦所行之俞为原者，何也？然：脐下肾间动气者，人之生命也，十二经之根本也，故名曰原。三焦者，原气之别使也，主通行三气，经历于五脏六腑。原者，三焦之尊号也，故所止辄为原。五脏六腑之有病者，皆取其原也。

这里说得很明白，"肾间动气"在"脐下"，是躺着的脐下，不是站着的脐下，即黄庭的部位。因为有"神"在这里，神去则死，神在则生，故云是"人之生命也，十二经之根本也"，为人之命门。《黄帝内经》从来没有说过"神"在肾。

《难经·三十一难》说：

> 三焦者，水谷之道路，气之所终始也。
>
> 上焦者，在心下，下膈，在胃上口，主内而不出。其治在膻中，玉堂下一寸六分，直两乳间陷者是。
>
> 中焦者，在胃中脘，不上不下，主腐熟水谷。其治在脐傍。
>
> 下焦者，当膀胱上口，主分别清浊，主出而不内，以传导也。其治在脐下一寸。故名曰三焦，其府在气街。

三焦之治，中焦、下焦都在脐，即神命门处，上焦治膻中也是冲脉上膻中，都不离冲脉。

《难经·三十六难》说：

脏各有一耳，肾独有两者，何也？然：肾两者，非皆肾也。其左者为肾，右者为命门。命门者，诸神精之所舍，原气之所系也；男子以藏精，女子以系胞。故知肾有一也。

《难经·三十九难》说：

经言腑有五，脏有六者，何也？然：六腑者，正有五腑也。五脏亦有六脏者，谓肾有两脏也。其左为肾，右为命门。命门者，谓精神之所舍也，男子以藏精，女子以系胞，其气与肾通，故言脏有六也。腑有五者，何也？然：五脏各一腑，三焦亦是一腑，然不属于五脏，故言腑有五焉。

这里的"左者为肾，右者为命门"是指脉诊说的，即左手尺部候肾，右手尺部候命门。这在《脉经》里有明确记载，李东垣传承之。右手诊命门三焦和心包络之脉，正是对"命门"为"三焦之原"的解释。命门、三焦、神、黄庭、丹田异名而同类矣，现在人们多歪曲理解为右肾脏为命门，悲矣！生神之所，只能是黄庭，不可能是其他，神舍之处，只能是心血，也不可能是其他。神不可能生舍于肾，明之明之！

四、冲脉与宗气

《灵枢·邪客》说："宗气，积于胸中，出于喉咙，以贯心脉，而行呼吸焉。"

《灵枢·五味》说："其大气之搏而不行者，积于胸中，命曰气海，出于肺，循喉咙，故呼则出，吸则入。"

《灵枢·刺节真邪》说："宗气，留于海，其下者，注于气街；其上者，走于息道……宗气不下，脉中之血，凝而留止。"

《素问·平人气象论》说："胃之大络，名曰虚里（相当于心尖搏动部位），贯膈，络肺，出于左乳下，其动应衣（手），脉宗气也……乳之下，其动应衣，宗气泄也。"可知宗气是胃气和肺吸入之五气在胸部结合成的气。

宗气，下注于气街则并于足阳明胃脉，上行呼吸而贯心脉循环系统，所以宗气之动离不开肺的呼吸。

因为冲脉与阳明胃脉合一，所以胃脉入气街（气冲），冲脉也"注于气街"，故《素问·痿论》说："冲脉者，经脉之海也，主渗灌谿谷，与阳明合于宗筋，阴阳总宗筋之会，会于气街。"

但是，先天心命门膻中气海之宗气，谓"脉宗气也"，是推动血脉循环运动的动力源，动力源在于肺，诊在左乳下虚里；而神命门之动气——冲气，此动力源称为冲脉，是推动经脉循环运动的动力源，诊在腹部主动脉。"胸间动气"和"肾间动气"功能不同，层次不同，血脉不是经脉，血脉系统是有形的管道，经脉系统是无形的通道，二者是两个"如环无端"的循环系统，是不能替代转换的。然而宗气和冲脉却会合于"气街"，同注于足阳明脉，则合于一处，而且"宗气积于胸中……下注于气街"与"冲脉者，起于气街，并阳明之脉，夹脐上行，至胸中而散"相交会，相互交织，宗气中有冲脉动气，冲脉中有宗气，原因是宗气为"胃之大络"，冲脉与胃同为"五脏六腑之海"，有同源的一面——同源于天地气味所生之营卫气血。

另外还有个真气。《灵枢·刺节真邪》说："真气者，所受于天，与谷气并而充身也。"《素问·离合真邪论》说："真气者，经气也。"真气，由摄入天之五气和地之五味生成，其实就是神，就是营卫气血。营气卫气行于经脉，故又称"经气"。

五、冲脉与足少阴肾脉

冲脉与足少阴肾脉也是亲密挚友，难分难解，谓：

夫冲脉者，五脏六腑之海也，五脏六腑皆禀焉。其上者，出于颃颡，渗诸阳，灌诸精；其下者，注少阴之大络，出于气街，循阴股内廉，入腘中，伏行骭骨内，下至内踝之后属而别。其下者，并于少阴之经，渗三阴（与足三阴有关）；伏行出跗属，下循跗，入大指间，渗诸络，而温肌肉。故别络结则跗上不动，不动则厥，厥则寒矣。黄帝曰：何以明之？岐伯曰：以言导之，切而验之，其非必动，然后仍可明逆顺之行也。（《灵枢·逆顺肥瘦》）

冲脉者，十二经脉之海也，与少阴之大络起于肾下，出于气街，循阴股内廉，邪入腘中，循胫骨内廉，并少阴之经，下入内踝之后，入足下；其别者，斜入踝，出属跗上，入大指之间，注诸络，以温足胫。（《灵枢·动输》）

冲脉只是循足少阴肾脉上下运行，并不入肾。

冲脉有动气，所行之处无不动，冲脉上行有宗气之动、人迎之动、大迎之动等，下行则有气街（气冲）、冲阳、太溪、太冲等，特别是冲脉行于足大趾而有阳明、少阴、厥阴三脉之动。

六、冲脉与督脉、任脉

冲脉与督脉、任脉一源三歧，皆起于胞中。冲脉后伏行于"脊里""脊内"联通督脉，前夹脐合足少阴肾脉上行通任脉。《灵枢·五音五味》说："冲脉任脉，皆起于胞中，上循背里，为经络之海，其浮而外者，循腹右，上行会于咽喉，别而络唇口，血气盛则充肤热肉，血独盛则澹渗皮肤，生毫毛。"虽然《素问·奇病论》说"胞络者系于肾"，也不能说明冲脉属于肾。

冲脉为血海，冲脉、任脉主胞宫月经，冲脉、督脉主脑脊。冲脉的循行与督脉、任脉的循行多交织在一起。

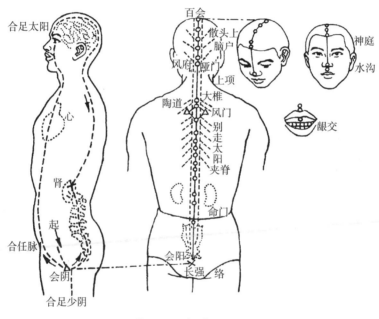

图 10-2　督脉循行图

冲脉与督脉、任脉的关系，《素问·骨空论》有论述，谓：

任脉者，起于中极之下，以上毛际，循腹里，上关元，至咽喉，上颐循面入目。

冲脉者，起于气街，并少阴之经，挟脐上行，至胸中而散。

督脉者，起于少腹，以下骨中央。女子入系廷孔，其孔溺孔之端也。其络循阴器，合篡间，绕篡后，别绕臀，至少阴与巨阳中络者合，少阴上股内后廉贯脊属肾。与太阳起于目内眦，上额交巅，上入络脑，还出别下项，循肩髆内。挟脊抵腰中，入循膂络肾。其男子循茎下至篡，与女子等，其少腹直上者，贯脐中央，上贯心，入喉上颐，环唇上，系两目之下中央。

任脉为病，男子内结七疝，女子带下瘕聚。

冲脉为病，逆气里急。

督脉为病，脊强反折。

此生病，从少腹上冲心而痛，不得前后，为冲疝，其女子不孕，癃痔、遗溺、嗌干；督脉生病治督脉，治在骨上，甚者在脐下营。其上气有音者，治其喉中央，在缺盆中者。其病上冲喉者，治其渐，渐者，上挟颐也。

《素问·举痛论》说：

寒气客于冲脉，冲脉起于关元，随腹直上。

由冲脉、督脉、任脉三脉的循行、病证及治疗可知，冲脉起于关元，任脉"上关元"，而且冲脉、督脉、任脉三脉都贯脐，说明三脉都与脐黄庭有密切关系。

七、冲脉与跷脉

《灵枢·脉度》说：

跷脉从足至目……跷脉者，少阴之别，起于然骨之后，上内踝之上，直上循阴股，入阴，上循胸里，入缺盆，上出人迎之前，入頄，属目内眦，合于太阳、阳跷而上行，气并相还，则为濡，目气不荣，则目不合……黄帝曰：跷脉有阴阳，何脉当其数？岐伯曰：男子数其阳，女子数其阴，当数者为经，其不当数者为络也。

《灵枢·寒热病》说：

足太阳有通项入于脑者，正属目本，名曰眼系，头目苦痛取之，在项中两筋间，入脑乃别阴跷、阳跷，阴阳相交，阳入阴，阴出阳，交于目锐眦，阳气盛则瞋目，阴气盛则瞑目。

《灵枢·劲筋》说：

足少阳之筋……上过右角，并跷脉而行。

《素问·缪刺论》说：

邪客于足阳跷之脉，令人目痛，从内眦始。刺外踝之下半寸所各二痏，左刺右，右刺左，如行十里顷而已。

《灵枢·热病》说：

目中赤痛，从内眦始，取之阴跷……癃，取之阴跷及三毛上及血络出血。

《灵枢·大惑论》说：

阳气满则阳跷盛，不得入于阴则阴气虚，故目不瞑矣……阴气盛则阴跷满，不得入于阳则阳气虚，故目闭也。

《难经·二十八难》说：

阴跷脉者，亦起于跟中，循内踝上行，至咽喉，交贯冲脉。

可知冲脉与跷脉相合，并入目命门，故主目病。

八、冲脉与三命门

冲脉起于黄庭神命门，并合膻中气海心命门，上"属目内眦"，"循眼系，入络脑"则为目命门。

九、冲脉与足大趾

《灵枢·逆顺肥瘦》和《灵枢·动输》都说冲脉"入大指（趾）"。《灵枢·终始》说："三脉动于足大指之间……其动也，阳明在上，厥阴在中，少阴在下。"还有少阳、太阳、太阴及冲脉，说明七条经脉皆能通于足大趾之间。为什么七脉皆通于此呢？因有冲脉入于足大趾。

十、冲脉为经脉之海

前文已经阐述了冲脉动气入气街随阳明上行胸腹头面部形成了腹胸头面部的脉动，下行随阳明少阴于下肢形成了下肢脉动，诚如杨上善所说"当知冲脉从动气注上下行者为冲脉也"（《太素·冲脉》卷十）。总之，冲脉动气源于黄庭，其本体是前合于任脉"腹脉法"的冲脉，才能并行于腹部的阳明脉少阴脉。冲脉后合于督脉为"脊脉法"。

冲脉为什么能为经脉之海？冲脉与井穴有什么关系？这些问题必须说明白。原因是冲脉注气街下行于足，一是"入大指"，如《灵枢·终始》说："三脉动于足大指之间……其动也，阳明在上，厥阴在中，少阴在下。"还有少阳、太阳、太阴及冲脉，说明七条经脉皆能通于足大趾；二是"渗三阴，伏行出跗属，下循跗，入大指间，渗诸络，而温肌肉"，"其别者，邪入踝，出属跗上，入大指之间，注诸络，以温足胫"，关键是"渗诸络""注诸络"而入井穴，为三阴三阳之起始，及三阴三阳根结、本源处。如《灵枢·根结》说：

太阳根于至阴，结于命门。命门者，目也。

阳明根于厉兑，结于颡大。颡大者，钳耳也。

少阳根于窍阴，结于窗笼。窗笼者，耳中也。

太阴根于隐白，结于太仓。

少阴根于涌泉，结于廉泉。

厥阴根于大敦，结于玉英，络于膻中。

从冲脉灌注三阴三阳经脉的"井穴"就是三阴三阳经脉起始的"根"和"本"（标本的本），而且还"结"于冲脉。膻中、太仓（胃）、廉泉、目命门及耳前动脉都是冲脉循行之处。结者，联结也。三阴三阳经脉根于井穴，还联结于冲脉。又说：

足太阳根于至阴，溜于京骨，注于昆仑，入于天柱、飞扬也。

足少阳根于窍阴，溜于丘墟，注于阳辅，入于天容、光明也。

足阳明根于厉兑，溜于冲阳，注于下陵，入于人迎、丰隆也。

手太阳根于少泽，溜于阳谷，注于小海，入于天窗、支正也。

手少阳根于关冲，溜于阳池，注于支沟，入于天牖、外关也。

手阳明根于商阳，溜于合谷，注于阳溪，入于扶突、偏历也。

此所谓十二经者，盛络皆当取之。

因为冲脉灌渗"诸络"，所以十二经脉"盛络"当属冲脉病。

《灵枢·卫气》又有标本之说：

足太阳之本，在跟以上五寸中，标在两络命门。命门者，目也。

足少阳之本，在窍阴之间，标在窗笼之前。窗笼者，耳也。

足少阴之本，在内踝下上三寸中，标在背腧与舌下两脉也。

足厥阴之本，在行间上五寸所，标在背腧也。

足阳明之本，在厉兑，标在人迎，颊挟颃颡也。

足太阴之本，在中封前上四寸之中，标在背腧与舌本也。

手太阳之本，在外踝之后，标在命门之上一寸也。

手少阳之本，在小指次指之间上二寸，标在耳后上角下外眦也。

手阳明之本，在肘骨中，上至别阳，标在颜下合钳上也。

手太阴之本，在寸口之中，标在腋内动也。

手少阴之本，在锐骨之端，标在背腧也。

手心主之本，在掌后两筋之间二寸中，标在腋下下三寸也。

其标本和根结一样都是以踝腕末端络脉为"原点",而走头胸。"本""根"都在四末,《黄帝内经》有论述。如《灵枢·动输》说:

夫四末阴阳之会者,此气之大络也;四街者,气之径路也。故络绝则径通,四末解则气从合,相输如环。

《灵枢·经脉》说:

诸脉之浮而常见者,皆络脉也,六经络,手阳明少阳之大络,起于五指间。

此言手三阴三阳六经也起于指末络脉,举手阳明手少阳为例说明。

所谓"气之大络",即冲脉灌渗"诸络"之络,乃"四末阴阳之会者"。《灵枢·邪客》说:

五谷入于胃也,其糟粕、津液、宗气,分为三隧。故宗气积于胸中,出于喉咙,以贯心脉,而行呼吸焉。营气者,泌其津液,注之于脉,化以为血,以荣四末,内注五脏六腑,以应刻数焉。卫气者,出其悍气之慓疾,而先行于四末、分肉、皮肤之间,而不休者也。

水谷入胃化生成宗气、营气、卫气而分三道,宗气是推动心脉循环运动的动力源。营气"注之于脉,化而为血"是充养心脏血脉的原料,如《灵枢·营卫生会》说:"中焦亦并胃中,出上焦之后,此所受气者,泌糟粕,蒸津液,化其精微,上注于肺脉乃化而为血,以奉生身,莫贵于此,故独得行于经隧,命曰营气。"营气"荣四末",卫气也"行于四末",故云"四末阴阳之会者"。《素问·气府论》说:"手足诸鱼际脉气所发者。"手鱼际属于手太阴肺经循行处,足鱼际乃足太阴脾经循行处。《灵枢·卫气失常》说"皮之部,肉之柱,血气之输"都在四末,特别是"皮之部,输于四末""血气之输,输于诸络"。《灵枢·经脉》还说:"足阳明之别……其别者,循胫骨外廉,上络头项,合诸经之气。"因为足阳明为五脏六腑之海而通冲脉,故能"上络头项,合诸经之气"。这是否为《素问·气府论》所述手足三阳经脉脉气所发于头面而行于手足四末的原因?与《灵枢·经脉》所说经脉起于四末,终于头面颈项相反。

《灵枢·经脉》说:"肺手太阴之脉,起于中焦,下络大肠,还循胃口,上膈属肺。"说明手太阴肺脉直接"起于中焦"黄庭,何况冲脉任脉一气同行于腹,而直接通于肺经列缺穴,一起通气手鱼际诸络。马王堆出土帛书《阴阳十一脉》记载"臂巨阴脉……入心中",《足臂十一脉》记载"臂泰阴脉……之心",并说明肺与心有直接关系。肺既与先天心命门通,又与后天冲脉神命门通。冲脉是卫气行于四末的原动力。

《灵枢·经脉》说:"脾之大络,名曰大包,出渊腋下三寸,布胸胁。实则身尽痛,虚则百节尽皆纵。此脉若罗络之血者,皆取之脾之大络脉也。"《素问·平人气象论》说:"胃之大络,名曰虚里,贯膈络肺,出于左乳下,其动应衣,脉宗气也。盛喘数绝者,则在病中,结而横有积矣。绝不至曰死。乳之下其动应衣,宗气泄也。"为什么脏腑只有脾胃有大络?因为脾胃为水谷之海,血气之海,五脏六腑之海,十二经脉之海。而且,脾有两个络脉,一个是大络大包,二是别络公孙通冲脉,冲脉为神命门,其血气充络脉。胃之大络宗气运输血气充络脉,所以络脉有病要找脾胃大络。

为什么这里只有手足六阳经的根、溜、注、入而没有手足六阴经的根、溜、注、入呢?因为阳经在表主外则入,阴经在里主内则出,故阴经没有根、溜、注、入。如《灵枢·动输》说:"六腑皆出足之三阳,上合于手者也。"胃肠腑主水谷精微而入六腑阳经,所以只有手足六阳经的根、溜、注、入而没有手足六阴经的根、溜、注、入。

《灵枢·卫气》的"标本"说和《灵枢·根结》的"根结"说应当属于先天心命门血脉循环系统,动力源是宗气,躯干部位的血脉深而不见,四末"本"和"根"之"本输"及"头"都是血脉之络出入的地方,所以上从颈项入于头,从四肢肘膝以下入络四末,没有脏腑相互表里的关系。而《灵枢·经脉》篇的十二经脉属于经脉循环系统,有脏腑经脉相互表里的关系,而且构建了脏腑经脉的表里循环关系,其动力源是冲脉动气,并且从"本""根"穴发展为"五输穴",从"标""结"穴发展为经脉穴。

血脉循环系统以宗气推动的血液——水运行为主,如《灵枢·经脉》说:"谷入于胃,脉道以通,血气乃行。"《素问·脉要精微论》说:"夫脉者,血之府也。"《灵枢·刺节真邪》说:

请言解论,与天地相应,与四时相副,人参天地,故可为解。下有渐洳,上生苇蒲,此所以知形气之多少也。

阴阳者,寒暑也,热则滋雨而在上,根荄少汁。

人气在外,皮肤缓,腠理开,血气减,汗大泄,皮淖泽。

寒则地冻水冰,人气在中,皮肤致,腠理闭,汗不出,血气强,肉坚涩。当是之时,善行水者,不能往冰;善穿地者,不能凿冻;善用针者,亦不能取四厥。血脉凝结,坚搏不往来者,亦未可即柔。故行水者,必待天温冰释冻解,而水可行,地可穿也。人脉犹是也,治厥者,必先熨调和其经,掌与腋,肘与脚,项与脊以调之，火气已通，血脉乃行。然后视其病，脉淖泽者，刺而平之；坚紧者，破而散之，气下乃止，此所谓以解结者也。

就是说，调血脉只视寒热。

血脉动静脉循环系统，《黄帝内经》有完整描述，如《素问·经脉别论》说：

食气入胃，散精于肝，淫气于筋。食气入胃，浊气归心，淫精于脉，脉气流经，经气归于肺，肺朝百脉，输精于皮毛。毛脉合精，行气于腑，腑精神明，留于四脏。

其"食气入胃，散精于肝……食气入胃，浊气归心"是指门静脉把胃中的水谷精微经过肝输入到心脏。其"浊气归心，淫精于脉，脉气流经，经气归于肺"是指由心脏流入肺脏的肺动脉。其"肺朝百脉，输精于皮毛"是指由肺静脉流入心脏变为动脉血而输布全身。"毛脉"是指孙络、络脉，现在称毛细血管（图10-3），微循环系统。

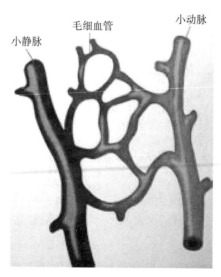

图 10-3　毛细血管

毛细血管微循环系统，属于中医的腠理部分，腠理是三焦腑，是气道，也是血液水道，有毛孔的体呼吸，故称"毛脉合精"。"府"指血府，《素问·脉要精微论》说："夫脉者，血之府也。"《灵枢·本神》说："心藏脉，脉舍神。"《灵枢·邪客》说："心者，五脏六腑之大主也，精神之所舍也。"即所谓"浊气归心，淫精于脉"，故云"毛脉合精，行气于腑，腑精神明"。"毛脉合精"的过程如《灵枢·痈疽》所说："中焦出气如露，上注谿谷，而渗孙脉，津液和调，变化而赤为血，血和则孙脉先满溢，乃注于络脉，皆盈，乃注于经脉。""留"是溜的通假字，形容液体的流动。"留于四脏"指血液从心脏经血脉流于四脏。以上是对动脉流行的描述，还有对静脉流行的描述，如《素问·缪刺论》说：

夫邪之客于形也，必先舍于皮毛，留而不去，入舍于孙脉，留而不去，入舍于络脉，留而不去，入舍于经脉，内连五脏，散于肠胃，阴阳俱感，五脏乃伤，此邪之从皮毛而入，极于五脏之次也。

《素问·调经论》说：

风雨之伤人也，先客于皮肤，传入于孙脉，孙脉满则传入于络脉，络脉满则输于大经脉。

《素问·皮部论》说：

邪客于皮则腠理开，开则邪入客于络脉，络脉满则注于经脉，经脉满则入舍于腑脏也。

从孙脉到络脉，再到经脉，最后到脏腑肠胃。邪气传入的路线，就是静脉血回流的路线。《黄帝内经》清晰地描述了完整的血液循环系统：

首先是血液的来源：肠胃水谷精微→门静脉→肝→心→肺→心。

其次是血液循环系统：心→肺→经脉→络脉→孙脉→皮毛→毛脉→孙脉→络脉→经脉→心。

经脉循环系统以营卫运行为主，要调动气、神气。如《灵枢·九针十二原》说：

凡将用针，必先诊脉，视气之剧易，乃可以治也。五脏之气，已绝于内，而用针者反实其外，是谓重竭。重竭必死，其死也静。治之者辄反其气，取腋与膺。五脏之气，已绝于外，而用针者反实其内，是谓逆厥。逆厥则必死，其死也躁。治之者反取四末。

《灵枢·本输》说：

凡刺之道，必通十二经络之所终始，络脉之所别处，五俞之所留，六腑之所与合，四时之所出入，五脏之所溜处，阔数之度，浅深之状，高下所至。

《灵枢·本神》说：

凡刺之法，先必本于神。

《灵枢·经脉》说：

凡刺之理，经脉为始，营其所行，制其度量，内次五脏，外别六腑。

治经脉在于调神调气。

血脉循环有形为阴，经脉系统无形为阳，《素问·阴阳应象大论》说："审其阴阳，以别柔刚。阳病治阴，阴病治阳。定其血气，各守其乡。血实宜决之，气虚宜掣引之。""血脉凝结"，此"血实宜决之"。气虚则神不足，"气虚宜掣引之"。

冲脉为经脉之海，《素问·阴阳应象大论》说："六经为川，肠胃为海，九窍为水注之气。"冲脉和肠胃都为经脉之海及五脏六腑之海，所以冲脉和肠胃是一家，都属于黄庭。

《灵枢·邪客》又说"心者，五脏六腑之大主也，精神之所舍也"，可知心命门和冲脉肠胃神命门的重要性。

冲脉为黄庭太极之脉，既为经脉之海，又为五脏六腑之海，冲脉通过阳明太阴将营卫动气输布给经脉。如《素问·太阴阳明论》说：

四肢皆禀气于胃，而不得至经，必因于脾，乃得禀也。今脾病不能为胃行其津液，四支不得禀水谷气，气日以衰，脉道不利，筋骨肌肉，皆无气以生，故不用焉……足太阴者三阴也，其脉贯胃，属脾，络溢，故太阴为之行气于三阴。阳明者表也，五脏六腑之海也，亦为之行气于三阳。脏腑各因其经而受气于阳明，故为胃行其津液。四支不得禀水谷气，日以益衰，阴道不利，筋骨肌肉，无气以生，故不用焉。

冲脉经阳明脉入足大趾会足三阴三阳脉，故以足三阴三阳为根本，上通于手三阴三阳经脉，所以又说：

故阴气从足上行至头，而下行循臂至指端；阳气从手上行至头，而下行至足。故曰阳病者上行极而下，阴病者下行极而上。

而且脾还替胃行气于手太阴肺脉，如《灵枢·营卫生会》说：

人受气于谷，谷入于胃，以传与肺，五脏六腑皆以受气，其清者为营，浊者为卫，营在脉中，卫在脉外，营周不休，五十度而复大会，阴阳相贯，如环无端。

《素问·五脏别论》说：

胃者水谷之海，六腑之大源也。五味入口，藏于胃以养五脏气，气口亦太阴也，是以五脏六腑之气味，皆出于胃，变见于气口。

《素问·经脉别论》说：

饮入于胃，游溢精气，上输于脾，脾气散精，上归于肺，通调水道，下输膀胱，水精四布，五经并行。合于四时，五脏阴阳，揆度以为常也。

冲脉为经脉之海，而输布于四末，所以经脉皆起于四末。《素问·疟论》说：

"阴阳之且移也，必从四末始也。"《灵枢·邪客》说："营气者，泌其津液，注之于脉，化以为血，以荣四末，内注五脏六腑，以应刻数焉。卫气者，出其悍气之慓疾，而先行于四末、分肉、皮肤之间，而不休者也。"见图10-4。

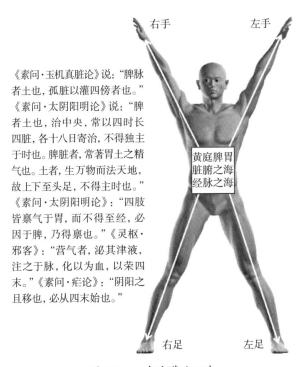

《素问·玉机真脏论》说："脾脉者土也，孤脏以灌四傍者也。"《素问·太阴阳明论》说："脾者土也，治中央，常以四时长四脏，各十八日寄治，不得独主于时也。脾脏者，常著胃土之精气也。土者，生万物而法天地，故上下至头足，不得主时也。"《素问·太阴阳明论》："四肢皆禀气于胃，而不得至经，必因于脾，乃得禀也。"《灵枢·邪客》："营气者，泌其津液，注之于脉，化以为血，以荣四末。"《素问·疟论》："阴阳之且移也，必从四末始也。"

右手　左手

黄庭脾胃
脏腑之海
经脉之海

右足　左足

图10-4　冲脉灌注四末

《灵枢·经脉》十二经脉循行起于手太阴肺脉，而手太阴肺脉起于中焦，以胃气为脉气之本。如《素问·玉机真脏论》说：

五脏者，皆禀气于胃，胃者五脏之本也；脏气者，不能自致于手太阴，必因于胃气，乃至于手太阴也。故五脏各以其时，自为而至于手太阴也。

请注意，五脏是以五脏所主之五时按时从流注循行手太阴肺脉得到胃气的。《灵枢·玉版》说：

人之所受气者，谷也。谷之所注者，胃也。胃者，水谷气血之海也。海之所行云气者，天下也。胃之所出气血者，经隧也。而隧者，五脏六腑之大络也。

经文说得明白，胃气——营卫气血是经脉脉气的源头，是营卫气血灌溉身体百骸。而胃气生于肺天吸入的五气和脾地摄入的五味（包括水谷等所有饮食），故《灵枢·刺节真邪》说：

真气者，所受于天，与谷气并而充身也。

《灵枢·刺节真邪》又说：

用针之类，在于调气，气积于胃，以通营卫，各行其道。宗气留于海，其下者，注于气街，其上者，走于息道。故厥在于足，宗气不下，脉中之血，凝而留止，弗之火调，弗能取之。

胃气分为宗气、营气、卫气三气，各走其道。《灵枢·邪客》说：

五谷入于胃也，其糟粕、津液、宗气，分为三隧。故宗气积于胸中，出于喉咙，以贯心脉，而行呼吸焉。营气者，泌其津液，注之于脉，化以为血，以荣四末，内注五脏六腑，以应刻数焉。卫气者，出其悍气之慓疾，而先行于四末、分肉、皮肤之间，而不休者也。昼日行于阳，夜行于阴，常从足少阴之分间，行于五脏六腑。

由此可知，胃气三分各行其道，宗气行血脉循环，营气协卫气行十二经脉循环，卫气平旦从头行昼阳夜阴循环。从新出土绵阳经脉木人模型其头与手脉道分部看，手厥阴脉与督脉交于百会穴附近，诸阴经脉也从头走下，当属于卫气范畴。《道德经》称此胃气为冲气，《难经》称此冲气为肾间动气——在黄庭。

至于十二经脉的排列次序，《素问·阴阳别论》说："四经应四时，十二从应十二月，十二月应十二脉。"《灵枢·五乱》说："经脉十二者，以应十二月；十二月者，分为四时；四时者，春夏秋冬，其气各异……"《灵枢·阴阳系日月》说：

寅者，正月之生阳也，主左足之少阳；未者，六月，主右足之少阳；

卯者，二月，主左足之太阳；午者，五月，主右足之太阳；

辰者，三月，主左足之阳明；巳者，四月，主右足之阳明。

申者，七月之生阴也，主右足之少阴；丑者，十二月，主左足之少阴；

酉者，八月，主右足之太阴；子者，十一月，主左足之太阴；

戌者，九月，主右足之厥阴；亥者，十月，主左足之厥阴。

正月二月三月，人气在左，无刺左足之阳；

四月五月六月，人气在右，无刺右足之阳；

七月八月九月，人气在右，无刺右足之阴；

十月十一月十二月，人气在左，无刺左足之阴。

于此可知，研究经脉不能离开四时阴阳。

十一、冲脉与奇经八脉

冲脉与督脉、任脉、带脉、阴阳跷脉上文已经述及，不再赘述。这里只说阳维脉、阴维脉。《素问·刺腰痛论》说：

> 阳维之脉令人腰痛，痛上怫然肿。刺阳维之脉，脉与太阳合端下间，去地一尺所。

> 飞阳之脉令人腰痛，痛上怫怫然，甚则悲以恐。刺飞阳之脉，在内踝上五寸，少阴之前，与阴维之会。

腰脊有督脉、冲脉，阳维脉治腰痛，必与冲脉有密切关系，阴维脉与足少阴脉有关系，冲脉行足少阴脉，也当与冲脉有关系。何况阴阳维脉的交会穴在三焦脉和心包脉，属命门，当然与冲脉有密切关系。

十二、冲脉与奇恒之腑

《素问·五脏别论》说："脑、髓、骨、脉、胆、女子胞，此六者，地气之所生也，皆藏于阴而象于地，故藏而不泻，名曰奇恒之腑。"冲脉在目，入脑髓，行脊椎，必主脑、髓、骨；冲脉为血海，当然行于脉；冲脉主女子胞。胆汁注于黄庭冲脉。所以奇恒之腑皆冲脉所主也。

十三、小结

1. 冲脉为动脉，有冲气——动气，"肾间动气"根于黄庭、丹田、太极，不在肾，运行于所有经脉。这个动气就是人体生命的原气、元气，元气产生的根源是三焦相火。三焦输布元气。

2. 冲脉是黄庭、丹田、太极之脉，冲脉是所有经脉的核心，包括十二经脉和奇经八脉。因与足阳明胃脉合一，故为血海、五脏六腑之海。

3. 冲脉统合先天心命门、后天神命门和先后天合一的目命门。主目病，就是主神病。先天心命门的宗气是血脉循环的动力，动力源是肺呼吸；后天神命门冲气是经脉循环的动力，动力源是冲脉。血脉不是经脉，血脉系统是有形的管道，经脉系统是无形的通道，是两个封闭"如环无端"的循环系统，二者不能替代变换。

4. 十二经脉与奇经八脉不同，十二经脉联脏腑，而且互为表里的脏腑经脉可以循环运行，奇经八脉没有。

5. 冲脉运行，一是从足阳明走三阳，二是从足少阴走三阴，三是从手太阴肺走十二经脉流注，四是从四末走十二经脉井穴。

6. 冲脉为血海，而神者血气也，血气源于水谷，所以冲脉与神同源，十二经脉与神同源。见图10-5。

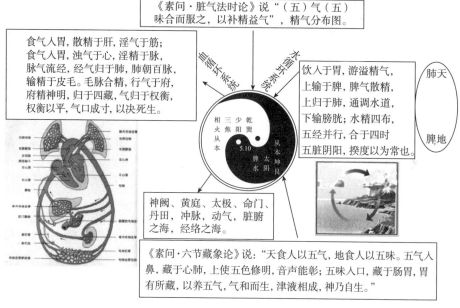

《素问·脏气法时论》说"（五）气（五）味合而服之，以补精益气"，精气分布图。

食气入胃，散精于肝，淫气于筋；食气入胃，浊气于心，淫精于脉，脉气流经，经气归于肺，肺朝百脉，输精于皮毛。毛脉合精，行气于府，府精神明，归于四藏，气归于权衡，权衡以平，气口成寸，以决死生。

饮入于胃，游溢精气，上输于脾，脾气散精，上归于肺，通调水道，下输膀胱；水精四布，五经并行，合于四时五脏阴阳，揆度以为常也。

肺天

脾地

相火从本 三焦少阳 乾阳 罛 5.10 脾太阴 坤艮 肾水 从本

神阙、黄庭、太极、命门、丹田、冲脉、动气，脏腑之海，经络之海。

《素问·六节藏象论》说："天食人以五气，地食人以五味。五气入鼻，藏于心肺，上使五色修明，音声能彰；五味入口，藏于肠胃，胃有所藏，以养五气，气和而生，津液相成，神乃自生。"

图 10-5　经脉之海黄庭示意图

这个黄庭、神阙处，就是人身的太极、命门、丹田、腹脑，这个命门就是《难经·三十六难》所说的命门，谓："命门者，精神之所舍，原气之所系也。"这个原气就是肾间的动气，如《难经·八难》说："诸十二经脉者，皆系于生气之原。所谓生气之原者，谓十二经之根本也，谓肾间动气也。此五脏六腑之本，十二经脉之根，呼吸之门，三焦之原。一名守邪之神。故气者，人之根本也。"《难经·六十六难》说："脐下肾间动气者，人之生命也，十二经之根本也，故名曰原。"这里的"脐下"，是躺着的脐下，不是站着的脐下，在脐与命门之间就是所谓的"肾间动气"。《难经》所说命门为十二经之根本，正是冲脉的内容。

由此看来，十二经原穴都与此有关。《灵枢·九针十二原》说："五脏有六腑，六腑有十二原，十二原出于四关，四关主治五脏。五脏有疾，当取之十二原。十二原者，五脏之所以禀三百六十五节气味也。五脏有疾也，应出十二原。十二原各有所出，明知其原，睹其应而知五脏之害矣。阳中之少阴，肺也，其原出于太渊，太渊二。阳中之太阳，心也，其原出于大陵，大陵二。阴中之少阳，肝也，其原出于太冲，太冲二。阴中之至阴，脾也，其原出于太白，太白二。阴中之太阴，肾也，其原出于太溪，太溪二。膏之原，出于鸠尾，鸠尾一。肓之原，出于脖胦，脖胦一。凡此十二原者，主治五脏六腑之有疾者也。"

十二经脉源于冲脉，冲脉为黄庭之脉，与黄庭之神同源，则此神行于十二经脉。如《灵枢·九针十二原》说："节之交，三百六十五会……所言节者，神气之所游行出入也。非皮肉筋骨也。"并说："粗守形，上守神。神乎，神客在门。"人体三百六十五个穴位都是神气游行出入之处。所以《灵枢·小针解》说："上守神者，守人之血气有余不足可补泻也。神客者，正邪共会也。神者，正气也，客者邪气也。在门者，邪循正气之所出入也。"神客正邪斗争于穴位之门。

众所周知，十二经脉的阳经井穴属于五腧穴的金穴，阴经井穴属于五腧穴的木穴，为什么《灵枢·本输》明确指出阴经的井穴属五行之木，阳经的井穴属五行之金呢？从古至今的历代医家都没有解释清楚这个问题，笔者认为这与五运六气标本中气有关，请看图7-10。

大家看看这个图，太极阴阳脾和三焦主于四肢四末，不但厥阴风木出于太极中气，阳明燥金也出于太极中气，与《素问·天元纪大论》说的"金木者，生成之终始也"有关，阳明为金，故阳经井穴属金；厥阴为木，故阴经井穴属木。春气属木，阳气始升而生发万物；秋气属金，阴气始降而收敛长成的万物。这一木一金为一阴一阳一生一成，而为万物之终始。阳升之木根于阴经，阴降之金根于阳经，其中有阳升阴降及阴阳互根的规律。笔者建立的"中医太极三部六经说"即基于此，以阴阳分二类，阳气始厥阴木，次少阳太阳；阴气始阳明金，次太阴少阴。阴经井穴始于木，阳经井穴始于金，然后按五行相生次序排五输穴。

十二经脉都出于这里，《灵枢·脉度》说："手之六阳，从手至头……手之六阴，从手至胸中……足之六阳，从足上至头……足之六阴，从足至胸中。"手足经脉经气根于里部黄庭冲脉而行于表部头胸。这是从经脉层面说的，从十二经脉流注层面说则是阳降阴升，如《灵枢·逆顺肥瘦》说："手之三阴，从胸走手；手之三阳，从手走头；足之三阳，从头走足；足之三阴，从足走腹。"阳经从手走头，又从头降足；阴经从足升到腹胸至手，如此循环不已，复而周始。还是从阳井金降、阴井木升之理。以上讲的都是十二经脉的正常运行方向，病则失常，如正常的"手之三阴，从胸走手"，失常则不"从胸走手"而聚于胸中，则胸闷痛而手麻。正常的"手之三阳，从手走头"，失常则不"从手走头"而聚于手，则手肿胀而头眩晕。正常的"足之三阳，从头走足"，失常则不"从头走足"而聚于头，则头肿胀头痛等，而腿足无力困麻或头重脚轻。正常的"足之三阴，从足走腹"，失常则不"从足走腹"而聚于足腿，则腿足肿胀疼痛而腹不运化。正常运行无病为顺，有病则逆行为逆。

司天在泉感受六淫外邪以驱赶邪气为主，标本中气神机黄庭内伤病以升浮降沉调理和谐为主。从"中医太极三部六经体系太极图"可以看出，阴阳升浮降沉失常，黄庭神机神之血气失调可以出现四种情况：

一是左升浮出现问题；二是右降沉出现问题；三是上边的火极出现问题；四是下边的水极出现问题。

这些问题都表现于十二经脉，因为十二经脉是神气流行的通道。既可以用针灸调治，也可以用中药的气味调治。《素问·阴阳应象大论》说："阳为气，阴为味……味厚者为阴，薄为阴之阳。气厚者为阳，薄为阳之阴。味厚则泄，薄则通。气薄则发泄，厚则发热……气味，辛甘发散为阳，酸苦涌泻为阴。"气厚者温阳生热，气薄者升发。味厚者泄泻，味薄者通达。

太极元气是生命的根本，是十二经脉的根本，不但十二经原穴皆根于此，十二经五输穴也根于此，故五输穴疗法也属于太极疗法。

《灵枢·九针十二原》说："愿闻五脏六腑所出之处。岐伯曰：五脏五俞，五五二十五俞，六腑六俞，六六三十六俞，经脉十二，络脉十五，凡二十七气，以上下。所出为井，所溜为荥，所注为俞，所行为经，所入为合，二十七气所行，皆在五俞也……五脏有六腑，六腑有十二原，十二原出于四关，四关主治五脏。五脏有疾，当取之十二原。十二原者，五脏之所以禀三百六十五节气味也。五脏有疾也，应出十二原。十二原各有所出，明知其原，睹其应，而知五脏之害矣……凡此十二原者，主治五脏六腑之有疾者也。"这就是天地"气味"之行。《灵枢·本输》也说："五脏六腑之俞，五五二十五俞，六六三十六俞也。"

《难经》认为，五输穴取决于少阳三焦相火，如《六十二难》说："脏井荥有五，腑独有六者，何谓也？然：腑者阳也，三焦行于诸阳，故置一腧，名曰原，所以腑有六者，亦与三焦共一气也。"《六十六难》说："十二经皆以俞为原者何也？然：五脏俞者，三焦之所行，气之所留止也。三焦所行之俞为原者何也？然：齐下肾间动气者，人之生命也，十二经之根本也，故名曰原。三焦者，原气之别使也，主通行三气，经历于五脏六腑，原者，三焦之尊号也，故所止辄为原，五脏六腑之有病者，皆取其原也。"十二经脉皆根于此，此乃根结标本之源。

《黄帝内经》有五输穴疗法，五输穴应对四时阴阳五行，配合于五脏系统。

五输穴位于肘膝关节以下各条经脉上，因为四肢为诸阳之本，是非常重要的部位，如《素问·阳明脉解》说："四支者，诸阳之本也。"《灵枢·终始》说"阳受气于四末"。四肢肘膝以下不但是阳气的发祥地，也是阴阳经脉的交接处。所以五输穴是调整全身阴阳的基础。《黄帝内经》又云"阳者，胃脘之阳也"及脾主四肢，所以四肢肘膝以下当是中焦所生营卫气血流注的源头，如河流的上源，故《灵枢·九针十二原》描绘出营卫气血运行的五种态势是"出、溜、注、行、入"，并分别命名为"井、荥、输、经、合"，合称为"五输穴"。

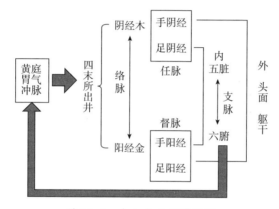

图 10-6　向心十二经脉海图

我们再和《素问·六节藏象论》结合起来看，就有诸多思考了。

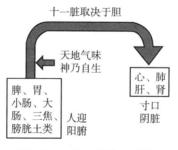

图 10-7　十一脏取决于胆

从中医太极三部六经体系太极图可以看出，厥阴从中气而升，阳明从中气而降，可以用 45^0 卐字表示为 卐，这是地道左旋卐字（以古代左东右西，上南下北说），天道则为右旋卍字，所以佛祖胸前多是右旋卍字。

关于中医太极三部六经体系理论，《黄庭经》和张子和阐释最精，大要精神是：

阴阳升降火湿寻，龙腾虎跃显神威，

外方内圆神在中，方见天地无限功，

433

黄庭三气营卫宗，通利经脉脏腑荣，

朝拜太阳入目命，内经无缝金锁通。

因为四肢末端源于黄庭胃气，所以十二经脉井穴皆本于黄庭之厥阴木和阳明金两经。《灵枢·本输》明确指出阴经的井穴属五行之木，阳经的井穴属五行之金。《灵枢·顺气一日分为四时》说："冬刺井。"《难经·六十八》说："井主心下满。"《难经·六十四难》讲解了五输穴的五行属性：

阴井木，阴荥火，阴输土，阴经金，阴合水，

阳井金，阳荥水，阳输木，阳经水，阳合土。

《黄帝内经》有用井穴治疗的范例（表10-1）。

表10-1 《黄帝内经》用井穴治疗记录

书名	篇名	病证	选穴
灵枢	五邪	邪在肾，则病骨痛，阴痹。阴痹者，按之而不得，腹胀，腰痛，大便难，肩背颈项痛，时眩	涌泉
	癫狂	风逆，暴四肢肿，身漯漯，唏然时寒，饥则烦，饱则善变	骨清取井
	热病	热病七日八日，脉口动，喘而短者，急刺之，汗且自出，浅刺手大指间	少商穴
		热病，体重，肠中热，取之以第四针，于其俞，及下诸趾间	诸指间
		气满，胸中喘息，取足太阴大趾之端	隐白
		喉痹，舌卷，口中干，烦心，心痛，臂内廉痛，不可及头，取手小指次指爪甲下，去端如韭叶	关冲
		癃，取之阴跷及三毛上及血络出血	大敦
		男子如蛊，女子如怚，身体腰脊如解，不欲饮食	涌泉
	厥病	耳聋取手小指次指爪甲上与肉交者	关冲
		耳鸣，取手中指爪甲上	中冲
	口问	耳鸣，补客主人，手大指爪甲上	少商
	顺气一日四时	脏主冬，冬刺井 病在脏者，取之井	

续表

书名	篇名	病证	选穴
素问	骨空论	鼠瘘寒热	涌泉
	水热穴论	冬取井荥，春不鼽衄	
	缪刺论	邪客于手少阳之络，令人喉痹，舌倦口干，心烦，臂外廉痛，手不及头	关冲
		邪客于足厥阴之络，令人卒疝暴痛	大敦
		邪客于足太阳之络，令人头项肩痛	至阴
		邪客于手阳明之络，令人气满胸中，喘息而肢胠，胸中热	商阳
		人有所堕坠，恶血留内，腹中满胀，不得前后	大敦

因为井穴本源于黄庭胃腑，故井穴主心下满，主中焦病。《灵枢·根结》就以井穴为根，《灵枢·本输》以此为本是有道理的。而且有相应的命门关系，井穴和腹为神命门处，结于胸为心命门处，结于头为目脑命门，总归于神命门。

从上文所述不难看出，黄庭"神机"太重要了，因为它"根于中"（《素问·五常正大论》）啊！正如《周易·坤卦》说："君子黄中通理，正位居体，美在其中，而畅于四支（四支即四肢），发于事业，美之至也。"所谓"黄中"，指黄庭、肠胃居中。"理"者，指纹理，即腠理，是三焦腑。意指肠胃黄庭生成的营卫气血、胃气、神输送给全身四肢百骸各处，故称三焦为原气之别使。美，指身体精神状态好，健康态，故云"发于事业，美之至也"。所以养神最重要，古称"上工守神"就是"守中"及"调之中府"。而"神"是天地气味所生，故《素问·刺法论》说："故要修养和神也，道贵常存，补神固根，精气不散，神守不分……至真之要，在乎天玄，神守天息，复入本元，命曰归宗。"常守天地所生之神，就能"补神固根，精气不散"，关键是"生气通天"，即"神守天息"，从而达到万法归宗。《黄庭经》阐发至详。

第二节　五输穴

一、五输穴出处简介

五输穴，又称五腧穴。首见于《灵枢·九针十二原》，谓：

五脏五俞，五五二十五俞，六腑六俞，六六三十六俞，经脉十二，络脉十五，凡二十七气，以上下。所出为井，所溜为荥，所注为俞，所行为经，所入为合，二十七气所行，皆在五俞也。

《灵枢·九针十二原》和《灵枢·本输》只记载十一条经脉，并得到马王堆汉墓出土中医帛书的证实，其中没有手少阴心经，而以手厥阴心包经代之。这样十一条经脉的五输穴共有55个，合于《系辞传》所记"天数二十有五，地数三十，凡天地之数五十有五"之数，故能行阴阳之变化，而循天之纪。后来《针灸甲乙经》补出手少阴经的5个五输穴，十二经脉共有60个穴，始合于甲子60数。

另外，《灵枢·九针十二原》还提出十二原穴，谓五脏有十个原穴，即阴经五输穴中的"俞"穴，加上鸠尾穴和脖胦（肓俞，一说气海）。而在《灵枢·本输》的记载中，除六腑五输穴之外还有6个原穴。这样除去鸠尾和脖胦2个，55个穴加上六腑6个原穴共61个穴，61个加上《针灸甲乙经》补出手少阴经的5个五输穴，总共是66穴，成为子午流注所用穴位的基础（表10-2）。

表10-2 66输穴

阳经输穴						阴经输穴					
经别＼五输	井（金）	荥（水）	俞（木）	原	经（火）	合（土）	经别＼五输	井（木）	荥（火）	俞（土）	经（金）	合（水）
胆（木）	窍阴	侠溪	临泣	丘墟	阳辅	阳陵泉	肝（木）	大敦	行间	太冲	中封	曲泉
小肠（火）	少泽	前谷	后溪	腕骨	阳谷	小海	心（火）	少冲	少府	神门	灵通	少海
胃（土）	厉兑	内庭	陷谷	冲阳	解溪	足三里	脾（土）	隐白	大都	太白	商丘	阴陵泉
大肠（金）	商阳	二间	三间	合谷	阳溪	曲池	肺（金）	少商	鱼际	太渊	经渠	尺泽
膀胱（水）	至阴	通谷	束骨	京骨	昆仑	委中	肾（水）	涌泉	然谷	太溪	复溜	阴谷
三焦（相火）	关冲	液门	中渚	阳池	支沟	天井	心包（相火）	中冲	劳宫	大陵	间使	曲泽

于此可知，五输穴是十二经脉各经分布于肘膝关节以下的五个重要输穴，即井、荥、输、经、合。

古代医家把经气在经脉中运行的情况，比作自然界的水流，以说明经气的出入和经过部位的深浅及其不同作用。

如经气所出，像水的源头，称为"井"；

经气所溜，像刚出的泉水微流，称为"荥"；

经气所注，像水流由浅入深，称为"输"；

经气所行，像水在通畅的河中流过，称为"经"；

最后经气充盛，由此深入，进而汇合于脏腑，恰像百川汇合入海，称为"合"。

二、五输穴的排列

十二经的五输穴按井、荥、输、经、合的规律分别排列：

手太阴肺经：少商、鱼际、太渊、经渠、尺泽。

手厥阴心包经：中冲、劳宫、大陵、间使、曲泽。

手少阴心经：少冲、少府、神门、灵道、少海。

足太阴脾经：隐白、大都、太白、商丘、阴陵泉。

足厥阴肝经：大敦、行间、太冲、中封、曲泉。

足少阴肾经：涌泉、然谷、太溪、复溜、阴谷。

手阳明大肠经：商阳、二间、三间、阳溪、曲池。

手少阳三焦经：关冲、液门、中渚、支沟、天井。

手太阳小肠经：少泽、前谷、后溪、阳谷、小海。

足阳明胃经；厉兑、内庭、陷谷、解溪、足三里。

足少阳胆经：足窍阴、侠溪、足临泣、阳辅、阳陵泉。

足太阳膀胱经：至阴、通谷、束骨、昆仑、委中。

表 10-3　《灵枢·本输》所述五输穴表

流注	穴别	五行	肺	心	心包	肝	脾	肾
出	井	木	少商	少冲	中冲	大敦	隐白	涌泉
流	荥	火	鱼际	少府	劳宫	行间	大都	然谷

续表

流注	穴别	五行	肺	心	心包	肝	脾	肾
注	俞	土	太渊	神门	大陵	太冲	太白	太溪
行	经	金	经渠	灵道	间使	中封	商丘	复溜
入	合	水	尺泽	少海	曲泽	曲泉	阴陵泉	阴谷

流注	穴别	五行	膀胱	胆	胃	三焦	小肠	大肠
出	井	金	至阴	窍阴	厉兑	关冲	少泽	商阳
流	荥	水	通谷	侠溪	内庭	液门	前谷	二间
注	俞	木	束骨	临泣	陷谷	中渚	后溪	三间
过	原		京骨	丘墟	冲阳	阳池	腕骨	合谷
行	经	火	昆仑	阳辅	解溪	支沟	阳谷	阳溪
入	合	土	委中	阳陵泉	三里	天井	小海	曲池

为了好记忆,《医学小学》载有古人编的五输穴歌:

少商鱼际与太渊,经渠尺泽肺相连,

商阳二三间合谷,阳溪曲池大肠牵。

厉兑内庭陷谷胃,冲阳解溪三里随,

隐白大都太白脾,商丘阴陵泉要知。

少冲少府属于心,神门灵道少海寻,

少泽前谷后溪腕,阳谷小海小肠经。

至阴通谷束京骨,昆仑委中膀胱知,

涌泉然骨与太溪,复溜阴谷肾所宜。

中冲劳宫心包络,大陵间使传曲泽,

关冲液门中渚焦,阳池支沟天井索。

窍阴侠溪临泣胆,中封曲泉属于肝。

井穴多位于手足之端,如少商穴和隐白穴。

荥穴多位于掌指或跖趾关节上,如鱼际穴和大都穴。

输穴多位于掌腕或跖关节部，如太渊穴和太白穴。

经穴多位于腕踝关节以上，如经渠穴和商丘穴。

合穴多位于肘膝关节附近，如尺泽和阴陵泉。

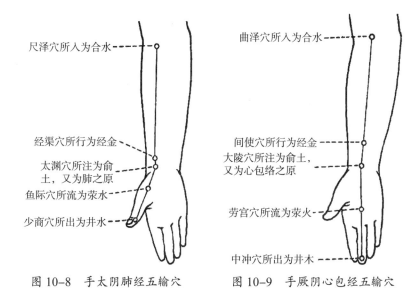

图 10-8 手太阴肺经五输穴   图 10-9 手厥阴心包经五输穴

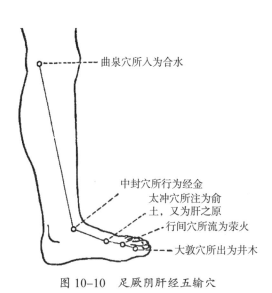

图 10-10 足厥阴肝经五输穴

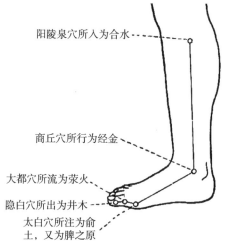

阳陵泉穴所入为合水

商丘穴所行为经金

大都穴所流为荥火

隐白穴所出为井木

太白穴所注为俞
土，又为脾之原

图 10-11　足太阴脾经五输穴

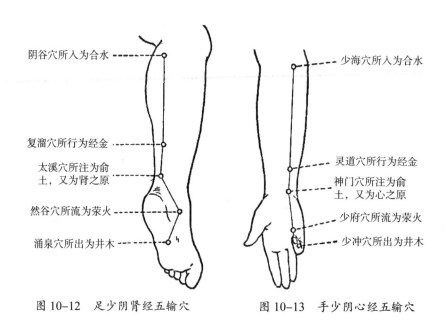

阴谷穴所入为合水

复溜穴所行为经金

太溪穴所注为俞
土，又为肾之原

然谷穴所流为荥火

涌泉穴所出为井木

少海穴所入为合水

灵道穴所行为经金

神门穴所注为俞
土，又为心之原

少府穴所流为荥火

少冲穴所出为井木

图 10-12　足少阴肾经五输穴　　　　图 10-13　手少阴心经五输穴

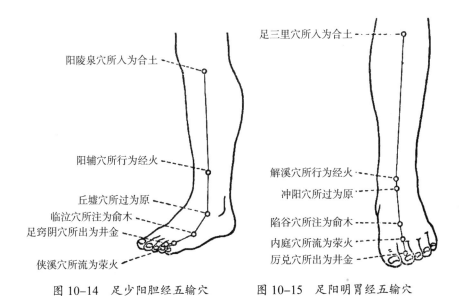

阳陵泉穴所入为合土

阳辅穴所行为经火

丘墟穴所过为原
临泣穴所注为俞木
足窍阴穴所出为井金

侠溪穴所流为荥火

图 10-14　足少阳胆经五输穴

足三里穴所入为合土

解溪穴所行为经火
冲阳穴所过为原

陷谷穴所注为俞木
内庭穴所流为荥火
厉兑穴所出为井金

图 10-15　足阳明胃经五输穴

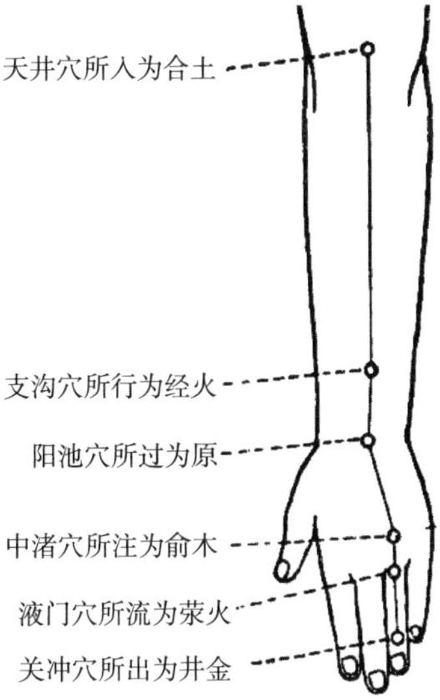

天井穴所入为合土

支沟穴所行为经火

阳池穴所过为原

中渚穴所注为俞木

液门穴所流为荥火

关冲穴所出为井金

图 10-16　手少阳三焦经五输穴

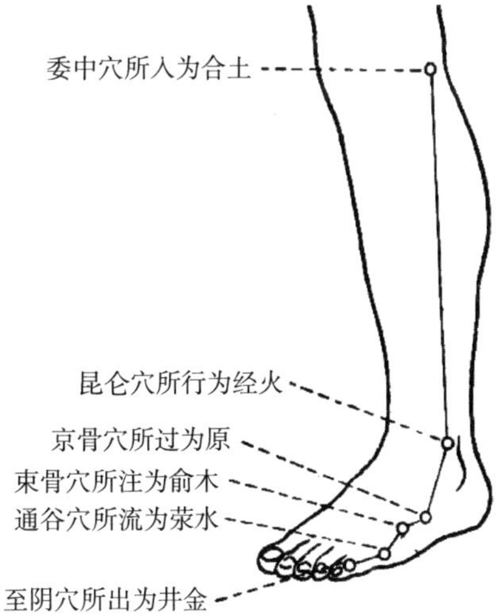

委中穴所入为合土

昆仑穴所行为经火

京骨穴所过为原
束骨穴所注为俞木
通谷穴所流为荥水

至阴穴所出为井金

图 10-17　足太阳膀胱经五输穴

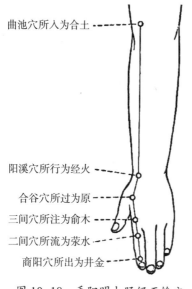

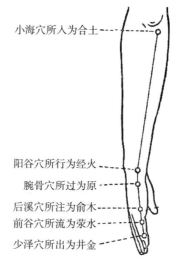

图 10-18 手阳明大肠经五输穴　图 10-19 手太阳小肠经五输穴

三、五输穴详解

《难经·六十八难》详论五输穴：

井主心下满，

荥主身热，

输主体重节痛，

经主喘咳寒热，

合主逆气而泄。

井穴具有交通阴阳气血的作用，多用于急救，有开窍醒神，消炎镇痛之效；

荥穴均可退热；

输穴多用于止痛，兼治身体沉重由水湿所致者；

经穴主治外感病，咳嗽，哮喘；

合穴治脏腑病，如呕吐、泄泻、头晕、头胀，可将上逆之气向下引。

《难经》还有根据季节因时而刺的记载，如《七十四难》说："春刺井，夏刺荥，季夏刺俞，秋刺经，冬刺合。"这就和一年五季五行结合起来了。

四、五输穴五行属性

《灵枢·本输》明确指出阴经的井穴属五行之木，阳经的井穴属五行之金。

《难经·六十四难》讲解了五输穴的五行属性：

阴井木，阴荥火，阴输土，阴经金，阴合水，

阳井金，阳荥水，阳输木，阳经火，阳合土。

据此，又根据五行的相生规律及疾病的不同表现，《六十九难》提出"虚者补其母，实者泻其子"的理论，按五输穴五行属性以生我者为母、我生者为子的原则进行选穴，虚证选用母穴，实证选用子穴。这就是临床上所称的补母泻子法，如肺属金，虚则取太渊（土），实则取尺泽（水）等。

表 10-4　五输穴五行表

五输穴		井	荥	输（原）	经	合
阳经天干	天干	庚	壬	甲	丙	戊
	五行相生	金→	水→	木→	火→	土→
阴经天干	天干	乙	丁	己	辛	癸
	五行相生	木→	火→	土→	金→	水→
天干合化		乙庚金	丁壬木	甲己土	丙辛水	戊癸火

五输穴共有三套名称：

一是井、荥、输、经、合，此讲五输穴与四时的关系，如《难经·七十四难》说："春刺井，夏刺荥，季夏刺俞，秋刺经，冬刺合。"

二是出、溜、注、行、入，此讲经脉的运行势态，如《灵枢·本输》说："肺出于少商，少商者，手大指端内侧也，为井木；溜于鱼际，鱼际者，手鱼也，为荥；注于太渊，太渊鱼后一寸陷者中也，为俞；行于经渠，经渠寸口中也，动而不居，为经；入于尺泽，尺泽肘中之动脉也，为合。"

三是金、水、木、火、土和木、火、土、金、水，此讲五输穴的五行属性，如《难经·六十四难》讲解了五输穴的五行属性：

阴井木，阴荥火，阴输土，阴经金，阴合水，

阳井金，阳荥水，阳输木，阳经火，阳合土。

据此，又根据五行的相生规律及疾病的不同表现，《六十九难》提出"虚者补其母，实者泻其子"的理论，按五输穴五行属性以生我者为母、我生者为子的原则进行选穴，虚证选用母穴，实证选用子穴。这就是临床上所称的补母泻子法，如肺属金，虚则取太渊（土），实则取尺泽（水）等。或用五行相克的理论

以补泻。

五、五输穴刺法

《灵枢·顺气一日分为四时》说：

人有五脏，五脏有五变。五变有五输，故五五二十五输，以应五时……

脏主冬，冬刺井；

色主春，春刺荥；

时主夏，夏刺输；

音主长夏，长夏刺经；

味主秋，秋刺合。

是谓五变，以主五输……

病在脏者，取之井；

病变于色者，取之荥；

病时间时甚者，取之输；

病变于音者，取之经；

经满而血者，病在胃，及以饮食不节得病者，取之于合，故命曰味主合。

是谓五变也。

由此可知，五输穴配应于四时阴阳及五行，即"脏气法时"理论，属于五运六气范畴，故可以用五输穴治疗五运六气所致疾病，详见《刺法论》释例。

《七十四难》改为：

春刺井者，邪在肝。

夏刺荥者，邪在心。

季夏刺俞者，邪在脾。

秋刺经者，邪在肺。

冬刺合者，邪在肾。

二者依据不同，《灵枢》以子时一阳来复为主而云藏，《难经》以寅时阳气出为主而云春肝。

如何应用五输穴治病呢？元代王好古在《汤液本草》中说："从前来者为实邪，从后来者为虚邪，此子能令母实，母能令子虚是也。治法云：虚则补其母，实则泻其子。假令肝受心火之邪，是从前来者为实邪，当泻其子心火。然非真泻其火，十二经中各有金木水火土，当木之分，泻其火也。故《标本论》云：本而标之，先治其本，后治其标。既肝受火邪，先于肝经五穴中泻荥火，行间穴是也。后治其标者，于心经五穴内泻荥火，少府穴是也……假令肝受肾邪，是从后来者，为虚邪，虚则当补其母。故《标本论》云：标而本之，先治其标，后治其本。既受水邪，当先于肾经涌泉穴补木，是先治其标。后于肝经曲泉穴中泻水，是后治其本。"（也见《东垣试效方》标本阴阳论）

（一）刺井穴（井穴大接经针灸法）

井穴是经脉脉气所出的地方，以及经脉连接的地方，是很重要的穴位。《灵枢·根结》将它比喻为大树的根，你说重要不重要。井穴都在四肢末端，故有时称为"四末"。《灵枢·九针十二原》说：

五脏之气，已绝于内，而用针者反实其外，是谓重竭。重竭必死，其死也静。治之者辄反其气，取腋与膺。

五脏之气，已绝于外，而用针者反实其内，是谓逆厥。逆厥则必死，其死也躁。治之者反取四末。

刺激井穴具有很强烈的醒脑、开窍作用。

这与《灵枢·顺气一日分为四时》提出"冬刺井"治脏病相一致，《七十四难》提出"春刺井"治肝病，《灵枢·根结》又提出井穴治疗胸头部位疾病。

（二）刺合穴

合穴有两个意思，一是五输穴中的合穴，二是下合穴。

《七十四难》说"冬刺合"，治邪在肾。《灵枢·顺气一日分为四时》说"秋刺合"及"病在胃，及以饮食不节得病者，取之于合"，是治腑病。

下合穴的"合治内腑"出自《灵枢·邪气脏腑病形》，谓：

黄帝曰：荥输与合，各有名乎？岐伯答曰：荥输治外经，合治内腑。

黄帝曰：治内腑奈何？岐伯答曰：取之于合。

黄帝曰：合各有名乎？岐伯答曰：胃合于三里，大肠合入于巨虚上廉，小肠合入于巨虚下廉，三焦合入于委阳，膀胱合入于委中央，胆合入于阳陵泉。

这里的合穴是指六腑的下合穴。《灵枢·邪气脏腑病形》详细讲了六腑病的症状、治疗及取穴：

大肠病者，肠中切痛而鸣濯濯……当脐而痛……取巨虚上廉。

胃病者……胃脘当心而痛……取之三里也。

小肠病者，小腹痛，腰脊控睾而痛……取之巨虚下廉。

三焦病者，腹气满，小腹尤坚，不得小便……取委阳。

膀胱病者，小腹偏肿而痛，以手按之，即欲小便而不得……取委中央。

胆病者，善太息，口苦，呕宿汁，心下澹澹，恐人将捕之，嗌中吤吤然数唾。在足少阳之本末，亦视其脉之陷下者灸之；其寒热者取阳陵泉。

大肠的下合穴是巨虚上廉，

小肠的下合穴是巨虚下廉，

三焦的下合穴是委阳，

膀胱的下合穴是委中，

胃的下合穴是足三里，

胆的下合穴是阳陵泉。

六腑病的反应点多在六腑募穴，如胃病"胃脘当心而痛"即以胃募中脘疼痛为中心，大肠病"当脐而痛"即以脐旁大肠募穴天枢疼痛为中心，小肠病"小腹痛"即以小肠募穴关元疼痛为中心，三焦病"小腹尤坚"即以三焦募穴石门为中心，膀胱病"小腹痛"即以膀胱募穴中极为中心等。这些下合穴为什么能治疗六腑病？因为"此阳脉之别入于内，属于府者也"（《灵枢·邪气脏腑病形》）。《黄帝内经》云"大肠、小肠皆属于胃"，故其下合穴在胃经。又云"三焦者……属膀胱"，故其下合穴在膀胱经。

（三）刺荥输穴

为什么"荥输治外经"呢？《七十四难》说：

夏刺荥者，邪在心。

季夏刺俞者，邪在脾。

夏为阳在外，故云"荥输治外经"。《灵枢·寿夭刚柔》说：

内合于五脏六腑，外合于筋骨皮肤。是故内有阴阳，外亦有阴阳。在内者，五脏为阴，六腑为阳；在外者，筋骨为阴，皮肤为阳。故曰：病在阴之阴者，刺阴之荥俞，病在阳之阳者，刺阳之合。

病在六腑之阳，刺其下合穴已如上所述。内为阴，五脏为阴，所以"阴之阴"是指五脏病。就是说，五脏病当取五脏阴经的荥火穴和输土穴，火土应于夏，夏"心部于外"，故云"荥输治外经"。

《灵枢·五乱》说：

气在于心者，取之手少阴、心主之俞；

气在于肺者，取之手太阴荥、足少阴俞；

气在于肠胃者，取之足太阴阳明；不下者，取之三里；

气在于头者，取之天柱、大杼，不知，取足太阳荥俞；

气在于臂足，取之先去血脉，后取其阳明、少阳之荥俞。

可知荥输，既可以治疗五脏病，也可以治疗六腑病，还可以治疗经病。

四肢为阳，气乱于四肢则清凉，故《灵枢·五乱》说"乱于臂胫则为四厥"，并说"气在于臂足，取之先去血脉，后取其阳明、少阳之荥俞"，为什么取阳明、少阳呢？因为，一者阳为胃脘之阳，故取阳明；二者，少阳三焦相火为人身红太阳，总主人一身之阳。阳经荥穴为水、输穴为木，四肢冷是木气逆，故以舒展输木为主。

六、五输穴在五运六气中的应用

《素问·刺法论》讲了如下几种运气针法。

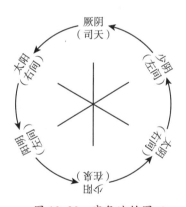

图 10-20　客气流转图

首先是陈述五运抑制间气升降的针刺法，即治运气郁气之原则。《素问·刺法论》提出治郁原则是"折郁扶运，补弱全真，泻盛蠲余"，意思是泻除郁结之气，补助其虚，即泻实补虚，不可犯"虚虚实实"之弊，并提出用五输穴进行治疗的具体方法。

（一）五行升法

治上升中"郁气"的针法，以补本气而达到泄本气之郁，谓：

木欲升而天柱窒（金运）抑之，刺足厥阴之井。

天柱，金星别名。木内郁，刺足厥阴之井大敦穴以泻木郁。（金运当指乙卯、乙酉年，再合司天之阳明金，厥阴木为地右间）

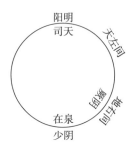

图 10-21　不升图

凡指升者，皆指地右间上升为天左间。

若阳明司天年，厥阴风木，应该从地之右间，上升为天之左间，而在司天位置上的阳明合乙年金运金气不退位，而阻抑厥阴风木的升迁，则木气被郁，郁久而发则为害，所以要针刺足厥阴井穴大敦以泻木郁。

如何泻木郁之气呢？经文告诉我们要针刺足厥阴肝经的井穴大敦。从前文所述可知，人体十二经脉各有井、荥、输、经、合五个输穴，按顺序阴经合于木、火、土、金、水五行，阳经合于金、水、木、火、土五行，并与人体五脏系统相配，调治人体疾病时可以取用相应的穴位。足厥阴肝经是阴经，属木的同气穴在井穴，故针刺井穴大敦可以泻木郁之气。

泻木郁最好配合天时，如一年中的春季，一月中的甲乙日，一日中的早上，或子午流注中的泻肝木法，这些特定的时间段，既是泻木郁、木旺的最佳时刻，也是补木的最佳时刻，不可忘记啊！

余皆仿此，不再绘图。

火欲升而天蓬窒（水运）抑之，刺手心包络之荥。

天蓬，水星别名。火内郁，刺手心包络之荥劳宫穴泻郁火。（水运当指丙辰、丙戌年，再合司天太阳寒水，少阴火为地右间。水旺可以泻水。）

土欲升而天冲窒（木运）抑之，刺足太阴之俞。

天冲，木星别名。土内郁，刺足太阴之俞太白穴泻郁土。（木运为壬子、壬午年，太阴土在天左间。木运为丁巳、丁亥年，太阴土为地右间，再合司天厥阴木。木旺可以泻木。）

金欲升而天英窒（火运）抑之，刺手太阴之经。

天英，火星别名。金内郁，刺手太阴之经经渠穴泻郁金。（火运为戊寅、戊申年，阳明燥金在天左间。火运为癸丑、癸未年，阳明金为地右间。）

水欲升而天芮窒（土运）抑之，刺足少阴之合。

天芮，土星别名。水内郁，刺足少阴之合阴谷穴泻郁水。（土运当指甲寅、甲申年，太阳在地右间。笔者认为，泻土也可以治水郁。）

这里的五输穴井、荥、输、经、合有五行之分，所以可以配客运客气之五行木、火、土、金、水，哪一行被郁，就在五输穴中的哪一行治之。

（二）调阴阳升降：木升土降法

对下降中的"郁气"，采取泻"胜气"以解放"郁气"。

木欲降而地晶（金运）窒抑之，刺手太阴之出、手阳明之所入。

"出"为井穴，"入"为合穴。阴经井穴为木，阳经合穴为土。风木主阳气之升，湿土主阴气之降。刺阴经井穴木、阳经合穴土，就是调阴阳之升降。治其"抑"者。

木欲降而金运（地晶，金气）抑之，木内郁，刺手太阴之出井穴少商及手阳明之所入合穴曲池泻金气。

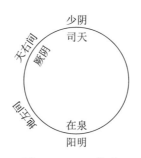

图 10-22　不降图

凡指降者，皆指天右间降到地左间。

此金运当指庚子、庚午年，厥阴在天右间而欲降，受到太过金运及在泉阳明燥金的克制而不得下降，就从肺金系统泄胜气，刺手太阴肺经五输穴的井穴少商及手阳明大肠经五输穴的合穴曲池。因为井穴为木以泄木郁，合穴为水以泄金之子，实则泻其子也。

此与上文木不升相反，为木不降，但不升是泻郁滞木气，此不降是泻所胜之金气，请注意这个不同点。

余脏仿此。

火欲降而水运（地玄）抑之，刺足少阴之出、足太阳之所入。

火欲降而水运抑之，火内郁，刺足少阴之出井穴涌泉及足太阳之所入合穴委中泻水气。

土欲降而木运（地苍）抑之，刺足厥阴之出、足少阳之所入。

土欲降而木运抑之，土内郁，刺足厥阴之出井穴大敦及足少阳之所入合穴阳陵泉泻木气。

金欲降而火运（地彤）抑之，刺心包络之出、手少阳之所入。

金欲降而火运抑之，金内郁，刺心包络之出井穴中冲及手少阳之所入合穴天井泻火气。

水欲降而土运（地阜）抑之，刺足太阴之出、足阳明之所入。

水欲降而土运抑之，水内郁，刺足太阴之出井穴隐白及足阳明之所入合穴足三里泻土气。

不降是因有气抑之，要使其降，必"折其所胜"，即泻其抑气。如何"折其所胜"？刺抑气所属阴经的"所出"井穴和阳经的"所入"合穴。《难经》说："经言所出为井，所入为合，其法奈何？然：所出为井，井者，东方春也，万物之始生，故言所出为井也；所入为合，合者，北方冬也，阳气入脏，故言所入为合也。"可知刺阴经之"所出"和阳经之"所入"，是想通过调其气的生、藏正常达到折其抑气的目的。阴经井穴为木，阳经合穴为土。风木主阳气之升，湿土主阴气之降。刺阴经井穴木，阳经合穴土，就是调阴阳之升降。

五运太过要用泻法，就是按照升降的次序，抑制其郁滞的发作，取法于五运气化之本源，以折减郁滞之气。五运不及要用资助扶植的补法，就是扶植运气，以避免虚邪的产生。

六气司天其气胜，则乘所胜，所胜郁发而生我者受灾，这三者组成了一种自稳调谐的三角结构关系。如阳明燥金司天，则乘克风木，风木郁发则克湿土，土为金母，于是金、木、土三者组成了一种自稳协调的三角结构关系，即组成了"三生万物"的格局。

（三）调阴阳升降：火升水降法

第二是陈述司天在泉迁正、退位的针刺法。

《素问·刺法论》也阐述了六气司天在泉的针刺治疗方法。

1. 不迁正针刺法

司天不迁正的针刺法，谓：

太阳司天不退，厥阴不迁正，刺足厥阴之所流；

厥阴司天不退，少阴不迁正，刺心包络之所流；

少阴司天不退，太阴不迁正，刺足太阴之所流；

太阴司天不退，少阳不迁正，刺手少阳之所流；

少阳司天不退，阳明不迁正，刺手太阴之所流；

阳明司天不退，太阳不迁正，刺足少阴之所流。

巳亥年，厥阴气胜不退位，刺足厥阴所入；

子午年，少阴气胜不退位，刺手厥阴所入；

丑未年，太阴生胜不退位，刺足太阴所入：

寅申年，少阳气胜不退位，刺手少阳所入；

卯酉年，阳明气胜不退位，刺手太阴所入；

辰戌年，太阳气胜不退位，刺足少阴所入。

"流"作溜，溜为荥穴。"入"为合穴。阴经之荥穴为火，阴经之合穴为水。火性炎上主升，水性润下主降。不迁正是不升，故刺阴经荥穴助其升。气胜不退位是气不降，故刺阴经合水穴助其降，是一种火升水降法。

太阳司天不退，厥阴不迁正，刺足厥阴所流荥火行间穴。

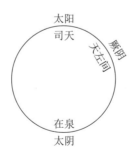

图 10-23　不迁正图

迁正，上一年的司天左间，今年迁为司天行令，或上一年的在泉左间，今年迁为在泉行令，就叫做迁正。

前一年太阳司天不"退位"，则本年新司天厥阴不能从天左间"迁正"司天之位，于是本年新司天之气被郁形成郁气，就会影响身体健康，这时要针刺被郁新司天经脉的荥穴，荥穴在五行属火。

厥阴司天不退，少阴不迁正，刺手心包络所流荥火劳宫穴。

少阴司天不退，太阴不迁正，刺足太阴所流荥火大都穴。

太阴司天不退，少阳不迁正，刺手少阳所流荥火液门穴。

少阳司天不退，阳明不迁正，刺手太阴所流荥火鱼际穴。

阳明司天不退，太阳不迁正，刺足少阴所流荥火然谷穴。

请注意，六经不迁正，都是心火内郁，所以都泻荥火穴。不迁正之气郁塞于上，郁久则化火，故刺不迁正之郁气，均取其荥火穴泻其郁火。前言六气在地右间被郁不升，都是泻所郁之本气。而此在天左间被郁不迁司天正位，六气都被郁而化火，这可能就是刘河间六气皆能化火说的来源吧。

2. 不"退位"的针刺法

不"退位"的针刺法，谓：

巳亥年，厥阴司天不退，刺足厥阴所入合水曲泉穴。

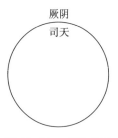

厥阴

司天

图 10-24　不退位图

退位，上一年司天退居今年司天右间，或上一年在泉退居今年在泉右间，就叫做退位。

前一年厥阴司天气胜不退位，今年继续行使风木之令，而少阴不迁正，当刺厥阴经的所入合水穴曲泉。

子午年，少阴司天不退，刺手厥阴所入合水曲泽穴。

丑未年，太阴司天不退，刺足太阴所入合水阴陵泉穴。

寅申年，少阳司天不退，刺手少阳所入合水天井穴。

卯酉年，阳明司天不退，刺手太阴所入合水尺泽穴。

辰戌年，太阳司天不退，刺足少阴所入合水阴谷穴。

六气司天不退为胜气，必泻其所胜而除邪之源，所以均取其胜气所属之经刺泻胜气。为什么要取"所入"之穴呢?《难经·六十八难》说:"所入为合,合者,北方冬也,阳气入脏,故言所入为合也。"原来刺"所入"穴,是为了使司天位的三之气阳气不藏,衰其势也。

阴经之荥穴为火,阴经的合穴为水。火性炎上主升,水性润下主降。不迁正是不升,故刺阴经荥火穴助其升。气胜不退位是气不降,故刺阴经合水穴助其降。不迁正是司天气胜,不退位也是司天气胜,但侧重点不同,故不迁正是泻郁气,不退位是衰胜气。

(四)三年化疫针刺法

第三陈述司天在泉的中运天干"刚柔二干"失守造成"三年化疫"的针刺法。

1. 五运太过针灸法

五运太过年,因有胜气必有复气,即乘所胜,所不胜来复。如《素问·五常政大论》说:"不恒其德,则所胜来复,政恒其理,则所胜同化。"于是本年胜气,与所克之气,以及来复之气,三者构成一种自稳的三角关系。治疗五运太过的原则,是泻本运太过之气,就是"抑其运气,扶其不胜,无使暴过而生其疾"。《素问·刺法论》谓"太过取之,次抑其郁,取其运之化源,令折郁气"。其具体刺法是:

(1)甲子少阴司天年,土运太过克水,所以刺先补肾俞,隔三天再刺足太阴之所注俞土太白穴以泻土气。因为土运太过则乘所胜,致邪之源是土运太过之胜气,所以要先刺补肾俞穴,即补水以免受其邪,然后刺足太阴俞土太白穴,泻土之太过。

子午少阴司天,则卯酉阳明在泉,故云下位己卯(司天、在泉取甲己合化同宗法,下同),它补泻的方法,同甲子司天完全一样。

甲子、己卯年(甲午、己酉年同),补肾俞,泻太白,用的是五行生克关系。为什么先补肾俞呢?乃见肝之病,必先实脾土之意,先安未病之脏。着眼于甲运土太过,没有考虑子午少阴。甲己合化为同宗土,按子午流注针刺法,当取甲胆原穴丘墟和己脾太白穴。

(2)丙寅少阳司天年,水运太过克火,所以刺先补心俞,隔五日再刺肾经足少阴之所入合水阴谷穴以泻水气。因为水运太过则克心火,所以要先补心火刺心俞,即补火以免受其邪,然后刺足少阴合水阴谷穴,泻水之太过。

寅申少阳司天，则巳亥厥阴在泉，故曰下位地辛巳，它补泻的方法，同丙寅司天完全一样。

丙寅、辛巳年（丙申、辛亥年同），补心俞，泻阴谷。着眼于丙运水太过，没有考虑寅申少阳。丙辛合化为同宗水，按子午流注针刺法，当取丙小肠原穴腕骨和辛肺太渊穴。

（3）庚辰太阳司天年，金运太过克木，所以刺先补肝俞，隔三日再刺肺经手太阴所行经金经渠穴以泻金气。因为金运太过则乘肝木，所以要先补肝木刺肝俞，即补木以免受其邪，然后再刺手太阴经金经渠穴，泻金之太过。

辰戌太阳司天，则丑未太阴在泉，则下位地乙未，它补泻的方法，同庚辰司天完全一样。

庚辰、乙未年（庚戌、乙丑年同），补肝俞，泻经渠。着眼于庚运金太过，没有考虑辰戌太阳。乙庚合化为同宗金，按子午流注针刺法，当取庚大肠原穴合谷和乙肝太冲穴，即被人们称为四关穴的合谷、太冲。

（4）壬午少阴司天年，木运太过克土，所以刺先补脾俞，隔三日再刺肝经足厥阴所出井木大敦穴以泻木气。因为木运太过则乘脾土，所以要先补脾土刺脾俞，即补土以免受其邪，然后再刺足厥阴井木大敦穴，泻木之太过。

子午少阴司天，则卯酉阳明在泉，则下位地丁酉，它补泻的方法，同壬午司天完全一样。

壬午、丁酉年（壬子、丁卯年同），补脾俞，泻大敦。着眼于壬运木太过，没有考虑子午少阴。丁壬合化为同宗木，按子午流注针刺法，当取壬膀胱原穴京骨和丁心神门穴（或大陵穴）。

（5）戊申少阳司天年，火运太过克金，所以刺先补肺俞，后再刺心包经手厥阴所流荥火劳宫穴以泻火气，或刺心经手少阴所流荥火少府穴以泻火气。因为火运太过则克肺金，所以要补肺金刺肺俞，即补金以免受其邪，然后再刺手厥阴荥火劳宫穴或手少阴荥火少府穴，泻火之太过。

寅申少阳司天，则巳亥厥阴在泉，则下位地癸亥，它补泻的方法，同戊申司天完全一样。

戊申、癸亥年（戊寅、癸巳年同），补肺俞，泻劳宫。着眼于壬运木太过，没有考虑寅申少阳。戊癸合化为同宗火，按子午流注针刺法，当取戊胃原穴冲阳和癸肾太溪穴。

现将五疫补泻归纳如下：

　　　　　　补　　　　　泻

木疫：脾俞　肝经所出井木穴大敦

火疫：肺俞　心经所注荥火穴劳宫（或少府）

土疫：肾俞　脾经所注俞土穴太白

金疫：肝俞　肺经所行经金穴经渠

水疫：心俞　肾经所入合水穴阴谷

　　请注意，为什么所补都是背俞穴及所泻都是本经五输穴中的本经五行穴？因为背为阳，背俞是三焦元气注入的地方。泻本经五输穴中的五行以泻其胜。

　　2. 五运不及针灸法

　　五运不及年，则所不胜乘之，所生来复。《素问·五常政大论》说："乘危而行，不速而至，暴虚无德，灾反及之。"同样是一种三角关系。其治疗原则是：泻所不胜，制其侮气，即"折其郁气，资其化源，赞其运气，无使邪胜"。《素问·刺法论》谓"不及扶资，以扶运气，以避虚邪"。即下文"三虚针刺法"。

　　（五）三虚针刺法

　　第四陈述"三虚"致病的针刺方法。

　　《素问·刺法论》所用运气刺法，都是从合化本经取穴及表里经取穴，与子午流注甲取胆经穴不同。

　　《素问·刺法论》说：

　　厥阴失守，天以虚，人气肝虚，感天重虚。即魂游于上，邪干，厥、大气，身温犹可刺之，制其足少阳之所过，次刺肝之俞。

　　足少阳胆经所过为原穴丘墟，肝俞在背部膀胱经。肝与胆相表里。

　　人病心虚，又遇君相二火司天失守，感而三虚，遇火不及，黑尸鬼犯之，令人暴亡，可刺手少阳之所过，复刺心俞。

　　手少阳三焦经所过为原穴阳池，心俞在背部膀胱经。三焦为心君之使而主心。故三焦合于足太阳，即心主太阳。

　　人脾病，又遇太阴司天失守，感而三虚，又遇土不及，青尸鬼邪，犯之于人，令人暴亡，可刺足阳明之所过，复刺脾之俞。

　　足阳明胃经所过为原穴冲阳，脾俞在背部膀胱经。脾与胃相表里。

　　人肺病，遇阳明司天失守，感而三虚，又遇金不及，有赤尸鬼犯人，令人暴亡，可刺手阳明之所过，复刺肺俞。

手阳明大肠经所过为原穴合谷，肺俞在背部膀胱经。肺与大肠相表里。

人肾病，又遇太阳司天失守，感而三虚，又遇水运不及之年，有黄尸鬼，干犯人正气，吸人神魂，致暴亡，可刺足太阳之所过，复刺肾俞。

足太阳膀胱经所过为原穴京骨，肾俞在背部膀胱经。肾与膀胱相表里。

现将"三虚"针刺取穴归纳如下：

五脏　取所过原穴　　　取背俞

肝虚：胆经原穴丘墟　　肝俞

心虚：三焦经原穴阳池　心俞

脾虚：胃经原穴冲阳　　脾俞

肺虚：大肠经原穴合谷　肺俞

肾虚：膀胱经原穴京骨　肾俞

五脏虚则补与之相表里阳经的原穴和五脏的背俞，都是补三焦元气。

（六）全真针刺法

第五陈述"归宗"全神养真针刺法。《素问·刺法论》说：

是故刺法有全神养真之旨，亦法有修真之道，非治疾也。故要修养和神也，道贵常存，补神固根，精气不散，神守不分，然即神守而虽不去，亦能全真，人神不守，非达至真，至真之要，在乎天玄，神守天息，复入本元，命曰归宗。

天玄，玄生神也，《素问·天元纪大论》说"玄生神"。天息，即《素问·四气调神大论》所说的顺天时。归宗，返归原气。如何归宗复原，针刺原穴。故云：

心者，君主之官，神明出焉，可刺手少阴之源。（源，即原穴，阴经原穴即俞穴，心原是神门穴）

肺者，相傅之官，治节出焉，可刺手太阴之源。（肺原穴是太渊）

肝者，将军之官，谋虑出焉，可刺足厥阴之源。（肝原穴是太冲）

胆者，中正不官，决断出焉，可刺足少阳之源。（胆原穴是丘墟）

膻中者，臣使之官，喜乐出焉，可刺心包络所流。（心包经所流是荥火穴劳宫，疑当取原穴大陵。）

脾为谏议之官，知周出焉，可刺脾之源。（脾原穴是太白）

胃为仓廪之官，五味出焉，可刺胃之源。（胃原穴是冲阳）

大肠者，传道之官，变化出焉，可刺大肠之源。（大肠原穴是合谷）

小肠者，受盛之官，化物出焉，可刺小肠之源。（小肠原穴是腕骨）

肾者，作强之官，伎巧出焉，刺其肾之源。（肾原穴是太溪）

三焦者，决渎之官，水道出焉，刺三焦之源。（三焦原穴是阳池）

膀胱者，州都之官，津液藏焉，气化则能出矣，刺膀胱之源。（膀胱原穴是京骨）

这里用的全是原穴，归于三焦原气。

从《素问·刺法论》可以看出，五运六气刺法用的全是五输穴和背腧穴，不难看出，针灸子午流注说是根源于运气理论的，即根源于日月五星运动规律。

第三节　月　刺

对于月刺，一般针灸书很少谈论。

《素问·金匮真言论》说，夏病在阳，秋病在阳，冬病在阴，春病在阴，即指夏秋病在阳，冬春病在阴。《灵枢·阴阳系日月》说：

正月之生阳也，主左足之少阳；

未者，六月，主右足之少阳。

卯者，二月，主左足之太阳；

午者，五月，主右足之太阳。

辰者，三月，主左足之阳明；

巳者，四月，主右足之阳明。此两阳合于前，故曰阳明。

申者，七月之生阴也，主右足之少阴；

丑者，十二月，主左足之少阴；

酉者，八月，主右足之太阴；

子者，十一月，主左足之太阴；

戌者，九月，主右足之厥阴；

亥者，十月，主左足之厥阴……

正月二月三月，人气在左，无刺左足之阳；

四月五月六月，人气在右，无刺右足之阳；

七月八月九月，人气在右，无刺右足之阴；

十月十一月十二月，人气在左，无刺左足之阴。

正月二月三月为春在左足三阳经，十月十一月十二月为冬在左足三阴经，即冬春在左下肢。

四月五月六月为夏在右足三阳经，七月八月九月为秋在右足三阴经，即夏秋在右下肢。

此说应引起我们的重视。

《素问·疟论》说："邪气客于风府，循膂而下，卫气一日一夜大会于风府，其明日日下一节，故其作也晏。此先客于脊背也，每至于风府，则腠理开，腠理开则邪气入，邪气入则病作，以此日作稍益晏也；其出于风府日下一节，二十五日下至骶骨，二十六日入于脊内，注于伏膂之脉，其气上行，九日出于缺盆之中，其气日高，故作日益早也。"30多日行督任二脉一周。

《素问·缪刺论》说："凡痹往来，行无常处者，在分肉间痛而刺之，以月死生为数……月生一日一痏，二日二痏，渐多之，十五日十五痏，十六日，十四痏，渐少之。"

《伤寒论》根据《素问·金匮真言论》说夏秋病在阳、冬春病在阴，提出夏秋心肺太阳阳明病发于阳、冬春太阴少阳病发于阴。

《难经·七十四难》改为：

春刺井者，邪在肝。

夏刺荥者，邪在心。

季夏刺俞者，邪在脾。

秋刺经者，邪在肺。

冬刺合者，邪在肾。

夏秋病在心肺，冬春病在肾肝。

第四节　知形神　明顺逆

《灵枢·九针十二原》说："粗守形，上守神。神乎，神客在门……其来不可逢，其往不可追……知其往来，要与之期……往者为逆，来者为顺，明知逆顺，正行无问。"《灵枢·小针解》说："粗守形者，守刺法也。上守神者，守人之血气有余不足可补泻也。神客者，正邪共会也。神者，正气也，客者，邪气也。在门者，邪循正气之所出入也……粗守关者，守四肢而不知血气正邪之往来也。上守机者，知守气也……其来不可逢者，气盛不可补也。其往不可追者，气虚不可泻也……知其往来者，知气之逆顺盛虚也。要与之期者，知气之可取之时也……往者为逆者，言气之虚而小，小者逆也。来者为顺者，言形气之平，平者顺也。明知逆顺正行无问者，言知所取之处也。迎而夺之者，泻也；追而济之者，补也……所谓虚则实之者，气口虚而当补之也。满则泄之者，气口盛而当泻之也。"粗工只知道守形体穴位或病位，上工者守神之血气有余与不足。来者气盛为顺，往者气虚为逆。血气盛衰表现于脉口，故从脉口补泻之。但血气本源在黄庭神机处，故《灵枢·九针十二原》说："五脏之气，已绝于内，而用针者反实其外，是谓重竭。重竭必死，其死也静。治之者辄反其气，取腋与膺。五脏之气，已绝于外，而用针者反实其内，是谓逆厥。逆厥则必死，其死也躁。治之者反取四末。"《灵枢·小针解》说："所谓五脏之气，已绝于内者，脉口气内绝不至，反取其外之病处，与阳经之合，有留针以致阳气，阳气至则内重竭，重竭则死矣。其死也，无气以动，故静。所谓五脏之气，已绝于外者，脉口气外绝不至，反取其四末之输，有留针以致其阴气，阴气至则阳气反入，入则逆，逆则死矣。其死也，阴气有余，故躁。"还需要从人迎察六腑与脉口五脏脉比较。《灵枢·根结》说："黄帝曰：形气之逆顺奈何？岐伯曰：形气不足，病气有余，是邪胜也，急泻之；形气有余，病气不足，急补之；形气不足，病气不足，此阴阳气俱不足也，不可刺之，刺之则重不足。重不足则阴阳俱竭，血气皆尽，五脏空虚，筋骨髓枯，老者绝灭，壮者不复矣。形气有余，病气有余，此谓阴阳俱有余也。急泻其邪，调其虚实。故曰：有余者泻之，不足者补之，此之谓也。故曰：刺不知逆顺，真邪相搏。满而补之，则阴阳四溢，肠胃充郭，肝肺内膜，阴阳相错。虚而泻之，则经脉空虚，血气竭枯，肠胃僔辟，皮肤薄着，毛腠夭膲，予之死期。"这是调形气的逆顺。

知道了形神，应知用神调形。《灵枢·根结》说："用针之要，在于知调阴与阳。调阴与阳，精气乃光，合形与气，使神内藏。"精气者，黄庭水谷所生，滋养形体者也。形者先天父母所遗传，气者后天天地之气也，天地气味所生之神藏于形体，故云"使神内藏"。神藏于形，反应于穴位，故《灵枢·九针十二原》说："节之交，三百六十五会，知其要者，一言而终，不知其要，流散无穷。所言节者，神气之所游行出入也。"所以通过调节穴位神气可以调形之病，如《灵枢·九针十二原》说："粗守形，上守神。神乎，神客在门……往者为逆，来者为顺，明知逆顺，正行无问。"《灵枢·官能》说："用针之要，无忘其神。"

第五节　经脉循环

《黄帝内经》论述阴阳经脉的循环有多个层次，大循环套小循环，不可不知。但都是根源于黄庭丹田太极的营卫二气，一是《灵枢·经脉》十二经脉营气循环，再是《灵枢·营气》督脉任脉的二十六经脉昼夜流注营气循环，又有《灵枢·五十营》再加上阳跷阴跷的二十八经脉循环，此二十八脉以应二十八宿，如《灵枢·五十营》说"日行二十八宿，人经脉上下、左右、前后二十八脉"；二是卫气昼行阳经夜行阴经的循环；三是起于冲脉手足十二经脉脏腑相互表里两经脉的循环；四是手足同名经脉的循环。这在《灵枢·经脉》有记载：

肺手太阴之脉……下络大肠……其支者，从腕后直出次指内廉，出其端。

大肠手阳明之脉……络肺，下膈，属大肠。其支者，从缺盆上颈，贯颊，入下齿中，还出挟口，交人中，左之右，右之左，上挟鼻孔。

胃足阳明之脉……入缺盆，下膈，属胃，络脾……其支者，别跗上，入大趾间，出其端。

脾足太阴之脉……入腹，属脾，络胃……其支者，复从胃，别上膈、注心中。

心手少阴之脉，起于心中，出属心系，下膈，络小肠；其支者，从心系，上挟咽，系目系；其直者，复从心系却上肺，下出腋下，下循臑内后廉，行太阴、心主之后，下肘内，循臂内后廉，抵掌后锐骨之端，入掌内后廉，循小指之内，出其端。

小肠手太阳之脉……入缺盆，络心，循咽，下膈，抵胃，属小肠；其支者，别颊上颐，抵鼻，至目内眦，斜络于颧。

膀胱足太阳之脉……络肾，属膀胱；其支者，从腰中下挟脊，贯臀，入腘中；其支者，从髆内左右，别下，贯胛，挟脊内，过髀枢，循髀外，从后廉，下合腘中，以下贯踹（腨）内，出外踝之后，循京骨，至小趾外侧。

肾足少阴之脉……属肾，络膀胱……其支者，从肺出络心，注胸中。

心主手厥阴心包络之脉……下膈，历络三焦；其支者，别掌中，循小指次指，出其端。

三焦手少阳之脉……入缺盆，布膻中，散落心包，下膈，循属三焦；其支者，从耳后入耳中，出走耳前，过客主人前，交颊，至目锐眦。

胆足少阳之脉……贯膈，络肝，属胆……其支者，别跗上，入大指之间，循大指歧骨内，出其端，还贯爪甲，出三毛。

肝足厥阴之脉……挟胃，属肝，络胆……其支者，从目系下颊里，环唇内；其支者，复从肝，别贯膈，上注肺。

以上是言十二经脉内联互为表里的脏腑循环。《灵枢·经脉》又说：

手太阴之别，名曰列缺……别走阳明也。

手少阴之别，名曰通里……别走太阳也。

手心主之别，名曰内关……别走少阳。

手太阳之别，名曰支正……内注少阴。

手阳明之别，名曰偏历……别入太阴。

手少阳之别，名曰外关……注胸中，合心主。

足太阳之别，名曰飞扬……别走少阴。

足少阳之别，名曰光明……别走厥阴。

足阳明之别，名曰丰隆……别走太阴。

足太阴之别，名曰公孙……别走阳明。

足少阴之别，名曰大钟……别走太阳。

足厥阴之别，名曰蠡沟……别走少阳。

此言互为表里十二经脉在肘膝以下的关联循环。

经文里的叙述，既有脏腑互为表里两经的如环循环运行，又有十二经脉的如环循环运行。《灵枢·邪气脏腑病形》说："此阳脉之别入于内，属于府者也。"此言阳经入联于腑为属。《灵枢·经别》说："或以诸阴之别皆为正也。"此言阴经入联于脏为属。

一、表里两经循环

十二经脉表里两经循环是最基本的循环，两经之间通过络穴构成了循环通道。这种循环在《灵枢·营气》叙述为昼夜五十营的大循环，所以《灵枢·经脉》就依据其次序论述经脉的循行。

（一）肺与大肠经的循环

手太阴肺经与手阳明大肠经相表里循环，其循环是通过络穴实现的，肺经的络穴是列缺，大肠经的络穴是偏历。

《灵枢·经脉》说："肺手太阴之脉，起于中焦，下络大肠，还循胃口，上膈属肺，从肺系横出腋下……其支者，从腕后直出次指内廉出其端……手太阴之别，名曰列缺……别走阳明也。"又说："大肠手阳明之脉，起于大指次指之端……下入缺盆，络肺……手阳明之别，名曰偏历，去腕三寸，别入太阴。"说明肺经在内与"下络大肠"脏腑相连，在外一是通过"其支者，从腕后直出次指内廉出其端"肺经与大肠经连接，二是通过肺经络穴列缺与大肠经连接。其一是通过在内的肺经"下络大肠"与大肠经"入缺盆络肺"和肺络列缺与大肠络偏历相连；而且这种连接，一是从肺经开始通过肺络列缺穴入大肠经上行"入缺盆络肺"的循环；二是从大肠经开始通过大肠络偏历穴入肺经的循环，然后经肺经再"下络大肠"的循环。其三是在外"其支者，从腕后直出次指内廉出其端"肺经与大肠经连接，然后通过大肠经与足阳明胃经在头部迎香穴处连接进入十二经脉流注循环。

（二）胃与脾经的循环

足太阴脾经与足阳明胃经相表里循环，其循环是通过络穴实现的，脾经的络穴是公孙，胃经的络穴是丰隆。脾大络是大包。

《灵枢·经脉》说："胃足阳明之脉……下膈，属胃，络脾……其支者，别跗上，入大趾间出其端……足阳明之别，名曰丰隆。去踝八寸。别走太阴。"又说："脾足太阴之脉……入腹，属脾，络胃……足太阴之别，名曰公孙。去本节之后一寸，别走阳明；其别者，入络肠胃……其支者，复从胃，别上膈、注心中。"同样胃经与脾经也有脏腑相连和经络相连之分。从胃经开始在内"下膈，属胃，络脾"，在外通过胃经络穴丰隆进入足太阴脾经，形成一个循环；从脾经开始上行通过络穴公孙进入胃经，"属脾，络胃"，形成另一个循环。

足阳明胃经在足大趾与足太阴脾经连接，足太阴脾经"注心中"与心经连接。以行十二经脉流注大循环。

（三）心与小肠经的循环

手少阴心经与手太阳小肠经相表里循环，其循环是通过络穴实现的，心经的络穴是通里，小肠经的络穴是支正。

《灵枢·经脉》说："心手少阴之脉，起于心中，出属心系，下膈，络小肠……循小指之内，出其端……手少阴之别，名曰通里……别走太阳也。"又说："小肠手太阳之脉，起于小指之端……入缺盆，络心，循咽，下膈，抵胃，属小肠；其支者，从缺盆循颈上颊，至目锐眦……手太阳之别，名曰支正。上腕五寸，内注少阴。"太阴脾经注心经与心经连接，然后心经与小肠经在手小指连接进入十二经脉流注循环。从手少阴心经开始通过络穴通里进入手太阳小肠经"入缺盆，络心”的循环；从手太阳小肠经开始通过络穴支正进入手少阴心经"下膈，络小肠"的循环。

（四）膀胱与肾经的循环

足少阴肾经与足太阳膀胱经相表里循环，其循环是通过络穴实现的，肾经的络穴是大钟，胃膀胱经的络穴是飞扬。

《灵枢·经脉》说："膀胱足太阳之脉，起于目内眦……络肾，属膀胱；其支者……至小趾外侧……足太阳之别，名曰飞扬。去踝七寸，别走少阴。"又说："肾足少阴之脉，起于小趾之下……属肾，络膀胱……足少阴之别，名曰大钟。当踝后绕跟，别走太阳；其别者，并。经上走于心包下。"手太阳小肠经与足太阳膀胱经在目连接，足太阳膀胱经与足少阴肾经在足小趾连接进入十二经脉流注循环。从足太阳膀胱经开始通过络穴飞扬进入足少阴肾经"络肾，属膀胱"的循环。从足少阴肾经开始通过络穴大钟进入足太阳膀胱经"属肾，络膀胱"的循环。

（五）心包络与三焦经的循环

手厥阴心包经与手少阳三焦经相表里循环，其循环是通过络穴实现的，心包经的络穴是内关，三焦经的络穴是外关。

《灵枢·经脉》说："心主手厥阴心包络之脉，起于胸中，出属心包络，下膈，历络三焦……入掌中，循中指，出其端；其支者，别掌中，循小指次指，出其端……手心主之别，名曰内关。"又说："三焦手少阳之脉，起于小指次指之端……入缺盆，布膻中，散络心包，下膈，循属三焦；其支者……至目锐眦……手少阳之别，名曰外关。去腕二寸，外绕臂，注胸中，合心主。"足少阴肾经在"心包下"与肾经连接，手厥阴心包经与手少阳三焦经在无名指连接进入十二经脉流注循环。从手厥阴心包经开始通过络穴内关进入手少阳三焦经"入缺盆，布膻中，散络心包"的循环。从手少阳三焦经开始通过络穴外关进入手厥阴心包经"下膈，历络三焦"的循环。

（六）胆与肝经的循环

足厥阴肝经与足少阳胆经相表里循环，其循环是通过络穴实现的，肝经的络穴是蠡沟，胆经的络穴是光明。

《灵枢·经脉》说："胆足少阳之脉，起于目锐眦……贯膈，络肝，属胆……

循足跗上，入小趾次趾之间；其支者，别跗上，入大指之间，循大指歧骨内，出其端，还贯爪甲，出三毛……足少阳之别，名曰光明，去踝五寸，别走厥阴，下络足跗。"又说："肝足厥阴之脉，起于大趾丛毛之际……属肝，络胆……其支者，复从肝，别贯膈，上注肺……足厥阴之别，名曰蠡沟。去内踝五寸，别走少阳。"手少阳三焦经与足少阳胆经在"目锐眦"连接，足少阳胆经与足厥阴肝经在足大趾连接进入十二经脉流注循环。从足少阳胆经开始通过络穴光明进入足厥阴肝经"属肝，络胆"的循环。从足厥阴肝经开始通过络穴蠡沟进入足少阳胆经"络肝，属胆"的循环。

从足厥阴肝经"上注肺"则进入手太阴肺经，重新开始十二经脉的流注循环的周期，这是营气的循环。可以用图 10-25 表示其运行方向规律。

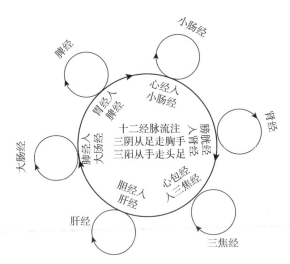

图 10-25　十二经脉流注循环及表里二经相互循环图

督脉与任脉循环，督脉络穴是长强，任脉络穴是鸠尾。

阳跷脉与阴跷脉循环，联络穴是睛明。

阳维脉与阴维脉循环，络穴是外关、内关。

《素问·阴阳应象大论》说："左右者，阴阳之道路也……东方阳也，阳者其精并于上，并于上则上明而下虚，故使耳目聪明而手足不便。西方阴也，阴者其精并于下，并于下则下盛而上虚，故其耳目不聪明而手足便也。故俱感于邪，其在上则右甚，在下则左甚，此天地阴阳所不能全也，故邪居之。"正常左半身的经脉阳生阴长，右半身的经脉阳杀阴藏。失常则左半身阳不升阴不长，右半身阳不降阴不敛。《素问·天元纪大论》说："金木者，生成之终始也。"金者肺，木者肝，调肝肺也。

二、阳脉与阴脉昼夜循环

《灵枢·卫气行》说：

卫气之行……阳主昼，阴主夜。故卫气之行，一日一夜五十周于身，昼日行于阳二十五周，夜行于阴二十五周，周于五脏。

是故平旦阴尽，阳气出于目，目张则气上行于头，循项下足太阳，循背下至小指之端。

其散者，别于目锐眦，下手太阳，下至手小指之间外侧。

其散者，别于目锐眦，下足少阳，注小指次指之间。以上循手少阳之分侧，下至小指之间。别者，以上至耳前，合于颔脉，注足阳明以下行，至跗上，入五指之间。

其散者，从耳下下手阳明，入大指之间，入掌中。

其至于足也，入足心，出内踝，下行阴分，复合于目，故为一周……阳尽于阴，阴受气矣。其始入于阴，常从足少阴注于肾，肾注于心，心注于肺，肺注于肝，肝注于脾，脾复注于肾为周……而复合于目。

阴阳相络通过跻脉。这是卫气昼夜循行规律（图 10-26）。

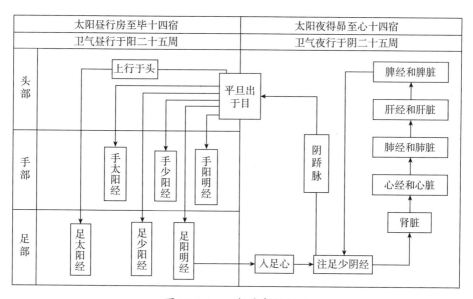

图 10-26　卫气昼夜循行图

平旦阳气出于目命门（冲脉）而行于手足三阳，至日暮"阳尽于阴"，则从足少阴（冲脉注于足少阴）而行于手足三阴，皆以命门冲脉动气为动力。

三、十二经脉营气流注循环

《灵枢·营气》说："营气之道，内谷为宝。谷入于胃，乃传之肺，流溢于中，布散于外，精专者行于经隧，常营无已，终而复始，是谓天地之纪。故气从太阴出注手阳明，上行至面，注足阳明，下行至跗上，注大指间，与太阴合；上行抵脾，从脾注心中，循手少阴出腋下臂，注小指，合手太阳，上行乘腋，出䪼内，注目内眦，上巅，下项，合足太阳，循脊下尻，下行注小指之端，循足心注足少阴，上行注肾。从肾注心，外散于胸中；循心主脉，出腋下臂，出两筋之间，入掌中，出中指之端，还注小指次指之端，合手少阳，上行注膻中，散于三焦，从三焦注胆，出胁，注足少阳，下行至跗上，复从跗注大指间，合足厥阴，上行至肝，从肝上注肺，上循喉咙，入颃颡之窍，究于畜门。其支别者，上额，循巅，下项中，循脊入骶，是督脉也，络阴器，上过毛中，入脐中，上循腹里，入缺盆，下注肺中，复出太阴。此营气之所行也，逆顺之常也。"十二经脉循环相络通过督脉任脉。

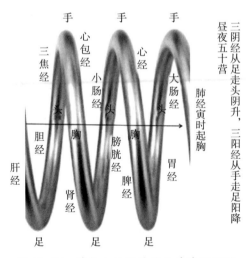

图 10-27　营气十二经脉流注升降循环图

这里相互表里的手足同名经又组成三个大循环（图 10-28）。

其一是手太阴肺经→手阳明大肠经→足阳明胃经→足太阴脾经组成一个循环，《灵枢·经脉》说："肺手太阴之脉，起于中焦。"《灵枢·营卫生会》说："中焦亦并胃中，出上焦之后。此所受气者，泌糟粕，蒸津液，化其精微，上注于肺脉，乃化而为血，以奉生身，莫贵于此，故独得行于经隧，命曰营气。"这一循环与十二经脉流注的连接通过足太阴脾经："其支者，复从胃，别上膈、注心中。"

其二是手少阴心经→手太阳小肠经→足太阳膀胱经→足少阴肾经组成一个循环，《灵枢·经脉》说："肾足少阴之脉……其支者，从肺出络心，注胸中。"这一循环与十二经脉流注的连接通过足少阴肾经："其支者，从肺出络心，注胸中。"

其三是手厥阴心包络经→手少阳三焦经→足少阳胆经→足厥阴肝经组成一个循环，《灵枢·经脉》说："肝足厥阴之脉……上贯膈，布胁肋。"又说："心主手厥阴心包络之脉……其支者，循胸出胁。"这一循环与十二经脉流注的连接通过足厥阴肝经："其支者，复从肝，别贯膈，上注肺。"

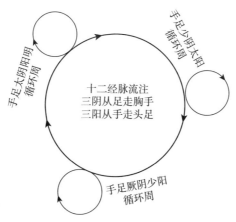

图 10-28　相互表里手足同名经三大循环周

四、手足头循环

十二经脉都出于黄庭冲脉，《灵枢·脉度》说："手之六阳，从手至头……手之六阴，从手至胸中……足之六阳，从足上至头……足之六阴，从足至胸中。"手足经脉经气根于里部黄庭冲脉而行于表部头胸，这是从经脉层面说的。从阳降阴升层面讲，《灵枢·逆顺肥瘦》说："手之三阴，从胸走手；手之三阳，从手走头；足之三阳，从头走足；足之三阴，从足走腹。"阳经从手走头，又从头降足；阴经从足升到腹胸至手，如此循环不已，复而周始。如图 10-27 和图 10-28 所示，可以归纳为：

```
┌─ 手足阳明太阴循环组
┼─ 手足太阳少阴循环组
└─ 手足少阳厥阴循环组
```

这是手足相表里的同名经循环，关于手足同名经，《黄帝内经》有论述，《灵枢·终始》说：

人迎一盛，病在足少阳；一盛而躁，病在手少阳。

人迎二盛，病在足太阳；二盛而躁，病在手太阳。

人迎三盛，病在足阳明；三盛而躁，病在手阳明。

……脉口一盛，病在足厥阴；厥阴一盛而躁，在手心主。

脉口二盛，病在足少阴；二盛而躁，在手少阴。

脉口三盛，病在足太阴；三盛而躁，在手太阴。

《灵枢·禁服》也有同样的描述：

人迎大一倍于寸口，病在足少阳；一倍而躁，病在手少阳。

人迎二倍，病在足太阳；二倍而躁，病在手太阳。

人迎三倍，病在足阳明；三倍而躁，病在手阳明。……

寸口大于人迎一倍，病在足厥阴；一倍而躁，在手心主。

寸口二倍，病在足少阴；二倍而躁，在手少阴。

寸口三倍，病在足太阴；三倍而躁，在手太阴。

如果将手足二字去掉，则为：

```
┌─ 阳明太阴
┼─ 太阳少阴
└─ 少阳厥阴
```

这不就是标本中气黄庭太极图中的三组吗？厥阴从中气少阳为少阳厥阴组主生升，阳明从中气太阴为阳明太阴组主肃降，太阳少阴一组从本从标组主物极转化。

值得说明的是，上应二十八宿的二十八脉是营气运行的通道，属于生命体的结构形式。而经脉中营卫运行的快慢缓疾是讲营卫运行的速度和环周次数，二者不可混淆。

《灵枢·根结》说：

太阳根于至阴，结于命门。命门者，目也。

阳明根于厉兑，结于颡大。颡大者，钳耳也。

少阳根于窍阴，结于窗笼。窗笼者，耳中也。

太阴根于隐白，结于太仓。

少阴根于涌泉，结于廉泉。

厥阴根于大敦，结于玉英，络于膻中。

足太阳根于至阴，溜于京骨，注于昆仑，入于天柱、飞扬也。

足少阳根于窍阴，溜于丘墟，注于阳辅，入于天容、光明也。

足阳明根于厉兑，溜于冲阳，注于下陵，入于人迎、丰隆也。

手太阳根于少泽，溜于阳谷，注于小海，入于天窗、支正也。

少阳根于关冲，溜于阳池，注于支沟，入于天牖、外关也。

手阳明根于商阳，溜于合谷，注于阳溪，入于扶突、偏历也。

《素问·阴阳离合论》说三阴三阳皆根于足趾井穴，谓：

太阳根起于至阴；

阳明根起于厉兑；

少阳根起于窍阴；

太阴根起于隐白；

少阴根起于涌泉；

厥阴根起于大敦。

这一理论在《灵枢·根结》篇发展为根、结和根、溜、注、入理论，《灵枢·卫气》发展为标本理论，本篇强调四肢末端井穴是三阴三阳六经的根本，《灵枢·本输》发展为五输穴理论，现列表说明于下：

表 10-5　三阴三阳根结表

经名	根部	穴名	结部	穴名	病症
太阳	足小趾	至阴	命门（目）	睛明	开折，则肉节渎而暴病起
阳明	足次趾	厉兑	颡大（额角入发际）	头维	阖折，则气无所止息而痿疾起
少阳	足四趾	窍阴	窗笼（耳中）	听宫	枢折，则骨繇而不安于地
太阴	足大趾	隐白	太仓（上腹）	中脘	开折，则仓廪无所输，膈洞
少阴	足心	涌泉	廉泉（口内舌下）	廉泉	枢折，则脉有所结而不通
厥阴	足大趾	大敦	玉英膻中（胸）	玉堂	阖折，则气绝而喜悲

表 10-6　六阳经根溜注入表

经名	根穴	溜穴	注穴	入穴
足太阳	至阴（井穴）	京骨（原穴）	昆仑（经穴）	天柱、飞扬（络穴）
足少阳	窍阴（井穴）	丘墟（原穴）	阳辅（经穴）	天容、光明（络穴）
足阳明	厉兑（井穴）	冲阳（原穴）	三里（合穴）	人迎、丰隆（络穴）
手太阳	少泽（井穴）	阳谷（原穴）	小海（合穴）	天窗、支正（络穴）
手少阳	关冲（井穴）	阳池（原穴）	支沟（经穴）	天牖、外关（络穴）
手阳明	商阳（井穴）	合谷（原穴）	阳溪（经穴）	扶突、偏历（络穴）

《灵枢·卫气》说：

足太阳之本，在限以上五寸中，标在两络命门。命门者，目也。

足少阳之本，在窍阴之间，标在窗笼之前。窗笼者，耳也。

足阳明之本，在厉兑，标在人迎，颊挟颃颡也。

足少阴之本，在内踝下上三寸中，标在背腧与舌下两脉也。

足厥阴之本，在行间上五寸所，标在背腧也。

足太阴之本，在中封前上四寸之中，标在背腧与舌本也。

手太阳之本，在外踝之后，标在命门之上一寸也。

手少阳之本，在小指次指之间上二寸，标在耳后上角下外眦也。

手阳明之本，在肘骨中，上至别阳，标在颜下合钳上也。

手太阴之本，在寸口之中，标在腋内动也。

手少阴之本，在锐骨之端，标在背腧也。

手心主之本，在掌后两筋之间二寸中，标在腋下下三寸也。

表 10-7　十二经标本表

经别	本部		标部	
	部位	穴位	部位	穴位
足太阳经	跟以上五寸所	附阳	两络命门	睛明
足少阳经	窍阴之间	足窍阴（井）	窗笼之前	听宫
足少阴经	内踝上二寸所	复溜（经），交信	背俞，舌下两脉	肾俞，廉泉

经别	本部		标部	
	部位	穴位	部位	穴位
足厥阴经	行间上五寸所	中封（经）	背俞	肝俞
足阳明经	厉兑	厉兑（井）	人迎颊下，挟颃颡	人迎
足太阴经	中封前上四寸中	三阴交	背腧与舌本	脾俞，廉泉
手太阳经	外踝之后	养老	命门（睛明）上一寸	
手少阳经	小指次指之间上二寸	液门（荥）	耳后上角下外眦	角孙穴，丝竹空
手阳明经	肘骨中，上至别阳	曲池（合）臂臑	颜下合钳上	头维
手太阴经	寸口之中	太渊（俞）	腋内动脉	天府
手少阴经	锐骨之端	神门（俞）	背腧	心俞
手厥阴经	掌后两筋之间二寸中	内关	腋下三寸	天池

这都属于起于手足而络于头的循环。卓廉士说："标本的'本'指树木的下部，而根结的'根'则指'本'以下的部位……'根'是在'本'之下蔓延的部分。从腧穴的位置上看，'本'多定在'跟以上五寸中''中封前上四寸之中''内踝下上三寸中'（《灵枢·卫气》）等处，距手足末端尚有一段距离；而'根'则从'本'蔓延及于手指（足趾）的末端，位于每一个井穴。"这说明根——井穴的卫气能量更强，作用更大，故能急救。

五、天地阴阳循环

《素问·六微旨大论》说："天枢之上，天气主之；天枢之下，地气主之。气交之分，人气从之，万物由之。"天枢穴在肚脐两旁，即腰脐上下。肺主天气，脾主地气，故《灵枢·终始》说："从腰以上者，手太阴阳明皆主之；从腰以下者，足太阴阳明皆主之。病在上者下取之；病在下者高取之；病在头者取之足；病在腰者取之腘。病生于头者，头重；生于手者，臂重；生于足者，足重。治病者，先刺其病所从生者也……病在上者，阳也。病在下者，阴也……病先起阴者，先治其阴，而后治其阳；病先起阳者，先治其阳，而后治其阴。"手太阴肺经和手阳明大肠经主腰之上，足太阴脾经和足阳明胃经主腰之下，此讲后天二本也。

六、阴阳经脉顺逆行

《素问·五运行大论》说："上者右行，下者左行，左右周天，余而复会也。"张志聪注："上者右行，言天气右旋，自东而西，以降于地；下者左行，言地气左转，自西而东，以升于天。"实际言日地的相互运动。

太阳在上为阳右行

左　　　右

左　　　右

地球在下为阴左行

图10-29　日地阴阳顺逆运行示意图

天人相应，《灵枢·逆顺肥瘦论》说："人之为道者，上合于天，下合于地，中合于人事，必有明法，以起度数，法式检押，乃后可传焉。"并说："黄帝曰：脉行之逆顺，奈何？岐伯曰：手之三阴，从脏走手；手之三阳，从手走头；足之三阳，从头走足；足之三阴，从足走腹。"说明人法天地之道，十二经脉也有顺逆之行。而且是春夏主阳经，秋冬主阴经。

《灵枢·阴阳系日月》说："正月二月三月，人气在左，无刺左足之阳；四月五月六月，人气在右，无刺右足之阳，七月八月九月，人气在右，无刺右足之阴，十月十一月十二月，人气在左，无刺左足之阴。"按照春夏秋冬的运行次序则其经脉运行次序如图10-30所示：

从图10-30可以看出，左足阳经上升则右足阳经下降，右足阴经上升则左足阴经下降。

从以上对经脉的阐释可以看出：

从阴阳层面说，阴经地气从足三阴上升至手三阴，阳经天气从手三阳下降至足三阳。

从本输穴井荥输经合、根溜注入、左右金木为生成之终始层面说，是黄庭营卫相协运行方向。

从手足三阳经脉气发于头而走四肢层面说，是卫气出目脑命门，昼行于阳，夜行于阴。

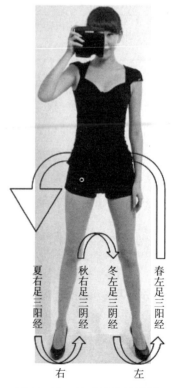

夏右足三阳经　秋右足三阴经　冬左足三阴经　春左足三阳经

右　　　左

图10-30　经脉运行顺逆图

七、缪刺与巨刺

《黄帝内经》非常重视缪刺法和巨刺法。《素问·调经论》说："身形有痛，九候莫病，则缪刺之。痛在于左，而右脉病者，巨刺之。"可以参阅图10-31。

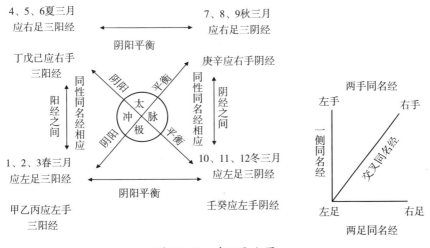

图 10-31　交叉取穴图

《素问·缪刺论》说："今邪客于皮毛，入舍于孙络，留而不去，闭塞不通，不得入于经，流溢于大络，而生奇病也。夫邪客大络者，左注右，右注左，上下左右与经相干，而布于四末，其气无常处，不入于经俞，命曰缪刺。"又说："邪客于经，左盛则右病，右盛则左病，亦有移易者，左痛未已而右脉先病，如此者，必巨刺之，必中其经，非络脉也。"

这一理论是太极生成理论，冲脉为太极，左右阳经配春夏为阳仪，左右阴经配秋冬为阴仪，左阳经、右阳经、左阴经、右阴经为四象，成为中医太极两仪四象医学。图中，春与秋阴阳平衡，即左足三阳经不但与右足三阴经平衡，还与右手三阴经平衡；夏与冬阴阳平衡，即右足三阳经不但与左足三阴经平衡，还与左手三阴经平衡。既有左右足或左右手平衡，也有上下左右交叉平衡。

这一理论可以产生多种缪刺法、巨刺法：

（一）左右两侧足同名经缪刺法、巨刺法

如左右足太阳经缪刺法、巨刺法，左右足少阳经缪刺法、巨刺法，左右足阳明经缪刺法、巨刺法，左右足太阴经缪刺法、巨刺法，左右足少阴经缪刺法、巨

刺法，左右足厥阴经缪刺法、巨刺法。左病刺右，右病刺左。

《灵枢·厥病》："耳聋无闻，取耳中（手太阳小肠经听宫穴）；耳聋，取手小指、次指爪甲上与肉交者，先取手（手太阳小肠经少泽穴、手少阳三焦经关冲穴），后取足（足太阳膀胱经至阴穴、足少阳胆经窍阴穴）。"（附《灵枢·杂病》："聋而不痛者，取足少阳；聋而痛者，取手阳明。"）"耳鸣，取耳前动脉（手少阳三焦经耳门穴）；耳鸣，取手中指爪甲上，先取手（手厥阴心包经中冲穴），后取足（足厥阴肝经大敦穴）。"［附《灵枢·口问》："耳者宗脉之所聚也，故胃中空则宗脉虚，虚则下溜，脉有所竭者，故耳鸣，补客主人（上关穴），手大指爪甲上与肉交者也（少商穴）。"］"左取右，右取左。"这就是缪刺和巨刺二法。

（二）上下同侧手足同名经缪刺法

如左足太阳经与左手太阳经缪刺法，左足阳明经与左手阳明经缪刺法，左足少阳经与左手少阳经缪刺法，左足太阴经与左手太阴经缪刺法，左足少阴经与左手少阴经缪刺法，左足厥阴经与左手厥阴经缪刺法。右侧同此法。如《灵枢·杂病》："喉痹不能言，取足阳明；能言，取手阳明……衄而不止，衃血流，取足太阳；衃血，取手太阳。不已，刺腕骨下；不已，刺膕中出血。"

1. 左右上下手足交叉同名经缪刺法

如左足太阳经与右手太阳经缪刺法，左足阳明经与右手阳明经缪刺法，左足少阳经与右手少阳经缪刺法，左足太阴经与右手太阴经缪刺法，左足少阴经与右手少阴经缪刺法，左足厥阴经与右手厥阴经缪刺法。右足与左手同法。例如：左手少阴经神门穴对右足少阴经太溪穴。

2. 同一肢体相表里的两经缪刺法

如左足太阳经与左足少阴经缪刺法，左足阳明经与左足太阴经缪刺法，左足少阳经与左足厥阴经缪刺法。右足、两手同法。

3. 不同肢体相表里两经缪刺法

如左足太阳经与右足少阴经缪刺法，左手太阳经与右手少阴经缪刺法，等等。

4. 上下交叉肢体相表里两经缪刺法

如左足太阳经与右手少阴经缪刺法，左足阳明经与右手太阴经缪刺法，等等。例如：左手少阴经对右足太阳经。

5. 肩背部与胸胁部及少腹部相应

《素问·金匮真言论》说：背为阳，腹为阴，就是背与腹对言，说明二者有对应关系。

6．腰骶部与少腹部及大腹部相应

7．同位相应对应点

8．前后阴阳对应刺

如督脉对任脉，背部足太阳对胸腹部足阳明，胛背对少腹，胸对骶骨等。如合谷对应太冲。

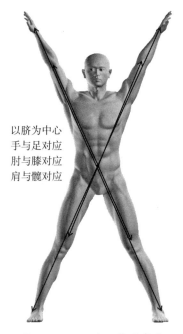

以脐为中心
手与足对应
肘与膝对应
肩与髋对应

图 10-32　四肢以脐为交点

其实，缪刺与巨刺属于"阳病治阴，阴病治阳"总则之中，"阳病治阴，阴病治阳"的总则包含左病治右、右病治左、上病治下、下病治上及同名经同气相求法等多种治法，请参阅拙作《针灸真原》。

第六节　三阴三阳经脉的分部

关于三阴三阳经脉的分部，主要是足三阴三阳六经脉的纵向分部，笔者在1990 年出版的《中医外感三部六经说》已经做了初步探讨，并于 2010 年出版的《中医太极三部六经体系——伤寒真原》做了进一步探讨，认为其三阴三阳按部划分的理论依据是四时阴阳。见图 10-33：

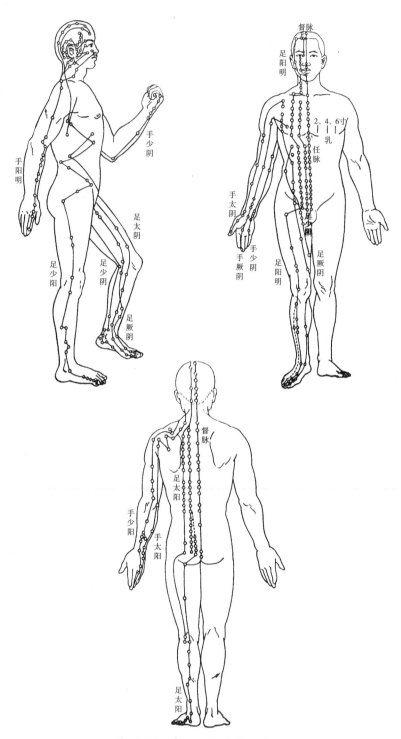

图 10-33　躯干四肢六经循行图

从图中可以看出，纵向足三阴三阳六经脉循行线路分部的划分原则是按照日地运动阴阳规律划分的，四肢阴阳划分按照太阳周日昼夜阴阳划分，躯干阴阳划分按照太阳周年四时阴阳划分。四肢三阴三阳分部次序在《素问·阴阳离合论》有论述：

> 圣人南面而立，前曰广明，后曰太冲。太冲之地，名曰少阴，少阴之上，名曰太阳，太阳根起于至阴，名曰阴中之阳。中身而上，名曰广明，广明之下，名曰太阴，太阴之前，名曰阳明，阳明根起于厉兑，名曰阴中之阳。厥阴之表，名曰少阳，少阳根起于窍阴，名曰阴中之少阳。是故三阳之离合也，太阳为开，阳明为阖，少阳为枢。三经者，不得相失也，抟而勿浮，命曰一阳。

> ……然则中为阴，其冲在下，名曰太阴，太阴根起于隐白，名曰阴中之阴。太阴之后，名曰少阴，少阴根起于涌泉，名曰阴中之少阴。少阴之前，名曰厥阴，厥阴根起于大敦，阴之绝阳，名曰阴之绝阴。是故三阴之离合也。太阴为开，厥阴为阖，少阴为枢。三经者，不得相失也，搏而勿沉，名曰一阴。

以"太阴之后，名曰少阴……少阴之前，名曰厥阴"的太阴、厥阴、少阴三阴次序定位于内侧，太阴在前，厥阴在中，少阴在后，则与其相表里的三阳次序就是阳明、少阳、太阳而定位于外侧。

躯干部三阴三阳六经脉的划分，则是少阴（冬）和阳明（秋）秋冬在前，太阳（夏）、厥阴（春）春夏在后在头，而少阳太阴（长夏）在侧，《灵枢·邪气脏腑病形》有描述：

> 邪气……中于面，则下阳明。中于项，则下太阳。中于颊，则下少阳。其中于膺背两胁，亦中其经。

中阳明在前，则阳明脉在躯干、下肢的前部。中太阳在后，则太阳脉在躯干、下肢的后部。中少阳在侧，则少阳脉在躯干、下肢的侧部。我称之为"经脉法时阴阳法则"，源于"脏气法时"法。

第七节　十二经脉通于心

《灵枢·经别》记载十二经脉通于心：

> 足太阳之正，别入于腘中，其一道下尻五寸，别入于肛，属于膀胱，散之肾，循脊，当心入散；直者，从脊上出于项，复属于太阳，此为一经也。足少阴之正，至腘中，别走太阳而合，上至肾，当十四椎，出属带脉；直者，系舌本，

复出于项，合于太阳，此为一合。成以诸阴之别，皆为正也。

足少阳之正，绕髀入毛际，合于厥阴；别者，入季胁之间，循胸里，属胆，散之上肝贯心，以上挟咽，出颐颌中，散于面，系目系，合少阳于外眦也。足厥阴之正，别跗上，上至毛际，合于少阳，与别俱行，此为二合也。

足阳明之正，上至髀，入于腹里，属胃，散之脾，上通于心，上循咽出于口，上頞頔，还系目系，合于阳明也。足太阴之正，上至髀，合于阳明，与别俱行，上结于咽，贯舌中，此为三合也。

手太阳之正，指地，别于肩解，入腋走心，系小肠也。手少阴之正，别入于渊腋两筋之间，属于心，上走喉咙，出于面，合目内眦，此为四合也。

手少阳之正，指天，别于巅，入缺盆，下走三焦，散于胸中也。手心主之正，别下渊腋三寸，入胸中，别属三焦，出循喉咙，出耳后，合少阳完骨之下，此为五合也。

手阳明之正，从手循膺乳，别于肩髃，入柱骨，下走大肠，属于肺，上循喉咙，出缺盆，合于阳明也。手太阴之正，别入渊腋少阴之前，入走肺，散之太阳，上出缺盆，循喉咙，复合阳明，此六合也。

"经别"是一种特殊的通道，其别、入多在肘、膝、髀大关节处，然后入于胸腹内脏，出、合于颈项、头面、经络。见表10-8。

表10-8　十二经别分布部位

经脉	别、入	胸、腹部	出	合
足太阳 足少阴	入腘中，入肛 至腘中，合太阳	属膀胱，散之肾，散心 至肾，系舌本	出于项	足太阳
足少阳 足厥阴	入毛际，入季肋间 至毛际，合少阳	属胆，上肝，贯心，挟咽 与别俱行	出颐颌中	足少阳
足阳明 足太阴	至髀，入腹里 至髀，合阳明	属胃，散脾，通心，循咽 与别俱行，结于咽，贯舌本	出于口	足阳明
手太阳 手少阴	入腋 入腋	走心，系小肠 属心，走喉咙	出于面	手太阳
手少阳 手厥阴	入缺盆 下渊腋三寸入胸中	走三焦，散胸中 属三焦，循喉咙	出耳后	手少阳

续表

经脉	别、入	胸、腹部	出	合
手阳明 手太阴	入柱骨下 入渊腋	走大肠，属肺 入走肺，散太阳	出缺盆	手阳明

由此可以看出，互为表里的两经别差不多都是在同一处离开正经进入体腔，又在互走表里脏腑之后，同出于颈、项、口、面等处。它们两两相偕而入，又相偕而出，最后合二为一，形成了经别的六合，与《灵枢·经脉》的内容相同。而且阳经别多贯通于心脏，是值得注意的事情。

第八节　经脉循行的天文历法律

经脉运行依据的是天文历法规律，《灵枢·卫气行》说："日有长短，春秋冬夏，各有分理，然后常以平旦为纪，以夜尽为始。是故一日一夜，水下百刻，二十五刻者，半日之度也，常如是毋已，日入而止，随日之长短，各以为纪而刺之。谨候其时，病可与期，失时反候者，百病不治。"《灵枢·岁露论》说："人与天地相参也，与日月相应也，故月满则海水西盛，人血气积。"

一、日节律

《灵枢·五十营》《灵枢·营气》《灵枢·卫气行》《灵枢·大惑论》等篇章都论述了营卫运行的日节律率。

二、月节律

《素问·八正神明论》说："月始生，则血气始精，卫气始行，月廓满，则血气实，肌肉坚，月廓空，则肌肉减，经络虚，卫气去，形独居。是以因天时而调血气也。"《灵枢·岁露论》说：

人与天地相参也，与日月相应也。故月满则海水西盛，人血气积，肌肉充，皮肤致，毛发坚，腠理郄，烟垢着，当是之时，虽遇贼风，其入浅不深。至其月郭空，则海水东盛，人气血虚，其卫气去，形独居，肌肉减，皮肤纵，腠理开，毛发残，膲理薄，烟垢落，当是之时，遇贼风则其入深，其病人也卒暴。

三、年节律

《素问·八正神明论》说：

凡刺之法，必候日月星辰，四时八正之气，气定乃刺之。

是故天温日明，则人血淖液而卫气浮，故血易泻，气易行；天寒日阴，则人血凝泣而卫气沉。

《灵枢·阴阳系日月》说："正月二月三月，人气在左，无刺左足之阳；四月五月六月，人气在右，无刺右足之阳，七月八月九月，人气在右，无刺右足之阴，十月十一月十二月，人气在左，无刺左足之阴。"一年春夏秋冬皆在于下肢，所以《灵枢·本输》《灵枢·根结》《灵枢·卫气》都论述了根结、标本、本输皆根于下肢为主。

第四编　形神合一

形神合一就是天人合一

这是身体健康的唯一标准

第十一章 《黄帝内经》论人体生命整体观

《黄帝内经》的整体观是建立在形神关系之上的，首先是《素问·上古天真论》提出的"形与神俱"整体观命题，接着《灵枢·九针十二原》提出了"守形神"的观念，从而形成了形神整体观、形神疾病观以及形神防治观等观念。这一观念贯穿于《黄帝内经》的生理、病理、诊法、辨证、养生、防治、用药等理论的各个方面，是中医基础理论的基本特点和临床应用的指导思想。

第一节 形神整体观

《素问·上古天真论》首先提出了"形与神俱"的形神整体观念，即先天所生之形体与后天所生之神的合一，那么形神是如何合一的呢？《灵枢·天年》说："血气已和，荣卫已通，五脏已成，神气舍心，魂魄毕具，乃成为人。"这说明血气和、营卫通、五脏形成、魂魄毕具是形神合一的标志。所谓"神气舍心"，就是后天在胃肠生成的血气归心，就是后天气、味化生之营卫气血注入于心，先天后天合一，即神与形体合一了，所以《素问·上古天真论》说"形与神俱"，并说"上古有真人者，提挈天地，把握阴阳，呼吸精气，独立守神，肌肉若一，故能寿敝天地，无有终时，此其道生"。"神"与"肌肉若一"，即形神合一。

在形神整体观大系统内，又包含着几个次级的整体观。

一、天人合一整体观

现在中医人分不清楚天人相应和天人合一这两个不同概念，常常混为一谈，在这里必须给大家讲清楚。

人与天合一，是指天地之气进入形体合而为一。

《素问·六节藏象论》说：

天食人以五气，地食人以五味。五气入鼻，藏于心肺，上使五色修明，音声能彰；五味入口，藏于肠胃，味有所藏，以养五气，气和而生，津液相成，神乃自生。

《灵枢·天年》说：

血气已和，荣卫已通，五脏已成，神气舍心，魂魄毕具，乃成为人。

天地之气就是天五气、地五味，气味生成神，神气舍心就天人合一了。天人合一的具体表现，一是营卫的运行，营行脉中，卫行脉外，卫气昼行于阳二十五度，夜行于阴二十五度；二是神的表现，入五脏为五脏之神；三是经脉运行，神游行于365穴。

《素问·六节藏象论》是讲天人合一的，因为天地六时（天以六六为节）之气所生之"神"藏于脏腑，所以有"脏气法时论"，而云"合人形以法四时五行而治"。其治疗方法是"司外揣内"，如《灵枢·外揣》说："合而察之，切而验之，见而得之，若清水明镜之不失其形也。五音不彰，五色不明，五脏波荡，若是则内外相袭，若鼓之应桴，响之应声，影之似形，故远者司外揣内，近者司内揣外，是谓阴阳之极，天地之盖。"形体可以"合而察之，切而验之，见而得之"，天地之气可以从"五色""音声"知之，若"五音不彰，五色不明，五脏波荡"则知其病。《灵枢·本脏》说："肺应皮……心应脉……脾应肉……肝应爪……肾应骨……"总之，可以综合"色脉"以"司外揣内"，如《素问·五脏生成论》说："夫脉之小大、滑涩、浮沉，可以指别。五脏之象，可以类推。五脏相音，可以意识。五色微诊，可以目察。能合脉色，可以万全。"

神生于后天脾胃，位于脐腹内，故肚脐命名为神阙穴。阙，一指神居住的宫阙，一指神从这里开始运行。《素问·六节藏象论》说："天食人以五气，地食人以五味；五气入鼻，藏于心肺，上使五色修明，音声能彰；五味入口，藏于肠胃，味有所藏，以养五气，气和而生，津液相成，神乃自生。"经文明明白白指出，神源于天地之气，故《素问·宝命全形论》说："天覆地载，万物悉备，莫贵于人。人以天地之气生，四时之法成……夫人生于地，悬命于天；天地合气，命之曰人。人能应四时者，天地为之父母。"神本源于天地四时阴阳之气味，故《素问·六节藏象论》说"天以六六为节"，并以之对应四时五脏。《素问·五运行大论》说："天地阴阳者，不以数推，以象之谓也……夫变化之用，天垂象，地成形，七曜（日月五星）纬虚，五行丽地；地者，所以载生成之形类也。虚者，所以列应天之精气也。形、精之动，犹根本之与枝叶也，仰观其象，虽远可知也。"而且"神气舍心"之后布藏于脏腑为五脏神，故《周礼·天官·疾医》说"参之以九脏之动"，《注》"正脏五，又有胃、膀胱、大肠、小肠"，《疏》"正脏五者，谓心、肝、脾、肺、肾，气之所藏"。这里明确指出，有形的脏腑是藏"神"的器具，从而天与人合而为一，形神融合，形是神的生理性载体，神主宰着形的一切活动。所以《素问·调经论》说："夫心藏神，肺藏气，肝藏血，脾藏肉，肾藏志，而此成形。志意通，内连骨髓，而成身形五脏。"王冰注："志意者，通言五神之大凡也。"可知志意是五神活动的统称。张景岳《类经·针刺类》说："形者神之质（形是神的载体），神者形之用（神是形的主宰）。"又说"血脉和则精神乃居"，"神依形生"，"无神则形不可活，无形则神无以生"，"神去离形谓之死"。所以形神融合为一才是人这个生命体存活的唯一条件，如《素问·上古天真论》说："其知道者，法于阴阳，和于术数，食饮有节，起居有常，不妄作劳，故能形与神俱，而尽终其天年，度百岁乃去。"《灵枢·天年》说："百岁，五脏皆虚，神气皆去，形骸独居而终矣。"形与神不能分离，分离则死。《灵枢·邪客》说："心者，五脏六腑之大主也，精神之所舍也，其脏坚固，邪弗能容也。容之则心伤，心伤则神去，神去则死矣。"此乃心这个"形"器先伤，不能藏"神"，形神分离而死。神不藏五脏则五脏虚，五脏之"形"没有"神"藏就是尸体。即"失神者死，得神者生"（《灵枢·天年》），生死在于"得失"之间。《灵枢·根结》说："调阴与阳，精气乃光，合形与气，使神内藏。"所谓"使神内藏"，即"藏象"之谓。中医的"藏象"学说即源于此，故名《素问·六节藏象论》，即言四时六节之天象由其生成之"神"藏于脏腑及经脉。

《灵枢·本脏》说：

人之血气精神者，所以奉生而周于性命者也。

经脉者，所以行血气而营阴阳、濡筋骨，利关节者也。

卫气者，所以温分肉，充皮肤，肥腠理，司开阖者也。

志意者，所以御精神，收魂魄，适寒温，和喜怒者也。

是故血和则经脉流行，营复阴阳，筋骨劲强，关节清利矣。

卫气和则分肉解利，皮肤调柔，腠理致密矣。

志意和则精神专直，魂魄不散，悔怒不起，五脏不受邪矣。

寒温和则六腑化谷，风痹不作，经脉通利，肢节得安矣。

此人之常平也。

五脏者，所以藏精神血气魂魄者也。

六腑者，所以化水谷而行津液者也。

此人之所以具受于天也，无愚、智、贤、不肖，无以相倚也。

所谓"具受于天"，指"神"本源于天地之气味，血气精神属于"神"的范畴，属于后天生成。五脏六腑属于先天之形是"藏精神血气魂魄"及纳"水谷而行津液"的，经脉属于后天无形营卫通道，"神"既藏于"形"，"神"又行于"经脉"，而为人整体之主宰。

二、以先天之本心为主的血脉循环整体观

心为先天形体之本，《灵枢·邪客》说："心者，五脏六腑之大主也。"《灵枢·口问》说："心者，五脏六腑之主也。"《素问·灵兰秘典论》说："心者，君主之官。"并说："主明则下安，主不明则十二官危。"《素问·痿论》说："心主身之血脉。"《素问·经脉别论》说："食气入胃，散精于肝，淫气于筋；食气入胃，浊气归心，淫精于脉，脉气流经，经气归于肺，肺朝百脉，输精于皮毛。毛脉合精，行气于腑，腑精神明，留于四脏，气归于权衡，权衡以平，气口成寸，以决死生。"《灵枢·本神》说："心藏脉，脉舍神。"由此可知，心主神和心主血脉循环系统之整体观对人体生命存活的重要性。心脏主宰一身之血脉，使血脉畅旺而灌溉脏腑四肢百骸，百脉调和，则脉动有力，生机勃勃而有神。脉之有神则来去从容，应指有力，大小均匀，井然有序，形体矫健，所谓脉贵有神也。反之，脉无神则病矣。

这个整体，脉通则生，脉不通则死。《伤寒论》多有论述，有复脉汤、通脉四逆汤等。

《灵枢·五癃津液别》说："五脏六腑，心为之主，耳为之听，目为之候，肺为之相，肝为之将，脾为之卫，肾为之主外。"心由血脉之神统五脏六腑及各组织，在其统帅下又分为五脏系统之整体（表 11-1）。

表 11-1　五脏系统

五脏系统	五脏	六腑	五体	官窍
心系统	心	小肠	脉	舌及耳目
肝系统	肝	胆	筋	目
脾系统	脾	胃	肉	口
肺系统	肺	大肠	皮	鼻
肾系统	肾	膀胱	骨	耳及二阴

五脏系统结构载于《素问》的《金匮真言论》《阴阳应象大论》《六节藏象论》《五脏生成论》及《灵枢·本输》等篇，大家比较熟悉就不赘述了。

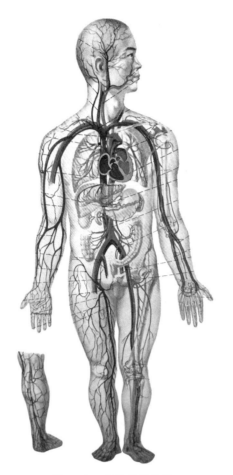

图 11-1　血脉循环系统

　　《黄帝内经》通过解剖了解到心主血脉，并对血脉作了描述。如《素问·痿论》说："心主身之血脉。"《灵枢·九针十二原》说："血脉者，在腧横居，视之独澄，切之独坚。"《灵枢·周痹》说："周痹之在身也，上下移徙随脉，其上下左右相应，间不容空……周痹者，在于血脉之中，随脉以上，随脉以下，不能左右，各当其所。"《灵枢·血络论》说："血脉者，盛坚横以赤，上下无常处，小者如针，大者如筋，则而泻之万全也，故无失数矣。失数而反，各如其度。"这些都是对在解剖中观察到的血脉的具体描述。而且还描述了血脉的病理情况，如《灵枢·邪客》说："视其血脉，察其色，以知其寒热痛痹。"《灵枢·论疾诊尺》说："鱼上白肉有青血脉者，胃中有寒……诊血脉者，多赤多热，多青多痛，多黑为久痹，多赤、多黑、多青皆见者，寒热身痛。"赤色为动脉，称清气；青色为静脉，称浊气。

神内舍于脉，外显于色，如《素问·刺法论》说："神失位，使神彩之不圆。"所谓"神彩"，指面色光润有神；所谓"不圆"，指面色没有光润缺乏丰满。《素问·本病论》称此为"人神失守，神光不聚"，指面部色彩散而不聚。神生于天地四时气味，故《素问·移精变气论》说："夫色之变化，以应四时之脉……以合于神明也。"从面色可以看出一个人神的衰旺，故喻嘉言在《医门法律》说："色者神之旗，神旺则色旺，神衰则色衰，神藏则色藏，神露则色露。"总之，面部的精神状态可以反映一个人的健康情况。

三、以后天之本脾胃为主的经脉循环整体观

脾胃为后天之本，生营卫气血及神而滋养先天之形体。故《灵枢·五味》说："胃者，五脏六腑之海也；水谷皆入于胃，五脏六腑皆禀气于胃。"《灵枢·玉版》说："胃者，水谷气血之海也。海之所行云气者，天下也。胃之所出气血者，经隧也。而隧者，五脏六腑之大络也。"《灵枢·动输》说："胃为五脏六腑之海。"《灵枢·经水》说："足阳明，五脏六腑之海也。"《素问·太阴阳明论》说："阳明者表也，五脏六腑之海也。"《素问·痿论》说："阳明者，五脏六腑之海。"胃不但为五脏六腑之海，还与冲脉为一体。《灵枢·逆顺肥瘦》说："夫冲脉者，五脏六腑之海也，五脏六腑皆禀焉。其上者，出于颃颡，渗诸阳，灌诸精；其下者，注少阴之大络，出于气街，循阴股内廉，入腘中，伏行骭骨内，下至内踝之后属而别。其下者，并于少阴之经，渗三阴，其前者，伏于出跗属，下循跗，入大指间。"《灵枢·动输》说："冲脉者，十二经脉之海也。"《灵枢·海论》说："冲脉者，为十二经之海，其输上在于大杼，下出于巨虚之上下廉。"《素问·痿论》说："冲脉者，经脉之海也，主渗灌谿谷，与阳明合于宗筋，阴阳揔宗筋之会，会于气街，而阳明为之长，皆属于带脉，而络于督脉。"请看，胃为五脏六腑之海，冲脉也为五脏六腑之海，胃与冲脉合二为一，而且冲脉还为经脉之海，胃也为经脉之海，故胃生之胃气——神可通行于经脉，构成经脉循环整体系统。如《素问·玉机真脏论》说："五脏者，皆禀气于胃，胃者五脏之本也；脏气者，不能自致于手太阴，必因于胃气，乃至于手太阴也。故五脏各以其时，自为而至于手太阴也。故邪气胜者，精气衰也。故病甚者，胃气不能与之俱至于手太阴，故真脏之气独见，独见者，病胜脏也，故曰死。"《灵枢·动输》说："胃为五脏六腑之海，其清气上注于肺，肺气从太阴而行之，其行也，以息往来，故人一呼，脉

再动，一吸脉亦再动，呼吸不已，故动而不止。"并说："胃气上注于肺，其悍气上冲头者，循咽，上走空窍，循眼系，入络脑，出颥，下客主人，循牙车，合阳明，并下人迎，此胃气别走于阳明者也。故阴阳上下，其动也若一……冲脉者，十二经之海也，与少阴之大络起于肾下，出于气街，循阴股内廉，邪入腘中，循胫骨内廉，并少阴之经，下入内踝之后，入足下。其别者，邪入踝，出属跗上，入大指之间，注诸络，以温足胫，此脉之常动者也。"而《灵枢·营卫生会》《灵枢·营气》《灵枢·五十营》则叙述了胃气——神通行经脉的起点和终而复始的交会点在手太阴肺经，这是一个整体，有胃气则生，无胃气则死。

表 11-2　脏腑经脉循环系统

五脏系统	经脉	五脏	六腑
脾系统	足太阴脾经、足阳明胃经	脾	胃
肺系统	手太阴肺经、手阳明大肠经	肺	大肠
心系统	手少阴心经、手太阳小肠经	心	小肠
心包系统	手厥阴心包经、手少阳三焦经	心包	三焦
肝系统	足厥阴肝经、足少阳胆经	肝	胆
肾系统	足少阴肾经、足太阳膀胱经	肾	膀胱
奇经八脉	冲脉、督脉、任脉、带脉、阳跷脉、阴跷脉、阳维脉、阴维脉		

　　《黄帝内经》对血脉、经脉有严格的区分，分属两个循环系统，经脉不可能代替血脉，血脉中流行的是有形的血液，经脉中运行的是无形的营卫之气。

　　脾胃肠这里最重要，是黄庭、丹田、腹脑，是人体生命存活营养品的制造厂及原料仓库，故《灵枢·胀论》说："胃者，太仓也。"《素问·刺法论》说："胃为仓廪之官，五味出焉。"《素问·灵兰秘典论》说："脾胃者，仓廪之官，五味出焉。"《难经·四十五难》说："腑会太仓。"《素问·六节藏象论》说："脾、胃、大肠、小肠、三焦、膀胱者，仓廪之本，营之居也，名曰器，能化糟粕，转味而入出者也，其华在唇四白，其充在肌，其味甘，其色黄，此至阴之类，通于土气。"《素问·脉要精微论》说："仓廪不藏者，是门户不要也。"脾、胃、大肠、小肠、三焦、膀胱的功能就是生化营卫气血，即神。脐腹内主要是小肠和肠系膜，笔者称此处为腹脑，并在 2007 年出版的《医易生命科学》一书中设置专节论述腹脑。近来西方医生从解剖中研究发现肠系膜是一个器官。

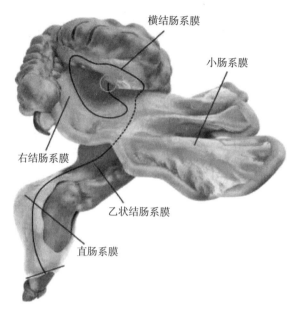

图 11-2　肠系膜

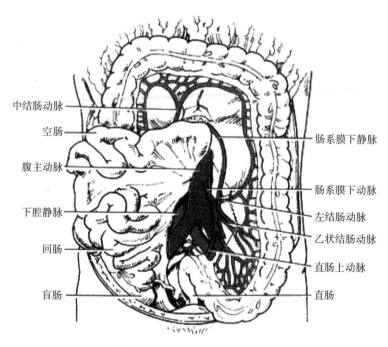

图 11-3　肠系膜动静脉示意图

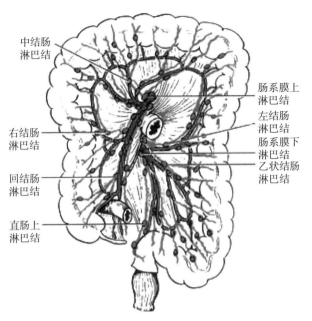

中结肠
淋巴结

肠系膜上
淋巴结

左结肠
淋巴结

肠系膜下
淋巴结

乙状结肠
淋巴结

右结肠
淋巴结

回结肠
淋巴结

直肠上
淋巴结

图11-4　肠系膜里有动静脉和淋巴系统

　　肠系膜，《黄帝内经》称作膜原或募原。《素问·举痛论》说："寒气客于肠胃之间，膜原之下，血不得散，小络急引故痛，按之则血气散，故按之痛止……寒气客于小肠膜原之间，络血之中，血泣不得注入大经，血气稽留不得行，故宿昔而成积矣。"《素问·疟论》说：疟"其间日发者，由邪气内薄于五脏，横连募原也，其道远，其气深，其行迟，不能与卫气俱行，不得皆出，故间日乃作也"。《灵枢·岁露论》说："其内搏于五脏，横连募原，其道远，其气深，其行迟，不能日作，故次日乃稽积而作焉。"募原亦称膜原，募与膜互为通假字。《灵枢·百病始生》说："是故虚邪之中人也，始于皮肤，皮肤缓则腠理开，开则邪从毛发入，入则抵深，深则毛发立，毛发立则淅然，故皮肤痛……留而不去，传舍于肠胃之外，募原之间，留著于脉，稽留而不去，息而成积。或著孙脉，或著络脉，或著输脉，或著于伏冲之脉，或著于膂筋，或著于肠胃之募原，上连于缓筋（丹波元简注：缓筋即宗筋也），邪气淫泆，不可胜论……其着孙络之脉而成积者，其积往来上下，臂手孙络之居也，浮而缓，不能句积而止之，故往来移行肠胃之间，水凑渗注灌，濯濯有音，有寒则䐜膜满雷引，故时切痛，其着于阳明之经则挟脐而居，饱食则益大，饥则益小。其着于缓筋也，似阳明之积，饱食则痛，饥则安。其着于肠胃之募原也，痛而外连于缓筋，饱食则安，饥则痛。其着于伏冲之脉者，揣之应手而动，发手则热气下于两股，如汤沃之状。其着于脊筋，在肠后者，饥则积见，饱则积不见，按之不得。其着于输之脉者，闭塞不通，津液不下，孔窍干壅，此邪气之从外入内，从上下也……积之始生，得寒乃生，厥乃成积也，黄帝曰：其成积奈何？岐伯曰：厥气生足悗，悗生胫寒，胫寒则血脉凝涩，血脉凝涩则寒气上入于肠胃，入于肠胃则䐜胀，䐜胀则肠外之汁沫迫聚不得散，日以成积。卒然多食饮，则肠满，起居不节，用力过度，则络脉伤，阳络伤则血外溢，血外溢则衄血，阴络伤则血内溢，血内溢则后血。肠胃之络伤则血溢于肠外，肠外有寒，汁沫与血相搏，则并合凝聚不得散，而积成矣。卒然外中于寒，若内伤于忧怒，则气上逆，气上逆则六俞不通，温气不行，凝血蕴里而不散，津液涩渗，着而不去，而积皆成矣。"张志聪《素问集注》说："膜原者，连于肠胃之脂膜，亦气分之腠理。《金匮要略》云：'腠者，是三焦通会元真之处；理者，皮肤脏腑之文理也。'盖在外则为皮肤肌肉之腠理，在内则为横连脏腑之膜原，皆三焦通会元真之处……膜原之间亦有血络。"张志聪之说极是。从解剖学得知，肠系膜为连接腹部脏腑之间的脂膜，肠系膜不仅对器官起着连接和固定的作用，也是血管、神经等进入脏器的途径，其间含有血管、淋巴管、神经、结缔组织等。原与源互为通假字，募原亦称募源。从"其内搏于五脏，横连募原"得知五脏与募原相通，脏腑的募穴可能源于肠系膜之原气，《黄帝内经》和《难经》称这里有原气、动气，为五脏六腑和十二经脉之海，黄庭和丹田就在这里，佛家称这里为脐轮、腹轮。

膜原，或称肓膜。《素问·奇病论》说："帝曰：人有身体髀股胻皆肿，环脐而痛，是为何病？岐伯曰：病名曰伏梁，此风根也。其气溢于大肠，而著于肓，肓之原在齐下，故环齐而痛也。不可动之，动之为水溺涩之病也。"《灵枢·九针十二原》说："肓之原，出于脖胦，脖胦一。"并说人的原气在这里，膏之原在鸠尾（心募巨阙穴处），肓之原在肚脐，《难经》称为"肾间动气"。从膈下鸠尾到肚脐周围肓原正是肠系膜所在地。因为上连心募系膜，下连大小肠肠系膜，故膏肓穴位于第四胸椎厥阴俞旁，主肠系膜之病。《备急千金要方》说："膏肓能主治，虚羸瘦损，五劳七伤，及梦遗失精，上气咳逆，痰火发狂，健忘，胎前产后等，百病无所不疗。"《灵枢·四时气》说："腹中常鸣，气上冲胸，喘不能久立，邪在大肠，刺肓之原、巨虚上廉、三里……气盛则厥逆，上冲肠胃，熏肝，散于肓，结于脐。故取之肓原以散之，刺太阴以予之，取厥阴以下之，取巨虚下廉以去之，按其所过之经以调之。"《素问·痹论》说："卫者……循皮肤之中，分肉之间，熏于肓膜，散于胸腹。"《灵枢·胀论》说："此言陷于肉肓，而中气穴者也……针不陷肓，则气不行。"肓即间隙、空隙处，实乃腠理也。肓原在肚脐，所以肚脐旁有肓俞穴，即神居住之处，为原气生发之处，病入膏肓，原气不能生发，故难治也。正如《灵枢·天年》说："五脏坚固，血脉和调，肌肉解利，皮肤致密，营卫之行，不失其常，呼吸微徐，气以度行，六腑化谷，津液布扬，各如其常，故能长久……其五脏皆不坚，使道不长，空外以张，喘息暴疾；又卑基墙薄，脉少血，其肉不石，数中风寒，血气虚，脉不通，真邪相攻，乱而相引，故中寿而尽也。"募原通于五脏，募原健，原气旺，五脏坚固则不病，募原不健，原气血气虚，脉不通，五脏虚则中年衰亡。其关键是六腑化谷，津液和，神自生舍心而为脏腑之大主。于此可知，膜原关系到胃肠腑道，主要是胃和小肠，故《素问·气穴论》说："上纪者胃脘也，下纪者关元也。"

肠系膜中有门静脉毛细血管。门静脉系统由肠系膜上静脉和脾静脉汇合而成，与腔静脉系统相比，在机能和结构上具有以下特点：

1. 门静脉是肝的机能血管，收集了消化道、脾、胰、胆囊的血液，携带丰富的营养物质输送入肝脏，除作为肝本身的代谢能源外，还合成新的物质，供给全身组织的需要。

2. 其起止端均为毛细血管，起始于胃、肠、胰、脾的毛细血管网，终端为肝血窦状隙。且门静脉主干及较大的属支均无瓣膜结构。

3. 门静脉与腔静脉之间存在较多的交通支，在门静脉高压时，为了使淤滞在门静脉系统的血液回流，这些交通支大量开放，而建立侧支循环，其主要侧支循环有：

（1）食道下段与胃底静脉的曲张。

（2）脐静脉的重新开放。

（3）门静脉系的痔静脉与腔静脉系中、下痔静脉吻合，形成痔核。

这说明肠胃吸收的营养物质是通过肠系膜静脉输送给肝心肺之后布散到全身的，由此可以知道肠系膜的重要性。如果肠系膜毛细血管出了问题，一是影响肠胃的消化功能，二是影响营养输送给肝心，其人必病。这里不仅有毛细血管网，还有微神经系统网，毛细血管网属于手厥阴心包络，故膏肓穴位于第四胸椎旁厥阴俞的旁边。因为肠系膜膏肓是肠胃所吸收的营养物质输送给血脉循环系统的唯一关隘，所以病入膏肓者病危重。

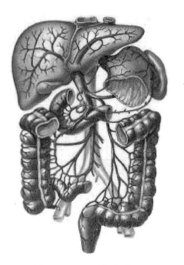

图 11-5　门静脉系统

作为一个医生必须明白，黄庭生产哪些营养产品，通过几条道路输布到全身各部。

先说黄庭生产哪些营养产品。《灵枢·营卫生会》说："人受气于谷，谷入于胃，以传与肺，五脏六腑皆以受气，其清者为营，浊者为卫，营在脉中，卫在脉外，营周不休，五十度而复大会，阴阳相贯，如环无端……营卫者，精气也，血者，神气也，故血之与气，异名同类焉。"《素问·痹论》说："营者，水谷之精气也。"经文说得清楚明白，营卫气血、神气皆水谷所生，乃水谷之精气。故李东垣《脾胃论》说"盖人受水谷之气以生，所谓清气、营气、运气、卫气，春升之气，皆胃气之别称也"，"胃气者，谷气也，荣气也，运气也，生气也，清气也，卫气也，阳气也"。《黄帝内经》以营卫概括之。

次说这些营养品的输布渠道。

《灵枢·邪客》说："五谷入于胃也，其糟粕、津液、宗气，分为三隧。故宗气积于胸中，出于喉咙，以贯心脉，而行呼吸焉。营气者，泌其津液，注之于脉，化以为血，以荣四末，内注五脏六腑，以应刻数焉。卫气者，出其悍气之慓疾，而先行于四末、分肉、皮肤之间，而不休者也。昼日行于阳，夜行于阴，常从足少阴之分间，行五脏六腑。"

《灵枢·五味》说："谷始入于胃，其精微者，先出于胃，之两焦以溉五脏，别出两行，营卫之道。"

《素问·痹论》说："荣者，水谷之精气也，和调于五脏，洒陈于六腑，乃能入于脉也。故循脉上下，贯五脏，络六腑也。卫者，水谷之悍气也，其气慓疾滑利，不能入于脉也。故循皮肤之中，分肉之间，熏于肓膜，散于胸腹。"

《素问·经脉别论》说："食气入胃，散精于肝，淫气于筋。食气入胃，浊气归心，淫精于脉。脉气流经，经气归于肺，肺朝百脉，输精于皮毛。毛脉合精，行气于腑，腑精神明，留于四脏。气归于权衡，权衡以平，气口成寸，以决死生。饮入于胃，游溢精气，上输于脾，脾气散精，上归于肺，通调水道，下输膀胱，水精四布，五经并行。合于四时，五脏阴阳，揆度以为常也。"

《素问·六节藏象论》说："天食人以五气，地食人以五味。五气入鼻，藏于心肺，上使五色修明，音声能彰；五味入口，藏于肠胃，味有所藏，以养五气，气和而生，津液相成，神乃自生。"

经文论述得很清楚，水谷精气统称胃气，包括营气、卫气、血气、神气、宗气等，其行各有其道：营血从中焦经门静脉入肝心肺而布于身；卫气出上焦，平旦出于目而布于身；宗气司呼吸而推动心脉的运行；神气一是舍心布于五脏为五脏神，二是神行于十二经脉游于 365 穴。

水谷入胃所化津液是如何运作的呢？《灵枢·五癃津液别》说：

黄帝问于岐伯曰：水谷入于口，输于肠胃，其液别为五。天寒衣薄则为溺与气，天热衣厚则为汗；悲哀气并则为泣；中热胃缓则为唾。邪气内逆，则气为之闭塞而不行，不行则为水胀。余知其然也，不知其何由生，愿闻其道。

岐伯曰：水谷皆入于口，其味有五，各注其海，津液各走其道。故三焦出气，以温肌肉，充皮肤，为其津；其流而不行者为液。天暑衣厚则腠理开，故汗出；寒留于分肉之间，聚沫则为痛。天寒则腠理闭，气湿不行，水下留于膀胱，则为溺与气。

五脏六腑，心为之主，耳为之听，目为之候，肺为之相，肝为之将，脾为之卫，肾为之主外。故五脏六腑之津液，尽上渗于目，心悲气并则心系急，心系急则肺举，肺举则液上溢。夫心系与肺，不能常举，乍上乍下，故咳而泣出矣。

中热则胃中消谷，消谷则虫上下作，肠胃充郭故胃缓，胃缓则气逆，故唾出。

五谷之津液，和合而为膏者，内渗入于骨空，补益脑髓，而下流于阴股。阴阳不和，则使液溢而下流于阴，髓液皆减而下，下过度则虚，虚故腰背痛而胫痠。

阴阳气道不通，四海闭塞，三焦不泻，津液不化，水谷并行肠胃之中，别于回肠，留于下焦，不得渗膀胱，则下焦胀，水溢则为水胀，此津液五别之逆顺也。

水谷化生成津液，在天气变化影响下变为汗和溺，在心情影响下变为泣，在胃肠影响下变为唾，阴阳不和则影响髓液。津液不能从肠胃外输则变为水胀。

肠系膜就是腹脑所在地，而这个腹脑生大脑（脑髓皆地气所生），说明腹脑比大脑还重要。

四、以目命门为主的脑神整体观

《灵枢·天年》说："黄帝曰：何者为神？岐伯曰：血气已和，营卫已通，五脏已成，神气舍心，魂魄毕具，乃成为人……百岁，五脏皆虚，神、气皆去，形骸独居而终矣。"经文告诉我们，要想活命成为一个完整的个体活人，就得先天命门和后天命门合一，即"神气舍心"，后天命门的"神"合于先天命门"心"，从而达到"形与神俱"的存活条件。

《素问·解精微论》说："夫心者，五脏之专精也。目者，其窍也。"《灵枢·大惑论》说："五脏六腑之精气，皆上注于目而为之精……裹撷筋、骨、血、气之精，而与脉并为系，上属于脑……目者，五脏六腑之精也，营卫魂魄之所常营也，神气之所生也……目者，心使也。心者，神之舍也。"《灵枢·口问》说："心者，五脏六腑之主也。目者，宗脉之所聚也。"《灵枢·五癃津液别》说："五脏六腑，心为之主……目为之候。"《灵枢·经脉》说："心手少阴之脉……其支者，从心系上挟咽，系目系。"《灵枢·邪气脏腑病形》说："十二经脉，三百六十五络，其血气皆上于面而走空窍。其精阳气上走于目而为睛。"经文说得明明白白，目为心窍、心使、心候，即心主目，心主神，目为心神之门户。所以先后天命门合一彰显于目，这就是《黄帝内经》命名目命门的道理。目神也称眼神，《黄庭内景经·至道》说："眼神明上字英玄。"《黄帝内经》有以眼神诊病，《灵枢·大惑论》说："骨之精为瞳子，筋之精为黑眼。"瞳子即瞳孔。《灵枢·寒热》说："反其目视之，其中有赤脉，上下贯瞳子，见一脉，一岁死。"

目系入脑，目为命门之门，有门必有室，则脑为命门之室矣。故《素问·脉要精微论》说头为精明之府，谓："头者精明之府，头倾视深，精神将夺矣。"又说："夫精明者，所以视万物，别白黑，审短长，以长为短，以白为黑。如是则精衰矣。"

《灵枢·卫气行》说:"平旦阴尽,阳气出于目,目张则气上行于头,循项下足太阳,循背下至小指之端。"可见命门以阳气为主,昼行于阳经,夜行于阴经,平旦复合于目。命门之门必有开合,其开合表现于目,其开启钥匙是卫阳之气,开启时间是平旦日出时。

由上述可知,神主目脑,心脑一体,主心理情志活动,包括语言、思维、认知、感觉、意识、精神、情感、学习、记忆等。这是一个整体,有神则生,无神则死。

脑藏髓,主神经,所以神经系统的功能都是"神"指挥所致,故称神经。神经系统是机体内起主导作用的系统。内、外环境的各种信息,由感受器接受后,通过周围神经传递到脑和脊髓的各级中枢进行整合,再经周围神经控制和调节机体各系统器官的活动,以维持机体与内、外界环境的相对平衡。神经系统分为中枢神经系统和周围神经系统两大部分。神经系统由中枢部分及其外周部分所组成。中枢部分包括脑和脊髓,分别位于颅腔和椎管内,两者在结构和功能上紧密联系,组成中枢神经系统。外周部分包括12对脑神经和31对脊神经,组成外周神经系统。外周神经分布于全身,把脑和脊髓与全身其他器官联系起来,使中枢神经系统既能感受内外环境的变化(通过传入神经传输感觉信息),又能调节体内各种功能(通过传出神经传达调节指令),以保证人体的完整统一性及其对环境的适应性。其传出神经与传入神经组成了一个循环整体。

而眼睛是最重要的外环境感受器官,眼睛是心灵的窗户,心是最重要的内环境感受器官,心目得到的感受信息经目系入脑,传输给神经而发挥作用。所以脑神整体是人身最重要的生命整体。

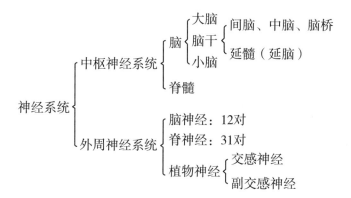

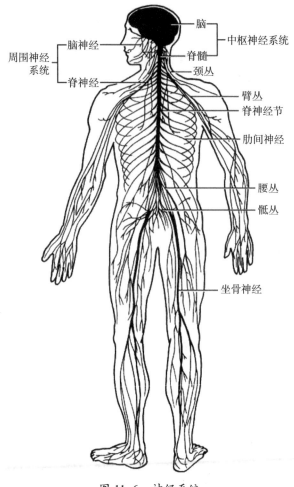

脑

脑神经

周围神经
系统

脊神经

中枢神经系统

脊髓

颈丛

臂丛

脊神经节

肋间神经

腰丛

骶丛

坐骨神经

图 11-6　神经系统

每个脏腑器官的基本结构里都有孙络——毛细血管网、神经纤维网及经络网。

五、天人相应整体观

人与天相应，是讲主体人生活在大自然客体环境中，必然受到客体大自然环境对主体人的影响。《素问·阴阳应象大论》是讲天人相应的，故云"论理人形，列别脏腑，端络经脉，会通六合，各从其经，气穴所发，各有处名，谿谷属骨，皆有所起。分部逆从，各有条理。四时阴阳，尽有经纪，外内之应，皆有表里"。《素问·金匮真言论》则说"此皆阴阳表里，内外雌雄，相输应也，故以应天之阴阳也"。其治疗方法是运气象数，如《灵枢·本脏》说："视其外应，以知其内藏，则知所病矣。"并说："五脏者，所以参天地，副阴阳，而运四时，化五节者也。"

《素问·疏五过论》说："圣人之治病也，必知天地阴阳，四时经纪，五脏六腑，雌雄表里。"

《灵枢·刺节真邪》说："与天地相应，与四时相副，人参天地，故可为解。"《灵枢·邪客》说："人与天地相应也。"

《素问·气交变大论》说："余闻之善言天者，必应于人；善言古者，必验于今；善言气者，必彰于物；善言应者，同天地之化；善言化言变者，通神明之理；非夫子孰能言至道欤。"

《素问·举痛论》说："善言天者，必有验于人。"天指天道四时八节，就是五运六气。

《灵枢·邪客》说："人与天地相应也。"

《灵枢·阴阳二十五人》说："天地之间，六合之内，不离于五，人亦应之。"

《灵枢·经水》说："此人之所以参天地而应阴阳也。"

《灵枢·岁露》说："人与天地相参也，与日月相应也。"

如何掌握天道变化呢？《灵枢·五变》说："先立其年，以知其时，时高则起，时下则殆，虽不陷下，当年有冲道，其病必起，是谓因形而生病，五变之纪也。"《素问·六节藏象论》和《灵枢·官针》说："不知年之所加，气之盛衰，虚实之所起，不可以为工矣。"《素问·五常政大论》说："不知年之所加，气之同异，不足以言生化，此之谓也……必先岁气，无伐天和……故大要曰：无代化，无违时，必养必和，待其来复，此之谓也。"又说："故治病者，必明天道地理，阴阳更胜，气之先后，人之寿夭，生化之期，乃可以知人之形气矣。"就是强调一个医生要懂天地人三才之道。《素问·六元正纪大论》说："无失天信，无逆气宜……"

个体人这个生命体是主体，天地自然环境是客体，人这个主体生活在自然环境客体之中，必然会受到自然环境变化的影响，是两个自然体之间的相互影响关系，这就是我们说的天人相应整体观。

《素问·离合真邪论》说："因不知合之四时五行，因加相胜，释邪攻正，绝人长命。"《素问·阴阳应象大论》说："故天有精，地有形，天有八纪，地有五理，故能为万物之父母……故治不法天之纪，不用地之理，则灾害至矣。"《素问·八正神明论》说："天温日明，则人血淖液而卫气浮……天寒日阴，则人血凝泣而卫气沉。月始生则血气始精，卫气始行；月郭满则血气实，肌肉坚，月郭空，则肌肉减，经络虚，卫气去，形独居。"《灵枢·五癃津液别》说："天暑衣厚则腠理开，故汗出……天寒则腠理闭，气湿不行，水下留于膀胱，则为溺与气。"《素问·脉要精微论》说"四（时）变之动，脉与之上下"，"春日浮，如鱼之游在波；夏日在肤，泛泛乎万物有余；秋日下肤，蛰虫将去；冬日在骨，蛰虫周密"。这就是人与自然相应的最有力例证。《素问·五常政大论》说："故治病者，必明天道地理，阴阳更胜，气之先后，人之寿夭，生化之期，乃可以知人之形气矣。"就是强调一个医生要懂天地人三才之道。天、地、人三才之事尽融于五运六气理论之中，所以五运六气理论才是《黄帝内经》的核心理论。《周易·文言传》说："夫大人者，与天地合其德，与日月合其明，与四时合其序，与鬼神合其吉凶。先天而天弗违，后天而奉天时。"《素问·四气调神大论》说："故阴阳四时者，万物之终始也，死生之本也，逆之则灾害生，从之则苛疾不起，是谓得道。"《素问·五常政大论》说："化不可待，时不可违。"王冰注："由是观之，则物之生长收藏化，必待其时也。物之成败理乱，亦待其时也。物既有之，人亦宜然。或言力必可致，而能代造化、违四时者，妄也。"《管子·四时》阐释说："是故阴阳者天地之大理也，四时者阴阳之大经也。"正如《素问·六微旨大论》说："亢则害，承乃制，制则生化，外列盛衰，害则败乱，生化大病。"张介宾注："亢者，盛之极也。制者，因其极而抑之也。盖阴阳五行之道，亢极则乖，而强弱相残矣。故凡有偏盛，则必有偏衰，使强无所制，则强者愈强，弱者愈弱，而乖乱日甚。所以亢而过甚，则害乎所胜，而承其下者，必从而制之。此天地自然之妙，真有莫之使然而不得不然者。天下无常胜之理，亦无常屈之理。"这种天人关系可以分为两类：一是天人相应关系，二是天人合一关系，这是两种不同的概念，不可混淆，但现在人们多混为一谈。

天人相应是指两物之间的相互作用，如太阳对大地的光照作用、两磁极的吸引作用、月亮对大地的潮汐作用、万有引力作用等。

天人合一是指一种物质进入另一种物质体内合二为一，如光合作用、饮食气味入体等。

"脏气法时"是《黄帝内经》的核心理论之一，是在天人相应、天人合一观条件下形成的理论体系，贯穿整个《黄帝内经》始终，载于《素问·脏气法时论》。《灵枢·本脏》说："五脏者，所以参天地，副阴阳，而运四时，化五节者也。"于是，五脏概念便来自四时五节，肝心脾肺肾各主生长化收藏。《灵枢·顺气一日分为四时》说："春生夏长，秋收冬藏，是气之常也，人亦应之。"人身是一个小宇宙天地，与万物同浮沉于生长之门。所以五脏不仅"法于四时"，而且要"应于四时"。故张仲景在《伤寒论·自序》中说："夫天布五行，以运万类，人禀五常，以有五脏，经络腑俞，阴阳会通，玄冥幽微，变化难极。"就是说，人生受天地之气化，乃生五脏虚实之变。

五脏的时空排列顺序是春肝木、夏心火、长夏脾土、秋肺金、冬肾水。

肝、心、脾、肺、肾五脏与无形的时间周期的五个时段对应：

与一年的春、夏、长夏、秋、冬对应。

与一旬的甲乙、丙丁、戊己、庚辛、壬癸日对应。

与一天的平旦、日中、日昳、下晡、夜半对应（亦见《灵枢·营卫生会》《素问·生气通天论》平旦阴尽而阳受气，日入阳尽而阴受气，日中为阳隆，夜半为阴隆及《灵枢·顺气一日分为四时》叙述了病情"旦慧、昼安、夕加、夜甚"的规律）。从而提出"合人形（田按：先天父母遗传有形生命体）以法四时（田按：后天自然遗传无形生命体）五行而治"的观念，按五行生克规律"以知死生，以决成败，而定五脏之气，间甚之时，死生之期"。对五脏疾病的治疗，则是根据天道五时风、热、湿、燥、寒五气和地道药食的酸、苦、甘、辛、咸五味，按照不同时段脏气的推移，有规律治疗，即"四时五脏，病随五味所宜也"，以五气、五味来治病。

所以《素问·上古天真论》提出"形与神俱"是《黄帝内经》唯一的健康标准。宇宙自然的时间节律，如太阳的起落、月亮的圆缺、季节的转换，千万年来永恒地影响着我们的生理功能、病理机制、行为方式、社会构成，对于每一个人来说，都是公平无偏私的。

"人以天地之气生，四时之法成"，是宇宙自然养育着我们自身。人是主体，自然是客体，人这个主体生活在大自然客体之中，必然受其影响。因此，人体生命活动需要精确的天文历法学"时"定律。

表 11-3　脏腑与天相应

脏腑	肝	心	脾	肺	肾	胆	小肠	胃	三焦	大肠	膀胱
季节	春	夏	长夏	秋	冬	风	热	湿	暑	燥	寒
方位	东	南	中	西	北						

六、人与社会整体观

人生活在繁华、复杂的社会环境中，必然要受到社会环境的影响，如《素问·上古天真论》说："今时之人不然也，以酒为浆，以妄为常，醉以入房，以欲竭其精，以耗散其真，不知持满，不时御神，务快其心，逆于生乐，起居无节，故半百而衰也。"《黄帝内经》有很多这方面的论述，就不一一赘述了。

七、小结

通过形神整体观的阐释，笔者找到了人体生命的轴线：

黄庭——————心————目脑

肺脾——————心————脑（心肺脾三本）

神阙——————膻中————神庭、百会

      （神封、神藏）

下丹田————中丹田————上丹田

营卫生会、九针十二原————大惑论

用西医解剖表示为：

胰腺————胸腺————下丘脑、垂体

肝门静脉——冠状静脉——垂体门静脉

腹脑——————————大脑

头脑神经主要感知光、声、触压刺激等（外——声色）——腹脑主经脉免疫系统，免疫细胞流动于血液淋巴液中，故称为流动的大脑（内——脉）。{人体内有一个免疫系统，它是人体抵御病原菌侵犯最重要的保卫系统。这个系统由免疫器官（骨髓、脾脏、淋巴结、扁桃体、小肠集合淋巴结、阑尾、胸腺等）、免疫细胞〔淋巴细胞、单核吞噬细胞、中性粒细胞、嗜碱粒细胞、嗜酸粒细胞、肥大细胞、血小板（因为血小板里有 IGG）等〕，以及免疫分子（补体、免疫球蛋白、干扰素、白细胞介素、肿瘤坏死因子等细胞因子）组成。免疫系统分为固有免疫（又称非特异性免疫）和适应免疫（又称特异性免疫），其中适应免疫又分为体液免疫和细胞免疫。}

肠系膜————————大脑皮层、脑膜

至此可以概括为：

脏腑及四肢百骸形体是依靠心所主血脉滋养的，关键是心包络所主的毛细血管，故称心主，指挥司令部是心脏；脏腑及四肢百骸形体的生命主宰者是后天生成的神，脏腑及四肢百骸形体运动的指挥者是脑命门之脑神——神经系统，智慧发于脑命门，指挥司令部是脑命门。所以脏腑及四肢百骸形体都布满了有形的毛细血管和神经系统，而主宰者却是无形的神。另外还有一个经脉系统，其指挥司令部是冲脉。

总之，形神之间存在着复杂的相互作用，神——营卫气血的活动必然伴随着形体变化，而形体的失常（如器的生化问题）反过来又会影响神——营卫气血功能，形是静态的，营卫气血——神是动态的，两者之间是道与器、有与无的关系，并认为神失常是疾病发生发展的主导因素，两者既有相对独立性，又通过相互作用构成了一个整体。

第二节　形神疾病整体观

在形神整体观原创思维模式下，人体疾病就是"形"和"神"两方面的疾病，形神失调会发生一系列复杂多层次的病理现象，包括伤形、伤神、形病及神、神病及形等多方面的疾病。只有"形体不敝，精神不散""形与神俱"（《素问·上古天真论》）的人才是一个健康的人，所以《灵枢·九针十二原》提出"守形神"之法。

《灵枢·天年》说："五脏坚固，血脉和调，肌肉解利，皮肤致密，营卫之行，不失其常，呼吸微徐，气以度行，六腑化谷，津液布扬，各如其常，故能长久……其五脏皆不坚，使道不长，空外以张，喘息暴疾；又卑基墙薄，脉少血，其肉不石，数中风寒，血气虚，脉不通，真邪相攻，乱而相引，故中寿而尽也。"此乃从本源上论述疾病发生的根源。如果肠胃能够吸收消化水谷生成营卫气血、神气则健康长寿，如果肠胃不能吸收消化水谷生成营卫气血、神气则血气虚、神不足而容易生疾病。

一、形病

形体是生命存活之本，形态变化会发生多方面复杂的病理现象。如《灵枢·本脏》说脏腑的大小厚薄美恶皆可导致形病。谓：

心小则安，邪弗能伤，易伤以忧；心大则忧，不能伤，易伤于邪。

肺小则少饮，不病喘喝；肺大则多饮，善病胸痹、喉痹、逆气。

肝小则脏安，无胁下之病；肝大则逼胃迫咽，迫咽则苦膈中，且胁下痛。

脾小则脏安，难伤于邪也；脾大则苦凑眇而痛，不能疾行。

肾小则脏安，难伤；肾大则善病腰痛，不可以俛仰，易伤以邪。

五脏皆小者，少病，苦憔心，大愁扰；五脏皆大者，缓于事，难使以扰。

肺应皮，皮厚者，大肠厚，皮薄者，大肠薄；皮缓，腹里大者，大肠大而长；皮急者，大肠急而短；皮滑者，大肠直；皮肉不相离者，大肠结。

心应脉，皮厚者，脉厚，脉厚者，小肠厚；皮薄者，脉薄，脉薄者，小肠薄；皮缓者，脉缓，脉缓者，小肠大而长；皮薄而脉冲小者，小肠小而短。诸阳经脉皆多纡屈者，小肠结。

脾应肉，肉䐃坚大者，胃厚；肉䐃么者，胃薄。肉䐃小而么者，胃不坚；肉䐃不称身者，胃下，胃下者，下管约不利。肉䐃不坚者，胃缓；肉䐃无小里累者，胃急。肉䐃多少里累者，胃结，胃结者，上管约不利也。

肝应爪，爪厚色黄者，胆厚；爪薄色红者，胆薄；爪坚色青者，胆急；爪濡色赤者，胆缓；爪直色白无纹者，胆直；爪恶色黑多纹者，胆结也。

肾应骨，密理厚皮者，三焦膀胱厚；粗理薄皮者，三焦膀胱薄。疏腠理者，三焦膀胱缓；皮急而无毫毛者，三焦膀胱急。毫毛美而粗者，三焦膀胱直，稀毫毛者，三焦膀胱结也。

脏腑之形大小会有不同的生理病理。《灵枢·大惑论》说："此人肠胃大而皮肤湿，而分肉不解焉……其肠胃小，皮肤滑以缓，分肉解利。"《素问·生气通天论》说：

因于湿，首如裹。湿热不攘，大筋緛短，小筋弛长。緛短为拘，弛长为痿。

因于气，为肿。四维相代，阳气乃竭。

阳气者，大怒则形气绝而血菀于上，使人薄厥。

有伤于筋，纵，其若不容。

汗出偏沮，使人偏枯。汗出见湿，乃生痤疿。

高粱之变，足生大丁，受如持虚。

劳汗当风，寒薄为皶，郁乃痤。

阳气者，精则养神，柔则养筋。开阖不得，寒气从之，乃生大偻。陷脉为瘘，留连肉腠。俞气化薄，传为善畏，及为惊骇。营气不从，逆于肉理，乃生痈肿。

《素问·调经论》说："上焦不通利，则皮肤致密，腠理闭塞，玄府不通，卫气不得泄越，故外热。"其"腠理闭塞，玄府不通"就是形病。《素问·调经论》又说："有所劳倦，形气衰少，谷气不盛，上焦不行，下脘不通，胃气热，热气熏胸中，故内热。"其"形气衰少"也是形病。

以上这些都是形态变化之疾病。形体为病分为多种层次，如《灵枢·百病始生》说：

虚邪之中人也，始于皮肤，皮肤缓则腠理开，开则邪从毛发入，入则抵深，深则毛发立，毛发立则淅然，故皮肤痛。留而不去，则传舍于络脉，在络之时，痛于肌肉，故痛之时息，大经乃代。留而不去，传舍于经，在经之时，洒淅喜惊。留而不去，传舍于输，在输之时，六经不通，四肢则肢节痛，腰脊乃强。留而不去，传舍于伏冲之脉，在伏冲之时，体重身痛。留而不去，传舍于肠胃，在肠胃之时，贲响腹胀，多寒则肠鸣飧泄，食不化，多热则溏出麋。留而不去，传舍于肠胃之外，募原之间，留着于脉，稽留而不去，息而成积。或著孙脉，或著络脉，或著经脉，或著输脉，或著于伏冲之脉，或著于脊筋，或著于肠胃之募原，上连于缓筋，邪气淫泆，不可胜论。

《灵枢·刺节真邪》说：

虚邪之中人也，洒晰动形，起毫毛而发腠理。其入深，内抟于骨，则为骨痹；抟于筋，则为筋挛；抟于脉中，则为血闭，不通则为痈。抟于肉，与卫气相搏，阳胜者则为热，阴胜者则为寒，寒则真气去，去则虚，虚则寒。抟于皮肤之间，其气外发，腠理开，毫毛摇，气往来行，则为痒。留而不去，则痹。卫气不行，则为不仁。

虚邪偏容于身半，其入深，内居荣卫，荣卫稍衰则真气去，邪气独留，发为偏枯。其邪气浅者，脉偏痛。

虚邪之入于身也深，寒与热相抟，久留而内著，寒胜其热，则骨疼肉枯；热胜其寒，则烂肉腐肌为脓，内伤骨，内伤骨为骨蚀。有所结，中于筋，筋屈不得伸，邪气居其间而不反，发为筋瘤。有所结，气归之，卫气留之，不得反，津液久留，合而为肠瘤。久者数岁乃成，以手按之柔。已有所结，气归之，津液留之，邪气中之，凝结日以易甚，连以聚居，为昔瘤，以手按之坚。有所结，深中骨，气因于骨，骨与气并，日以益大，则为骨疽（瘤）。有所结，中于肉，宗气归之，邪留而不去，有热则化而为脓，无热则为肉疽（瘤）。凡此数气者，其发无常处，而有常名也。

从皮毛层层深入，层次分明。

二、神病

神舍于心，所以情志病都是神病。《灵枢·口问》说：

心者，五脏六腑之主也。目者，宗脉之所聚也，上液之道也。口鼻者，气之门户也。故悲哀愁忧则心动，心动则五脏六腑皆摇，摇则宗脉感，宗脉感则液道开，液道开，故泣涕出焉……忧思则心系急，心系急则气道约，约则不利，故太息以伸出之。

《灵枢·百病始生》说："喜怒不节则伤脏，脏伤则病起于阴也……忧思伤心……忿怒伤肝。"《素问·阴阳应象大论》说："怒伤肝，喜伤心，思伤脾，忧伤肺，恐伤肾。"《灵枢·本神》说："是故怵惕思虑者则伤神，神伤则恐惧流淫而不止。因悲哀动中者，竭绝而失生。喜乐者，神惮散而不藏。愁忧者，气闭塞而不行。盛怒者，迷惑而不治。恐惧者，神荡惮而不收。"《素问·调经论》说："神有余则笑不休，神不足则悲。"悲思哀愁忧喜怒乃情志病，即五脏神病。

心神由目入于脑，可知脑藏神，脑为神脏，藏而不泻，《素问·五脏别论》说："脑髓……藏而不泻，名曰奇恒之府。"《素问·五脏生成》说："诸髓者，皆属于脑。"《素问·奇病论》说："髓者，以脑为主。"神病则脑病，脑神喜静恶躁，《素问·痹论》说："静则神藏，躁则消亡。"脑为髓海，宜藏实而不能满，实而不满，《灵枢·海论》说："脑为髓之海，其输上在于其盖，下在风府……髓海有余，则轻劲多力，自过其度；髓海不足，则脑转耳鸣，胫酸眩冒，目无所见，懈怠安卧。"《素问·脉要精微论》说："头者精明之府，头倾视深，精神将夺矣。"又说："夫精明者，所以视万物，别白黑，审短长，以长为短，以白为黑。如是则精衰矣。"《素问·五脏生成》说："是以头痛巅疾，下虚上实……徇蒙招尤，目冥耳聋，下实上虚。"神由目入藏于脑，脑神为一身之主，《黄庭经》论之颇多，张景岳《类经》称其为"总众神"。

《素问·解精微论》说："夫水之精为志，火之精为神，水火相感，神志俱悲，是以目之水生也……夫泣不出者，哭不悲也。不泣者，神不慈也。神不慈，则志不悲，阴阳相持，泣安能独来！"此乃心肾水火神志之病，心神不感动，则肾志不悲，心肾神志不交感，达不到"神志俱悲"，哪来的泪水！

《素问·生气通天论》说："因于寒，欲如运枢，起居如惊，神气乃浮……因于湿，首如裹。"《素问·风论》说："风气循风府而上，则为脑风。风入系头，则为目风……新沐中风，则为首风。"此乃外感引起的神病。

《灵枢·根结》说："调阴与阳，精气乃光，合形与气，使神内藏。"神藏不伤则不病而健康。只有如《素问·上古天真论》所说："其知道者，法于阴阳，和于术数，食饮有节，起居有常，不妄作劳，故能形与神俱，而尽终其天年，度百岁乃去。"一个法阴阳，一个调阴阳，才能使形神合一而尽天年。

三、形神互伤

因为形神一体，所以形神可以互伤。

（一）形伤及神

《素问·血气形志》说：

形乐志苦，病生于脉，治之以灸刺。

形乐志乐，病生于肉，治之以针石。

形苦志乐，病生于筋，治之以熨引。

形苦志苦，病生于咽嗌，治之以百药。

形数惊恐，经络不通，病生于不仁，治之以按摩醪药。

是谓五形志也。

《灵枢·本神》说：

肝藏血，血舍魂，肝气虚则恐，实则怒。

脾藏营，营舍意，脾气虚则四肢不用，五脏不安，实则腹胀泾溲不利。

心藏脉，脉舍神，心气虚则悲，实则笑不休。

肺藏气，气舍魄，肺气虚则鼻塞不利少气，实则喘喝胸盈仰息。

肾藏精，精舍志，肾气虚则厥，实则胀。

《素问·逆调论》说："胃不和则卧不安。"

此乃脏腑等形体的器"生化"不足而"气虚"导致精神情志的变化，说明脏腑形器病变可以直接导致心神情志变化。形神一体，形神关系受到破坏就会发生疾病。

《灵枢·邪客》说："心者，五脏六腑之大主也，精神之所舍也，其脏坚固，邪弗能容也。容之则心伤，心伤则神去，神去则死矣。"此乃心这个"形"器先伤，不能藏"神"，形神分离而死。

（二）神伤及形

《灵枢·本神》说：

心，怵惕思虑则伤神，神伤则恐惧自失。破䐃脱肉，毛悴色夭死于冬。

脾，愁忧而不解则伤意，意伤则悗乱，四肢不举，毛悴色夭死于春。

肝，悲哀动中则伤魂，魂伤则狂忘不精，不精则不正，当人阴缩而挛筋，两胁骨不举，毛悴色夭死于秋。

肺，喜乐无极则伤魄，魄伤则狂，狂者意不存人，皮革焦，毛悴色夭死于夏。

肾，盛怒而不止则伤志，志伤则喜忘其前言，腰脊不可以俯仰屈伸，毛悴色夭死于季夏。

心神伤则导致形伤"破䐃脱肉"，脾意伤则导致形伤"四肢不举"，肝魂伤则导致形伤"阴缩而挛筋，两胁骨不举"，肺魄伤则导致形伤"皮革焦"，肾志伤则导致形伤"腰脊不可以俯仰屈伸"，这些都是五脏神伤而及形伤。

《素问·阴阳应象大论》说："怒伤肝……喜伤心……思伤脾……忧伤肺……恐伤肾。"五脏神——怒、喜、思、忧、恐能够伤及五脏肝、心、脾、肺、肾之形器。

《素问·汤液醪醴论》说："精神不进，志意不治，故病不可愈……嗜欲无穷，而忧患不止，精神弛坏，荣泣卫除，故神去之而病不愈也。"神伤则形体病不愈。

（三）形神互相影响

形神合一，形是神之体，神是形之主宰，非体之用那么简单。形神合一则生，形神分离则死，表明了形神生死的含义。所谓"神气舍心"，说明形为神之舍，形存则神存，形亡则神亡，故《灵枢·天年》说"五脏皆虚，神气皆去，形骸独居而终矣"。所谓"失神者死，得神者生"（《灵枢·天年》）"精神内守，病安从来"（《素问·上古天真论》），说明神是形的主宰，故心神为"五脏六腑之大主""主明则下安……主不明则十二官危"。

第三节　形神防治整体观

疾病是由形神失调引起的，所以治疗疾病就是调形、调神和调形神等不同层面的疾病，谓"守形神"，形与神相互协调，使个体人这个生命体处于和谐状态。《素问·上古天真论》说："其知道者，法于阴阳，和于术数，食饮有节，起居有常，不妄作劳，故能形与神俱，而尽终其天年，度百岁乃去……外不劳形于事，内无思想之患，以恬愉为务，以自得为功，形体不敝，精神不散，亦可以百数。""劳形""劳神"皆致病，只有"不劳形""不劳神"才能健康活到百岁。所以《黄帝内经》提出养神治神、养形治形以及形神共同养治的方针。

因为"神"是"形"的主宰，所以防治首先是调神，而神本源于天地四时，所以要依据四时来调神，故《素问》设置专篇《四气调神大论》来论述之，继之以《八正神明论》《六节藏象论》《阴阳应象大论》等。如《素问·八正神明论》说："故养神者，必知形之肥瘦，荣卫血气之盛衰。血气者，人之神，不可不谨养。"强调"合人形于阴阳四时"。《素问·五常政大论》则具体说"合人形于阴阳四时"："养之和之，静以待时，谨守其气，无使倾移，其形乃彰，生气以长……无代化，无违时，必养必和，待其来复。"所谓"待其来复"，就是"呼吸（天地）精气，独立守神，积精全神"，并主观做到"恬淡虚无，真气从之，精神内守……志闲而少欲，心安而不惧，形劳而不倦……嗜欲不能劳其目，淫邪不能惑其心"（《素问·上古天真论》），心目皆藏神也，以及"为无为之事，乐恬憺之能，从欲快志于虚无之守，故寿命无穷，与天地终"（《素问·阴阳应象大论》）。《素问·调经论》则说：

帝曰：人有精气、津液、四肢、九窍、五脏十六部，三百六十五节，乃生百病，百病之生，皆有虚实。今夫子乃言有余有五，不足亦有五，何以生之乎？岐伯曰：皆生于五脏也。夫心藏神，肺藏气，肝藏血，脾藏肉，肾藏志，而此成形。志意通，内连骨髓，而成身形五脏。五脏之道，皆出于经隧，以行血气。血气不和，百病乃变化而生，是故守经隧焉。

通于经隧的是营血，营血藏神。五脏是形器，神通过心血布神于五脏，五脏联系精气、津液、四肢、九窍、五脏十六部、三百六十五节等脏腑及各种组织，构成一个个体完整的生命体，关键是心主血脉，从心出来的血脉通往五脏，所以"血气不和"则神气不足，而"百病乃变化而生"。所以养神调神是调治百病的根本，故云"粗守形，上守神"。

《素问·调经论》又说：

帝曰：神有余不足何如？岐伯曰：神有余则笑不休，神不足则悲。血气未并，五脏安定，邪客于形，洒淅起于毫毛，未入于经络也，故命曰神之微。

帝曰：补泻奈何？岐伯曰：神有余则泻其小络之血，出血勿之深斥；无中其大经，神气乃平。神不足者，视其虚络，按而致之，刺而利之，无出其血，无泄其气，以通其经，神气乃平。

帝曰：刺微奈何？岐伯曰：按摩勿释，着针勿斥，移气于不足，神气乃得复。

……形有余不足奈何？岐伯曰：形有余则腹胀，泾溲不利。不足则四肢不用，血气未并，五脏安定，肌肉蠕动，命曰微风。

帝曰：补泻奈何？岐伯曰：形有余则泻其阳经，不足则补其阳络。

帝曰：刺微奈何？岐伯曰：取分肉间，无中其经，无伤其络，卫气得复，邪气乃索。

帝曰：善。志有余不足奈何？岐伯曰：志有余则腹胀飧泄，不足则厥；血气未并，五脏安定，骨节有动。

帝曰：补泻奈何？岐伯曰：志有余则泻然筋血者，不足则补其复溜。

《素问·解精微论》说悲则泣涕："夫泣不出者，哭不悲也。不泣者，神不慈也。神不慈则志不悲，阴阳相持，泣安能独来。夫志悲者惋，惋则冲阴，冲阴则志去目，志去则神不守精，精神去目，涕泣出也。"悲则伤神也。

这里大概论述了形神的防治方法。

第五编 发 病

所有疾病都发于形体
但病因有内外之分别

第十二章　形体结构与发病

父母遗传给我们的形体是由形质组成的，这个形体的外表面和肺呼吸道与外界接触，笔者称之为表部，由太阳主之；从口到肛门整个消化道与饮食接触，称之为里部，由太阴主之。《灵枢·营卫生会》说："太阴主内，太阳主外。"《素问·阴阳离合论》和《灵枢·根结》说"太阳为开"，"太阴为开"，"开"为出入之门户也。

第一节　形体结构与两个通道

人体的形体组织结构如图 12-1 所示，这个形体的外面表部和肺呼吸道与外界接触，称之为体表部，由太阳主之；从口到肛门整个消化道与饮食接触，笔者称之为里部，由太阴主之。《灵枢·营卫生会》说："太阴主内，太阳主外。"《素问·阴阳离合论》说："太阳为开"，"太阴为开"，"开"为出入之门户，表里两个通道。体表与里部之间是五脏组织结构，由血脉循环系统、经络循环系统、筋骨系统、肌肉系统、皮部系统、神经系统等组成。

一、形体结构示意图

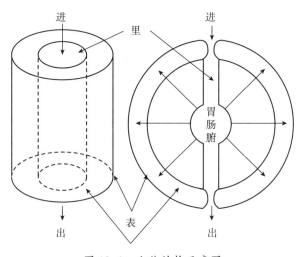

图 12-1　人体结构示意图

人体可以分为与外界接触和不与外界接触两部分，与外界接触的部分是皮毛和呼吸道及消化道，与外界接触的是阳光、五气、五味等；身体其余部分都不与外界接触。所以人体的结构形态是一个圆筒形，如上图所示。

与外界接触的部分属于后天肺脾二本系统和先天心本心阳卫外系统，与阳光、五气、五味等接触。不与外界接触的部分属于先天心本循环肌体系统。于此可知，人体健康要素是"形与神俱"，主于心、肺、脾三本，同时也是发病三源。《素问·生气通天论》说："苍天之气，清静则志意治，顺之则阳气固，虽有贼邪，弗能害也，此因时之序。故圣人传精神，服天气而通神明。失之则内闭九窍，外壅肌肉，卫气散解，此谓自伤，气之削也。""数犯此者，则邪气伤人。"邪气伤人则患外感病。另说，有胃气则生，无胃气则死，得神者昌，失神者亡。正气存内，邪不可干。外感病侵犯人体的途经是与外界接触的部分，一在皮毛与呼吸道（一般感冒），一在消化道（胃肠型感冒）。

人没有出生之前的营养能量来源于母亲，出生之后的营养能量来源于天地五气、五味。

人的形体来源于父母遗传，营养能量来源于后天天地自然遗传的五气、五味，后天摄入的五气、五味化生成的营卫气血滋养着先天形体。《素问·脏气法时论》说"气、味合而服之，以补精益气"。这里所说的"精气"就是"胃气"。

这个先天父母遗传的圆筒式结构形体是靠循环系统获得营养物质，其外表部与外界环境和空气接触，内里部与后天肺脾摄入的气、味水谷接触，其外表部和内里部就是圆筒式结构形体新陈代谢出入的地方，既是养生的道路，也是病邪出入的道路，既可以察病机，又可以审阴阳。

这个人体空间结构图可以划分为三部分：

一是先天形体部分占有空间，是生命存活的根本，通过循环系统获得营养。

二是与后天外界空气接触的外表部分，通过汗孔进行内外出入组织交换。

三是与后天水谷接触的消化道部分，通过腑道黏膜进行内外出入交换。

疾病也发生在这三部分：

一是先天形体障碍。

二是与空气接触的外表部障碍。

三是与水谷接触的消化道障碍。

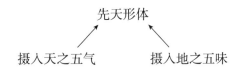

天地气、味滋养形体的能量转换有二种途径：

一是肺胃合成物——宗气。《素问·平人气象论》说："胃之大络，名曰虚里（相当于心尖搏动部位），贯膈络肺，出于左乳下，其动应衣（手），脉宗气也。"《灵枢·五味》说："其大气之抟而不行者，积于胸中，命曰气海。"《灵枢·刺节真邪》说："宗气留于海，其下者，注于气街；其上者，走于息道。"《灵枢·邪客》说："宗气积于胸中，出于喉咙，以贯心脉而行呼吸焉。"推动肺的呼吸和心脉的循环运行。

二是肺脾气、味合成物——营卫、神。《素问·经脉别论》说："食气入胃，散精于肝，淫气于筋。食气入胃，浊气归心，淫精于脉。脉气流经，经气归于肺，肺朝百脉，输精于皮毛。毛脉合精，行气于腑，腑精神明，留于四脏，气归于权衡，权衡以平，气口成寸，以决死生。饮入于胃，游溢精气，上输于脾，脾气散精，上归于肺，通调水道，下输膀胱，水精四布，五经并行，合于四时，五脏阴阳，揆度以为常也。"其"气、味合而服之，以补精益气"的途径有二：

1. 食气入胃进入门静脉，入胃→肝→心→肺输布全身。血。

2. 饮入于胃，经脾入肺，然后输布全身。气。

两种营养能量的转换都离不开肺，可知肺的重要性。

后天营养能量滋养先天形体的输送通道有二：

一是心所主的血脉——血脉循环系统。

二是由冲脉所主的十二经脉。《灵枢·动输》说："冲脉者，十二经之海也。"《灵枢·海论》又称作血海。《灵枢·逆顺肥瘦》说："夫冲脉者，五脏六腑之海也，五脏六腑皆禀焉。其上者，出于颃颡，渗诸阳，灌诸精；其下者，注少阴之大络，出于气街，循阴股内廉，入腘中，伏行骭骨内，下至内踝之后属而别。其下者，并于少阴之经，渗三阴，其前者，伏于出跗属，下循跗，入大指间。"

从 DNA 双螺旋结构的提出开始便开启了分子生物学时代。分子生物学使生物大分子的研究进入一个新的阶段，使遗传的研究深入到分子层次，"生命之谜"被打开，人们清楚地了解了遗传信息的构成和传递的途径。今天，我们则发现了先后天生命遗传的双螺旋结构及其复制。以两个生命体为骨架的生命链互相缠绕形成了双螺旋体，门静脉把它们连在一起。双螺旋结构显示出生命能够自我复制，完善地解释了生命体要繁衍后代，物种要保持稳定，必须有遗传属性和复制能力的机制。先天生命链有肺循环和体循环组成大循环系统，这个父母遗传有形生命体是西医发展的基础，眼见为实，深入微观，对生命研究做出了杰出贡献。后天生命链有肺和脾的气、味组成系统，这是中医学的特色，注重天人合一的整体观、系统观。笔者称之先后天生命体双链结构。

心——肺（肺循环）　肝——脾（消化系统）　如同 A-T、G-C

肾复制——水生万物

西医注重的是先天父母遗传有形生命体医学，中医不但注重先天父母遗传有形生命体医学，更注重后天自然遗传无形生命体医学。但不是说西医是还原论，中医是整体论，中医也重视还原论。

除遗传病和七情病之外，所谓生病，就是后天自然遗传生命体生病，不是先天父母遗传有形生命体生病。请看，人死了而形体还在，只是不呼吸五气和不食五味而已。但是，到了后期多有形体变形之病，如肿瘤之类等。

精子和卵细胞都具有生命，但是它们都不具有繁殖能力，因为由精子和卵细胞通过受精和发育产生的新个体精卵合子既不是精子，也不是卵细胞。人体的两个生命体——父母遗传生命体和自然遗传生命体与精子和卵子的关系一样，只有二者结合起来成为一个完整的新生命体，才是一个健康的人。自然遗传生命体，是进行与外界新陈代谢、获取能量及适应外部环境的基本保障。

西医将人体分为八大系统：循环系统（先天之本心主）、呼吸系统（后天之本肺主）、消化系统（后天之本脾主）、运动系统、神经系统、内分泌系统、生殖系统、泌尿系统。这个图（图 12-1）含有五大系统，其余运动系统、内分泌系统两大系统以脑为主，配应"中枢"系统，小肠、大肠主津液。

二、两个出入通道

在此结构图（图 12-1）中，里部有脾胃六腑。《素问·六节藏象论》说："脾、胃、大肠、小肠、三焦、膀胱者，仓廪之本，营之居也，名曰器，能化糟粕，转味而入出者也，其华在唇四白，其充在肌，其味甘，其色黄，此至阴之类，通于土气。"脾胃大肠、小肠属于里，这个比较容易理解应该没有疑问，那膀胱、三焦为什么属于里呢？请看《灵枢·营卫生会》之说："上焦出于胃上口，并咽以上，贯膈，而布胸中，走腋，循太阴之分而行，还至阳明，上至舌，下足阳明，常与营俱行于阳二十五度，行于阴亦二十五度一周也。故五十度而复大会于手太阴矣……中焦亦并胃中，出上焦之后，此所受气者，泌糟粕，蒸津液，化其精微，上注于肺脉乃化而为血，以奉生身，莫贵于此，故独得行于经隧，命曰营气……下焦者，别回肠，注于膀胱而渗入焉。故水谷者，常并居于胃中，成糟粕，而俱下于大肠而成下焦，渗而俱下，济泌别汁，循下焦而渗入膀胱焉。"所以三焦、膀胱也属于消化系统。消化道和皮表之间有五脏组织。

这两个出入通道，一个在体表，一个在体里，既是后天营养能量进入先天形体的通道，也是先天形体排除废物的通道。由此可知，这两个出入通道关乎到生命的存亡。故《素问·六微旨大论》说："出入废，则神机化灭……非出入，则无以生、长、壮、老、已。"什么叫"神机"呢？《素问·五常政大论》说："根于中者，命曰神机，神去则机息。"因为天之五气和地之五味由此而生成营卫气血——"神"在中，故云"神机"在中，故云"出入废，则神机化灭"。《道德经》谓之"谷神"，"天地根"。这个"神"是生命存活的根本，得神则昌，失神则亡。也就是"胃气"，所以说：有胃气则生，无胃气则死。

《素问·六微旨大论》又说："升降息，则气立孤危……非升降，则无以生、长、化、收、藏。"那么什么是"气立"呢？《素问·五常政大论》说："根于外者，命曰气立，气止则化绝。"《素问·生气通天论》说："夫自古通天者，生之本，本于阴阳。天地之间，六合之内，其气九州、九窍、五脏十二节，皆通乎天气。其生五，其气三，数犯此者，则邪气伤人，此寿命之本也。苍天之气，清静则志意治，顺之则阳气固，虽有贼邪，弗能害也，此因时之序。故圣人传精神，服天气而通神明……是以圣人陈阴阳，筋脉和同，骨髓坚固，气血皆从。如是则内外调和，邪不能害，耳目聪明，气立如故。"可知"气立"指四时风寒暑湿燥火。故云"气立"根于外，春夏升浮，秋冬降沉。在人体则是"中气"的升降，黄庭神机。

形体是"器物"，天地之气是储藏于这个"器物"中的，故云"藏象"。这个"器物"既能出入天地之气，又能化生天地之气，故《素问·六微旨大论》说："器者，生化之宇，器散则分之，生化息矣。故无不出入，无不升降。"

中医的"气"不同于西医的氧气，有风寒暑湿燥火季节之分，中医的气、味都有时空之性，故有《异法方宜论》之说。

中医所说的风寒暑湿燥火六气，或称六淫外感邪气，这种说法不确切、不准确，因为风寒暑湿燥火六气有四时主气风寒暑湿燥火六气和四时客气风寒暑湿燥火六气之分，这属于五运六气理论，外感病一定不能脱离五运六气理论，所以

《素问·五运行大论》说:"先立其年,以知其气,左右应见,然后乃可以言死生之逆顺。"《素问·六节藏象论》说:"不知年之所加,气之盛衰,虚实之所起,不可以为工矣。"这是《素问·六节藏象论》说的"天度"。古代医工分上、中、下三等,不懂五运六气理论"不可以为工",就是说不知道五运六气连个下等医生也不能做。

有人说,我们不懂运气不是也能看病吗?但你如果懂运气就会更上一层楼!

本图(图 12-1)左边是循环系统(包括肺循环和体循环),有心、心包络、三焦、肝、胆、肾、膀胱,七脏腑组成生命体的核心。右边是呼吸消化系统,有肺、大肠、脾、胃、小肠,五脏腑组成仓库重地,是循环系统的大后方,原料来于天之五气和地之五味。

肺金主呼吸而通天,故云肺为天。肺的功能是主呼吸(包括皮肤的呼吸),一是吸入大自然中的空气——天食人以五气,二是排出体内的废物。肺吸入的不是简单的空气,更不是西医说的吸入氧气就能活命,而是包含空气中适合各种生物生存的温度、湿度及各种微生物(包括细菌、病毒等),它们是大自然传给人的营养精华,营养着年复一年更新的生命(新陈代谢)。肺呼出的亦不是简单的二氧化碳之气,还伴随着调谐体质的温度、湿度及各种微生物。肺金在自然界属于秋天,秋天是收获的季节,万物出于大地——脾胃土,又归入大地,如枯叶落地腐败肥沃了土地,以利于来年万物的生长。出生时首要任务是打开肺门呼吸天气——生命之门,《素问·生气通天论》说:"夫自古通天者,生之本,本于阴阳。天地之间,六合之内,其气九州、九窍、五脏十二节,皆通乎天气。其生五,其气三……此寿命之本也。"接着打开地道口,摄入饮食,脾胃——地食人以五味,养育着万物。大肠开闭则调节着呼吸及消化。"其气五"指五运,"其气三"指三阴三阳,即五运六气理论。所谓"生之本,本于阴阳"就是指天道阴阳之气。本者,源也,讲本源。意思是说,人的生命本源在哪里?在天道四时阴阳,五运六气才是寿命的本源。

《素问·五脏别论》说:"夫胃、大肠、小肠、三焦、膀胱,此五者天气之所生也,其气象天,故泻而不藏。"可知是肺呼吸在主导着消化系统。这就是人的呼吸消化系统,万物离开空气不能生存,离开大地生命则无法获得营养,没有后天之本金土肺系和脾系的正常功能,循环系统就会失常。《素问·宝命全形论》说:"天覆地载,万物悉备,莫贵于人,人以天地之气生,四时之法成……夫人生于地，悬命于天，天地合气，命之曰人。"《素问·六节藏象论》说："天食人以五气，地食人以五味。五气入鼻，藏于心肺，上使五色修明，音声能彰。五味入口，藏于肠胃，味有所藏以养五气，气和而生，津液相成，神乃自生。"这个"神"，就是脐部神阙穴的神，是黄庭腹脑的神，也就是脾胃所在地，现代称之为腹脑。《难经·十六难》说："假令得脾脉，其外证面黄、善噫、善思、善味。其内证当齐有动气，按之牢若痛。其病腹胀满、食不消，体重节痛，怠堕嗜卧，四肢不收。有是者脾也，无是者非也。"张仲景最重视这个，故有"建中"之名，并重视阴阳二旦汤，称作"桂枝证"和"柴胡证"。先天之本心循环系统，在胎儿期全靠母血的供养而生长，母亲的盛衰决定了胎儿的健康与否。出生后的婴儿，断绝了母亲的营养供应，转向天之五气和地之五味，一是从肺系获得五气的营养，二是从肝门静脉获得五味的营养。如《素问·经脉别论》说："食气入胃，散精于肝，淫气于筋。食气入胃，浊气归心，淫精于脉。脉气流经，经气归于肺，肺朝百脉，输精于皮毛。毛脉合精，行气于腑，腑精神明，留于四脏，气归于权衡，权衡以平，气口成寸，以决死生。饮入于胃，游溢精气，上输于脾，脾气散精，上归于肺，通调水道，下输膀胱，水精四布，五经并行，合于四时，五脏阴阳，揆度以为常也。"肺和肾是循环系统废物的排出者，是循环系统中血液的清道夫。

心、心包主脉，脉为血之府。血者，水也，主于肾和膀胱，血水在脉管中奔流不息，如同大海和河流，水可上高山，可入大海，可蒸发而无形，可凝缩成冰，变换无穷，这就是水性。然这些无穷变化，皆取决于太阳之性，寒热之变，热则无形，寒则成冰。所以循环系统疾病要调肺、脾、肾，而肾病调心、肺。

从以上论述可以知道调养后天之本肺和脾的重要性了，所以张仲景和李东垣都重视之。

肺、肾和膀胱是循环系统废物的排出者，肺和大肠是呼吸消化系统废物的排出者，于此可知后天之本肺的重要性，故云"生气通天（肺为天）"。

循环系统通过脉诊（如寸口、人迎、趺阳、太溪等）察其阴阳营卫气血的虚实寒热，以及十二经脉的出入阻滞情况，还可以检查血压。呼吸消化系统可以察肺和大肠寒热出入。

在心肺脾三本中，君主——国王心和宰相肺最重要，因此心肺居住在横膈膜之上皇城里，被胸肋保护起来，这是任何人都改变不了的事实。

在心肺脾三脏中，肺最重要，因为肺主天气。《素问·五脏生成》说"诸气者，皆属于肺"，《素问·六节藏象论》又说"肺者，气之本"，《素问·生气通天论》说"生气通天"，肺主一身之气。《素问·平人气象论》说："胃之大络，名曰虚里（相当于心尖搏动部位），贯膈络肺，出于左乳下，其动应衣（手），脉宗气也……乳之下，其动应衣，宗气泄也。"《灵枢·五味》说"其大气之抟而不行者，积于胸中，命曰气海"。就是说肺主宗气，也称大气。《灵枢·邪客》说宗气的功能是"宗气积于胸中，出于喉咙，以贯心脉而行呼吸焉"，《灵枢·刺节真邪论》说"宗气留于海，其下者，注于气街；其上者，走于息道"。这就是说，不独肺本脏为天，凡是脏腑形体组织间能通气和营血的空隙处——少阳三焦腑腠理都是天。

第二节 病 因

外感病因有三：

《素问·阴阳应象大论》说："天之邪气，感则害人五脏。水谷之寒热，感则害于六腑。地之湿气，感则害皮肉筋脉。"

《素问·太阴阳明论》说："阳者，天气也，主外；阴者，地气也，主内。故阳道实，阴道虚。故犯贼风虚邪者，阳受之；食饮不节，起居不时者，阴受之。阳受之则入六腑，阴受之则入五脏。"

《素问·调经论》说："夫邪之生也，或生于阴，或生于阳。其生于阳者，得之风雨寒暑；其生于阴者，得之饮食居处，阴阳喜怒。"

《灵枢·百病始生》说："夫百病之始生也，皆于风雨寒暑，清湿，喜怒，喜怒不节则伤脏，风雨则伤上，清湿则伤下。"

《灵枢·邪气脏腑病形》说："邪之中人也，无有常，中于阴则溜于府，中于阳则溜于经……邪之中人，或中于阴，或中于阳，上下左右，无有恒常。"

《灵枢·顺气一日分为四时》说："夫百病之所始生者，必起于燥湿寒暑风雨、阴阳喜怒、饮食居处，气合而有形，得脏而有名。"

《素问·上古天真论》说："今时之人不然也，以酒为浆，以妄为常，醉以入房，以欲竭其精，以耗散其真，不知持满，不时御神，务快其心，逆于生乐，起居无节，故半百而衰也。"此言病发于阴的是"阴阳喜怒、饮食居处"。

一是感受天之邪气而伤人五脏。张仲景《金匮要略》称作"经络受邪，入脏腑，为内所因也"。

二是感受地之湿气而伤人皮肉筋脉，张仲景《金匮要略》称作"四肢九窍，血脉相传，壅塞不通，为外皮肤所中也"。

三是感受饮食水谷邪气而伤人六腑。

四是七情内伤。(《素问·举痛论》说："百病生于气也，怒则气上，喜则气缓，悲则气消，恐则气下，寒则气收，炅则气泄，惊则气乱，劳则气耗，思则气结。")

《黄帝内经》将外感邪气分为"正邪""正风"和"虚邪""虚风"两大类。《灵枢·邪气脏腑病形》说：

> 黄帝曰：邪之中人，其病形何如？岐伯曰：虚邪之中身也，洒淅动形。正邪之中人也，微，先见于色，不知于身，若有若无，若亡若存，有形无形，莫知其情。

《素问·八正神明论》说：

> 虚邪者，八正之虚邪气也。正邪者，身形若用力汗出，腠理开，逢虚风，其中人也微，故莫知其情，莫见其形。

王冰："八正之虚邪，谓八节之虚邪。以从虚之乡来，袭虚而入为病，故谓之八正虚邪。"《灵枢·刺节真邪》说：

> 正气者，正风也，从一方来，非实风，又非虚风也。邪气者，虚风之贼伤人也，其中人也深，不能自去。正风者，其中人也浅，合而自去，其气来柔弱，不能胜真气，故自去。

正邪，即正风，即四时正气为病。虚邪，即八方之虚风，从对方——冲方所来之风，即时行之气为病，非其时之气，如春行秋令。《素问·上古天真论》说："虚邪贼风，避之有时。"高士宗注："四时不正之气，皆谓之虚邪贼风。"《灵枢·九宫八风》说：

> 风从其所居之乡来为实风，主生，长养万物。从其冲后来为虚风，伤人者也，主杀，主害者。谨候虚风而避之，故圣人日避虚邪之道，如避矢石然，邪弗能害，此之谓也。

正风又称实风。从冲方来即从对方来。虚邪即是虚风，虚风又称贼风，《素问·生气通天论》称为"贼邪"。张景岳《类经》卷二十七注：

> 冲者，对冲也。后者，言其来之远，远则气盛也。如太一居子，风从南方来，火反胜也。太一居卯，风从西方来，金胜木也。太一居午，风从北方来，水胜火也。太一居酉，风从东方来，木反胜也。气失其正者，正气不足，故曰虚风，所以能伤人而主杀主害，最当避之。

《灵枢·岁露论》说："冬至之日，太一立于叶蛰之宫，其至也，天必应之以风雨者矣。风雨从南方来，为虚风，贼伤人者也……其以昼至者，万民懈惰而皆中于虚风，故万民多病。虚邪入客于骨……立春之日，风从西方来，万民又皆中于虚风……因岁之和，而少贼风者，民少病。"虚风虚邪均为四时不正之气，《伤寒例》论之最详。

表 12-1　八风

八方	四时正风	《说文》八风	冲方虚风
南方	大弱风	景风	大刚风
西南方	谋风	凉风	凶风
西方	刚风	阊阖风	婴儿风
西北方	折风	不周风	弱风
北方	大刚风	广莫风	大弱风
东北方	凶风	融风	谋风
东方	婴儿风	明庶风	刚风
东南方	弱风	清明风	折风

《黄帝内经》划分"正邪""虚邪"的依据是四时正气和四时不正之气。正邪——四时正气——五运六气中的主气为病轻，故"莫知其情，莫见其形"。虚邪——四时不正之气——五运六气中的客气为病重，故"洒淅动形"。这是五运六气理论的重要思想。

虚邪与季节时间有密切关系，所以要关注"时"的变化。《素问·八正神明论》说：

八正者，所以八风之虚邪以时至者也。四时者，所以春秋冬夏之气所在，以时调之也。八正之虚邪，而避之勿犯也。以身之虚，而逢天之虚，两虚相感，其气至骨，入则伤五脏，工候救之，弗能伤也。故曰：天忌不可不知也。

"天忌"即顺天时也。往往是客气加临主气之上为病，是复合邪气为病，即杂气为病。伤邪则形病。《灵枢·百病始生》说：

风雨寒热，不得虚邪，不能独伤人……此必因虚邪之风，与其身形，两虚相得，乃客其形。

《素问·调经论》说：

风雨之伤人也，先客于皮肤，传入于孙脉，孙脉满则传入于络脉，络脉满则输于大经脉，血气与邪并，客于分腠之间，其脉坚大，故曰实。

虚邪伤人重，所以要加强预防。《素问·上古天真论》说："虚邪贼风，避之有时。"《素问·天元正纪大论》说："避虚邪以安其正。"《灵枢·九宫八风》说："避虚邪之道，如避矢石然。"

《三因极一病证方论》将其概括为内因、外因、不内外因三类。

综合以上所言，病因不外：

一是六气：风寒暑湿燥火。

二是饮食水谷之寒热。

三是居处环境——风水。

以上属于外因，属于鬼门外神的范畴。

四是情志喜怒，此属内因，属于五脏内神范畴。

总之，病因属于"神"范畴，病位在"形"，故云"粗守形，上守神"。治病形，需要调神，上工治神，下工治形。

"水谷寒热感则害人六腑"比较容易理解，而对于"天之邪气，感则害人五脏"注家多有分歧。杨上善注："谓天降八正虚风，从冲上来，为损至深，故害五脏也。"吴昆注："风寒暑湿燥热不当其位，是天之邪气也。风气入肝，寒气入肾，暑热之气入心，湿气入脾，燥气入肺，是害人之五脏也。"张介宾注："天之邪气，即风寒暑湿火燥，受于无形者也。喉主天气而通于脏，故感则害人五脏。"张琦注："天之邪气由外而入，其极则害脏。"其实是讲人感受外邪，外邪传入过程说的，如《灵枢·百病始生》说："是故虚邪之中人也，始于皮肤，皮肤缓则腠理开，开则邪从毛发入，入则抵深，深则毛发立，毛发立则淅然，故皮肤痛。留而不去，则传舍于络脉，在络之时，痛于肌肉，其病时痛之时息，大经乃代。留而不去，传舍于经，在经之时，洒淅喜惊。留而不去，传舍于输，在输之时，六经不通四肢则肢节痛，腰脊乃强。"邪气传皮肤、肌肉、脉、筋骨、肢节五体，五体内通五脏，故云"感则害人五脏"，这是从人体两个通道言天五气和地五味感受不同的部位。而《素问·太阴阳明论》则言肺胃肠和脾胃脏腑表里的受邪不同，肺喉主天气，脾胃咽主地气，外邪入肺喉则肺失宣发肃降而肠胃不通降，故云"入六腑则身热不时卧，上为喘呼"；饮食水谷从咽如肠胃，其肠胃伤则五脏"膜满闭塞，下为飧泄，久为肠澼"。

笔者提出的三因是：

一是先天部分二因素：遗传基因和心主七情因素，归为内因。

二是后天天地之气因素：天之六气和地之五味，及饮食居处，归为外因。

三是张仲景《金匮要略》说的"更能无犯王法、禽兽灾伤，房室勿令竭乏"的不内外因素。

从病因来说，发病原因有多种因素，有基因原因，有情绪原因，有生活方式原因，有外感原因等。先天基因病是父母遗传的，情绪病属于先天之本心，生活方式和外感则属于后天。病因不同，来路就不同，治疗方法就不同。

概言之，五脏病病因是七情六欲和外感，内应太阳阳明心肺。六腑病病因是饮食寒热和外感（消化道感冒），内应阳明太阴肺脾。就是说其病因内应心肺脾三本，而肺统内外，最是枢要。

五脏病：七情六欲，外感，心肺 ┐
　　　　　　　　　　　　　　　├ 肺
六腑病：饮食寒热，外感，肺脾 ┘

笔者三因治法：

一是情欲调心，病由心生。《脾胃论·安养心神调治脾胃论》说："《灵兰秘典论》云：'心者君主之官，神明出焉。'凡怒、忿、悲、思、恐惧，皆损元气。夫阴火之炽盛，由心生凝滞，七情不安故也。心脉者神之舍，心君不宁，化而为火，火者七神之贼也。"

二是表部"开鬼门"。五运六气 60 甲子周期法轮常转。

三是里部"洁净腑"。五运六气标本中气升降出入。

四是通畅循环系统：复脉和通脉。

外表部以汗法为主，内里部以吐下法为主，所以张子和说"汗、吐、下三法可赅众法"。在表部以有汗无汗测健康，在里部以五气、五味出入测健康。《素问·汤液醪醴论》说："开鬼门，洁净府。"鬼门即毛孔，开鬼门指发汗。府，一般指膀胱，洁净府指利小便，此说不妥。《素问·六节藏象论》说："脾、胃、大肠、小肠、三焦、膀胱者，仓廪之本，营之居也，名曰器，能化糟粕，转味而入出者也，其华在唇四白，其充在肌，其味甘，其色黄，此至阴之类，通于土气。"此土类中的胃、大肠、小肠、三焦、膀胱五者皆是府，"洁净府"包括此五者，指消化道的吐下法（下法包括通大便，利小便）。西医将肠胃道毛病称作"胃肠黏膜屏障",也要清除此屏障。所以张仲景以汗、吐、下三法为治病大法。

外表部的"鬼门",俗称"汗门""汗孔",全身大约有200万～500万个,属于肺所主,故主呼吸,像呼吸一样主出入,既能吸入大气,也能排除体内的垃圾废物,所以这个"汗孔"是健康之门,要时时刻刻保持畅通无阻,不能亮"红灯"。怎么知道汗孔畅通不畅通呢?需要观察汗的有无、量的多少、是遍身还是局部汗、是否持续等方面来定。有了障碍郁滞怎么办?尊《黄帝内经》"发陈"之法,除旧布新,新陈代谢好了,身体就健康了。

内里部,既要观察上部的口鼻,也要观察下部的大小便。里部以下行为顺,如果大小便不通,气逆、反胃,就是里部出了问题,所以口鼻、二便也是健康之门,也要通行无阻。

表部障碍找心肺,因为心阳布于表、肺主皮毛,是太阳阳明合病。里部障碍找肺脾,因为肺主天气,胃、大肠、小肠、三焦、膀胱、腑道为天气所生,是阳明太阴合病。可知肺统表里,肺最重要。

《素问·八正神明论》说:"上工救其萌牙,必先见三部九候之气,尽调不败而救之,故曰上工。下工救其已成,救其已败,救其已成者,言不知三部九候之相失,因病而败之也。知其所在者,知诊三部九候之病脉处而治之,故曰守其门户焉。莫知其情,而见邪形也。"所谓"守其门户",就是指守其汗孔和六腑通道,知道邪气的来路和出路。外感有《伤寒论》,内伤有《脾胃论》,临床依据矣。

那么如何辨别外感内伤呢?《灵枢·官能》说:"邪气之中人也,洒淅动形。正邪之中人也,微先见于色,不知于其身,若有若无,若亡若存,有形无形,莫知其情。"外邪伤于人,必有"洒淅动形"表证。内伤"正邪之中人也,微先见于色,不知于其身,若有若无,若亡若存,有形无形,莫知其情"。再看李东垣的《内外伤辨惑论》就行了。

第三节 发 病

一、发病条件

《素问·上古天真论》说:"夫上古圣人之教下也,皆谓之虚邪贼风,避之有时,恬淡虚无,真气从之,精神内守,病安从来。"

《素问·四气调神大论》说："故阴阳四时者，万物之终始也；生死之本也；逆之则灾害生，从之则苛疾不起，是谓得道。"

《素问·生气通天论》说："苍天之气，清静则志意治，顺之则阳气固，虽有贼邪，弗能害也，此因时之序。故圣人传精神，服天气而通神明。失之则内闭九窍，外壅肌肉，卫气散解，此谓自伤，气之削也。阳气者，若天与日，失其所，则折寿而不彰。故天运当以日光明。是故阳因而上，卫外者也。"

《灵枢·顺气一日分为四时》说："夫百病之所始生者，必起于燥湿寒暑风雨、阴阳喜怒、饮食居处，气合而有形，得脏而有名。"

所言"燥湿寒暑风雨、阴阳喜怒、饮食居处"等病因邪气，必须与形体之虚相合才能发病，所以《素问·刺法论》说："正气内存，邪不可干。"《素问·评热病论》说："邪之所凑，其气必虚。"《灵枢·口问》说："故邪之所在，皆为不足。"《灵枢·百病始生》也说："风雨寒热不得虚，邪不能独伤人。卒然逢疾风暴雨而不病者，盖无虚，故邪不能独伤人。此必因虚邪之风，与其身形，两虚相得，乃客其形。两实相逢，众人肉坚，其中于虚邪也因于天时，与其身形，参以虚实，大病乃成，气有定舍，因处为名，上下中外，分为三员。"所以说，正气不足是疾病发生的内在病因，病因当有内外之分。外部病因与内部病因相合、共同作用才能发病。其病名当以邪气所入部位而定，如肺病、肝病、太阳病、阳明病等。所以《灵枢·八正神明论》说："以身之虚而逢天之虚，两虚相感，其气至骨，入则伤五脏。"进一步阐明了疾病形成的过程，天"虚"，人不虚，不发病；人虚，天不"虚"，不发病，只有天人两虚相合才发病。

《灵枢·岁露论》还深入阐明天虚有年、月、时三虚之分，谓："黄帝曰：其有卒然暴死暴病者，何也？少师答曰：三虚者，其死暴疾也；得三实者邪不能伤人也。黄帝曰：愿闻三虚。少师曰：乘年之衰，逢月之空，失时之和，因为贼风所伤，是谓三虚。故论不知三虚，工反为粗。帝曰：愿闻三实。少师曰：逢年之盛，遇月之满，得时之和，虽有贼风邪气，不能危之也。"这里明确提出发病的条件是年、月、时三虚，总之离不开四时阴阳，即五运六气的理论。又说：

黄帝曰：愿闻岁之所以皆同病者，何因而然？少师曰：此八正之候也。黄帝曰：候之奈何？少师曰：候此者，常以冬至之日，太一立于叶蛰之宫，其至也，天必应之以风雨者矣。风雨从南方来者，为虚风，贼伤人者也。其以夜半至也，万民皆卧而弗犯也，故其岁民少病。其以昼至者，万民懈惰而皆中于虚风，故万民多病。虚邪入客于骨而不发于外，至其立春，阳气大发，腠理开，因立春之日，风从西方来，万民又皆中于虚风，此两邪相抟，经气结代者矣。故诸逢其风而遇其雨者，命曰遇岁露焉，因岁之和，而少贼风者，民少病而少死。岁多贼风邪气，寒温不和，则民多病而死矣。黄帝曰：虚邪之风，其所伤贵贱何如，候之奈何？少师答曰：

正月朔日，太一居天留之宫，其日西北风，不雨，人多死矣。

正月朔日，平旦北风，春，民多死。

正月朔日，平旦北风行，民病多者，十有三也。

正月朔日，日中北风，夏，民多死。

正月朔日，夕时北风，秋，民多死。终日北风，大病死者十有六。

正月朔日，风从南方来，命曰旱乡；从西方来，命曰白骨，将国有殃，人多死亡。

正月朔日，风从东方来，发屋，扬沙石，国有大灾也。

正月朔日，风从东南方行，春，有死亡。

正月朔日，天和温不风，籴贱，民不病；天寒而风，籴贵，民多病。

此所谓候岁之风，㾤伤人者也。

二月丑不风，民多心腹病；

三月戌不温，民多寒热；

四月巳不暑，民多瘅病；

十月申不寒，民多暴死。

诸所谓风者，皆发屋，折树木，扬沙石，起毫毛，发腠理者也。

《素问·至真要大论》说："乘年之虚，则邪甚也。失时之和，亦邪甚也。遇月之空，亦邪甚也。重感于邪，则病危矣。"这里给出了冬至、立春、正月朔日三个时间节点，冬至、立春、正月朔日这三个时间点正是运气学的核心内容。冬至是天道回归点，立春是冬至后45日阳气微升时间点，正月朔日是一年内六气开始点。发虚邪的条件是"天必应之以风雨"，而主风雨变化者古籍有明确记载谓"月主风雨"，就是说五运六气所主气候的变化必定以月亮运动为主，故将一年的六气开始时间定在"正月朔日"，正如《素问·六元正纪大论》所说："夫六气者，行有次，止有位，故常以正月朔日平旦视之，睹其位而知其所在矣。运有余，其至先；运不及，其至后。此天之道，气之常也。运非有余，非不足，是谓正岁，其至当其时也。"经文说得明明白白，六气的次序和气位，要以"正月朔日"为始点。《素问·至真要大大论》说："初气终三气，天气主之；四气尽终气，地气主之。"《素问·六元正纪大论》又说："岁半以前，天气主之；岁半以后，地气主之。"说明六气是在一年之中，六气的始点应从一年的"正月朔日"开始，这是"天之道，气之常"，就是说，它是有天文背景的。其次给出了夜半、昼、平旦、日中、夕时等时间点，足以说明疾病的发生离不开"时"，故《伤寒论》特别重视"时"，提出六经病欲解时的概念。《黄帝内经》明确提出一年内六气开始的时间是"正月朔日"，如果没有确凿正确理由推翻它，是不能另起炉灶的。可是后世之人却在没有提出任何理由的情况下，置之于不顾，另提出一个六气开始于大寒说，且不说大寒说其已经超出一年中六气的规则跨了年度，而且冬至、大寒、立春属于太阳历，古籍明确记载"日主寒温"，只主温度变化，没有太阴历"月主风雨"的参与，是不会影响气候变化的，所以推演五运六气变化的时间始点必须是"正月朔日"。太阳历和太阴历协调点历元年设置始于立春，然后正月朔日就在立春前后徘徊，大约经过十九年七闰再回到立春。五运六气的重要内容在于推演，推演的正确与否在于始点，始点错了，全盘皆错。

从《素问·刺法论》说"正气内存，邪不可干"、《素问·评热病论》说"邪之所凑，其气必虚"、《灵枢·口问》说"故邪之所在，皆为不足"可知，疾病的发生发展，体质是根本，这才是"治病必求于本"的本，外部病因和疾病是标，但有时也得有急则治标的时候。因为体质是本，所以在笔者临床时，总是先体质后四诊。

《黄帝内经》讲的发病，总是内外结合。《灵枢·寿夭刚柔》说：

黄帝问于伯高曰：余闻形气病之先后，外内之应奈何？伯高答曰：风寒伤形，忧恐忿怒伤气；气伤脏，乃病脏；寒伤形，乃应形；风伤筋脉，筋脉乃应。此形气外内之相应也……黄帝曰：外内之病，难易之治奈何？伯高答曰：形先病而未入脏者，刺之半其日。脏先病而形乃应者，刺之倍其日。此月内难易之应也。

黄帝问于伯高曰：余闻形有缓急，气有盛衰，骨有大小，肉有坚脆，皮有厚薄，其以立寿夭奈何？伯高答曰：形与气相任则寿，不相任则夭。皮与肉相裹则寿，不相裹则夭，血气经络，胜形则寿，不胜形则夭。

黄帝曰：何谓形之缓急？伯高答曰：形充而皮肤缓者则寿，形充而皮肤急者则夭，形充而脉坚大者顺也，形充而脉小以弱者气衰，衰则危矣。若形充而颧不起者骨小，骨小则夭矣。形充而大肉䐃坚而有分者肉坚，肉坚则寿矣；形充而大肉无分理不坚者肉脆，肉脆则夭矣。此天之生命，所以立形定气而视寿夭者，必明乎此立形定气，而后以临病人，决生死。黄帝曰：余闻寿夭，无以度之。伯高答曰：墙基卑，高不及其地者，不满三十而死。其有因加疾者，不及二十而死也。

黄帝曰：形气之相胜，以立寿夭奈何？伯高答曰：平人而气胜形者寿；病而形肉脱，气胜形者死，形胜气者危矣。

所谓"此形气外内之相应"，乃指"形气"有先后、病因有内外也。这是中医发病学的重要机制，属于"形气相感"说。

"形气病"的关键是"血气经络"，血气是天地气味生成而滋养先天之"形"，血气旺能滋养形体则寿，血气不足，不能养形则病。所以《素问·玉机真脏论》说：

黄帝曰：凡治病察其形气色泽，脉之盛衰，病之新故，乃治之，无后其时。形气相得，谓之可治……形气相失，谓之难治。

所以"形气"能够判断疾病的预后。《素问·八正神明论》说：

观其冥冥者，言形气荣卫之不形于外，而工独知之。以日之寒温，月之虚盛，四时气之浮沉，参伍相合而调之，工常先见之。然而不形于外，故曰观于冥冥焉。

如何把握营卫气血呢？《灵枢·阴阳二十五人》说：

夫子之言，脉之上下，血气之候，以知形气奈何？岐伯曰：足阳明之上，血气盛则髯美长，血少气多则髯短，故气少血多则髯少，血气皆少则无髯。两吻多画。足阳明之下，血气盛则下毛美长至胸，血多气少则下毛美短至脐，行则善高举足，足趾少肉，足善寒，血少气多则肉而善瘃，血气皆少则无毛，有则稀、枯悴，善痿厥，足痹……审察其形气有余不足而调之，可以知逆顺矣。

形气逆顺如何呢？《灵枢·根结》说：

黄帝曰：形气之逆顺奈何？岐伯曰：形气不足，病气有余，是邪胜也，急泻之。形气有余，病气不足，急补之。形气不足，病气不足，此阴阳气俱不足也，不可刺之，刺之则重不足，重不足则阴阳俱竭，血气皆尽，五脏空虚，筋骨髓枯，老者绝灭，壮者不复矣。形气有余，病气有余，此谓阴阳俱有余也，急泻其邪，调其虚实。故曰：有余者泻之，不足者补之，此之谓也……故曰：用针之要，在于知调阴与阳，调阴与阳，精气乃光，合形与气，使神内藏。

《素问·方盛衰论》说：

是以形弱气虚死，形气有余，脉气不足死；脉气有余，形气不足生。

只要是形气合一，"使神内藏"，就是健康的。

最后还是要归结到"形神"，"神不使"就要发病。司马谈在《论六家要旨》说：

凡人所生者神也，所托者形也。神大用则竭，形大劳则敝，形神离则死。死者不可复生，离者不可复反，故圣人重之。由是观之，神者生之本也。[①]

所以《黄帝内经》就以"神"的衰旺来判断人的健康情况以及人生死之标准，如《灵枢·本神》说："失神者死，得神者生。"神伤则发病矣。

二、《黄帝内经》论疾病传入途径

父母遗传之形体与天地之间有两条接触出入通道——表和里，这就是外邪传入人体的两条出入通道，《黄帝内经》称之为在阳、在阴。如《素问·调经论》说："夫邪之生也，或生于阴，或生于阳。其生于阳者，得之风雨寒暑；其生于阴者，得之饮食居处，阴阳喜怒。"《灵枢·百病始生论》说："喜怒不节则伤脏，脏伤则病起于阴也。"

《灵枢·邪气脏腑病形》说："邪之中人也，无有常，中于阴则溜于腑，中于阳则溜于经……故邪入于阴经，则其脏气实，邪气入而不能客，故还之于腑。"

《素问·金匮真言论》说："冬病在阴，夏病在阳，春病在阴，秋病在阳。"夏秋病在阳在表，冬春病在阴在里。

《素问·皮部论》说："是故百病之始生也，必先于皮毛。邪中之则腠理开，开则入客于络脉，留而不去，传入于经，留而不去，传入于腑，廪于肠胃。邪之始入于皮也，泝然起毫毛，开腠理，其入于络也，则络脉盛色变；其入客于经也，则感虚乃陷下；其留于筋骨之间，寒多则筋挛骨痛；热多则筋弛骨消，肉烁䐃破，毛直而败。"邪必伤形，失治则层层深入。《灵枢·百病始生》说：

虚邪之中人也，始于皮肤，皮肤缓则腠理开，开则邪从毛发入，入则抵深，深则毛发立，毛发立则淅然，故皮肤痛。留而不去，则传舍于络脉，在络之时，痛于肌肉，故痛之时息，大经乃代。留而不去，传舍于经，在经之时，洒淅喜惊。留而不去，传舍于输，在输之时，六经不通，四肢则肢节痛，腰脊乃强。留而不去，传舍于伏冲之脉，在伏冲之时，体重身痛。留而不去，传舍于肠胃，在肠胃之时，贲响腹胀，多寒则肠鸣飧泄，食不化，多热则溏出糜。留而不去，传

---

① 司马迁，等.二十五史［M］.上海：上海古籍出版社，上海书店，1986：358。

舍于肠胃之外，募原之间，留着于脉，稽留而不去，息而成积。或著孙脉，或著络脉，或著经脉，或著输脉，或著于伏冲之脉，或著于脊筋，或著于肠胃之募原，上连于缓筋，邪气淫泆，不可胜论。

《素问·调经论》说：

夫邪之生也，或生于阴，或生于阳。其生于阳者，得之风雨寒暑；其生于阴者，得之饮食居处，阴阳喜怒……风雨之伤人也，先客于皮肤，传入于孙脉，孙脉满则传入于络脉，络脉满则输于大经脉，血气与邪并，客于分腠之间，其脉坚大，故日实。

《灵枢·刺节真邪》说：

虚邪之中人也，洒晰动形，起毫毛而发腠理。其入深，内搏于骨，则为骨痹；搏于筋，则为筋挛；搏于脉中，则为血闭，不通则为痈。搏于肉，与卫气相搏，阳胜者则为热，阴胜者则为寒，寒则真气去，去则虚，虚则寒。搏于皮肤之间，其气外发，腠理开，毫毛摇，气往来行，则为痒。留而不去，则痹。卫气不行，则为不仁。

虚邪偏容于身半，其入深，内居荣卫，荣卫稍衰则真气去，邪气独留，发为偏枯。其邪气浅者，脉偏痛。

虚邪之入于身也深，寒与热相搏，久留而内著，寒胜其热，则骨疼肉枯；热胜其寒，则烂肉腐肌为脓，内伤骨，内伤骨为骨蚀。有所疾前筋，筋屈不得伸，邪气居其间而不反，发为筋瘤。有所结，气归之，卫气留之，不得反，津液久留，合而为肠瘤。久者数岁乃成，以手按之柔。已有所结，气归之，津液留之，邪气中之，凝结日以易甚，连以聚居，为昔瘤，以手按之坚。有所结，深中骨，气因于骨，骨与气并，日以益大，则为骨疽（瘤）。有所结，中于肉，宗气归之，邪留而不去，有热则化而为脓，无热则为肉疽（瘤）。凡此数气者，其发无常处，而有常名也。

《素问·举痛论》说：

寒气客于脉外则脉寒，脉寒则缩蜷，缩蜷则脉绌急，则外引小络，故卒然而痛。得炅则痛立止，因重中于寒则痛久矣。

寒气客于经脉之中，与炅气相薄则脉满，满则痛而不可按也。寒气稽留，炅气从上，则脉充大而血气乱，故痛甚不可按也。

寒气客于肠胃之间，膜原之下，血不得散，小络急引故痛。按之则血气散，故按之痛止。

寒气客于挟脊之脉则深，按之不能及，故按之无益也。

寒气客于冲脉，冲脉起于关元，随腹直上，寒气客则脉不通，脉不通则气因之，故喘动应手矣。

寒气客于背俞之脉则脉泣，脉泣则血虚，血虚则痛，其俞注于心，故相引而痛，按之则热气至，热气至则痛止矣。

寒气客于厥阴之脉，厥阴之脉者，络阴器，系于肝。寒气客于脉中，则血泣脉急，故胁肋与少腹相引痛矣。

厥气客于阴股，寒气上及少腹，血泣在下相引，故腹痛引阴股。

寒气客于小肠膜原之间，络血之中，血泣不得注于大经，血气稽留不得行，故宿昔而成积矣。

寒气客于五脏，厥逆上泄，阴气竭，阳气未入，故卒然痛死不知人，气复反则生矣。

寒气客于肠胃，厥逆上出，故痛而呕也。

热气留于小肠，肠中痛，瘅热焦渴，则坚干不得出，故痛而闭不通矣。

三、发病部位

父母遗传之形体与天地之间有二条接触出入通道——表和里，这就是外邪传入人体的两条出入通道，《黄帝内经》称之为在阳、在阴。

《素问·调经论》说："夫邪之生也，或生于阴，或生于阳。其生于阳者，得之风雨寒暑；其生于阴者，得之饮食居处，阴阳喜怒。"《灵枢·百病始生论》说："喜怒不节则伤脏，脏伤则病起于阴也。"

《灵枢·邪气脏腑病形》说："邪之中人也，无有常，中于阴则溜于腑，中于阳则溜于经……故邪入于阴经，则其脏气实，邪气入而不能客，故还之于腑。"

《素问·金匮真言论》说："冬病在阴，夏病在阳，春病在阴，秋病在阳。"夏秋病在阳在表，冬春病在阴在里。

但这个阴阳，又有表里阴阳、左右两仪阴阳、上下阴阳之分。

（一）表里阴阳与左右两仪阴阳

《伤寒论》继承《黄帝内经》思想称作"病发于阳""病发于阴"。

第七条说："病有发热恶寒者，发于阳也；无热恶寒者，发于阴也。发于阳，七日愈。发于阴，六日愈。以阳数七，阴数六故也。"

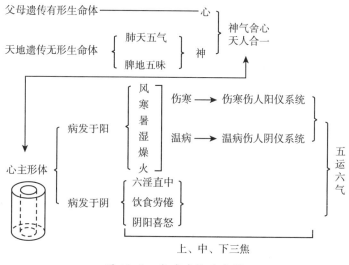

图 12-2 发病病位示意图

《金匮要略·脏腑经络先后病脉证》说："阳病十八……头痛、项、腰、脊、臂、脚掣痛。阴病十八……咳、上气、喘、哕、咽、肠鸣、胀满、心痛、拘急。"阳病就是"病发于阳"在表，阴病就是"病发于阴"在里。《伤寒论·辨脉法》说："阴中于邪，必内栗也，表气微虚，里气不守，故使邪中于阴也。阳中于邪，必发热、头痛、项强、颈挛、腰痛、胫酸，所为阳中雾露之气。"所谓"阳中于邪，必发热"，即"发热恶寒者，发于阳"；"阴中于邪，必内栗"，栗通溧、溧，寒也，即"无热恶寒者，发于阴"。"病发于阳"谓之"阳病"，"病发于阴"谓之"阴病"。阳病、阴病可参考以下之论。

《金匮要略》说"头痛、项、腰、脊、臂、脚掣痛"为"阳病"，"咳、上气、喘、哕、咽、肠鸣、胀满、心痛、拘急"为"阴病"。戴天章《广瘟疫论》说："所谓表者，发热，恶寒，头痛，头眩，项强，背痛，腰疼，腿、膝、足、胫酸痛，自汗，无汗，及头肿，面肿，耳目赤肿，项肿，发斑，发疹皆是。所谓里者，渴，呕，胸满，腹满，胁满，胁痛，大便不通，大便泄泻，小便不通，小便黄、赤、涩痛，及烦躁，谵妄，沉昏，舌燥，舌卷，舌强，口咽赤烂皆是。"叶天士《温热论·三时伏气外感》说："不知凡病皆本乎阴阳。通表、利小便，乃宣经气、利腑气，是阳病治法。暖水脏温脾胃，补土以驱水，是阴病治法。治肺痹以轻开上，治脾必佐温通。"又在《温热论·外感温热》说："救阴不在（补）血，而在津与汗；通阳不在温，而在利小便。"何廉臣在《重订广温热论》说："凡能发汗、发瘖、发疹、发斑、发丹、发痧、发瘄、发痘等方，皆谓之发表法……其大要不专在乎发汗，而在乎开其郁闭，宣其气血。"又说："凡能降气、蠲痰、导滞、逐水、通瘀、退黄、下胀、追虫等方，皆谓之攻里法。攻里法者，解其在里之结邪也。结邪为病，所关甚大，病之为痞、为满、为喘、为肿、为闷、为闭、为痛、为胀，直无一不涉于结。如《内经》所云：结阴者便血，结阳者肿，一阴一阳结谓之喉痹，二阳结谓之消，三阳结谓之膈。与夫《伤寒论》中，小结胸在心下，按之则痛；大结胸心下痛，按之石硬；心中结痛，心下支结，少腹急结，热结在里，热结膀胱，热入血室，其血必结，及食结胸、水结胸、血结胸、寒实结胸、热实结胸者，不一而足，故里病总以解结为治，结一解而病无不去。"他们说的表里不够全面，有混淆之处，表部有表之表和表之里之分，里部亦有里之表和里之里之分。

《伤寒论》病发阳仪、阴仪和夏秋"病发于阳"、冬春"病发于阴"都源于《素问·金匮真言论》，可知此篇的重要性，故将其杂病部分称作《金匮要略》。

我们从天人合一整体的观点应用了象数理思维模式，在自然界有天象、气象、物象，在人有病象、藏象、皮脉肉筋骨五体之象。在此基础上进一步又用逻辑思维模式，严密地创建了系统医学"中医太极三部六经体系"。张仲景《伤寒论》"病发于阳"的传变方式，就是在这种理论指导下建立起来的，有极强的临床实用性。所以《伤寒论》完全继承了《黄帝内经》系统论整体理论思维模式，绝不是"个体"案例纲领模式，因此不能用"方证相应"方式学习《伤寒论》——"粗守形"，必须用逻辑思维模式学习《伤寒论》——"上守神"。

伤寒伤人阳气——阳仪系统，温病伤人阴气——阴仪系统。凡感外邪，虽然有寒邪从皮毛而入伤心太阳之表和温邪从口鼻而入伤肺阳明之分，但均属太阳阳明合病并病于表部，即"病发于阳"者。"病发于阴"则有伤寒直中太阴少阴和温病直中阳明少阴之分（大承气汤证等，如《泻疫新论》等）。

张仲景非常重视三阴三阳六经不同层次的分法，《伤寒论》中有：

第一，天道病发于阳、病发于阴的层次

太阳阳明属于"病发于阳"的层次。

太阴少阳属于"病发于阴"的层次。

少阴、厥阴属于阳气来复的层次。

第二，地道阳仪、阴仪层次

太阳少阳厥阴属于阳仪层次，统于督脉，属于后通气。

阳明少阴太阴属于阴仪层次，统于任脉，属于前通气。

总之，纵看有：

上焦太阳阳明部（夏秋病发于阳），

中焦少阳太阴部（冬春病发于阴），

下焦少阴厥阴部（天地阳气来复）。

横看有：

太阳厥阴表部（春夏），

少阳太阴中部（长夏），

阳明少阴里部（秋冬）。

《黄帝内经》中如：

第一，标本中气层次

从本的太阴、少阳是一对阴阳，主人体的基本温度和湿度。

从中气的厥阴、阳明是一对阴阳，主左右阴阳升降。

从标本的太阳、少阴是一对阴阳，主既济水火，物极而反，为阴阳之征兆。

这是笔者建立中医太极三部六经体系的理论基础。

这个层次特别重要，要知道太阴少阳这对阴阳居于黄庭太极，为人身之本，是元气之源，不可伤，伤则病。所以张仲景特别重视，称之为"建中"之地，"阳旦""阴旦"均属于此。左阳升之厥阴、太阳和右降之阳明、少阴均"从中"生出。

"病发于阳"在表用汗法"开鬼门"，"病发于阴"在里用吐下法"洁净府"，所以汗、吐、下三法是治疗外感病的大法。

"病发于阳"在表在外，"病发于阴"在里在内。《灵枢·营卫生会》说："太阴主内，太阳主外。"《伤寒论》说："救表（攻表）用桂枝汤，救里（攻里）用四逆汤。"

1. 中西医对比病发于阳

中医"病发于阳"的外感病，西医称作普通型感冒。

中医病因有温病、伤寒，西医病因有细菌、病毒。

中医病位在太阳阳明，西医病位在上呼吸道和肺部。

病发于阳——普通感冒 ⎰ 伤寒 ⎱ 上呼吸道感染
　　　　　　　　　　⎱ 温病 ⎰ 下呼吸肺部感染
　　　　　　　　　　　　　　　喉主天气喉痛

病发于阳是病在太阳心和阳明肺。心肺合一生成宗气而主循环系统，多太阳阳明合病并病。

太阳心主火主阳，而寒燥湿阴邪伤人阳仪系统阳气，多用麻黄汤、麻黄加术汤、麻杏薏甘汤等。阳伤不化则多水病。

太阳心主血脉，阴邪伤营血，故有复脉汤证、蓄血证等。

太阳心主神，故有心悸、心慌、如狂、发狂等神志病。

阳明肺主凉燥，而风、热、火阳邪伤人阴仪系统阴气，多用葛根汤、白虎汤、葛根芩连汤等。

阳明肺主皮毛主宣发，主鬼门之开阖。

阳明肺主肃降主脾胃小肠大肠三焦膀胱土类，多有承气汤证等。

2. 中西医对比病发于阴

中医"病发于阴"外感病，西医称作胃肠型感冒。

中医病因有六淫、水谷饮食、阴阳喜怒，西医有外部刺激等因素，天气变化时发生较多。这是由于冷空气对肠胃刺激，再加上生活不规律、不良饮食等。胃肠型感冒主要是由一种叫"柯萨奇"的病毒引起的，同时伴有细菌性混合感染。

中医病位在阳明太阴，西医病位在胃肠道，并分上消化道和下消化道。上消化道以恶心、呕吐为主，下消化道以腹痛、腹胀、下利为主。

如《伤寒论》的葛根汤及加半夏，黄芩汤及加半夏生姜，葛根芩连汤等。

病发于阴，多湿火病，有大小建中汤证、理中丸证、四逆汤证、猪苓汤证、茵陈蒿汤证、承气汤证等。

李东垣脾胃学说源于此。

"病发于阴"为运气标本中气部分。

病发于阴，既有外感直中，更多是内伤。

病发于阴抓太极、两仪、四象。

太极是生神的地方，多胃气、元气、经络病，所以太极首先抓出入，抓神机，出入废则神机化灭。

其次抓两仪，两仪主左右阴阳升降，就是抓气立，升降息则气立孤危。

第三抓四象阴阳盛极水火转化。

（二）病发上下

《灵枢·邪气脏腑病形》说："身半以上者，邪中之也。身半已下者，湿中之也。"

《素问·太阴阳明论》说："阳者天气也，主外；阴者地气也，主内。故阳道实，阴道虚。故犯贼风虚邪者阳受之，食饮不节、起居不时者阴受之。阳受之则入六腑，阴受之则入五脏。入六腑则身热不时卧，上为喘呼；入五脏则䐜满闭塞，下为飧泄，久为肠澼。故喉主天气，咽主地气。故阳受风气，阴受湿气……故伤于风者上先受之，伤于湿者下先受之。"

《灵枢·终始》说："从腰以上者，手太阴阳明皆主之；从腰以下者，足太阴阳明皆主之。"

《灵枢·阴阳系日月论》说："天为阳，地为阴……腰以上为天，腰以下为地……腰以上者为阳，腰以下者为阴。"《素问·六微旨大论》说："天枢之上，天气主之；天枢之下，地气主之；气交之分，人气从之，万物由之，此之谓也……气之升降，天地之更用也……升已而降，降者谓天；降已而升，升者谓地。天气下降，气流于地，地气上升，气腾于天，故高下相召，升降相因，而变作矣……夫物之生，从于化，物之极，由乎变，变化之相薄，成败之所由也。故气有往复，用有迟速，四者之有，而化而变，风之来也。"《素问·至真要大论》说："身半以上，其气三矣，天之分也，天气主之；身半以下，其气三矣，地之分也，地气主之。以名命气，以气命处，而言其病半，所谓天枢也。"

《金匮要略·水气病脉证并治》说："诸有水者，腰以下肿当利小便，腰以上肿当发汗乃愈。"治腰以下水肿者有牡蛎泽泻散、五苓散等，治腰以上水肿者有小青龙汤等。

此病发上下论风、湿，肺主天气，脾主地气，治风调肺，治湿调脾，其法在汗与小便，千古定论。所以张仲景治风湿多从汗解。而且肺脾为后天二本主黄庭主神。

《金匮要略·痉湿暍病脉证》说："风湿相搏，一身尽疼痛，法当汗出而解，值天阴雨不止，医云此可发汗，汗之病不愈者，何也？盖发其汗，汗大出者，但风气去，湿气在，是故不愈也。若治风湿者，发其汗，但微微似欲出汗者，风湿俱去也。"尤在泾在《金匮要略心典》中说："风湿虽并为六淫之一，然风无形而湿有形，风气迅而湿气滞，值此雨淫湿胜之时，自有风易却而湿难除之势，而又发之速而驱之过，宜其风去而湿不与俱去也。故欲湿之去者，但使阳气内蒸而不骤泄，肌肉关节之间充满流行，而湿邪自无地可容矣。"这是治疗风湿病的大法，风湿病的临床表现之一是身半以上出汗，身半以下不出汗并感觉寒冷，张仲景创建了很多治疗方药。如麻黄加术汤、麻黄杏仁薏苡甘草汤、防己黄芪汤、桂枝附子汤、白术附子汤、甘草附子汤等。

（三）小结

病发于阳有伤寒、温病、中风、湿痹、中暍、痉等六淫为病，多太阳阳明合病并病，如麻黄汤证、葛根汤证、麻黄加术汤、麻黄桂枝各半汤等。

病发于阴有霍乱、湿热、直中等病。

阳仪有太阳少阳合病并病等，阴仪有猪苓汤证、承气汤证等。

上下有风湿病等。

从上述可知，《黄帝内经》已经有了完整的三部六经体系。

第四节　脏与腑

父母遗传的先天形体分属五脏所管辖，有心肺脾三本。心主先天形体，肺脾主后天腑道生化神与营卫气血。后天滋养着先天，二者作用不同。

从发病来说，外感病伤人五脏，内伤饮食伤人胃肠腑道。

从生命发生学说，心主先天形体为先天之本，肺脾主后天生成之神为后天之本，心肺脾最重要，肝肾次之。

从后天腑道所生营卫气血与神滋养先天形体来说，此黄庭神机升浮降沉，则主春生的肝胆最贵。所以《素问·阴阳类论》说："孟春始至，黄帝燕坐，临观八极，正八风之气，而问雷公曰：阴阳之类，经脉之道，五中所主，何脏最贵？雷公对曰：春甲乙青，中主肝，治七十二日，是脉之主时，臣以其脏最贵。帝曰：却念上下经，阴阳从容，子所言贵，最其下也。"

第五节　病　机

《素问·至真要大论》病机十九条是从五运六气中概括出来的，故讲五运六气不可不通病机。

五运五脏的病机是：

诸风掉眩，皆属于肝。

诸痛痒疮，皆属于心。

诸湿肿满，皆属于脾。

诸气膹郁，皆属于肺。

诸寒收引，皆属于肾。

六气的病机是：

诸暴强直，皆属于风。

诸胀腹大，皆属于热。

诸病有声，鼓之如鼓，皆属于热。

诸转反戾，水液浑浊，皆属于热。

诸呕吐酸，暴注下迫，皆属于热。

诸热瞀瘛，皆属于火。

诸禁鼓栗，如丧神守，皆属于火。

诸逆冲上，皆属于火。

诸躁狂越，皆属于火。

诸病胕肿，疼酸惊骇，皆属于火。

诸痉项强，皆属于湿。

诸病水液，澄澈清冷，皆属于寒。

刘完素在《素问玄机原病式》中又补出燥气一条，谓：

诸涩枯涸，干劲皴揭，皆属于燥。

概括言之：

诸厥固泄，皆属于下；诸痿喘呕，皆属于上。

按：在上为阳病，在下为阴病。其总治则是：

谨守病机，各司其属，有者求之，无者求之，盛者责之，虚者责之。必先五胜，疏其血气，令其调达，而致和平，此之谓也。

第六节 中医理论小结

中医有自己独特的理论体系，完全不同于西医理论体系。

一、形神整体观

《黄帝内经》提出了"形与神俱"的生命双结构整体观，"形"是父母遗传给的先天形质躯体，"神"是出生时天地气味生成的后天无形生命体。形神合一，常有天年。《灵枢·天年》说："血气已和，荣卫已通，五脏已成，神气舍心，魂魄毕具，乃成为人。"所谓"神气舍心"，就是营血归心，就是后天气、味化生之营卫血气注入心脉，先后天就合一了，即神与形体合一了，所以《素问·上古天真论》说"形与神俱"，并说"上古有真人者，提挈天地，把握阴阳，呼吸精气，独立守神，肌肉若一，故能寿敝天地，无有终时，此其道生"。"神"与"肌肉若一"，即形神合一。因为这个"神"来自于自然界四季阴阳变化，故需要"四气调神"（见《素问·四气调神大论》）。

神生于天地阴阳气味，故《素问·阴阳应象大论》说："阴阳者，天地之道也，万物之纲纪，变化之父母，生杀之本始，神明之府也。"

二、形神疾病观

"形与神俱"是《黄帝内经》提出的唯一健康标准，也是生命存活的唯一条件。形神合一则常有天命，形神分离则生病，甚则死亡。《灵枢·天年》说："黄帝问于岐伯曰：愿闻人之始生，何气筑为基，何立而为楯，何失而死，何得而生？岐伯曰：以母为基，以父为楯，失神者死，得神者生也。"又说："百岁，五脏皆虚，神气皆去，形骸独居而终矣。"《素问·移精变气论》说："得神者昌，失神者亡。"《素问·玉机真脏论》说："天下至数，五色脉变，揆度奇恒，道在于一，神转不回，回则不转，乃失其机。"形骸即形体，没有了"神气"，只有"形骸"就是尸体。先天"形骸"得不到后天"神气"的滋养，就会死亡。为什么"神气皆去"呢？《素问·汤液醪醴论》说："嗜欲无穷，而忧患不止，精气弛坏，营泣卫除，故神去之而病不愈也。"因为"嗜欲无穷，而忧患不止"，损伤了营卫血气，故而"神去"。《素问·汤液醪醴论》说："平治于权衡，去宛陈莝，微动四极，温衣，缪刺其处，以复其形。开鬼门，洁净府，精以时服，五阳（天气为阳）已布，疏涤五脏，故精自生，形自盛，骨肉相保，巨气乃平。"《素问·脉要精微论》认为有"神"则"强"，故"得强则生，失强则死"。关键在于升降出入的"神机"。

三、形神防治观

在形神疾病观基础上，中医提出了"养神"和"养形"的观念，并说"粗守形，上守神"。

《素问·八正神明论》说："然夫子数言形与神，何谓形？何谓神？愿卒闻之。岐伯曰：请言形，形乎形，目冥冥，问其所病，索之于经，慧然在前，按之不得，不知其情，故曰形。帝曰：何谓神？岐伯曰：请言神，神乎神，耳不闻，目明，心开而志先，慧然独悟，口弗能言，俱视独见，适若昏，昭然独明，若风吹云，故曰神。"病在形，诊在经脉，治在神。

神随四时阴阳而生，故《素问·四气调神大论》说："夫四时阴阳者，万物之根本也。所以圣人春夏养阳，秋冬养阴，以从其根；故与万物沉浮于生长之门，逆其根则伐其本，坏其真矣。故阴阳四时者，万物之终始也；生死之本也；逆之则灾害生，从之则苛疾不起，是谓得道。"

正常的生理顺序是先有形体，后有神气。病理则逆之，先神气病，后形质病。

内伤发病，神病指后天胃肠道黄庭太极方面的疾病，是本病。张仲景指为血痹虚劳病，李东垣指为脾胃病。

气指形的"生化"方面疾病，包括"生化"的情志疾病，指现代说的功能性疾病。

最后是形质——器质性疾病，最重了。

神病引起了气病，最后是形质病。

治疗：《素问·阴阳应象大论》说："形不足者，温之以气；精不足，补之以味。"《素问·脏气法时论》说："气、味合而服之，以补精益气。"《灵枢·邪气脏腑病形》说："阴阳形气俱不足，勿取以针，而调以甘药也。"

第十三章　诊　法

《黄帝内经》对临床诊断有详细的论述，诊断方法包括望、闻、问、切四诊，大概可以分为两大类：一是"形"诊，如五体诊、胸背诊、腹骶诊等；二是"神"诊，如色脉诊、面诊、舌诊等。方法是"司外揣内"，如《灵枢·外揣》说："若鼓之应桴，响之应声，影之似形。故远者，司外揣内，近者，司内揣外，是谓阴阳之极。"《灵枢·邪气脏腑病形》说："夫色脉与尺之相应也，如桴鼓影响之相应也。"《灵枢·寿夭刚柔》说："形气外内之相应也。"

第一节　神　诊

《黄帝内经》提出的"形与神俱"思想，既是人体健康的唯一标准，也是人体生命存活的唯一条件，同时也是诊治疾病的重要手段，形主于心，有血脉循环，神源于四时气味而有五色，心主脉，脉舍神，故《素问·阴阳应象大论》说："善诊者，察色按脉，先别阴阳……审其阴阳，以别柔刚。阳病治阴，阴病治阳。定其血气，各守其乡。血实宜决之，气虚宜掣引之。"所以《素问·移精变气论》说："色脉者，上帝之所贵也，先师之所传也……欲知其要，则色脉是矣。色以应日，脉以应月，常求其要，则其要也。夫色之变化，以应四时之脉，此上帝之所贵，以合于神明也。"其实"色脉"诊就是察神，神舍于脉。喻嘉言《医门法律》说："色者，神之旗；脏者，神之舍；神去则脏败，脏败则色见夭恶。""神旺则色旺，神衰则色衰。"

四时色脉相应则为健康人，而"形与神俱"。神之变也，其华在面，可以目察。《素问·五脏生成》说："夫脉之小、大、滑、涩、浮、沉，可以指别……五色微诊，可以目察。能合脉色，可以万全。"诊脉可以"指别"，诊色可以"目察"。但《素问·五脏生成》又说"诸脉者，皆属于目"，目中有神，所以色脉都可以从目诊察到，并说"凡相五色之奇脉，面黄目青，面黄目赤，面黄目白，面黄目黑者，皆不死也。面青目赤，面赤目白，面青目黑，面黑目白，面赤目青，皆死也"。脉为血府而舍神，神又源于四时气色，故《素问·移精变气论》说："治之要极，无失色脉……得神者昌，失神者亡。"所以诊治疾病，色脉不可分离，可以互参。

《素问·八正神明论》说："血气者，人之神。"《灵枢·营卫生会》说："血者，神气也。"心主血脉，《素问·六节藏象论》说："心者，生之本，神之变也；其华在面，其充在血脉。"《素问·五脏生成》说："心之合脉也，其荣色也。"所以神诊就是"色脉"诊，即脉诊和面诊。

神生于黄庭，是为神机。黄庭由标本皆阳的少阳三焦相火和标本皆阴的太阴湿土构建而成，少阳与太阳同步，色以应日，决于明堂；太阴与月相同步，脉以应月，决于脉口。

一、面诊——色以应日

《黄帝内经》的面诊也叫明堂阙庭诊，包括两部分内容，一是鼻准，二是面。见于《灵枢·五色》和《灵枢·五阅五使》等篇，《灵枢·五色》以鼻子为明堂，《灵枢·五阅五使》则以鼻子和颜面为明堂，总之明堂在面部。明堂是干什么用的呢？《素问·五运行大论》说：

黄帝坐明堂，始正天纲，临观八极，考建五常。

《素问·著至教论》说：

黄帝坐明堂，召雷公而问之曰：子知医之道乎？雷公对曰：诵而颇能解，解而未能别，别而未能明，明而未能彰，足以治群僚，不足至侯王。愿得受树天之度，四时阴阳合之，别星辰与日月光，以彰经术，后世益明，上通神农，着至教，疑于二皇。帝曰：善。无失之，此皆阴阳表里上下雌雄相输应也，而道上知天文，下知地理，中知人事，可以长久，以教众庶，亦不疑殆，医道论篇，可传后世，可以为宝。

汉代佚名之《三辅黄图》说：

明堂者，天道之堂也，所以顺四时，行月令，宗祀先王，祭五帝，故谓之明堂。

可知明堂就是古代帝王以天道规律为依据而施政的地方。

（一）面诊

面诊也称明堂诊。《灵枢·五阅五使》说：

黄帝问于岐伯曰：余闻刺有五官五阅，以观五气。五气者，五脏之使也，五时之付也。愿闻其五使当安出？岐伯曰：五官者，五脏之阅也。黄帝曰：愿闻其所出，令可为常。岐伯曰：脉出于气口，色见于明堂，五色更出，以应五时，各如其常，经气入脏，必当治理。

帝曰：善。五色独决于明堂乎？岐伯曰：五官已辨，阙庭必张，乃立明堂。

明堂广大，蕃蔽见外，方壁高基，引垂居外，五色乃治，平博广大，寿中百岁。见此者，刺之必已，如是之人者，血气有余，肌肉坚致，故可苦以针。

黄帝曰：愿闻五官。岐伯曰：鼻者，肺之官也；目者，肝之官也；口唇者，脾之官也；舌者，心之官也；耳者，肾之官也。

黄帝曰：以官何候？岐伯曰：以候五脏。故肺病者，喘息鼻张；肝病者，眦青；脾病者，唇黄；心病者，舌卷短，颧赤；肾病者，颧与颜黑。

黄帝曰：五脉安出，五色安见，其常色殆者如何？岐伯曰：五官不辨，阙庭不张，小其明堂，蕃蔽不见，又埤其墙，墙下无基，垂角去外，如是者，虽平常殆，况加疾哉。

黄帝曰：五色之见于明堂，以观五脏之气，左右高下，各有形乎？岐伯曰：腑脏之在中也，各以次舍，左右上下，各如其度也。

此即"司外揣内"之诊。五阅，指五脏的外候。五使，指五脏显于外的常、变发生于面部的变化。《灵枢·五色》说：

雷公问于黄帝曰：五色独决于明堂乎？小子未知其所谓也。黄帝曰：明堂者，鼻也；阙者，眉间也；庭者，颜也；蕃者，颊侧也；蔽者，耳门也。其间欲方大，去之十步，皆见于外，如是者，寿必中百岁。

雷公曰：五官之辨奈何？黄帝曰：明堂骨高以起，平以直，五脏次于中央，六府挟其两侧，首面上于阙庭，王官在于下极，五脏安于胸中，真色以致，病色不见，明堂润泽以清，五官恶得无辨乎！雷公曰：其不辨者，可得闻乎？黄帝曰：五色之见也，各出其色部。部骨陷者，必不免于病矣。其色部乘袭者，虽病甚，不死矣。雷公曰：官五色奈何？黄帝曰：青黑为痛，黄赤为热，白为寒，是谓五官……

雷公曰：以色言病之间甚奈何？黄帝曰：其色粗以明，沉夭者为甚，其色上行者，病益甚；其色下行，如云彻散者，病方已。五色各有脏部，有外部有内部也。色从外部走内部者，其病从外走内；其色从内走外者，其病从内走外。病生于内者，先治其阴，后治其阳，反者益甚。其病生于阳者，先治其外，后治其内，反者益甚。其脉滑大以代而长者，病从外来，目有所见，志有所恶，此阳气之并也，可变而已。雷公曰：小子闻风者，百病之始也；厥逆者，寒湿之起也，别之奈何？黄帝曰：常候阙中，薄泽为风，冲浊为痹，在地为厥，此其常也；各以其色言其病。

雷公曰：人不病卒死，何以知之？黄帝曰：大气入于脏腑者，不病而卒死矣。雷公曰：病小愈而卒死者，何以知之？黄帝曰：赤色出两颧，大如拇指者，病虽小愈，必卒死。黑色出于庭，大如拇指，必不病而卒死。雷公再拜曰：善哉！其死有期乎？黄帝曰：察色以言其时。

雷公曰：善乎！愿卒闻之。黄帝曰：庭者，首面也；阙上者，咽喉也；阙中者，肺也；下极者，心也；直下者，肝也；肝左者，胆也；下者，脾也；方上者，胃也；中央者，大肠也；挟大肠者，肾也；当肾者，脐也；面王以上者，小肠也，面王以下者，膀胱子处也；颧者，肩也；颧后者，臂也；臂下者，手也；目内眦上者，膺乳也；挟绳而上者，背也；循牙车以下者，股也；中央者，膝也；膝以下者，胫也；当胫以下者，足也；巨分者，股里也；巨屈者，膝膑也。此五脏六腑肢节之部也，各有部分。有部分，用阴和阳，用阳和阴，当明部分，万举万当。能别左右，是谓大道；男女异位，故曰阴阳。审察泽夭，谓之良工。

沉浊为内，浮泽为外。黄赤为风，青黑为痛，白为寒，黄而膏润为脓，赤甚者为血，痛甚为挛，寒甚为皮不仁。五色各见其部，察其浮沉，以知浅深；察其泽夭，以观成败；察其散搏，以知远近；视色上下，以知病处；积神于心，以知往今。故相气不微，不知是非，属意勿去，乃知新故。色明不粗，沉夭为甚，不明不泽，其病不甚。其色散，驹驹然未有聚，其病散而气痛，聚未成也。

肾乘心，心先病，肾为应，色皆如是。

男子色在于面王，为小腹痛；下为卵痛；其圜直为茎痛，高为本，下为首，狐疝㿉阴之属也。女子在于面王，为膀胱子处之病，散为痛，搏为聚，方员左右，各如其色形。其随而下至胝为淫，有润如膏状，为暴食不洁。左为左，右为右。其色有邪，聚散而不端，面色所指者也。色者，青黑赤白黄，皆端满有别乡。别乡赤者，其色赤，大如榆荚，在面王为不日。其色上锐，首空上向，下锐下向，在左右如法。以五色命脏，青为肝，赤为心，白为肺，黄为脾，黑为肾。肝合筋，心合脉，肺合皮，脾合肉，肾合骨也。

后世医生多不察明堂阙庭，故《伤寒论·序》批评说："明堂阙庭，尽不见察，所谓窥管而已。"

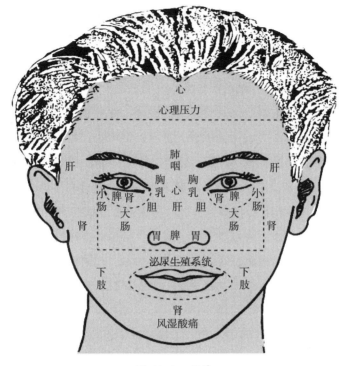

图 13-1　面诊

（二）鼻准诊

鼻诊部位有肺、心、肝胆、脾胃、膺乳等，见面诊。

（三）七窍诊

《灵枢·脉度》说：

五脏常内阅于上七窍也，故肺气通于鼻，肺和则鼻能知臭香矣；心气通于舌，心和则舌能知五味矣；肝气通于目，肝和则目能辨五色矣；脾气通于口，脾和则口能知五谷矣；肾气通于耳，肾和则耳能闻五音矣。五脏不和，则七窍不通。

二、脉诊——脉以应月

《灵枢·邪气脏腑病形》说："夫色脉与尺之相应也，如桴鼓影响之相应也，不得相失也，此亦本末根叶之出候也，故根死则叶枯矣。色脉形肉，不得相失也……色青者，其脉弦也；赤者，其脉钩也；黄者，其脉代也；白者，其脉毛；

黑者，其脉石。见其色而不得其脉，反得其相胜之脉，则死矣；得其相生之脉，则病已矣……脉急者，尺之皮肤亦急；脉缓者，尺之肤亦缓；脉小者，尺之皮肤亦减而少气；脉大者，尺之皮肤亦贲而起；脉滑者，尺之皮肤亦滑；脉涩者，尺之皮肤亦涩。凡此变者，有微有甚。故善调尺者，不待于寸；善调脉者，不待于色。能参合而行之者，可以为上工，上工十全九。行二者，为中工，中工十全七。行一者，为下工，下工十全六。"不但色脉互参，也要参以尺肤。所以《素问·脉要精微论》和《灵枢·论疾诊尺》都讨论了尺诊法（图 13-2）。

《素问·脉要精微论》说：

尺内两旁则季胁也，尺外以候肾，尺里以候腹中。

附上左外以候肝，内以候鬲，右外以候胃，内以候脾。

上附上右外以候肺，内以候胸中，左外以候心，内以候膻中。

前以候前，后以候后。

上竟上者，胸喉中事也。

下竟下者，少腹腰股膝胫足中事也。

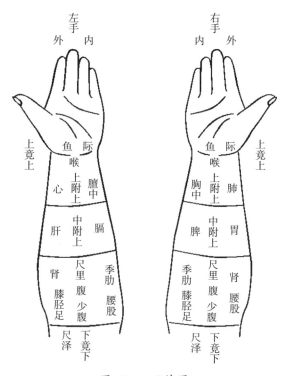

图 13-2 尺诊图

《灵枢·论疾诊尺》说：

尺肤滑，其淖泽者，风也。

尺肉弱者，解㑊，安卧脱肉者，寒热不治。

尺肤滑而泽脂者，风也。

尺肤涩者，风痹也。

尺肤粗如枯鱼之鳞者，水泆饮也。

尺肤热甚，脉盛躁者，病温也，其脉盛而滑者，病且出也。

尺肤寒，其脉小者，泄、少气也。

尺肤炬然，先热后寒者，寒热也；

尺肤先寒，久大之而热者，亦寒热也。

肘所独热者，腰以上热；手所独热者，腰以下热。

肘前独热者，膺前热；

肘后独热者，肩背热。

臂中独热者，腰腹热；

肘后粗以下三四寸热者，肠中有虫。

掌中热者，腹中热；

掌中寒者，腹中寒。

鱼上白肉有青血脉者，胃中有寒。

尺炬然热，人迎大者，当夺血；

尺坚，人迎脉小甚，少气，悗有加，立死。

脉以察形，色以察神，那为什么以尺肤为根本呢？因为尺肤是心肺经循行处，以候先后之本心肺。

《素问·脉要精微论》说："切脉动静，而视精明察五色，观五脏有余不足，六腑强弱，形之盛衰，以此参伍，决死生之分……色合五行，脉合阴阳。"《灵枢·邪客》说："因视目之五色，以知五脏，而决死生。视其血脉，察其色，以知其寒热痛痹。"诊脉可以得脉势及形态，察目观五色神气，察色可以知四时五行，诊脉可以知脏阴腑阳的盛衰。色脉皆应于四时，色脉相应。但是，"善调脉者，不待于色"，所以人们多以脉诊为主，脉诊有三：一是三部九候遍诊法，二是人迎、脉口法，三是独取脉口寸关尺法。

《灵枢·九针十二原》说："凡将用针，必先诊脉，视气之剧易，乃可以治也。"《素问·邪气脏腑病形》说："按其脉，知其病。"说明在治疗之前，必须首先诊脉以察患者之虚实，以及病证情况，然后才能施治。脉，指血脉，是气血运行的管道，可以诊察营卫气血的盛衰。《素问·脉要精微论》说："夫脉者，血之府也。"《灵枢·决气》说："壅遏营气，令无所避，是谓脉。"脉与心密切相连，为心气所推动。《素问·痿论》说："心主身之血脉。"《素问·平人气象论》说："心藏血脉之气也。"因此，《素问·邪气脏腑病形》说："按其脉，知其病。"《灵枢·经脉》说："经脉者，常不可见也，其虚实也，以气口知之。"《灵枢·逆顺》说："脉之盛衰者，所以候血气之虚实有余不足也。"诊脉可以知道一个人的健康情况，可以知道得的什么病。脉为血府，而"血气者，人之神"，故察气血就是察神。

《灵枢·本神》说："心藏脉，脉舍神。"《灵枢·天年》说："百岁，五脏皆虚，神气皆去，形骸独居而终矣。"形骸即形体，没有了"神气"，只有"形骸"就是尸体。先天"形骸"得不到后天"神气"的滋养，就会死亡。所以《素问·上古天真论》说："形与神俱，而尽终其天年，度百岁乃去。"把形神合一作为唯一的健康标准。那么如何诊察形神呢？《素问·八正神明论》说："故养神者，必知形之肥瘦，荣卫血气之盛衰。血气者，人之神，不可不谨养。"《素问·阴阳应象大论》说："形不足者，温之以气；精不足，补之以味。"神生于五气、五味，而气味合和化生营卫气血，营卫气血充养形体，故可从形体的肥瘦查看营卫气血之盛衰而知有神无神，即神之盛衰。而营卫气血行于脉中，所以要诊脉查健康。

（一）脉诊原则

《素问·脉要精微论》说：

黄帝问曰：诊法何如？岐伯对曰：诊法常以平旦，阴气未动，阳气未散，饮食未进，经脉未盛，络脉调匀，气血未乱，故乃可诊有过之脉。

切脉动静，而视精明，察五色，观五脏有余不足，六腑强弱，形之盛衰，以此参伍，决死生之分。

夫脉者，血之府也。长则气治，短则气病，数则烦心，大则病进。上盛则气急、下盛则气胀，代则气衰，细则气少，涩则心痛。浑浑革至如涌泉，病进而色弊；绵绵其去如弦绝，死。

……是故声合五音，色合五行，脉合阴阳……是故持脉有道，虚静为保。

《灵枢·本神》说："心藏脉，脉舍神。"《素问·灵兰秘典论》说："心者，君主之官，神明出焉。"所以脉诊就是神诊。脉中藏营卫气血，故可查"五脏有余不足"。营卫气血生于胃肠腑道，故可查"六腑强弱"。营卫气血充养形体，故可查"形之盛衰"。

《素问·五脏别论》说：

帝曰：气口何以独为五脏之主？岐伯曰：胃者水谷之海，六腑之大源也。五味入口，藏于胃以养五脏气，气口亦太阴也。是以五脏六腑之气味，皆出于胃，变见于气口。

经文说明脉气来源于胃气，即"气味"生成之神气。《素问·平人气象论》说：

黄帝问曰：平人何如？岐伯对曰：人一呼脉再动，一吸脉亦再动，呼吸定息脉五动，闰以太息，命曰平人。平人者，不病也。常以不病调病人，医不病，故为病人平息以调之为法。人一呼脉一动，一吸脉一动，曰少气。人一呼脉三动，一吸脉三动而躁，尺热曰病温，尺不热脉滑曰病风，脉涩曰痹。人一呼脉四动以上曰死，脉绝不至曰死，乍疏乍数曰死。平人之常气禀于胃，胃者，平人之常气也，人无胃气曰逆，逆者死。春胃微弦曰平，弦多胃少曰肝病，但弦无胃曰死，胃而有毛曰秋病，毛甚曰今病……

人以水谷为本，故人绝水谷则死，脉无胃气亦死，所谓无胃气者，但得真脏脉不得胃气也。所谓脉不得胃气者，肝不弦肾不石也。

《灵枢·外揣》说：

合而察之，切而验之，见而得之，若清水明镜之不失其形也。五音不彰，五色不明，五脏波荡，若是则内外相袭，若鼓之应桴，响之应声，影之似形。故远者司外揣内，近者司内揣外。

《灵枢·本脏》说：

黄帝曰：厚薄美恶皆有形，愿闻其所病。岐伯答曰：视其外应，以知其内藏，则知所病矣。

"司外揣内，司内揣外"是总的诊断原则。《素问·五脏生成》说：

夫脉之小大滑涩浮沉，可以指别。五脏之象，可以类推。五脏相音，可以意识。五色微诊，可以目察。能合脉色，可以万全。

《素问·阴阳应象大论》说：

以我知彼，以表知里，以观过与不及之理，见微得过，用之不殆。善诊者，察色按脉，先别阴阳，审清浊而知部分。视喘息听音声，而知所苦；观权衡规矩，而知病所主。按尺寸，观浮沉滑涩，而知病所生以治。无过以诊，则不失矣。

"色脉"可以诊神。《素问·方盛衰论》说：

诊有十度，度人脉度、脏度、肉度、筋度、俞度，阴阳气尽，人病自具。脉动无常，散阴颇阳，脉脱不具，诊无常行。诊必上下，度民君卿。受师不卒，使术不明，不察逆从，是为妄行，持雌失雄，弃阴附阳，不知并合，诊故不明，传之后世，反论自章……

是以圣人持诊之道，先后阴阳而持之，奇恒之势乃六十首，诊合微之事，追阴阳之变，章五中之情，其中之论，取虚实之要，定五度之事，知此乃足以诊。

是以切阴不得阳，诊消亡；得阳不得阴，守学不湛。知左不知右，知右不知左，知上不知下，知先不知后，故治不久。知丑知善，知病知不病，知高知下，知坐知起，知行知止，用之有纪，诊道乃具，万世不殆。起所有余，知所不足，度事上下，脉事因格。是以形弱气虚死，形气有余，脉气不足死；脉气有余，形气不足生。

是以诊有大方，坐起有常，出入有行，以转神明，必清必净，上观下观，司八正邪，别五中部，按脉动静，循尺滑涩，寒温之意，视其大小，合之病能，逆从以得，复知病名，诊可十全，不失人情。故诊之或视息视意，故不失条理，道甚明察，故能长久。不知此道，失经绝理，亡言妄期，此谓失道。

"持诊之道"及"诊有大方"就是诊"色脉"，所谓"以转神明"也。

（二）三部九候

诸诊法之中，有天、地、人三部九候遍诊法。《素问·三部九候论》说：

上部天，两额之动脉；

上部地，两颊之动脉；

上部人，耳前之动脉。

中部天，手太阴也；

中部地，手阳明也；

中部人，手少阴也。

下部天，足厥阴也；

下部地，足少阴也；

下部人，足太阴也。

故下部之天以候肝，地以候肾，人以候脾胃之气。

中部……天以候肺，地以候胸中之气，人以候心。

上部……天以候头角之气，地以候口齿之气，人以候耳目之气。

此乃以胸部为中以候心肺胸中，头为上以候七窍，横膈膜以下为下以候肝脾肾。《素问·离合真邪论》说："地以候地，天以候天，人以候人。"据此可以归纳如下：

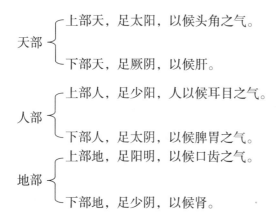

天部为阳主表，太阳厥阴主之。地部为阴主里，阳明少阴主之。人部为中气交，少阳太阴主之。

（三）胃冲之海

张仲景在《伤寒论》序言中曾说："按寸不及尺，握手不及足，人迎跌阳，三部不参，动数发息，不满五十，短期未知决诊，九候曾无仿佛，明堂阙庭，尽不见察，所谓窥管而已。"可知古人对脉诊是很讲究的。脉诊以黄庭神命门为主，而变见于气口、人迎。

1. 脉诊人迎、寸口、跌阳、太溪

脉诊为什么独重人迎、寸口、跌阳、太溪呢？

《灵枢·营卫生会》说：

上焦出于胃上口，并咽以上，贯膈而布胸中，走腋，循太阴之分而行，还至阳明，上至舌，下足阳明，常与营俱行于阳二十五度，行于阴亦二十五度一周也。故五十度而复大会于手太阴矣。

中焦亦并胃中，出上焦之后。此所受气者，泌糟粕，蒸津液，化其精微，上注于肺脉，乃化而为血，以奉生身，莫贵于此，故独得行于经隧，命曰营气。

《素问·玉机真脏论》说：

五脏者，皆禀气于胃，胃者五脏之本也。脏气者，不能自致于手太阴，必因于胃气，乃至于手太阴也。故五脏各以其时，自为而至于手太阴也。故邪气胜者，精气衰也。故病甚者，胃气不能与之俱至于手太阴，故真脏之气独见，独见者，病胜脏也，故曰死。

《素问·经脉别论》说：

食气入胃，散精于肝，淫气于筋。食气入胃，浊气归心，淫精于脉。脉气流经，经气归于肺，肺朝百脉，输精于皮毛。毛脉合精，行气于腑，腑精神明，留于四脏。气归于权衡，权衡以平，气口成寸，以决死生。

《素问·五脏别论》说：

帝曰：气口何以独为五脏之主？岐伯说：胃者水谷之海，六腑之大源也。五味入口，藏于胃以养五脏气，气口亦太阴也，是以五脏六腑之气味，皆出于胃，变见于气口。

《灵枢·逆顺肥瘦》说：

夫冲脉者，五脏六腑之海也，五脏六腑皆禀焉。其上者，出于颃颡，渗诸阳，灌诸精；其下者，注少阴之大络，出于气街，循阴股内廉，入腘中，伏行骭骨内，下至内踝之后属而别。其下者，并于少阴之经，渗三阴；伏于出跗属，下循跗，入大指间。

《灵枢·五味》说："胃者，五脏六腑之海也；水谷皆入于胃，五脏六腑皆禀气于胃。"《素问·痿论》说："阳明者，五脏六腑之海。"胃为五脏六腑之海也。

由上述可知，胃和冲脉是五脏六腑之海，阳明胃经行于人迎和跌阳二穴，并变见于气口，而且冲脉不但上行于人迎，还下行于足少阴太溪穴和跌阳穴，故《黄帝内经》脉诊多取人迎、跌阳、寸口、太溪。

人迎、跌阳、寸口、太溪四脉都以胃气为根本，如《素问·平人气象论》说："人以水谷为本，故人绝水谷则死，脉无胃气亦死。"水谷是生成营卫气血及神之本，"故人绝水谷则死"矣。

2. 脉诊人迎、气口

《黄帝内经》脉诊曾以人迎脉主春夏，寸口脉主秋冬。

《黄帝内经》中"人迎、寸口对比诊脉法"，见于《素问·六节藏象论》及

《灵枢·终始》《灵枢·经脉》《灵枢·脉度》《灵枢·四时气》《灵枢·寒热病》《灵枢·禁服》《灵枢·五色》等篇经文中。

《素问·六节藏象论》说：

故人迎一盛病在少阳，二盛病在太阳，三盛病在阳明，四盛已上为格阳。

寸口一盛病在厥阴，二盛病在少阴，三盛病在太阴，四盛已上为关阴。

人迎与寸口俱盛四倍已上为关格；关格之脉赢，不能极于天地之精气，则死矣。

《灵枢·终始》说：

人迎一盛，病在足少阳；一盛而躁，病在手少阳。

人迎二盛，病在足太阳；二盛而躁，病在手太阳。

人迎三盛，病在足阳明；三盛而躁，病在手阳明。

人迎四盛，且大且数，名曰溢阳，溢阳为外格。

脉口一盛，病在足厥阴；厥阴一盛而躁，在手心主。

脉口二盛，病在足少阴；二盛而躁，在手少阴。

脉口三盛，病在足太阴；三盛而躁，在手太阴。

脉口四盛，且大且数者，名曰溢阴，溢阴为内关，内关不通死不治。

人迎与太阴脉口俱盛四倍以上，命曰关格，关格者与之短期。

人迎主三阳六腑，寸口主三阴五脏。为什么阳明太阴为三倍、太阳少阴为二倍、少阳厥阴为一倍呢？《灵枢·经水》说："足阳明，五脏六腑之海也，其脉大，血多气盛。"而太阴为胃输布气血也。

《灵枢·寒热病》说："颈侧之动脉人迎。人迎，足阳明也，在婴筋之前。"

这里六经的次序是：少阳、太阳、阳明、厥阴、少阴、太阴，《素问·四时刺逆从论》也是此六经顺序，人迎主三阳，脉口即气口主三阴。如《灵枢·四时气》说："气口候阴，人迎候阳也。"

《灵枢·经脉》说：

"肺手太阴之脉……盛者寸口大三倍于人迎，虚者则寸口反小于人迎也。"

"大肠手阳明之脉……盛者人迎大三倍于寸口，虚者人迎反小于寸口也。"

"胃足阳明之脉……盛者人迎大三倍于寸口，虚者人迎反小于寸口也。"

"脾足太阴之脉……盛者寸口大三倍于人迎，虚者则寸口反小于人迎也。"

"手少阴之脉……盛者寸口大再倍于人迎，虚者寸口反小于人迎也。"

"小肠手太阳之脉……盛者人迎大再倍于寸口，虚者人迎反小于寸口也。"

"膀胱足太阳之脉……盛者人迎大再倍于寸口，虚者人迎反小于寸口也。"

"肾足少阴之脉……盛者寸口大再倍于人迎，虚者寸口反小于人迎也。"

"心主手厥阴心包络之脉……盛者寸口大一倍于人迎，虚者寸口反小于人迎也。"

"三焦手少阳之脉……盛者人迎大一倍于寸口，虚者人迎反小于寸口也。"

"胆足少阳之脉……盛者人迎大一倍于寸口，虚者人迎反小于寸口也。"

"肝足厥阴之脉……盛者寸口大一倍于人迎，虚者寸口反小于人迎也。"

表 13-1　十二经脉盛虚表

三焦胆	少阳	有余	人迎大一倍于寸口	不足	人迎反小于寸口
膀胱小肠	太阳	有余	人迎大二倍于寸口	不足	人迎反小于寸口
大肠胃	阳明	有余	人迎大三倍于寸口	不足	人迎反小于寸口
心包肝	厥阴	有余	寸口大一倍于人迎	不足	寸口反小于人迎
心肾	少阴	有余	寸口大二倍于人迎	不足	寸口反小于人迎
肺脾	太阴	有余	寸口大三倍于人迎	不足	寸口反小于人迎

从《灵枢·经脉》论述的次序可以看出，是按十二经脉流注顺序排列的，手足太阴阳明同名经脉第一周循环为三倍，手足少阴太阳同名经脉第二周循环为二倍，手足厥阴少阳同名经脉第三周循环为一倍。这与脉的出处有关系，因为脉出于脾胃而变见于肺脉，肺脾为后天之本，而主气味生神，所以为三倍；接下来传手足少阴太阳经脉则次之为二倍；最后传手足厥阴少阳经脉为一倍。

表 13-2　倍数表

三倍	肺脾	太阴	有余	寸口大三倍于人迎	不足	寸口反小于人迎
三倍	大肠胃	阳明	有余	人迎大三倍于寸口	不足	人迎反小于寸口
二倍	心肾	少阴	有余	寸口大二倍于人迎	不足	人迎反小于寸口
二倍	小肠膀胱	太阳	有余	人迎大二倍于寸口	不足	人迎反小于寸口
一倍	心包肝	厥阴	有余	寸口大一倍于人迎	不足	寸口反小于人迎
一倍	三焦胆	少阳	有余	人迎大一倍于寸口	不足	人迎反小于寸口

那么人迎、寸口脉法是怎样形成的呢？是肺胃关系形成的。胃为水谷营卫气血之海，肺是运行营卫气血的原动力而朝百脉。

《灵枢·玉版》说：

黄帝曰：愿卒闻之。岐伯曰：人之所受气者，谷也。谷之所注者，胃也。胃者，水谷气血之海也。海之所行云气者，天下也。胃之所出气血者，经隧也。经隧者，五脏六腑之大络也，迎而夺之而已矣。

《灵枢·动输》说：

胃为五脏六腑之海，其清气上注于肺，肺气从太阴而行之，其行也，以息往来，故人一呼脉再动，一吸脉亦再动，呼吸不已，故动而不止……胃气上注于肺，其悍气上冲头者，循咽，上走空窍，循眼系，入络脑，出颀，下客主人，循牙车，合阳明，并下人迎，此胃气别走于阳明者也。故阴阳上下，其动也若一。

《素问·玉机真脏论》说：

五脏者，皆禀气于胃，胃者五脏之本也；脏气者，不能自致于手太阴，必因于胃气，乃至于手太阴也。故五脏各以其时，自为而至于手太阴也。

于此可知，"胃气（包括营卫气血）上注于肺"，其一走足阳明入"人迎脉"，其二"上注于肺""从太阴而行之"成寸口脉，"故阴阳上下，其动也若一"，这就是产生人迎、寸口二脉的机理。胃括小肠、大肠、三焦、膀胱"土类"，故人迎候腑主阳主外；"五脏者，皆禀气于胃"，但必因"肺气从太阴而行之"，故寸口候脏主阴主内。

《灵枢·禁服》说："寸口主中，人迎主外。两者相应，俱往俱来，若引绳大小齐等。春夏人迎微大，秋冬寸口微大，如是者名曰平人。人迎大一倍于寸口，病在足少阳；一倍而躁，病在手少阳。人迎二倍，病在足太阳；二倍而躁，病在手太阳。人迎三倍，病在足阳明；三倍而躁，病在手阳明……人迎四倍者，且大且数，名曰溢阳，溢阳为外格，死不治。""寸口大于人迎一倍，病在足厥阴；一倍而躁，在手心主。寸口二倍，病在足少阴；二倍而躁，在手少阴。寸口三倍，病在足太阴；三倍而躁，在手太阴……寸口四倍者，名曰内关。内关者，且大且数，死不治。"《灵枢·论疾诊尺论》说："人病，其寸口之脉，与人迎之脉小大等，及其浮沉等者，病难已也。"人迎主外与寸口主中这种对比诊疗法现在很少有人应用了，应该引起重视。

《灵枢·五色》说："切其脉口，滑小紧以沉者，病益甚，在中；人迎气大紧以浮者，其病益甚，在外。其脉口浮滑者，病日进；人迎沉而滑者，病日损。其脉口滑以沉者，病日进，在内；其人迎脉滑盛以浮者，其病日进，在外。脉之浮沉及人迎与寸口气小大等者，病难已。病之在脏，沉而大者，易已，小为逆；病之在腑，浮而大者，其病易已。人迎盛坚者，伤于寒；气口盛坚者，伤于食。"

经云"阳者，胃脘之阳也"，所以"人迎"候阳气，阳气升于春夏，故《灵枢·四时气论》说："人迎候阳也。"阳气卫外，寒邪伤人阳气，故《灵枢·禁服》说："人迎主外。"《灵枢·五色》说："人迎盛坚者，伤于寒。"即人迎脉候春夏阳仪系统。

阳生于春肝，阴生于秋肺。一主阳，一主阴，阳卫外，阴守中，故《灵枢·禁服》说："寸口主中，人迎主外……春夏人迎微大，秋冬寸口微大。"

肺主阴气，故《灵枢·四时气论》说："气口候阴。"阴守中，故《灵枢·禁服》说："寸口主中。"《灵枢·五色》说："气口盛坚者，伤于食。"即气口脉候秋冬阴仪系统。

《灵枢·终始》说："持其脉口、人迎，以知阴阳有余不足，平与不平。"阳在胃脘，阴在于肺。

人迎以六腑为阳，寸口以五脏为阴，如《灵枢·终始》说："阴者主脏，阳者主腑，阳受气于四末，阴受气于五脏……五脏为阴，六腑为阳。"《灵枢·经脉》说："凡刺之理，经脉为始，营其所行，制其度量，内次五脏，外别六腑。"重在升降出入，以"气立""根中"为主。腑病诊人迎脉，脏病诊脉口脉，如肺病诊脉口右寸，大肠病诊右人迎寸脉；心病诊脉口左寸，小肠病诊左人迎寸脉。

《灵枢·终始》说：

所谓平人者不病，不病者，脉口、人迎应四时也，上下相应而俱往来也，六经之脉不结动也，本末之寒温之相守司也，形肉血气必相称也，是谓平人。

《灵枢·禁服》说：

寸口主中，人迎主外，两者相应，俱往俱来，若引绳大小齐等。春夏人迎微大，秋冬寸口微大，如是者，名曰平人。

察营卫气血就是察神，关键在脉，先知平人脉象，才能知道病人脉象。平人脉象就是应四时之脉象，故要首先知道四时常脉。

从以上论述可知，人迎脉主外感伤寒、主春夏阳仪系统，寸口脉主内伤饮食、主秋冬阴仪系统，有四时顺序，有季节性，故《灵枢·终始》说"脉口、人迎应四时也"。

阳盛则阴不足，阴盛则阳不足，故《灵枢·终始》说："阴盛而阳虚，先补其阳，后泻其阴而和之。阴虚而阳盛，先补其阴，后泻其阳而和之。"故又说：

人迎一盛，泻足少阳而补足厥阴，二泻一补，日一取之，必切而验之，疏取之，上气和乃止。

人迎二盛，泻足太阳补足少阴，二泻一补，二日一取之，必切而验之，疏取之，上气和乃止。

人迎三盛，泻足阳明而补足太阴，二泻一补，日二取之，必切而验之，疏取之，上气和乃止。

脉口一盛，泻足厥阴而补足少阳，二补一泻，日一取之，必切而验之，疏而取之，上气和乃止。

脉口二盛，泻足少阴而补足太阳，二补一泻，二日一取之，必切而验之，疏取之，上气和乃止。

脉口三盛，泻足太阴而补足阳明，二补一泻，日二取之，必切而验之，疏而取之，上气和乃止。

所以日二取之者，太阴主胃，大富于谷气，故可日二取之也。

人迎与脉口俱盛三倍以上，命曰阴阳俱溢，如是者不开，则血脉闭塞，气无所行，流淫于中，五脏内伤。如此者，因而灸之，则变易而为他病矣。

人迎腑盛就是主外阳盛，先补里脏阴，后泻外腑阳。脉口脏盛就是主内阴盛，先补外腑阳，后泻里脏阴。

另外，《灵枢·脉度》论五脏六腑病及关格说：

五脏不和则七窍不通，六腑不合则留为痈。故邪在腑则阳脉不和，阳脉不和则气留之，气留之则阳气盛矣。阳气太盛则阴不利，阴脉不利则血留之，血留之则阴气盛矣。阴气太盛则阳气不能荣也，故曰关。阳气太盛则阴气弗能荣也，故曰格。阴阳俱盛，不得相荣，故曰关格。关格者，不得尽期而死也……阴脉荣其脏，阳脉荣其腑，如环之无端，莫知其纪，终而复始，其流溢之气，内溉脏腑，外濡腠理。

阴盛阳虚为关，阳盛阴弱为格，阴阳俱盛为关格。人迎脉一盛在少阳、二盛在太阳、三盛在阳明，寸口一盛在厥阴、二盛在少阴、三盛在太阴，是讲脉的充容度血气的盛衰，血气量的变化。

黄庭水谷生化成营卫，一走寸口肺脉，如《素问·五脏别论》说："帝曰：气口何以独为五脏之主？岐伯说：胃者水谷之海，六腑之大源也。五味入口，藏于胃以养五脏气，气口亦太阴也，是以五脏六腑之气味，皆出于胃，变见于气口。"

《素问·经脉别论》说："食气入胃，散精于肝，淫气于筋。食气入胃，浊气归心，淫精于脉。脉气流经，经气归于肺，肺朝百脉，输精于皮毛。毛脉合精，行气于腑，腑精神明，留于四脏。气归于权衡，权衡以平，气口成寸，以决死生。"《灵枢·营卫生会》说："中焦亦并胃中，出上焦之后，此所受气者，泌糟粕，蒸津液，化其精微，上注于肺脉，乃化而为血，以奉生身，莫贵于此，故独得行于经隧，命曰营气。"所以寸口主内伤主秋冬。二是卫气走表卫外，经云"卫气者，所以温分肉，充皮肤，肥腠理，司开阖者也"，所以人迎主外感主春夏。

一阳少阳、二阳阳明、三阳太阳和一阴厥阴、二阴少阴、三阴太阴是讲阴阳量的变化，与脉的盛衰变化不是一个层次，不是一回事，其顺序也不同，不可同日而语。

总之，人迎主腑，脉口主五脏，胃肠腑所生之胃气——营卫血气，只有经过手足太阴脾肺脉才能输送给五脏。如果人迎大于脉口，是肠胃阳气输送给五脏的太阴脾肺出现了障碍；脉口大于人迎，是肠胃腑阳气衰弱不胜五脏阴气造成的。所以调理太阴脾是关键。

关于人迎、寸口之辨，李东垣在《内外伤辨惑论》中说：

古人以脉上辨内外伤于人迎、气口，人迎脉大于气口为外伤，气口脉大于人迎为内伤。此辨固是，但其说有所未尽耳。

外感风寒，皆有余之证，是从前客邪来也，其病必见于左手，左手主表，乃行阳二十五度。内伤饮食及饮食不节，劳役所伤，皆不足之病，必见于右手，右手主里，乃行阴二十五度。

故外感寒邪，则独左寸人迎脉浮紧，按之洪大；紧者急甚于弦，是足太阳寒水之脉，按之洪大而有力，中见手少阴心火之脉，丁与壬合，内显洪大，乃伤寒脉也。若外感风邪，则人迎脉缓，而大于气口一倍，或二倍、三倍。

内伤饮食，则右寸气口脉大于人迎一倍，伤之重者，过在少阴则两倍，太阴则三倍，此内伤饮食之脉。若饮食不节，劳役过甚，则心脉变见于气口，是心火刑肺，其肝木挟心火之势亦来搏肺，经云：侮所不胜，寡于畏者是也。故气口脉急大而涩数，时一代而涩也。涩者，肺之本脉；代者，元气不相接，脾胃不及之脉。洪大而数者，心脉刑肺也；急者，肝木挟心火而反克肺金也。若不甚劳役，惟右关脾脉大而数，谓独大于五脉，数中显缓，时一代也。如饮食不节，寒温失所，则先右关胃脉损弱，甚则隐而不见，惟内显脾脉之大数微缓，时一代也。宿食不消，则独右关脉沉而滑。经云：脉滑者，有宿食也。

以此辨之，岂不明白易见乎。但恐山野间卒无医者，何以诊候，故复说病证以辨之。

关于人迎主腑主阳主外感，寸口主脏主阴主内伤，李东垣也有论述，《内外伤辨惑论·辨阴证阳证》说：

夫元气、谷气、荣气、清气、卫气、生发诸阳上升之气，此六者，皆饮食入胃，谷气上行，胃气之异名，其实一也。既脾胃有伤，则中气不足，中气不足，则六腑阳气皆绝于外，故经言五脏之气已绝于外者，是六腑之元气病也。气伤脏乃病，脏病则形乃应，是五脏六腑真气皆不足也。惟阴火独旺，上乘阳分，故荣卫失守，诸病生焉。其中变化，皆由中气不足，乃能生发耳。后有脾胃以受劳役之疾，饮食又复失节，耽病日久，事息心安，饱食太甚，病乃大作。

概其外伤风寒，六淫客邪，皆有余之病，当泻不当补；饮食失节，中气不足之病，当补不当泻。举世医者，皆以饮食失节，劳役所伤，中气不足，当补之证，认作外感风寒，有余客邪之病，重泻其表，使荣卫之气外绝，其死只在旬日之间。所谓差之毫厘，谬以千里，可不详辨乎？

按《阴阳应象大论》云："天之邪气，感则害人五脏。"是八益之邪，乃风邪伤人筋骨。风从上受之，风伤筋，寒伤骨，盖有形质之物受病也，系在下焦，肝肾是也。肝肾者，地之气。《难经》解云：肝肾之气，已绝于内，以其肝主筋，肾主骨，故风邪感则筋骨疼痛，筋骨之绝，则肝肾之本亦绝矣，乃有余之证也。

又云："水谷之寒热，感则害人六腑。"是七损之病，乃内伤饮食也。《黄帝针经》解云：适饮食不节，劳役所伤，湿从下受之。谓脾胃之气不足，而反下行，极则冲脉之火逆而上，是无形质之元气受病也，系在上焦，心肺是也。心肺者，天之气。故《难经》解云：心肺之气已绝于外，以其心主荣，肺主卫。荣者血也，脉者血之府，神之所居也；卫者，元气七神之别名，卫护周身，在于皮毛之间也。肺绝则皮毛先绝，神无所根据，故内伤饮食，则亦恶风寒，是荣卫失守，皮肤间无阳以滋养，不能任风寒也。皮毛之绝，则心肺之本亦绝矣。盖胃气不升，元气不生，无滋养心肺，乃不足之证也。计受病之人，饮食失节，劳役所伤，因而饱食内伤者极多，外伤者间而有之，世俗不知，往往将元气不足之证，便作外伤风寒表实之证，而反泻心肺，是重绝其表也，安得不死乎？古人所谓实实虚虚，医杀之耳！

外感风寒伤人五脏是有形形质之病，内伤饮食伤人六腑是无形质元气之病。人迎六腑内伤则元气不足，不能生化营卫以滋养心肺而卫外，于是"（元）气伤脏乃病，脏病则形乃应，是五脏六腑真气皆不足也"，一是表现出"不能任风寒"有似外感病，二是容易感受外感病，导致寸口五脏形质病。如果外感风寒伤人筋骨则属于寸口五脏之病。《内外伤辨惑论·重明木郁则达之之理》又说：

天地之间，六合之内，惟水与火耳！火者阳也，升浮之象也，在天为体，在地为用；水者阴也，降沉之象也，在地为体，在天为殒杀收藏之用也。其气上下交，则以成八卦矣。以医书言之，则是升浮降沉，温凉寒热四时也，以应八卦。若天火在上，地水在下，则是天地不交，阴阳不相辅也，是万物之道，大《易》之理绝灭矣，故经言独阳不生，独阴不长，天地阴阳何交会矣？故曰阳本根于阴，阴本根于阳，若不明根源，是不明道。

故六阳之气生于地，则曰阳本根于阴。以人身言之，是六腑之气，生长发散于胃土之中也。既阳气鼓舞万象有形质之物于天，为浮散者也；物极必反，阳极变阴，既六阳升浮之力在天，其力尽，是阳道终矣，所以鼓舞六阴有形之阴水在天，在外也。上六无位，必归于下，此老阳变阴之象也，是五脏之源在于天者也。天者，人之肺以应之，故曰阴本源于阳，水出高源者是也。人之五脏，其源在肺，肺者背也，背在天也，故足太阳膀胱寒生长，其源在申，故阴寒自此而降，以成秋收气寒之渐也。降至于地下，以成冬藏，伏诸六阳在九泉之下者也。故五脏之气生于天，以人身，是五脏之气，收降藏沉之源出于肺气之上，其流下行，既阴气下行沉坠，万化有形质之物皆收藏于地，为降沉者也；物极必反，阴极变阳，既六阴降沉之力在地，其力既尽，是阴道终矣，是老阴变阳，乃初九无位，是一岁四时之气，终而复始，为上下者也，莫知其纪，如环无端。

保养人迎六腑阳气至关重要，人迎六腑阳气就是人体元气，升浮营卫之气也，滋养心肺之气也，滋养形体之物也。升极而降，为上源之水肺金也，故云"人之五脏，其源在肺"。肺水下流于膀胱，"故足太阳膀胱寒生长，其源在申，故阴寒自此而降，以成秋收气寒之渐也。降至于地下，以成冬藏，伏诸六阳在九泉之下者也"，故又说肺之天气主胃、小肠、大肠、三焦、膀胱也。《素问·太阴阳明论》说：

阳者，天气也，主外；阴者，地气也，主内。故阳道实，阴道虚。故犯贼风虚邪者，阳受之，食饮不节，起居不时者，阴受之。阳受之则入六腑，阴受之则入五脏。入六腑，则身热不得卧，上为喘呼；入五脏，则膜满闭塞，下为飧泄，久为肠澼。故喉主天气，咽主地气。故阳受风气，阴受湿气。阴气从足上行至头，而下行循臂至指端；阳从手上行至头，而下行至足。故曰：阳病者，上行极而下；阴病者，下行极而上。故伤于风者，上先受之；伤于湿者，下先受之。

这是说，人迎六腑感受外邪则在表为"身热不得卧，上为喘呼"，寸口五脏感受内伤则在里为"䐜满闭塞，下为飧泄，久为肠澼"。李东垣在《脾胃论·脾胃虚则九窍不通论》中说：

胃者，十二经之源，水谷之海也，平则万化安，病则万化危。

五脏之气上通九窍。五脏禀受气于六腑，六腑受气于胃。六腑者，在天为风、寒、暑、湿、燥、火，此无形之气也。胃气和平，荣气上升，始生温热。温热者，春夏也，行阳二十五度。六阳升散之极，下而生阴，阴降则下行为秋冬，行阴道为寒凉也。胃既受病不能滋养，故六腑之气已绝，致阳道不行，阴火上行。五脏之气，各受一腑之化，乃能滋养皮肤、血脉、筋骨，故言五脏之气已绝于外，是六腑生气先绝，五脏无所禀受而气后绝矣。

说明五脏形体之病是六腑元气不足引起的，当先治六腑元气不足。

《脾胃论·阴病治阳阳病治阴》又说：

夫阴病在阳者，是天外风寒之邪乘中而外入，在人之背上腑腧、脏腧，是人之受天外客邪。亦有二说：

中于阳则流于经。此病始于外寒，终归外热，故以治风寒之邪，治其各脏之腧，非止风寒而已。六淫湿、暑、燥、火，皆五脏所受，乃筋、骨、血、脉受邪，各有背上五脏腧以除之。伤寒一说从仲景。

中八风者，有风论；中暑者，治在背上小肠腧；中湿者，治在胃腧；中燥者，治在大肠腧。此皆六淫客邪有余之病，皆泻在背之腑腧。若病久传变，有虚有实，各随病之传变，补泻不定，只治在背腑腧。

另有上热下寒。经曰：阴病在阳，当从阳引阴，必须先去络脉经隧之血。若阴中火旺，上腾于天，致六阳反不衰而上充者，先去五脏之血络，引而下行。天气降下，则下寒之病自去矣，慎勿独泻其六阳。此病阳亢，乃阴火之邪滋之，只去阴火，只损血络经隧之邪，勿误也。

阳病在阴者，病从阴引阳，是水谷之寒热，感则害人六腑。又曰：饮食失节，及劳役形质，阴火乘于坤土之中，致谷气、荣气、清气、胃气、元气不得上升滋于六腑之阳气，是五阳之气先绝于外，外者天也，下流伏于坤土阴火之中。皆先由喜、怒、悲、忧、恐为五贼所伤，而后胃气不行，劳役饮食不节继之，则元气乃伤。当从胃合三里穴中推而扬之，以伸元气。故曰从阴引阳。

若元气愈不足，治在腹上诸腑之募穴。若传在五脏，为九窍不通，随各窍之病，治其各脏之募穴于腹。故曰：五脏不平，乃六腑元气闭塞之所生也。又曰：五脏不和，九窍不通，皆阳气不足，阴气有余，故曰阳不胜其阴。凡治腹之募，皆为元气不足，从阴引阳勿误也。

若错补四末之腧，错泻四末之余，错泻者，差尤甚矣。按岐伯所说，况取穴于天上，天上者，人之背上五脏六腑之腧，岂有生者乎? 兴言及此，寒心彻骨!

若六淫客邪及上热下寒，筋、骨、皮、肉、血、脉之病，错取穴于胃之合及诸腹之募者必危。亦岐伯之言下工，岂可不慎哉。

外感病只取背部脏腑腧穴，内伤元气不足只取腹部募穴，不可混淆。而元气不足总要取三焦以补元气，故《脾胃论·三焦元气衰亡》说：

《黄帝针经》云：上气不足，脑为之不满，耳为之苦鸣，头为之苦倾，目为之瞑。中气不足，溲便为之变，肠为之苦鸣。下气不足，则为痿厥心悗，补足外踝下留之。此三元真气衰惫，皆由脾胃先虚，而气不上行之所致也。加之以喜、怒、悲、忧、恐，危亡速矣。

足外踝下乃足三焦循行之处也。

3. 独取寸口

至《难经》提出独取寸口脉诊法，为后世所遵循，这符合心肺脾三本法。

《素问·经脉别论》说："食气入胃，散精于肝，淫气于筋。食气入胃，浊气归心，淫精于脉。脉气流经，经气归于肺，肺朝百脉，输精于皮毛。毛脉合精，行气于腑，腑精神明，留于四脏。气归于权衡，权衡以平，气口成寸，以决死生。饮入于胃，游溢精气，上输于脾，脾气散精，上归于肺，通调水道，下输膀胱，水精四布，五经并行。合于四时，五脏阴阳，揆度以为常也。"《素问·五脏别论》说："胃者水谷之海，六腑之大源也。五味入口，藏于胃以养五脏气，气口亦太阴也，是以五脏六腑之气味，皆出于胃，变见于气口。"气口，即寸口。于此可知，寸口脉可以诊候心、肺、脾三本，故后世诊脉独取寸口。《素问·平人气象论》说："人以水谷为本。"又说："平人之常气禀于胃，胃者平人之常气也，人无胃气曰逆，逆者死。"《灵枢·营卫生会》言："人受气于谷，谷入于胃，以传与肺，五脏六腑皆以受气。"故云"有胃气则生，无胃气则死"。

今人多以左手候心肝左肾、右手候肺脾右肾（命门）不对，古人多以左手候心肝肾、右手候肺脾三焦心包络，见图13-3。

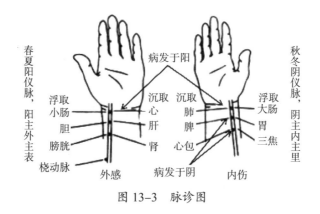

图 13-3　脉诊图

《灵枢·根结》说："一日一夜五十营，以营五脏之精，不应数者，名曰狂生。所谓五十营者，五脏皆受气，持其脉口，数其至也。五十动而不一代者，五脏皆受气。四十动一代者，一脏无气。三十动一代者，二脏无气。二十动一代者，三脏无气。十动一代者，四脏无气。不满十动一代者，五脏无气。予之短期，要在终始。所谓五十动而不一代者，以为常也。以知五脏之期，予之短期者，乍数乍疏也。"独取脉口，古人一日一夜五十营有五十次脉搏动，每脏搏动十次，以候五脏的健康状态。

《灵枢》偏于人迎、寸口脉诊法，有《终始》《经脉》《禁服》《脉度》《热病》《论疾诊尺》《四时气》《五色》《阴阳二十五人》等篇论及，《素问》只有《六节藏象论》《腹中论》略言之。《灵枢》以四时阴阳脏腑分脉诊法，春夏阳在外主腑则人迎微大，秋冬阳在内主脏则寸口微大。《素问》以胃气分脉诊法，故以寸口脉诊法为主。

4.脉诊的演变

《黄帝内经》三部九候论提出脉诊天地人三部九候遍诊法，然后根据黄庭神命门提出人迎、跌阳、寸口、太溪四脉诊法。或简化为取寸口、人迎两处，如《灵枢·禁服》说："寸口主中，人迎主外……春夏人迎微大，秋冬寸口微大。"《灵枢·四时气》说："气口候阴，人迎候阳也。"《灵枢·五色》说："人迎盛坚者，伤于寒。气口盛坚者，伤于食。"即人迎脉候春夏阳仪系统，气口脉候秋冬阴仪系统。至《难经》发明独取寸口脉诊法，以左手为人迎脉候春夏阳仪系统伤于寒，右手气口脉候秋冬阴仪系统伤于食。

根据《黄帝内经》的思维，则左手脉主外，右手脉主内，左手脉大于右手脉即阳盛阴不足，当先补阴后泻阳；右手脉大于左手脉即阴盛阳不足，当先补阳后泻阴。

左右手只能分四季两仪阴阳，但不是左腑阳右脏阴分法，与人迎主腑阳寸口主脏阴分法不同。

5. 脉象

脉象《黄帝内经》记载有很多，我们抓其要点就行了，如《灵枢·邪气脏腑病形》说："调其脉之缓、急、小、大、滑、涩，而病变定矣……诸急者多寒；缓者多热；大者多气少血；小者血气皆少；滑者阳气盛，微有热；涩者多血、少气，微有寒。"《灵枢·论疾诊尺》也说："审其尺之缓、急、小、大、滑、涩，肉之坚脆，而病形定矣。"言简意赅，以六脉定寒、热、虚、实及气血多少。加上人迎主阳主表，脉口主阴主里，则阴、阳、表、里、寒、热、虚、实八纲辨证都有了。再以浮、沉、滑、涩定病势，如《灵枢·五色》说："切其脉口，滑小紧以沉者，病益甚，在中；人迎气大紧以浮者，其病益甚，在外。其脉口浮滑者，病日进；人迎沉而滑者，病日损。其脉口滑以沉者，病日进，在内；其人迎脉滑盛以浮者，其病日进，在外。脉之浮沉及人迎与寸口其大小等者，病难已。病之在脏，沉而大者，易已，小为逆；病之在腑，浮而大者，其病易已。人迎盛坚者，伤于寒；气口盛坚者，伤于食。"《素问·平人气象论》说："脉盛滑坚者，曰病在外；脉小实而坚者，曰病在内。脉小弱以涩，谓之久病；脉滑浮而疾者，谓之新病。脉急者，曰疝瘕少腹痛。脉滑曰风，脉涩曰痹，缓而滑曰热中，盛而坚曰胀。"合之为浮、沉、缓、急、小、大、滑、涩八脉而定阴、阳、表、里、寒、热、虚、实八纲辨证。脉的大小反映流量及盛衰，缓急反映流量速度，滑涩反映通滞度状态，浮沉反映营卫气血倾移部位。

再加之以四时脉象就可以了。《素问·玉机真脏论》说：

春脉者……其气来实而强，此谓太过，病在外；其气来不实而微，此谓不及，病在中……太过则令人善忘，忽忽眩冒而巅疾；其不及，则令人胸痛引背，下则两胁胠满。

夏脉者……其气来盛去亦盛，此谓太过，病在外；其气来不盛去反盛，此谓不及，病在中……太过则令人身热而肤痛，为浸淫；其不及则令人烦心，上见咳唾，下为气泄。

秋脉者……其气来毛而中央坚，两傍虚，此谓太过，病在外；其气来毛而微，此谓不及，病在中……太过则令人逆气而背痛愠愠然；其不及则令人喘，呼吸少气而咳，上气见血，下闻病音。

冬脉者……其气来如弹石者，此谓太过，病在外；其去如数者，此谓不及，病在中……太过则令人解㑊，脊脉痛而少气不欲言；其不及则令人心悬如病饥，䏚中清，脊中痛，少腹满，小便变。

第二节　形　诊

形体是一个人的生命基础，疾病都发生在形体上，所以诊治疾病离不开形体。《灵枢·师传》说：

本脏以身形支节䐃肉，候五脏六腑之大小焉……身形支节者，脏腑之盖也，非面部之阅也。

"本脏"指《灵枢·本脏》篇言，《灵枢·本脏》篇论述根据从皮、肉、脉、筋爪、骨五体的外在表现测候脏腑状态的方法，并谓"视其外应，以知其内脏，则知所病矣"。"身形支节"在外以候内部脏腑疾病状态，故云"脏腑之盖"，即"司外揣内"诊法，不同于"面诊"法。如何抓五体之病呢？《灵枢·卫气失常》说：

黄帝问于伯高曰：何以知皮、肉、气、血、筋、骨之病也？伯高曰：色起两眉薄泽者，病在皮。唇色青黄赤白黑者，病在肌肉。营气濡然者，病在血气。目色青黄赤白黑者，病在筋。耳焦枯受尘垢，病在骨。

黄帝曰：病形何如，取之奈何？伯高曰：夫百病变化，不可胜数，然皮有部，肉有柱，血气有输，骨有属。黄帝曰：愿闻其故。伯高曰：皮之部，输于四末。肉之柱，在臂胫诸阳分肉之间，与足少阴分间。血气之输，输于诸络，气血留居，则盛而起。筋部无阴无阳，无左无右，候病所在。骨之属者，骨空之所以受益（液）而益脑髓者也。

从五官看五体之病，就是面诊。

《灵枢·胀论》说：

夫胸腹，脏腑之郭也。膻中者，心主之宫城也。胃者，太仓也。咽喉、小肠者，传送也。胃之五窍者，闾里门户也。廉泉、玉英者，津液之道也。故五脏六腑者，各有畔界，其病各有形状。营气循脉，卫气逆为脉胀，卫气并脉循分为肤胀。

"五脏六腑者，各有畔界，其病各有形状"，故可以根据在外"形状"诊知脏腑疾病。

一、形体诊

具体"身体支节"是如何测候脏腑疾病状态的呢？《灵枢·师传》说：

五脏六腑者，肺为之盖，巨肩陷咽，候见其外。

五脏六腑，心为之主，缺盆为之道，骷骨有余，以候髑骬。

肝者，主为将，使之候外，欲知坚固，视目小大。

脾者，主为卫，使之迎粮，视唇舌好恶，以知吉凶。

肾者，主为外，使之远听，视耳好恶，以知其性。

六腑者，胃为之海，广骸（骹），大颈，张胸，五谷乃容。

鼻隧以长，以候大肠。

唇厚，人中长，以候小肠。

目下果大，其胆乃横。

鼻孔在外，膀胱漏泄。

鼻柱中央起，三焦乃约。

肺的外候在肩和咽，心的外候在缺盆、骷骨、髑骬（骷骨指胸骨上方锁骨内侧端部分。髑骬指胸骨下剑突部位，俗称蔽心骨），肝的外候在目，脾的外候在唇舌，肾的外候在耳。胃的外候在颊肉、颈、胸，大肠的外候在鼻道，小肠的外候在口唇、人中，胆的外候在下眼胞，膀胱的外候在鼻孔，三焦的外候在鼻梁。《灵枢·本脏》还论述从皮、肉、脉、筋爪、骨五体的外在表现测候脏腑的疾病状态，即从五脏之合诊五脏病。《素问·五脏生成》说：

心之合脉也……肺之合皮也……肝之合筋也……脾之合肉也……肾之合骨也。

故《素问·痹论》说：

风寒湿三气杂至，合而为痹也。其风气胜者为行痹，寒气胜者为痛痹，湿气胜者为着痹也……以冬遇此者为骨痹，以春遇此者为筋痹；以夏遇此者为脉痹；以至阴遇此者为肌痹；以秋遇此者为皮痹……五脏皆有合，病久而不去者，内舍于其合也。故骨痹不已，复感于邪，内舍于肾；筋痹不已，复感于邪，内舍于肝；脉痹不已，复感于邪，内舍于心；肌痹不已，复感于邪，内舍于脾；皮痹不已，复感于邪，内舍于肺……

凡痹之客五脏者，肺痹者，烦满喘而呕。

心痹者，脉不通，烦则心下鼓，暴上气而喘，嗌干善噫，厥气上则恐。

肝痹者，夜卧则惊，多饮，数小便，上为引如怀。

肾痹者，善胀，尻以代踵，脊以代头。

脾痹者，四支解堕，发咳呕汁，上为大塞。

肠痹者，数饮而出不得，中气喘争，时发飧泄。

胞痹者，少腹膀胱按之内痛，若沃以汤，涩于小便，上为清涕……

淫气喘息，痹聚在肺；

淫气忧思，痹聚在心；

淫气遗溺，痹聚在肾；

淫气乏竭，痹聚在肝；

淫气肌绝，痹聚在脾。

而《灵枢·通天》则论述了阴阳五态人的形体特征，谓：

太阴之人，贪而不仁，下齐湛湛，好内而恶出，心和（抑）而不发，不务于时，动而后之，此太阴之人也。

少阴之人，小贪而贼心，见人有亡，常若有得，好伤好害，见人有荣，乃反愠怒，心疾而无恩，此少阴之人也。

太阳之人，居处于于，好言大事，无能而虚说，志发乎四野，举措不顾是非，为事如常自用，事虽败，而常无悔，此太阳之人也。

少阳之人，諟谛好自责，有小小官，则高自宜，好为外交，而不内附，此少阳之人也。

阴阳和平之人，居处安静，无为惧惧，无为欣欣，婉然从物，或与不争，与时变化，尊则谦谦，谭而不治，是谓至治……

太阴之人，多阴而无阳，其阴血浊，其卫气涩，阴阳不和，缓筋而厚皮，不之疾泻，不能移之。

少阴之人，多阴少阳，小胃而大肠，六腑不调，其阳明脉小，而太阳脉大，必审调之，其血易脱，其气易败也。

太阳之人，多阳而少阴，必谨调之，无脱其阴，而泻其阳，阳重脱者易狂，阴阳皆脱者，暴死，不知人也。

少阳之人，多阳少阴，经小而络大，血在中而气外，实阴而虚阳，独泻其络脉则强，气脱而疾，中气不足，病不起也。

阴阳和平之人，其阴阳之气和，血脉调。谨诊其阴阳，视其邪正，安容仪，审有余不足，盛则泻之，虚则补之，不盛不虚，以经取之，此所以调阴阳，别五态之人者也……

太阴之人，其状黮黮然黑色，念然下意，临临然长大，腘然未偻，此太阴之人也。

少阴之人，其状清然窃然，固以阴贼，立而躁崄，行而似伏，此少阴之人也。

太阳之人，其状轩轩储储，反身折腘，此太阳之人也。

少阳之人，其状立则好仰，行则好摇，其两臂两肘，则常出于背，此少阳之人也。

阴阳和平之人，其状委委然，随随然，颙颙然，愉愉然，暶暶然，豆豆然，众人皆曰君子，此阴阳和平之人也。

阴阳五态人，"其态不同，其筋骨气血各不等"，即谓每个人的素质，有阴阳气血偏多偏少之分，然皆出于天然禀赋，是先天父母遗传和后天自然遗传结合造成的，故云"通天"。

《灵枢·胀论》说：

心胀者，烦心短气，卧不安。

肺胀者，虚满而喘咳。

肝胀者，胁下满而痛引小腹。

脾胀者，善秽，四肢烦悗，体重不能胜衣，卧不安。

肾胀者，腹满引背央央然，腰髀痛。

胃胀者，腹满，胃脘痛，鼻闻焦臭，妨于食，大便难。

大肠胀者，肠鸣而痛濯濯，冬日重感于寒，则飧泄不化。

小肠胀者，少腹膜胀，引腰而痛。

膀胱胀者，少腹满而气癃。

三焦胀者，气满于皮肤中，轻轻然而不坚。

胆胀者，胁下痛胀，口中苦，善太息。

脏腑之胀各有其"形状"，不难诊断。

二、胸背诊

横膈膜之上为先天之本心和后天之本肺居住的宫殿，所以以候心肺，如《素问·金匮真言论》说："背为阳，阳中之阳心也；背为阳，阳中之阴肺也。"《素问·脉要精微论》说："背者，胸中之府，背曲肩随，府将坏矣。"《素问·三部九候论》说："中部之候……天以候肺，地以候胸中之气，人以候心。"心阳布于表，肺主皮毛，所以心肺病多病在表部。

《灵枢·师传》说：

五脏六腑者，肺为之盖，巨肩陷咽，候见其外。

五脏六腑，心为之主，缺盆为之道，骷骨有余，以候髑骺。

背部的肩和胸部的缺盆、蔽心骨都是诊察心肺疾病的。《素问·五脏别论》说："心肺有病，而鼻为之不利也。"也包括在胸背诊之内。

《素问·平人气象论》说：

胃之大络，名曰虚里，贯膈络肺，出于左乳下，其动应衣，脉宗气也。盛喘数绝者，则在病中，结而横，有积矣。绝不至，曰死。乳之下其动应衣，宗气泄也。

《灵枢·刺节真邪》说：

宗气留于海，其下者，注于气街；其上者，走于息道……宗气不下，脉中之血，凝而留止。

《灵枢·五味》说：

其大气之抟而不行者，积于胸中，命曰气海。

《灵枢·邪客》说：

宗气积于胸中，出于喉咙，以贯心脉而行呼吸焉。

宗气，由胃气——营卫气血和肺吸入的五气结合而成，宗气形成之后积聚于胸中膻中气海，一方面出于肺循喉咙而走息道推动呼吸，一方面贯心脉以推动血脉的运行。故宗气病可以影响到心肺，故有语言、声音、血脉之病。

三、腹骶诊

脐腹是黄庭、太极、丹田、腹脑所在地，营卫气血生发源地，生神的地方，《素问·六节藏象论》说："天食人以五气，地食人以五味。五气入鼻，藏于心肺，上使五色修明，音声能彰；五味入口，藏于肠胃，味有所藏，以养五气，气和而生，津液相成，神乃自生……脾、胃、大肠、小肠、三焦、膀胱者，仓廪之本，营之居也。"所谓"上守神"，首先要守这里，而诊之要，"无忘其神"。这里有六腑，《灵枢·本脏》说："六府者，所以化水谷而行津液者也。"并说："人之血气精神者，所以奉生而周于性命者也。经脉者，所以行血气而营阴阳，濡筋骨，利关节者也。卫气者，所以温分肉，充皮肤，肥腠理，司开阖者也。志意者，所以御精神，收魂魄，适寒温，和喜怒者也。是故血和则经脉流行，营复阴阳，筋骨劲强，关节清利矣；卫气和则分肉解利，皮肤调柔，腠理致密矣；志意和则精神专直，魂魄不散，悔怒不起，五脏不受邪矣。寒温和则六腑化谷，风痹不作，经脉通利，肢节得安矣，此人之常平也。"《素问·金匮真言论》说："腹为阴，阴中之阴肾也，阴中之阳肝也；腹为阴，阴中之至阴脾也。"所以腹骶部多肝脾肾和六腑里部病。

《素问·腹中论》说：

人有身体髀股胻皆肿，环脐而痛，是为何病？岐伯曰：病日伏梁，此风根也。其气溢于大肠而著于肓，肓之原在脐下，故环脐而痛也。不可动之，动之为水溺涩之病。

《素问·骨空论》说：

督脉者，起于少腹以下内骨中央……其少腹直上者，贯脐中央，上贯心入喉，上颐环唇，上系两目之下中央。此生病，从少腹上冲心而痛，不得前后，为冲疝。其女子不孕，癃痔，遗溺，嗌干。督脉生病治督脉，治在骨上，甚者在脐下营。

《素问·至真要大论》说：

少阴之胜，心下热善饥，脐下反动，气游三焦。

《灵枢·九针十二原》说：

肓之原，出于脖胦，脖胦一。凡此十二原者，主治五脏六腑之有疾也。

《黄帝内经》还说：

肾脉急甚为骨癫疾……微大为石水，起脐已下至小腹腄腄然，上至胃脘，死不治。（《灵枢·邪气脏腑病形》）

大肠病者，肠中切痛而鸣濯濯，冬日重感于寒即泄，当脐而痛，不能久立。与胃同候，取巨虚上廉。（《灵枢·邪气脏腑病形》）

足太阴之筋……上腹结于脐，循腹里，结于肋，散于胸中，其内者，著于脊。其病……下引脐两胁痛，引膺中脊内痛。（《灵枢·经筋》）

手少阴之筋……下系于脐。（《灵枢·经筋》）

故气从太阴出……上行至肝……其支别者，上额，循巅，下项中，循脊，入骶，是督脉也，络阴器，上过毛中，入脐中，上循腹里，入缺盆，下注肺中，复出太阴。此营气之所行也，逆顺之常也。（《灵枢·营气》）

邪在小肠者，连睾系，属于脊，贯肝肺，络心系。气盛则厥逆，上冲肠胃，

熏肝，散于肓，结于脐。故取之肓原以散之。(《灵枢·四时气》)

热病挟脐急痛，胸胁满，取之涌泉与阴陵泉，取以第四针，针嗌里。(《灵枢·热病》)

胃中热，则消谷，令人悬心善饥，脐以上皮热，肠中热，则出黄如糜，脐以下皮热。(《灵枢·师传》)

小肠后附脊，左环迴周迭积。其注于迴肠者，外附于脐上……迴肠当脐。(《灵枢·肠胃》)

胸气有街，腹气有街，头气有街，胫气有街……气在腹者，止之背腧，与冲脉于脐左右之动脉者。(《灵枢·卫气》)

足阳明之下……血多气少则下毛美短至脐。(《灵枢·阴阳二十五人》)

其著于阳明之经，则挟脐而居，饱食则益大，饥则益小。(《灵枢·百病始生》)

胃足阳明之脉……下挟脐入气街中。(《灵枢·经脉》)

心脉急甚者为瘛疭……微滑为心疝引脐，小腹鸣。(《灵枢·邪气脏腑病形》)

《灵枢·师传》还说：

胃不实则诸脉虚，诸脉虚则筋脉懈惰，筋脉懈惰则行阴用力，气不能复，故为𤸷……胃中有热则虫动，虫动则胃缓，胃缓则廉泉开，故涎下……胃中空则宗脉虚，虚则下溜，脉有所竭者，故耳鸣。

《难经》则说：

脐下肾间动气者，人之生命也，十二经之根本也，故名曰原。三焦者，原气之别使也，主通行三气，经历于五脏六腑。原者，三焦之尊号也，故所止辄为原。五脏六腑之有病者，皆取其原也。(《难经·六十六难》)

假令得肝脉，其外证善洁，面青，善怒；其内证脐左有动气，按之牢若痛，其病四肢满，闭淋（一作"癃"），溲便难，转筋。有是者肝也，无是者非也。

假令得心脉，其外证面赤，口干，喜笑；其内证脐上有动气，按之牢若痛；其病烦心心痛，掌中热而啘。有是者心也，无是者非也。

假令得脾脉，其外证面黄，善噫，善思，善味；其内证当脐有动气，按之牢若痛；其病腹胀满，食不消，体重节痛，怠惰嗜卧，四肢不收。有是者脾也，无是者非也。

假令得肺脉，其外证面白，善嚏，悲愁不乐，欲哭；其内证脐右有动气，按之牢若痛；其病喘咳，洒淅寒热。有是者肺也，无是者非也。

假令得肾脉，其外证面黑，善恐欠；其内证脐下有动气，按之牢若痛；其

病逆气，小腹急痛，泄如下重，足胫寒而逆。有是者肾也，无是者非也。(《难经·十六难》)

冲脉者，起于气冲，并足阳明之经，夹脐上行，至胸中而散也。(《难经·二十八难》)

中焦者，在胃中脘，不上不下，主腐熟水谷，其治在脐旁。下焦者，当膀胱上口，主分别清浊，主出而不内，以传道也，其治在脐下一寸。故名曰三焦，其府在气街。(《难经·三十一难》)

心之积，名曰伏梁，起脐上，大如臂，上至心下。久不愈，令人病烦心，以秋庚辛日得之。(《难经·五十六难》)

《素问·脉要精微论》说："腰者，肾之府，转摇不能，肾将惫矣。"脾胃阳气不足则水湿下流于肾。腹为里则骶骨为其表矣，故腹骶不可不察矣。从以上论述可以看出《黄帝内经》对腹骶诊的重视。

第三节　运气诊

《素问·至真要大论》说："天地之大纪，人神之通应也。"人体生命之"神"来源于天地之气味，故云"天地之大纪"为"人神之通应"。人这个主体生活在天地自然客体之中，必受其影响，而天地的变化全在五运六气理论之中。五运六气，不以脉诊，要用运气诊，如《素问·五运行大论》说："帝曰：天地之气，何以候之？岐伯曰：天地之气，胜复之作，不形于诊也。脉法曰：天地之变，无以脉诊，此之谓也。"那么该如何诊断呢？观象推数。观象就是观天地之象，推数就是推天干地支之数和河图洛书之数，即推60甲子历。所以《素问·五常政大论》说："不知年之所加，气之同异，不足以言生化，此之谓也……必先岁气。"《灵枢·五变》说："先立其年，以知其时。时高则起，时下则殆，虽不陷下，当年有冲道，其病必起。"《素问·六节藏象论》和《灵枢·官针》说："不知年之所加，气之盛衰，虚实之所起，不可以为工矣。"《素问·六元正纪大论》说："无失天信，无逆气宜……"从天干五运的太过不及可以知道五脏的强弱。五运五行太过不及出现的灾害，《黄帝内经》多有记载，如《素问·气交变大论》说：

岁木太过，风气流行，脾土受邪。民病飧泄，食减，体重，烦冤，肠鸣，腹支满，上应岁星。甚则忽忽善怒，眩冒巅疾，化气不政，生气独治，云物飞动，草木不宁。甚而摇落，反胁痛而吐甚，冲阳绝者，死不治。上应太白星。

岁火太过，炎暑流行，肺金受邪。民病疟，少气，咳喘，血溢，血泄，注下，嗌燥，耳聋，中热，肩背热，上应荧惑星。甚则胸中痛，胁支满，胁痛，膺背肩胛间痛，两臂内痛，身热骨痛而为浸淫。收气不行，长气独明，雨水霜寒，上应辰星。上临少阴少阳，火燔焫，水泉涸，物焦槁，病反谵妄狂越，咳喘息鸣，下甚，血溢泄不已，太渊绝者，死不治。上应荧惑星。

岁土太过，雨湿流行，肾水受邪。民病腹痛，清厥，意不乐，体重烦冤，上应镇星。甚则肌肉痿，足痿不收，行善瘛，脚下痛，饮发中满，食减，四肢不举。变生得位，藏气伏，化气独治之；泉涌河衍，涸泽生鱼，风雨大至，土崩溃，鳞见于陆，病腹满溏泄，肠鸣，反下甚，而太溪绝者，死不治。上应岁星。

岁金太过，燥气流行，肝木受邪。民病两胁下少腹痛，目赤痛，眦疡，耳无所闻。肃杀而甚，则体重烦冤，胸痛引背，两胁满且痛引少腹，上应太白星。甚则喘咳逆气，肩背痛，尻、阴、股、膝、髀、腨、胻、足皆病，上应荧惑星。收气峻，生气下，草木敛，苍干凋陨，病反暴痛，胠胁不可反侧，咳逆甚而血溢，太冲绝者，死不治。上应太白星。

岁水太过，寒气流行，邪害心火。民病身热烦心，躁悸，阴厥，上下中寒，谵妄心痛，寒气早至，上应辰星。甚则腹大胫肿，喘咳，寝汗出，憎风，大雨至，埃雾朦郁，上应镇星。上临太阳，雨冰雪霜不时降，湿气变物，病反腹满，肠鸣溏泄，食不化，渴而妄冒，神门绝者，死不治，上应荧惑辰星。

岁木不及，燥乃大行，生气失应，草木晚荣。肃杀而甚，则刚木辟著，悉萎苍干，上应太白星。民病中清，胠胁痛，少腹痛，肠鸣，溏泄，凉雨时至，上应太白星，其谷苍。上临阳明，生气失政，草木再荣，化气乃急，上应太白镇星，其主苍早。复则炎暑流火，湿性燥，柔脆草木焦槁，下体再生，华实齐化，病寒热疮疡痱胗痈痤，上应荧惑太白，其谷白坚。白露早降，收杀气行，寒雨害物，虫食甘黄，脾土受邪，赤气后化，心气晚治，上胜肺金，白气乃屈，其谷不成，咳而鼽，上应荧惑太白星。

岁火不及，寒乃大行，长政不用，物荣而下。凝惨而甚，则阳气不化，乃折荣美，上应辰星。民病胸中痛，胁支满，两胁痛，膺背肩胛间及两臂内痛，郁冒蒙昧，心痛暴喑，胸腹大，胁下与腰背相引而痛，甚则屈不能伸，髋髀如别，上应荧惑辰星，其谷丹。复则埃郁，大雨且至，黑气乃辱，病骛溏，腹满，食饮不下，寒中，肠鸣泄注，腹痛，暴挛痿痹，足不任身，上应镇星辰星，玄谷不成。

岁土不及，风乃大行，化气不令，草木茂荣。飘扬而甚，秀而不实，上应岁星。民病飧泄，霍乱，体重腹痛，筋骨繇复，肌肉瞤酸，善怒，藏气举事，蛰虫早附，咸病寒中，上应岁星镇星，其谷黔。复则收政严峻，名木苍凋，胸胁暴痛，下引少腹，善太息，虫食甘黄，气客于脾，黔谷乃减，民食少失味，苍谷迺损，上应太白岁星。上临厥阴，流水不冰，蛰虫来见，藏气不用，白乃不复，上应岁星，民乃康。

岁金不及，炎火乃行，生气乃用，长气专胜，庶物以茂，燥烁以行，上应荧惑星。民病肩背瞀重，鼽嚏，血便注下，收气乃后，上应太白星，其谷坚芒。复则寒雨暴至，乃零冰雹霜雪杀物，阴厥且格，阳反上行，头脑户痛，延及囟顶，发热，上应辰星，丹谷不成，民病口疮，甚则心痛。

岁水不及，湿乃大行，长气反用，其化乃速，暑雨数至，上应镇星。民病腹满，身重，濡泄，寒疡流水，腰股痛发，腘腨股膝不便，烦冤，足痿清厥，脚下痛。甚则胕肿，藏气不政，肾气不衡，上应辰星，其谷秬。上临太阴，则大寒数举，蛰虫早藏，地积坚冰，阳光不治，民病寒疾于下，甚则腹满浮肿，上应镇星，其主黔谷。复则大风暴发，草偃木零，生长不鲜，面色时变，筋骨并辟，肉瞤瘛，目视䀎䀎，物疏璺，肌肉胗发，气并膈中，痛于心腹，黄气乃损，其谷不登，上应岁星。

木不及，春有鸣条律畅之化，则秋有雾露清凉之政。春有惨凄残贼之胜，则夏有炎暑燔烁之复。其眚东，其脏肝，其病内舍胠胁，外在关节。

火不及，夏有炳明光显之化，则冬有严肃霜寒之政。夏有惨凄凝冽之胜，则不时有埃昏大雨之复。其眚南，其脏心，其病内舍膺胁，外在经络。

土不及，四维有埃云润泽之化，则春有鸣条鼓拆之政。四维发振拉飘腾之变，则秋有肃杀霖霪之复。其眚四维，其脏脾，其病内舍心腹，外在肌肉四肢。

金不及，夏有光显郁蒸之令，则冬有严凝整肃之应。夏有炎烁燔燎之变，则秋有冰雹霜雪之复。其眚西，其脏肺，其病内舍膺胁肩背，外在皮毛。

水不及，四维有湍润埃云之化，则不时有和风生发之应。四维发埃昏骤注之变，则不时有飘荡振拉之复。其眚北，其脏肾，其病内舍腰脊骨髓，外在豀谷踹膝。

五运定位则建立起五脏强弱健康和谐三角理论。十天干太过不及年病三脏虚实见下。

太过不及　　弱脏　　强脏　　受侮

木运太过年：脾土受邪，肝木太过，肺金来复。

火运太过年：肺金受邪，心火太过，肾水来复。

土运太过年：肾水受邪，脾土太过，肝木来复。

金运太过年：肝木受邪，肺金太过，心火来复。

水运太过年：心火受邪，肾水太过，脾土来复。

木运不及年：肝木受邪，肺金太过，心火来复。

火运不及年：心火受邪，肾水太过，脾土来复。

土运不及年：脾土受邪，肝木太过，肺金来复。

金运不及年：肺金受邪，心火太过，肾水来复。

水运不及年：肾水受邪，脾土太过，肝木来复。

如木太过，则肝木克脾土，甚则脾土之子肺金来救之，肺金复而克肝木：

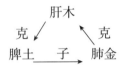

木运不及的和谐三角形是：

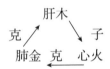

这就是《黄帝内经》治未病预防疾病的思想。

这样就可以用阴阳及五行生克乘侮关系来预测五脏的疾病发展过程了，如《素问·脏气法时论》说：

夫邪气之客于身也，以胜相加，至其所生而愈，至其所不胜而甚，至于所生而持，自得其位而起。必先定五脏之脉，乃可言间甚之时，死生之期也。

"以胜相加"，有阴阳以胜相加和五行以胜相加之分。"其所生"为子，如火为木之子；"其所不胜"为克己者，如金克木；"所生"为母，如水为木之母；"自得其位"为本气位。如《素问·至真要大论》说：

清气大来，燥之胜也，风木受邪，肝病生焉；

热气大来，火之胜也，金燥受邪，肺病生焉；

寒气大来，水之胜也，火热受邪，心病生焉；

湿气大来，土之胜也，寒水受邪，肾病生焉；

风气大来，木之胜也，土湿受邪脾病生焉。所谓感邪而生病也。

这就是以五行相加而生病。

它们是用五行生克乘侮来预测疾病发展轻重的,《素问·六节藏象论》说:"太过则薄所不胜,而乘所胜也……不及则所胜妄行,而所生受病,所不胜薄之也。"所胜为己克者,如肝木克脾土。所不胜为克己者,如肺金克肝木。所胜妄行是指己克者反来克己,如脾土克肝木不及。所生受病是指其子发病,如肝木不及而心火受病。《素问·五运行大论》也说:"气有余,则制己所胜而侮所不胜;其不及,则己所不胜,侮而乘之,己所胜,轻而侮之。侮反受邪,侮而受邪,寡于畏也。"气有余就是太过,太过则克自己所胜者,如肝木太过而克脾土。侮所不胜就是反克克制自己者,如肝木太过反侮肺金。《伤寒论》第108条和109条的乘脾、乘肺就是肝木太盛。肝木不及则肺金克之,就是"己所不胜,侮而乘之"。肝木不及则脾土反来克之,就是"己所胜,轻而侮之"。不管是自己太过去克乘其他脏腑,还是自己不及而被其他脏腑克乘,都是因为弱者没有防御能力所致。根据五运五行生克乘侮理论,太过之年最薄弱的脏腑是年运所克之脏腑,不及之年最薄弱的脏腑是年运所主之脏腑。

五脏发病与其他四脏的轻重缓急关系,如《素问·玉机真脏论》说:

五脏受气于其所生,传之于其所胜,气舍于其所生,死于其所不胜。病之且死,必先传行,至其所不胜,病乃死。此言气之逆行也,故死。

肝受气于心,传之于脾,气舍于肾,至肺而死。

心受气于脾,传之于肺,气舍于肝,至肾而死。

脾受气于肺,传之于肾,气舍于心,至肝而死。

肺受气于肾,传之于肝,气舍于脾,至心而死。

肾受气于肝,传之于心,气舍于肺,至脾而死。

此皆逆死也,一日一夜,五分之,此所以占死生之早暮也。

受气于所生是传其子,如肝木传心火。

所胜是传其所克,如肝木克脾土。

气舍于所生是传其母,如肝木传肾水。

所不胜是传克己,如肝木传肺金。

"以胜相加",有阴阳以胜相加和五行以胜相加之分。"其所生"为子,如火为木之子;"其所不胜"为克己者,如金克木;"所生"为母,如水为木之母;"自得其位"为本气位。如《素问·至真要大论》说:

清气大来,燥之胜也,风木受邪,肝病生焉;

热气大来,火之胜也,金燥受邪,肺病生焉;

寒气大来,水之胜也,火热受邪,心病生焉;

湿气大来，土之胜也，寒水受邪，肾病生焉；

风气大来，木之胜也，土湿受邪脾病生焉。所谓感邪而生病也。

这就是以五行相加而生病。

肝病，在早晨本位得到天时木旺之气相助就舒服（平旦慧），傍晚受到金气克木就加重（下晡甚），半夜受到水气生气就安静。

心病，在中午本位得到天时火旺之气相助就舒服（日中慧），半夜受到水气克火就加重（夜半甚），平旦受到木气生气就安静。

脾病，在午后本位得到天时土旺之气相助就舒服（日昳慧），日出受到木气克土就加重（日出甚），下晡受到金气克木之时就安静。

肺病，在傍晚本位得到天时金旺之气相助就舒服（下晡慧），中午受到火气克金就加重（日中甚），半夜受到水气克火之时就安静。

肾病，在半夜本位得到天时水旺之气相助就舒服（夜半慧），在一日中的丑未辰戌四个时辰受到土气克水就加重（四季甚），下晡受到金气生气就安静。

这样就可以定出五脏病之间强弱关系了，若以本脏"胜气"为"王"，"所生"之子为"休"，生我之母为"相"，"所不胜"为"死"，"所胜"为"囚"，就可以变换成五脏休王相死囚节律周期了。如《运气论奥谚解》说："盖金木水火土并行，其化互有休、囚、王、相，不同之目而已。"[①]

表 13-3　五脏休王相死囚节律周期表

时间			五脏休王相死囚节律				
年	昼夜	五行	肝 木	心 火	脾 土	肺 金	肾 水
春	平旦	木	王	相	死	囚	休
夏	日中	火	休	王	相	死	囚
长夏	日昳	土	囚	休	王	相	死
秋	下晡	金	死	囚	休	王	相
冬	夜半	水	相	死	囚	休	王

其结果五脏有如下关系：

病太过脏　　病不及脏　　平气脏

---

① 冈本为竹，承为奋.运气论奥谚解［M］.南京：江苏人民出版社，1959：195。

	强脏	弱脏	平气
		纵、横	顺、逆
	本脏	克、侮	子、母
	王	囚、死	休、相
风木太过年：	肝	脾、肺	心、肾
火热太过年：	心	肺、肾	脾、肝
湿土太过年：	脾	肾、肝	肺、心
燥金太过年：	肺	肝、心	肾、脾
寒水太过年：	肾	心、脾	肝、肺

不及年出生的人的"病太过脏"与"病不及脏"相反，以"死"为弱脏，"王、休"为强脏，而"平气脏"相同"相、囚"。其关系如下：

出生年	弱脏	强脏	平气
		横、纵	顺、逆
	本脏	侮、克	母、子
	死	休、王	相、囚
风木不及年出生人：	肝	脾、肺	肾、心
火热不及年出生人：	心	肺、肾	肝、脾
湿土不及年出生人：	脾	肾、肝	心、肺
燥金不及年出生人：	肺	肝、心	脾、肾
寒水不及年出生人：	肾	心、脾	肺、肝

从此可知，五脏休、王、相、死、囚五行节律周期表，竖看是"太过年"的五脏强弱关系，横看是"不及年"的五脏强弱关系，这就是我们中华民族的优秀传统文化，博大精深。如此，我们就可以预测一个人五脏的健康状态了，弱脏和强脏都容易发病，特别是弱脏必病，平气脏比较安静，但并不是说平气脏就不会生病，而是发病比较轻、缓和。其中弱脏和强脏之间是一个人体和谐三角关系，也是这个人的病位，这就是我们讲的"五脏定位"，切记，切记！

由于不及年出生的人，其"病太过脏"与"病不及脏"相反，而病脏相同，故《黄帝内经》用五行概括之：

木行年：病肝、脾、肺

火行年：病心、肺、肾

土行年：病脾、肾、肝

金行年：病肺、肝、心

水行年：病肾、心、脾

由此可知，每年都会有三个脏系受到疾病影响，笔者据此创建了田氏"五脏三角和谐理论"，它们是每个人一生重点调理的对象，即是养生重点调理的脏系。

由此不难看出，所谓"五运定位"，就是用五行定强弱虚实。

"五脏定位"问题讲完了，下面讲一讲"六气定性"问题。六气定性则建立起五脏法时寒热虚实体质性质。古人把一年分为六个时间段，称谓六步，每一个时间段为两个月，分主一年中的六气，这是每一年的主气划分：

六步	月份	六气	地支
初之气：	一月二月	厥阴风木	寅卯
二之气：	三月四月	少阴君火	辰巳
三之气：	五月六月	少阳相火	午未
四之气：	七月八月	太阴湿土	申酉
五之气：	九月十月	阳明燥金	戌亥
终之气：	十一月十二月	太阳寒水	子丑

这六时主气（以本之六气表示，不用标之六经表示）可以用图13-4表示：

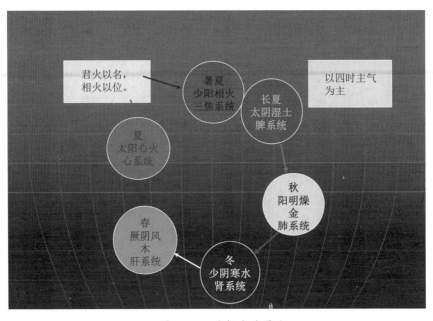

图13-4　脏气法时图

这里的六时主气与四季一致，请参阅《素问·四气调神大论》和《素问·脏气法时论》等篇的内容。

春季属于肝系统主时，木气旺，风气。

夏季属于心系统主时，火气旺，热气。

长夏属于脾系统主时，湿气旺，湿气。

秋季属于肺系统主时，燥气旺，燥气。

冬季属于肾系统主时，寒气旺，寒气。

气旺属于每一脏系的正常时段，若偏于"太过""不及"就会生病了。

这一四时主气是属于地道的，还有天道的四时主气，见于《素问·至真要大论》病机十九条的前六条：

诸风掉眩，皆属于肝（厥阴风木）；

诸寒收引，皆属于肾（太阳寒水）；

诸气膹郁，皆属于肺（阳明燥金）；

诸湿肿满，皆属于脾（太阴湿土）；

诸热瞀瘛，皆属于火（少阳相火）；

诸痛痒疮，皆属于心（少阴君火）。

将地道和天道四时主气绘成图13-5：

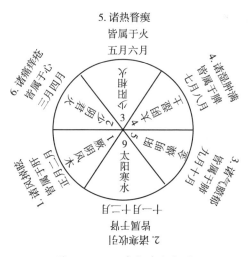

图 13-5 天道地道主气图

主气是年年不变的，而客气年年在变换。客气六气偏盛则有克制作用，如《素问·至真要大论》说：

厥阴司天，风淫所胜……病本于脾。冲阳绝，死不治。

少阴司天，热淫所胜……病本于肺。尺泽绝，死不治。

太阴司天，湿淫所胜……病本于肾。太溪绝，死不治。

少阳司天，火淫所胜……病本于肺。天府绝，死不治。

阳明司天，燥淫所胜……病本于肝。太冲绝，死不治。

太阳司天，寒淫所胜……病本于心。神门绝，死不治。

《素问·五常政大论》说：

少阳司天，火气下临，肺气上从……

阳明司天，燥气下临，肝气上从……

太阳司天，寒气下临，心气上从……

厥阴司天，风气下临，脾气上从……

少阴司天，热气下临，肺气上从……

太阴司天，湿气下临，肾气上从……

这里明确指出，六气司天作为胜气偏盛的时候，与五运为胜气偏盛一样，从五行生克关系来说，克制其所胜之气受邪，即其相克之气受邪：

厥阴风木胜：木克土，脾土病

少阴君火胜：火克金，肺金病

太阴湿土胜：土克水，肾水病

少阳相火胜：火克金，肺金病

阳明燥金胜：金克木，肝木病

太阳寒水胜：水克火，心火病

《素问·至真要大论》还指出，六气胜则其本脏腑之气也会发病：

厥阴之胜，耳鸣头眩，愦愦欲吐，胃膈如寒。大风数举，倮虫不滋。胠胁气并，化而为热，小便黄赤，胃脘当心而痛，上肢两胁，肠鸣飧泄，少腹痛，注下赤白，甚则呕吐，膈咽不通。

少阴之胜，心下热，善饥，齐下反动，气游三焦。炎暑至，木乃津，草乃萎。呕逆躁烦，腹满痛，溏泄，传为赤沃。

太阴之胜，火气内郁，疮疡于中，流散于外，病在胠胁，甚则心痛，热格，头痛，喉痹，项强。独胜则湿气内郁，寒迫下焦，痛留顶，互引眉间，胃满。雨数至，燥化乃见。少腹满，腰脽重强，内不便，善注泄，足下温，头重，足胫胕肿，饮发于中，胕肿于上。

少阳之胜，热客于胃，烦心，心痛，目赤，欲呕，呕酸，善饥，耳痛，溺赤，善惊，谵妄。暴热消烁，草萎水涸，介虫乃屈。少腹痛，下沃赤白。

阳明之胜，清发于中，左胠胁痛，溏泄，内为嗌塞，外发㿗疝。大凉肃杀，华英改容，毛虫乃殃。胸中不便，嗌塞而咳。

太阳之胜，凝栗且至，非时水冰，羽乃后化。痔疟发，寒厥入胃则内生心痛，阴中乃疡，隐曲不利，互引阴股，筋肉拘苛，血脉凝泣，络满色变，或为血泄，皮肤否肿，腹满食减，热反上行，头项囟顶脑户中痛，目如脱；寒入下焦，传为濡泻。

由此可知，六气胜气偏盛，一是胜气本脏腑之气发病，类似于五运中的"太过"为病；二是胜气相克之气发病，类似于五运中的"不及"为病。

胜气　克　病性

厥阴风木胜：木克土，病肝、脾，风湿

少阴君火胜：火克金，病心、肺，燥热

太阴湿土胜：土克水，病脾、肾，寒湿

少阳相火胜：火克金，病心、肺，燥热

阳明燥金胜：金克木，病肺、肝，风燥

太阳寒水胜：水克火，病肾、心，寒热

这样，五运和六气的加临综合，就决定了一个人的本命体质。

《素问·六元正纪大论》告诉我们，太阳与太阴互为司天在泉，少阴与阳明互为司天在泉，厥阴与少阳互为司天在泉，《素问·六微旨大论》将此概括为"寒湿相遘，燥热相临，风火相值"三大类型，这样就定出了每年司天、在泉二气相结合的寒热属性了，故我们称六气定性，六气定性分为三组：

太阳、太阴：水土合德，民病寒湿，病在肾、脾、心

阳明、少阴：金火合德，民病燥热，病在肺、心、肝

少阳、厥阴：木火合德，民病风火，病在心、肝、肺、脾

这是主一年的司天、在泉二气为病。除此之外，还有左右间气为病，即一年中的六气为病。

由此可知，所谓"六气定性"，就是定阴阳寒热。

第十四章　论　治

《黄帝内经》在形神统一观的理念下，提出了守形神的治疗观念，如《灵枢·九针十二原》说："粗守形，上守神。"这是真正的"治病求本"思想。因为发病的原因是"以酒为浆，以妄为常，醉以入房，以欲竭其精，以耗散其真，不知持满，不时御神，务快其心，逆于生乐，起居无节，故半百而衰也"（《素问·上古天真论》），《素问·汤液醪醴论》说："帝曰：形弊血尽而功不应者何？岐伯曰：神不使也。帝曰：何谓神不使？岐伯曰：针石道也。精神不进，志意不治，故病不可愈。今精坏神去，营卫不可复收。何者？嗜欲无穷，而忧患不止，精气弛坏，营泣卫除，故神去之而病不愈也。"所以"病本"是"形弊血尽"而"神不使"，"形弊血尽"，神虚不守，更易感受外邪，所以以治形神为主。《黄帝内经》对治法有详细论述，虽然总原则不离"守形""守神"，但具体之要是"开鬼门，洁净府"。

第一节　治疗总则

神是形体的主宰者，《灵枢·小针解》说"上守神者，守人之血气有余不足，可补泻也……神者，正气也，客者邪气也"，所以治神就是扶正祛邪，为治疗总纲。《素问·上古天真论》说："恬惔虚无，真气从之，精神内守，病安从来！"神旺了就不会生病。《灵枢·终始》说"凡刺之法，必察其形气，形肉未脱"，就是察形之肥瘦，而形之肥瘦在于营卫气血之衰旺，而营卫气血之衰旺在于察神，所以要"占神往来……专意一神……必一其神"。

一、治神第一

《素问·宝命全形论》两次提到治病首先要"治神"。神生于后天，后天之神不但滋养着先天之形体，还能固体祛邪，所以治病当以治神为要。

神生于天地阴阳气味，所以《素问·天元纪大论》说："夫五运阴阳者，天地之道也，万物之纲纪，变化之父母，生杀之本始，神明之府也，可不通乎。"《素问·阴阳应象大论》说："阴阳者，天地之道也，万物之纲纪，变化之父母，生杀之本始，神明之府也，治病必求于本。"因此说天地阴阳是神府，治神才是治病之本，故有《素问·四气调神大论》，调四时阴阳就是治神。

神的物质基础是营卫气血，所以治神就是治营卫。《素问·痹论》说："荣者，水谷之精气也，和调于五脏，洒陈于六腑，乃能入于脉也，故循脉上下，贯五脏，络六腑也。卫者，水谷之悍气也，其气慓疾滑利，不能入于脉也，故循皮肤之中，分肉之间，熏于肓膜，散于胸腹，逆其气则病，从其气则愈。"于此可知，所谓针刺调气，就是首先调营卫之气。因为营卫之气是运动的，所以调营卫之气要抓住"时间"。《灵枢·卫气行》说："卫气之在于身也，上下往来不以期，候气而刺之，奈何？伯高曰：分有多少，日有长短，春秋冬夏，各有分理，然后常以平旦为纪，以夜尽为始。是故一日一夜，水下百刻，二十五刻者，半日之度也，常如是毋已，日入而止，随日之长短，各以为纪而刺之。谨候其时，病可与期，失时反候者，百病不治。故曰：刺实者，刺其来也，刺虚者，刺其去也。此言气存亡之时，以候虚实而刺之，是故谨候气之所在而刺之，是谓逢时。在于三阳，必候其气在于阳而刺之，病在于三阴，必候其气在阴分而刺之。"卫气昼行于阳，夜行于阴，所以要在卫气循行旺盛时间进行治疗，卫气的功能是防御驱邪。如《素问·四时刺逆从论》说："邪气者，常随四时之气血而入客也。至其变化，不可为度，然必从其经气，辟除其邪，除其邪则乱气不生。"这就是《灵枢·终始》说的"气至而有效"，而且这个"气"是"谷气"，即营卫之气，要在卫气最旺盛的时间和循行部位用药和针刺才能达到最好的效果，这就是子午流注和按时给药的治疗原理。否则将产生不良后果，《灵枢·终始》说："凡此十二禁者，其脉乱气散，逆其营卫，经气不次，因而刺之，则阳病入于阴，阴病出为阳，则邪气复生。粗工勿察，是谓伐身，形体淫泺，乃消脑髓，津液不化，脱其五味，是谓失气也。"营卫乱则神失常，神失常则形伤。《素问·离合真邪论》说："诛罚无过，命曰大惑……夺人正气，以从为逆，荣卫散乱，真气已失，邪独内著，绝人长命，予人夭殃。"《素问·汤液醪醴论》说："帝曰：形弊血尽而功不立者何？岐伯曰：神不使也。帝曰：何谓神不使？岐伯曰：针石，道也。精神不进，志意不治，故病不可愈。今精坏神去，营卫不可复收。何者？嗜欲无穷，而忧患不止，精气弛坏，营泣卫除，故神去之而病不愈也。"

卫气卫外而在365穴，就是施治的地方，故《素问·五脏生成》说："人有大谷十二分，小溪三百五十四名，少十二俞，此皆卫气所留止，邪气之所客也，针石缘而去之。"《素问·调经论》说"病形以成，刺之奈何？岐伯曰：刺此者，取之经隧，取血于营，取气于卫，用形哉，因四时多少高下"，"卫气得复，邪气乃索"。如何补泻营卫呢？《难经·七十六难》说："何谓补泻？当补之时，何所取气？当泻之时，何所置气？然：当补之时，从卫取气；当泻之时，从荣置气。其阳气不足，阴气有余，当先补其阳，而后泻其阴；阴气不足，阳气有余，当先补其阴，而后泻其阳。营卫通行，此其要也。"营卫旺盛通行无阻才是治疗的关键，针刺治疗如此，药物治疗也是如此。

二、治阴治阳

四时阴阳，春夏为阳，秋冬为阴，所以《素问·四气调神大论》提出"春夏养阳，秋冬养阴"的治疗法则。但阴阳有盛有不足，盛者泻之，不足者补之。

阴阳亢盛，《素问·阴阳应象大论》称作"阴阳更胜"，还有"阴阳反作"，《素问·阴阳应象大论》说"清气在下，则生飧泄；浊气在上，则生䐜胀。此阴阳反作，病之逆从也"。所以《素问·阴阳应象大论》提出"阳病治阴，阴病治阳"及"从阴引阳，从阳引阴"的治法。

三、扶阴扶阳

阴阳虚衰不足者，需要扶助阴阳。《灵枢·邪气脏腑病形》说："诸小者，阴阳形气俱不足，勿取以针，而调以甘药也。"《灵枢·根结》说："形气不足，病气不足，此阴阳气俱不足也，不可刺之。"即用甘药以补中气。《素问·阴阳应象大论》说："形不足者，温之以气；精不足者，补之以味。"《素问·脏气法时论》说："气、味合而服之，以补精益气。""气味"就是指天之五气、地之五味，气味合而生神也。《素问·八正神明论》说："血气者，人之神。"《灵枢·营卫生会》说："血者，神气也。"《灵枢·平人绝谷》说："神者，水谷之精气也。"具体有张仲景的大小建中汤，以及《辅行诀五脏用药法要》的大小阳旦汤和大小阴旦汤。于此可知，扶阳扶阴是在中焦黄庭脾胃，不在肾。

第二节　具体治法

根据形体的两个发病通道，《黄帝内经》提出了明确的治疗原则，《素问·汤液醪醴论》说："开鬼门，洁净府，精以时服，五阳已布，疏涤五脏，故精自生，形自盛，骨肉相保，巨气乃平。"这里说得很清楚，在表"开鬼门"，在里"洁净府"。腑道是生神之处，鬼门汗孔是神气游行出入的地方，所以"开鬼门"也好，"洁净府"也好，都是治神。

如何做到神自生、形自盛呢？《素问·至真要大论》说："谨察阴阳所在而调之，以平为期。正者正治，反者反治。"《素问·阴阳应象大论》说：

病之始起也，可刺而已；其盛，可待衰而已。故因其轻而扬之，因其重而减之，因其衰而彰之。形不足者，温之以气；精不足者，补之以味。其高者，因而越之；其下者，引而竭之；中满者，泻之于内。其有邪者，渍形以为汗；其在皮者，汗而发之；其慓悍者，按而收之；其实者散而泻之。审其阴阳，以别柔刚。阳病治阴，阴病治阳。定其血气，各守其乡。血实宜决之，气虚宜掣引之。

神生于天地气味，故"形不足者，温之以气；精不足，补之以味"。神生于中，"中满"则影响生神，故要"泻之于内"，保神为要。虚而受邪则要"渍形以为汗"。在阴在阳，在血在气，分而治之，因势利导之。

《灵枢·根结》说：

黄帝曰：形气之逆顺奈何？岐伯曰：形气不足，病气有余，是邪胜也，急泻之。形气有余，病气不足，急补之。形气不足，病气不足，此阴阳气俱不足也，不可刺之，刺之则重不足，重不足则阴阳俱竭，血气皆尽，五脏空虚，筋骨髓枯，老者绝灭，壮者不复矣。形气有余，病气有余，此谓阴阳俱有余也，急泻其邪，调其虚实。故曰：有余者泻之，不足者补之，此之谓也……故曰：用针之要，在于知调阴与阳，调阴与阳，精气乃光，合形与气，使神内藏。

"形气"指身体的健康状态，"病气"乃指症状。"病气"加临"形体"，就形成了彼此消长起伏的病机基本状态，其证有顺逆也。治疗就在于调形神，形神合一就健康了。

《素问·至真要大论》又说：

寒者热之，热者寒之，微者逆之，甚者从之，坚者削之，客者除之，劳者温之，结者散之，留者攻之，燥者濡之，急者缓之，散者收之，损者温之，逸者行之，惊者平之，上之下之，摩之浴之，薄之劫之，开之发之，适事为故。

帝曰：何谓逆从？岐伯曰：逆者正治，从者反治，从少从多，观其事也。

帝曰：反治何谓？岐伯曰：热因寒用，寒因热用，塞因塞用，通因通用，必伏其所主，而先其所因。其始则同，其终则异。可使破积，可使溃坚，可使气和，可使必已。

帝曰：善。气调而得者，何如？岐伯曰：逆之从之，逆而从之，从而逆之，疏气令调，则其道也……

帝曰：论言治寒以热，治热以寒，而方士不能废绳墨而更其道也。有病热者，寒之而热；有病寒者，热之而寒，二者皆在，新病复起，奈何治？岐伯曰：诸寒之而热者，取之阴；热之而寒者，取之阳；所谓求其属也。

经文提出了调节阴阳气血的具体方法，就是使"阴平阳秘，精神乃治"，总以治"神"为第一要义。

经文关于正治反治论述，即真假治法，应引起重视。正治，是指治疗用药的性质、作用逆着病证表象而治的一种常用治法，如寒者热之、热者寒之、虚者补之、实者泻之等。反治，是指治疗用药的性质、作用顺从病证的某些表象而治的一种治法，适用于病情复杂、表象与本质不完全一致的病证，如热因热用、寒因寒用、塞因塞用、通因通用等。

一、开鬼门

"鬼门"即汗孔，是组织呼吸的通道，绝对不能闭塞。鬼门开而不闭不行，闭塞不开也不行。开而不闭者由桂枝汤法治之，闭而不开则有两法，对于邪闭于内不开者，一是需要麻黄汤法发汗驱邪，二是对那些邪侵入深者需要使用开圈放羊法，如小柴胡汤战汗驱邪；对于那些因体质原因闭塞不汗者，需要使用开闸灌田法，即开鬼门敷布营卫气血法，多有显效。

《灵枢·九针十二原》说："节之交，三百六十五会，知其要者，一言而终，不知其要，流散无穷。所言节者，神气之所游行出入也，非皮肉筋骨也。"神气游行于"三百六十五会"之门，所以"开鬼门"就是治神。

二、洁净府

"洁净府"指清理胃肠腑道，上从口鼻吐嚏而出，下从二阴排出，主要是吐下两法。神生于肠胃，所以"洁净府"就是治神。下法有二：一是从下通降法，二是开上焦，如《伤寒论》第230条所说"上焦得通，津液得下"，或如提壶揭盖法。石寿棠《医原》多有论述：

凡外感燥湿，种种见证，虽各脏腑本气自病，而要皆关乎肺，以肺为群气之宗，天无二气故也。不独空窍之大者为然也，即皮肤外八百万有奇之汗空（汗空名玄府，又名鬼门）亦无不然，经故曰肺主皮毛。其内伤肺气，气不化水（自利）、气不摄津（自汗）、气不统血，气不固精，即见自利、自汗、脱血、脱精、阴脱、阳厥、绝汗出诸证。故曰天有一息之停，则地须陷下。若外感阻遏肺气，不得外达，又不得下降，宗气自病，致他脏腑经络之本气亦病。肺气不得外达，即见憎寒、发热、头痛、身痛、腰痛、手足酸痛诸证；肺气不得下降，即见腹痛、胸痹、咳嗽、呕吐、喘逆诸证。

感风燥、暑燥、寒燥之气，搏束气机，不得外达，而为无汗。

感风湿（自汗）、寒湿（冷汗）、暑湿、湿温（热汗）之气，阻遏气机，不得下降，横溢而为自汗、冷汗、热汗。

又或燥结血分，而为热厥；湿阻气分，而为寒厥；燥降太过，热甚迫津，而为火泻；湿郁太过，气不行水，而为五泄，抑或为溺塞便闭。譬如注水之器，上窍闭塞，则下窍点滴不通；下窍闭塞，则上窍壅遏不开。种种见证，皆关乎肺。肺主天气，洵不诬也。（《医原》P6）

外感实证先病阳……病阳者，肺主之……外感上焦阳气郁闭，治以开豁，通天气也；中焦阳气燥结，治以苦辛攻下、苦辛开化，平地气也。（《医原》P16）

治外感燥湿之邪无他，使邪有出路而已，使邪早有出路而已。出路者何？肺、胃、肠、膀胱是也。

盖邪从外来，必从外去。毛窍是肺之合，口鼻是肺、胃之窍，大肠、膀胱为在里之表，又肺、胃之门户，故邪从汗解为外解，邪从二便亦为外解。燥属天气，天气为清邪，以气搏气，故首伤肺经气分。气无形质，其有形质者，乃胃肠中渣滓。燥邪由肺传里，得之以为根据附，故又病胃、肠。肺与大肠，同为燥金，肺、胃为子母，故经谓阳明亦主燥金，同气相求，理固然也。（《医原》p37）

汗者，人之津，汗之出者气所化，今气不化津而无汗者，乃气为邪所阻耳！邪阻则毛窍经络不开，即胃、肠、膀胱亦因之不开，法当轻开所阻肺气之邪，佐以流利胃肠气机，兼通膀胱气化。

燥邪，辛润以开之；

湿邪，辛淡以开之；

燥兼寒者，辛温润以开之；

燥兼热者，辛凉轻剂以开之；

湿兼寒者，辛温淡以开之；

湿兼热者，辛凉淡以开之；

燥化热者，辛凉重剂以开之；

湿化热者，辛苦通降以开之；

燥为湿郁者，辛润之中参苦辛淡以化湿；

湿为燥郁者，辛淡之中参辛润以解燥；

燥扰神明者，辛凉轻虚以开之；

湿昏神智者，苦辛清淡以开之。

总之，肺经气分邪一开通，则汗自解矣。

其有纳谷后即病者，气为邪搏，不及腐化，须兼宣松和化，不使之结，后虽传里，小通之即行矣。其有感邪之重且浊者，必然传里，传里即须攻下；若肺气未开而里证又急，又必于宣通肺气之中，加以通润胃、肠之品。

肺主天气，天气通，地气乃行耳！

燥邪大肠多有结粪，必咸以软之，润以通之；湿邪大便多似败酱，必缓其药力以推荡之，或用丸药以磨化之。燥伤津液者，滑润之品增液以通之；湿阻气机者，辛苦之味开化以行之。

要之，邪伤天气，治以开豁。天气开而毛窍经络之清邪自开，即胃、肠、膀胱之浊邪，无所搏束，亦与之俱开，汗得解而二便解，如上窍开而下窍自通也。若上窍未开，而强通下窍，则气为上焦之邪所阻，不能传送下行，譬如搏足之鸟，而欲飞腾，其可得乎？

邪传地道，治以通利，地气通，而胃、肠、膀胱之浊邪，孤悬无依，亦与之俱通，二便解而汗亦解，如下窍通而上窍自开也。若下窍不通，而强开上窍，则气为胃肠之邪所阻，不得化汗外出，譬如海门淤塞，而欲众流顺轨，其又可得乎？

审若是，天道与地道，一以贯之之道也，岂有二哉？（《医原》P38）

肺是人身天气，天气下降，浊邪焉有不降之理？或从汗解，或从小便解。（《医原》P94）

三、内外先后

病有表里，治有先后。如《素问·至真要大论》说：

帝曰：病之中外何如？岐伯曰：从内之外者，调其内；从外之内者，治其外；从内之外而盛于外者，先调其内而后治其外；从外之内而盛于内者，先治其外而后调其内；中外不相及，则治主病。

……调气之方，必别阴阳，定其中外，各守其乡。内者内治，外者外治。微者调之，其次平之，盛者夺之，汗者下之，寒热温凉，衰之以属，随其攸利，谨道如法，万举万全，气血正平，长有天命。

四、标本中气

《素问·至真要大论》说：

帝曰：六气标本，所从不同，奈何？岐伯曰：气有从本者，有从标本者，有不从标本者也。帝曰：愿卒闻之。岐伯曰：少阳太阴从本，少阴太阳从本从标，阳明厥阴不从标本，从乎中也。故从本者化生于本，从标本者有标本之化，从中者以中气为化也。

……是故百病之起，有生于本者，有生于标者，有生于中气者，有取本而得者，有取标而得者，有取中气而得者，有取标本而得者，有逆取而得者，有从取而得者。逆，正顺也，若顺，逆也。故曰：知标与本，用之不殆，明知逆顺，正行无问，此之谓也。不知是者，不足以言诊，足以乱经。

疾病的发生是正气不足而邪气入侵，所以治疗疾病的总原则，无非是补正气驱逐邪气，但以正气旺为根本。而正气不足有阴阳之分，或阳盛阴不足，或阴盛阳不足，或阴阳俱盛，或阴阳俱不足，特别是阴阳俱不足人们多不注意。如《素问·阴阳应象大论》说："形不足者，温之以气，精不足者，补之以味，阴阳形气俱不足者，调以甘药。"《灵枢·终始》说："少气者，脉口人迎俱少，而不称尺寸也。如是者，则阴阳俱不足，补阳则阴竭，泻阴则阳脱。如是者，可将以甘药，不可饮以至剂，如此者弗灸。"《灵枢·邪气脏腑病形》说："诸小者，阴阳形气俱不足，勿取以针，而调以甘药也。"阴阳俱虚为什么需要甘药调理呢？因为先天形体是依靠后天黄庭气味滋养的。中药具有四气五味，只取其性平味甘中药从中土以补之，代表方剂是《金匮要略》的黄芪桂枝五物汤、小建中汤等。为什么不能用针灸呢？因为针伤阳、灸伤阴。

《黄帝内经》论述疾病的发病病因，一是外感，一是内伤。初始发病部位，一是体表皮毛表部，一是肠道里部。在体表的外感用五运六气的司天在泉理论，在肠道里部的内伤用五运六气的标本中气理论。

治疗外感用大小六神汤。见图14-1。

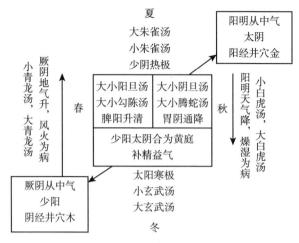

图 14-1　外感用方简图

治疗内伤用大小补泻汤。

黄庭：火湿。

二至：水火者阴阳之征兆，胃中发热，胃中虚冷。

二分：左右者阴阳之道路也，金木者生成之终始也。

阴阳更胜。

阴阳反作。

《辅行诀五脏用药法要》说治疗内伤要用五脏虚实升降浮沉补泻法，师从《素问·脏气法时论》之法，也将其按四时阴阳列于图 14-2 中：

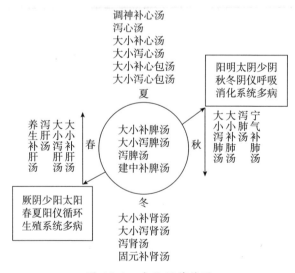

图 14-2　内伤用药简图

五、标本缓急

《素问·标本病传论》说：

黄帝问曰：病有标本，刺有逆从奈何？

岐伯对曰：凡刺之方，必别阴阳，前后相应，逆从得施，标本相移，故曰有其在标而求之于标，有其在本而求之于本，有其在本而求之于标，有其在标而求之于本。故治有取标而得者，有取本而得者，有逆取而得者，有从取而得者。故知逆与从，正行无问，知标本者，万举万当，不知标本，是谓妄行。

夫阴阳逆从，标本之为道也，小而大，言一而知百病之害，少而多，浅而博，可以言一而知百也。以浅而知深，察近而知远，言标与本，易而勿及。治反为逆，治得为从。

先病而后逆者，治其本；先逆而后病者，治其本。

先寒而后生病者，治其本；先病而后生寒者，治其本。

先热而后生病者，治其本；先热而后生中满者，治其标。

先病而后泄者，治其本；先泄而后生他病者，治其本。必且调之，乃治其他病。

先病而后生中满者，治其标；先中满而后烦心者，治其本。

人有客气，有同气。小大不利，治其标；小大利，治其本。病发而有余，本而标之，先治其本，后治其标。病发而不足，标而本之，先治其标，后治其本。

谨察间甚，以意调之，间者并行，甚者独行，先小大不利而后生病者，治其本。

标本缓急不同，故治有先后，一般来说，本虚致邪，当先治本后治标邪；但有标急者，当先治标，后治其本。也有标本同重者，兼而治之，或独取其标，或独取其本，总要视其病情而定。

六、截断法

《素问·离合真邪论》说：

夫圣人之起度数，必应于天地，故天有宿度，地有经水，人有经脉。

天地温和，则经水安静；天寒地冻，则经水凝泣；天暑地热，则经水沸溢；卒风暴起，则经水波涌而陇起。

夫邪之入于脉也，寒则血凝泣，暑则气淖泽，虚邪因而入客，亦如经水之得风也。经之动脉，其至也亦时陇起，其行于脉中循循然，其至寸口中手也，时大时小，大则邪至，小则平，其行无常处，在阴与阳，不可为度，从而察之，三部九候，卒然逢之，早遏其路。

所谓"早遏其路"，即是截断疗法，这显示出抓"时机"和"病位"治疗的重要性。所以接着说："方其来也，必按而止之，止而取之，无逢其冲而泻之。"若"候邪不审，大气已过"，错过了治疗时机，则"其往不可追"，此时再针刺就会造成"泻之则真气脱，脱则不复，邪气复至，而病益蓄"的后果。

《黄帝内经》治法很多，如抓"独"法等，这里只摘其要述于上而已。

七、刺营卫

《黄帝内经》有血脉系统和经脉系统之分，营血循行于血脉系统，治在营血而刺营；营气卫气循行于经脉系统，治在营气卫气，而在调营气卫气。《灵枢·寿夭刚柔》说：

黄帝曰：余闻刺有三变，何谓三变？伯高答曰：有刺营者，有刺卫者，有刺寒痹之留经者。黄帝曰：刺三变者奈何？伯高答曰：刺营者出血，刺卫者出气，刺寒痹者内热。黄帝曰：营、卫、寒痹之为病奈何？伯高答曰：营之生病也，寒热少气，血上下行。卫之生病也，气痛时来时去，怫忾贲响，风寒客于肠胃之中。寒痹之为病也，留而不去，时痛而皮不仁。黄帝曰：刺寒痹内热奈何？伯高答曰：刺布衣者，以火焠之；刺大人者，以药熨之。

"三变"指刺营、刺卫、刺寒痹三种方法。"刺营者出血"指用三棱针放血疗法，《素问·血气形志》说："凡治病必先去其血，乃去其所苦，伺之所欲，然后泻有余，补不足。"当瘀血阻滞血脉的时候，"先去其血"才能疏通血脉，否则治之无效。刺营，也称"刺血""刺络"。《灵枢·官针》说："络刺者，刺小络之血脉也。"《灵枢·小针解》说："宛陈则除之者，去血脉也。"《素问·针解》说："菀陈则除之者，出恶血也。"《灵枢·寿夭刚柔论》说："久痹不去身者，视其血络，尽出其血。"《素问·缪刺论》说："人有所堕坠，恶血留内，腹中满胀，不得前后。先饮利药，此上伤厥阴之脉，下伤少阴之络。刺足内踝之下，然骨之前，血脉出血，刺足跗上动脉。不已，刺三毛上各一痏，见血立已，左刺右，右刺左，善悲惊不乐，刺如右方……因视其皮部有血络者，尽取之。"《黄帝内经》还举例说用刺络放血治疗癫狂、头痛、暴喑、热喘、衄血等病证。古人称刺营放血法是"解结"。《灵枢·刺节真邪》说：

> 脉淖泽者，刺而平之，坚紧者，破而散之，气下乃止，此所谓以解结者也……一经上实下虚而不通者，此必有横络盛加于大经，令之不通，视而泻之，此所谓解结也。

《黄帝内经》记载不少放血疗法实例，如《灵枢·五乱》说："气在于臂足，取之先去血脉，后取其阳明、少阳之荥俞。"《灵枢·水胀》说："黄帝曰：肤胀鼓胀，可刺邪？岐伯曰：先泻其胀之血络，后调其经，刺去其血络也。"《灵枢·热病》说："癃，取之阴跻及三毛上及血络出血。男子如蛊，女子如怛，身体腰脊如解，不欲饮食，先取涌泉见血，视跗上盛者，尽见血也。"《灵枢·寿夭刚柔》说："久痹不去身者，视其血络，尽出其血。"《素问·离合真邪论》说：

> 夫邪之入于脉也，寒则血凝泣，暑则气淖泽，虚邪因而入客，亦如经水之得风也，经之动脉，其至也亦时陇起，其行于脉中循循然。其至寸口中手也，时大时小，大则邪至，小则平，其行无常处，在阴与阳，不可为度。从而察之，三部九候，卒然逢之，早遏其路……夫邪去络入于经也，舍于血脉之中，其寒温未相得，如涌波之起也，时来时去，故不常在。故曰方其来也，必按而止之，止而取之，无逢其冲而泻之。真气者，经气也，经气太虚，故曰其来不可逢，此之谓也。故曰候邪不审，大气已过，泻之则真气脱，脱则不复，邪气复至，而病益蓄。故曰其往不可追，此之谓也。不可挂以发者，待邪之至时而发针泻矣。若先若后者，血气已尽，其病不可下，故曰知其可取如发机，不知其取如扣椎，故曰知机道者不可挂以发，不知机者扣之不发，此之谓也。帝曰：补泻奈何？岐伯曰：此攻邪也，疾出以去盛血，而复其真气，此邪新客，溶溶未有定处也，推之则前，引之则止，逆而刺之，温血也。刺出其血，其病立已。

这是一例描写非常生动的放血过程。可以从肘、膝、腋、髀八大关节处察五脏瘀血，《灵枢·邪客》说：

> 黄帝问于岐伯曰：人有八虚，各何以候？岐伯答曰：以候五脏。黄帝曰：候之奈何？岐伯曰：肺心有邪，其气留于两肘；肝有邪，其气流于两腋；脾有邪，其气留于两髀；肾有邪，其气留于两腘。凡此八虚者，皆机关之室，真气之所过，血络之所游，邪气恶血，固不得住留，住留则伤筋络骨节机关，不得屈伸，故病挛也。

"八虚"是五脏"真气所过"之处，又是"机关之室"，即关节活动的关键地方，主宰四肢活动，因而邪气恶血最易留止而导致四肢病变。治疗疟病用放血法，《素问·刺疟》说：

疟发，身方热，刺跗上动脉，开其空，出其血，立寒。疟方欲寒，刺手阳明太阴，足阳明太阴。疟脉满大急，刺背俞，用中针，傍五胠俞各一，适肥瘦出其血也。疟脉小实急，灸胫少阴，刺指井。疟脉满大急，刺背俞，用五胠俞、背俞各一，适行至于血也。

……诸疟而脉不见，刺十指间出血，血去必已。先视身之赤如小豆者，尽取之。十二疟者，其发各不同时，察其病形，以知其何脉之病也。先其发时，如食顷而刺之，一刺则衰，二刺则知，三刺则已，不已刺舌下两脉出血，不已刺郄中盛经出血，又刺项已下挟脊者必已。舌下两脉者，廉泉也。刺疟者，必先问其病之所先发者，先刺之。先头痛及重者，先刺头上及两额两眉之间中出血；先项背痛者，先刺之。先腰脊痛者，先刺郄中出血。先手臂痛者，先刺手少阴阳明十指间；先足胫痠痛者，先刺足阳明十指间出血。风疟，疟发则汗出恶风，刺三阳经背俞之血者。骭痠痛甚，按之不可，名曰胕髓病，以镵针，针绝骨出血，立已。

《素问·调经论》说"病形以成，刺之奈何？岐伯曰：刺此者，取之经隧，取血于营，取气于卫，用形哉，因四时多少高下"，"病在脉，调之血；病在血，调之络；病在气，调之卫"，"卫气得复，邪气乃索"。如何补泻营卫呢？《难经·七十六难》说："何谓补泻？当补之时，何所取气？当泻之时，何所置气？然：当补之时，从卫取气；当泻之时，从荣置气。其阳气不足，阴气有余，当先补其阳，而后泻其阴；阴气不足，阳气有余，当先补其阴，而后泻其阳。营卫通行，此其要也。"营卫旺盛通行无阻才是治疗的关键，针刺治疗如此，药物治疗也是如此。

"刺卫"的调气。《灵枢·刺节真邪论》记载有"刺卫"五法：一是"刺卫言振埃"，二是"刺卫言发蒙"，三是"刺卫言去爪"，四是"刺卫言彻衣"，五是"刺卫言解惑"。《灵枢·官针》多有论述"刺营""刺卫"。"刺营"有络刺、赞刺、豹文刺、经刺、直针刺、毛刺、半刺、浮刺、分刺。"刺卫"有关刺、短刺、输刺、三刺法、齐刺、扬刺、傍针刺、合谷刺、偶刺、阴刺、报刺、恢刺、输刺、远道刺、巨刺等。这些就请看原文吧，不赘述了。

"刺卫"在于调气，"气至而有效"。《灵枢·九针十二原》说："刺之而气不至，无问其数，刺之而气至，乃去之，勿复刺。刺之要，气至而有效，效之信，若风之吹云，明乎若见苍天。"《灵枢·终始》说：

凡刺之道，气调而止……所谓气至而有效者，泻则益虚，虚者，脉大如其故而不坚也；坚如其故者，适虽言故，病未去也。补则益实，实者，脉大如其故而益坚也；夫如其故而不坚者，适虽言快，病未去也。故补则实、泻则虚，痛虽不随针，病必衰去。必先通十二经脉之所生病，而后可得传于终始矣。故阴阳不相移，虚实不相倾，取之其经。凡刺之属，三刺至谷气，邪僻妄合……故一刺则阳邪出，再刺则阴邪出，三刺则谷气至，谷气至而止。所谓谷气至者，已补而实，已泻而虚，故以知谷气至也。邪气独去者，阴与阳未能调而病知愈也。故曰：补则实，泻则虚，痛虽不随针，病必衰去矣。阴盛而阳虚，先补其阳，后泻其阴而和之。阴虚而阳盛，先补其阴，后泻其阳而和之。

所谓"气至而有效"，是指气至病所。《针经指南·寒热补泻》说："捻针，使气下行至病所。"所谓"谷气"，指水谷所生的营卫之气，就是抗病邪正气，谷气至则邪去正安。"谷气"或称"经气""真气"。《素问·离合真邪论》说："真气者，经气也。"张志聪《素问集注》说："经气者，营卫血气也……真气者，所受于天，与谷气并而充于经脉者也。"《素问·宝命全形论》说："刺实者，须其虚，刺虚者，须其守，经气已至，慎实勿失。"《灵枢·终始》说："其脉乱气散，逆其营卫，经气不次，因而刺之……是谓失气。"

"气至"哪里呢？气至其经病所。《灵枢·刺节真邪论》说："用针者，必先察其经脉之虚实，切而循之，按而弹之，视其应动者，乃后取之而下之。"《难经·七十八难》说："知为针者信其左，不知为针者信其右，当刺之时，先以左手按压所针荥俞之处，弹而努之，爪而下之，其气之来，如动脉之状。"都是说医生在针刺前施以手法，促使经气来至，经气来至才及时刺入。《灵枢·经脉》说："经脉者，所以能决死生，处百病，调虚实，不可不通。"在针刺的时候，病人和医生都要清静专心。调气就是调营卫，就是调神。《灵枢·小针解》说："必正其神者，欲瞻病人目制其神，令气易行也。"《灵枢·终始》说："深居静处，占神往来，闭户塞牖，魂魄不散，专意一神，精气不分，毋闻人声，以收其精，必一其神，令志在针，浅而留之，微而浮之，以移其神，气至乃休。"

再者，气至不至，还与患者的体质及四时之时有关系。《灵枢·小针解》说"察先与后，若亡若存者，气至之虚实，补泻之先后也，察其气之已下与常存也""补泻之时者，与气开阖相合也""要与之期者，知气之可取之时也"。

第三节　组方用药标准化

现在有观点认为中医没有标准化，其实，这是一种偏见，中医是有自己的标准的，五运六气将中医标准化。

一、组方标准化

《素问·至真要大论》说：

君一臣二，奇之制也；君二臣四，偶之制也；君二臣三，奇之制也；君二臣六，偶之制也。故曰：近者奇之，远者偶之；汗者不以奇，下者不以偶；补上治上制以缓，补下治下制以急；急则气味厚，缓则气味薄。适其至所，此之谓也。

病所远而中道气味之者，食而过之，无越其制度也。是故平气之道，近而奇偶，制小其服也；远而奇偶，制大其服也；大则数少，小则数多，多则九之，少则二之。奇之不去则偶之，是谓重方；偶之不去则反佐以取之，所谓寒热温凉，反从其病也。

……君一臣二，制之小也；君一臣三佐五，制之中也，君一臣三佐九，制之大也。

寒者热之，热者寒之，微者逆之，甚者从之，坚者削之，客者除之，劳者温之，结者散之，留者攻之，燥者濡之，急者缓之，散者收之，损者温之，逸者行之，惊者平之，上之下之，摩之浴之，薄之劫之，开之发之，适事为故。

……主病之谓君，佐君之谓臣，应臣之谓使，非上下三品之谓也。

二、用药标准化

《黄帝内经》用药以气味为标准，详见拙著《中医自然体质论治》一书，为节省篇幅，本书以表表示。

《素问·至真要大论》说：

司天之气。

风淫所胜，平以辛凉，佐以苦甘，以甘缓之，以酸泻之。

热淫所胜，平以咸寒，佐以苦甘，以酸收之。

湿淫所胜，平以苦热，佐以酸辛，以苦燥之，以淡泄之。湿上甚而热，治以苦温，佐以甘辛，以汗为故而止。

火淫所胜，平以酸冷，佐以苦甘，以酸收之，以苦发之，以酸复之。热淫同。

燥淫所胜，平以苦温，佐以酸辛，以苦下之。

寒淫所胜，平以辛热，佐以甘苦，以咸泻之。

……

诸气在泉。

风淫于内，治以辛凉，佐以苦；以甘缓之，以辛散之。

热淫于内，治以咸寒，佐以甘苦，以酸收之，以苦发之。

湿淫于内，治以苦热，佐以酸淡，以苦燥之，以淡泄之。

火淫于内，治以咸冷，佐以苦辛，以酸收之，以苦发之。

燥淫于内，治以苦温，佐以甘辛，以苦下之。

寒淫于内，治以甘热，佐以苦辛，以咸泻之，以辛润之，以苦坚之。

……

厥阴之胜，治以甘清，佐以苦辛，以酸泻之。

少阴之胜，治以辛寒，佐以苦咸，以甘泻之，

太阴之胜，治以咸热，佐以辛甘，以苦泻之。

少阳之胜，治以辛寒，佐以甘咸，以甘泻之。

阳明之胜，治以酸温，佐以辛甘，以苦泻之。

太阳之胜，治以甘热，佐以辛酸，以咸泻之。

……

邪气反胜，治之奈何……

风司于地，清反胜之，治以酸温，佐以苦甘，以辛平之。

热司于地，寒反胜之，治以甘热，佐以苦辛，以咸平之。

湿司于地，热反胜之，治以苦冷，佐以咸甘，以苦平之。

火司于地，寒反胜之，治以甘热，佐以苦辛，以咸平之。

燥司于地，热反胜之，治以平寒，佐以苦甘，以酸平之，以和为利。

寒司于地，热反胜之，治以咸冷，佐以甘辛，以苦平之。

……

司天邪胜何如……

风化于天，清反胜之，治以酸温，佐以甘苦。

热化于天，寒反胜之，治以甘温，佐以苦酸辛。

湿化于天，热反胜之，治以苦寒，佐以苦酸。

火化于天，寒反胜之，治以甘热，佐以苦辛。

燥化于天，热反胜之，治以辛寒，佐以苦甘。

寒化于天，热反胜之，治以咸冷，佐以苦辛。

（一）主客相胜用药标准

表14-1 主客相胜补泻用药标准

主客相胜正味补泻	
木位之主，其泻以酸，其补以辛	厥阴之客，以辛补之，以酸泻之，以甘缓之
火位之主，其泻以甘，其补以咸	少阴之客，以咸补之，以甘泻之，以咸收之 少阳之客，以咸补之，以甘泻之，以咸耎之
土位之主，其泻以苦，其补以甘	太阴之客，以甘补之，以苦泻之，以甘缓之
金位之主，其泻以辛，其补以酸	阳明之客，以酸补之，以辛泻之，以苦泄之
水位之主，其泻以咸，其补以苦	太阳之客，以苦补之，以咸泻之，以苦坚之，以辛润之

（二）司天在泉淫胜用药标准

表14-2 司天在泉淫胜用药标准

	司天之气淫胜	在泉之气淫胜
风	平以辛凉，佐以苦甘，以甘缓之，以酸泻之	治以辛凉，佐以苦，以甘缓之，以辛散之
热	平以咸寒，佐以苦甘，以酸收之	治以咸寒，佐以甘苦，以酸收之，以苦发之
湿	平以苦热，佐以酸辛，以苦燥之，以淡泻之	治以苦热，佐以酸淡，以苦燥之，以淡泻之
火	平以酸冷，佐以苦甘，以酸收之，以苦发之，以酸复之	治以咸冷，佐以苦辛，以酸收之，以苦发之

	司天之气淫胜	在泉之气淫胜
燥	平以苦温，佐以酸辛，以苦下之	治以苦温，佐以甘辛，以苦下之
寒	平以辛热，佐以甘苦，以咸泻之	治以甘热，佐以苦辛，以咸泻之，以辛润之，以苦坚之

（三）六气相胜用药标准

表 14-3　六气相胜用药标准

	六气之胜	六气之复
厥阴	治以甘清，佐以苦辛，以酸泻之	治以酸寒，佐以甘辛，以酸泻之，以甘缓之
少阴	治以辛寒，佐以苦咸，以甘泻之	治以咸寒，佐以苦辛，以甘泻之，以酸收之，辛苦发之，以咸耎之
太阴	治以咸热，佐以辛甘，以苦泻之	治以苦热，佐以酸辛，以苦泻之，燥之，泄之
少阳	治以辛寒，佐以甘咸，以甘泻之	治以咸冷，佐以苦辛，以咸耎之，以酸收之，辛苦发之
阳明	治以酸温，佐以辛甘，以苦泻之	治以辛温，佐以苦甘，以苦泻之，以苦下之，以酸补之
太阳	治以甘（苦）热，佐以辛酸，以咸泻之	治以咸热，佐以甘辛，以苦坚

（四）六气主时用药标准

少阳之主，先甘后咸；

阳明之主，先辛后酸；

太阳之主，先咸后苦；

厥阴之主，先酸后辛；

少阴之主，先甘后咸；

太阴之主，先苦后甘。

《素问·脏气法时论》说"肝欲散，急食辛以散之，用辛补之，酸泻之"，即此义也。欲散，就是肝木受到阳明肺金的抑制，以阳明为主，故先辛补后酸泻。

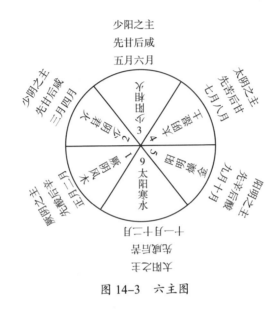

图 14-3　六主图

（五）邪气反胜用药标准

表 14-4　邪气反胜用药标准

	邪胜在泉之气	邪胜司天之气
风	司于地，清反胜之，治以酸温，佐以苦甘，以辛平之	风化于天，清反胜之，治以酸温，佐以甘苦
热	司于地，寒反胜之，治以甘热，佐以苦辛，以咸平之	热化于天，寒反胜之，治以甘温，佐以苦酸辛
湿	司于地，热反胜之，治以苦冷，佐以咸甘，以苦平之	湿化于天，热反胜之，治以苦寒，佐以苦酸
火	司于地，寒反胜之，治以甘热，佐以苦辛，以咸平之	火化于天，寒反胜之，治以甘热，佐以苦辛
燥	司于地，热反胜之，治以平寒，佐以苦甘，以酸平之	燥火于天，热反胜之，治以辛寒，佐以苦甘，以和为利
寒	司于地，热反胜之，治以咸冷，佐以甘辛，以苦平之	寒化于天，热反胜之，治以咸冷，佐以苦辛

（六）气运加临用药标准

表 14-5　气运加临用药标准

项目	辰戌年太阳司天					丑未年太阴司天					卯酉年阳明司天					子午年少阴司天					寅申年少阳司天					巳亥年厥阴司天				
司天/在泉	太阴在泉					太阳在泉					少阴在泉					阳明在泉					厥阴在泉					少阳在泉				
中运	壬太角	戊太徵	甲太宫	庚太商	丙太羽	丁少角	癸少徵	己少宫	乙少商	辛少羽	丁少角	癸少徵	己少宫	乙少商	辛少羽	壬太角	戊太徵	甲太宫	庚太商	丙太羽	壬太角	戊太徵	甲太宫	庚太商	丙太羽	丁少角	癸少徵	己少宫	乙少商	辛少羽
上治则	上苦温	上苦温	上苦热	上苦热	上苦热	上苦温	上苦温	上苦热	上苦热	上苦热	上苦小温	上苦小温	上苦小温	上苦小温	上苦小温	上咸寒	上咸寒	上咸寒	上咸寒	上咸寒	上咸寒	上咸寒	上咸寒	上咸寒	上咸寒	上辛凉	上辛凉	上辛凉	上辛凉	上辛凉
中治则	中酸和	中甘和	中苦温	中辛温	中咸温	中辛温	中咸温	中甘和	中酸和	中苦温	中辛温	中咸和	中甘和	中苦温	中酸咸	中咸寒	中酸和	中甘和	中苦温	中辛温	中咸温	中甘和	中苦温	中辛温	中咸温	中辛凉	中咸和	中甘和	中酸和	中苦和
下治则	下甘温	下甘温	下苦温	下甘热	下甘热	下甘热	下甘热	下甘热	下甘热	下甘热	下咸寒	下咸寒	下咸寒	下咸寒	下咸寒	下酸温	下酸温	下酸热	下酸温	下酸温	下辛凉	下辛凉	下辛凉	下辛凉	下辛凉	下咸寒	下咸寒	下咸寒	下咸寒	下咸寒

表 14-6　五运不及治则

五运不及 ＼ 治则（三阴年）	厥阴	太阴	阳明
少角	辛和	辛温	辛和
少徵	咸和	咸温	咸温
少宫	甘和	甘和	甘和
少商	酸和	酸和	苦和
少羽	苦和	苦和	苦和

表 14-7　五运太过治则

治则　三阳年　五运太过	太阳	少阳	少阴
太角	酸和	酸和	酸凉
太徵	甘和	甘和	甘寒
太宫	甘温	咸和	苦热
太商	辛温	辛温	辛温
太羽	咸温	咸温	咸温

（七）脏气法时用药标准

《素问·脏气法时论》说：

肝主春，足厥阴少阳主治，其日甲乙，肝苦急，急食甘以缓之。

心主夏，手少阴太阳主治，其日丙丁，心苦缓，急食酸以收之。

脾主长夏，足太阴阳明主治，其日戊己，脾苦湿，急食苦以燥之。

肺主秋，手太阴阳明主治，其日庚辛，肺苦气上逆，急食苦以泄之。

肾主冬，足少阴太阳主治，其日壬癸，肾苦燥，急食辛以润之，开腠理致津液通气也。

病在肝……肝欲散，急食辛以散之，用辛补之，酸泻之。

病在心……心欲软，急食咸以软之；用咸补之，甘泻之。

病在脾……脾欲缓，急食甘以缓之，用苦泻之，甘补之。

病在肺……肺欲收，急食酸以收之，用酸补之，辛泻之。

病在肾……肾欲坚，急食苦以坚之，用苦补之，咸泻之。

第十五章　《黄帝内经》科学实验考察

《素问·五运行大论》说"黄帝坐明堂，始正天纲，临观八极，考建五常"、

《素问·著至教论》说"黄帝坐明堂，召雷公而问之曰：子知医之道乎……愿得受树天之度（高士宗注：上古树八尺之臬，参日影之斜正长短，以定四时，故愿得受树天之度，以定四时之阴阳，即以四时阴阳，合之星辰日月，分别明辨，以彰玑衡之经术），四时阴阳合之，别星辰与日月光，以彰经术"的科学考察实践内容见载于运气七篇、《灵枢·九宫八风》《灵枢·岁露》《素问·八正神明论》等篇。"天纲"，高士宗解释为"天文之大纲"，即天道大纲，意指天体运动变化大的规律性现象，例如日月星辰的运行情况、二十八宿的方位等。"临观八极"，指观察八方八节八风等。考，指考察。建，即建立。"五常"，此指五行运气的常规情况。《素问·阴阳类论》说："孟春始至，黄帝燕坐，临观八极，正八风之气。"在始春之时——正月朔日就开始考察八方所至之风，此内容见于《灵枢·岁露论》《灵枢·九宫八风》《素问·八正神明论》等篇之中。王冰注："燕，安也。"张介宾注："燕，闲也。""正"，候察之意。"孟春始至"，是指农历正月初一之日。为什么要在"孟春始至"时观察呢？盖春为一年气之始也，如《素问·四气调神大论》说："春三月，此为发陈，天地俱生……"《素问·诊要经终论》说："正月二月，天气始方，地气始发……"《素问·六节藏象论》说："求其至也，皆为始春。未至而至，此谓太过……至而不至，此谓不及……所谓求其至者，气至之时也。谨候其时，气可与期。失时反候，五治不分，邪僻内生。"如何观察呢？《系辞传》说天上最大的天象是日月，谓"是故法象，莫大乎天地；变通，莫大乎四时；县象著明，莫大乎日月"，"日月运行，一寒一暑"。所以古人首先观察研究的对象是日月运动。《素问·五运行大论》说："臣览《太始天元册》文，丹天之气，经于牛女戊分；黅天之气，经于心尾己分；苍天之气，经于危室柳鬼；素天之气，经于亢氐昂毕；玄天之气，经于张翼娄胃；所谓戊己分者，奎璧角轸，则天地之门户也。夫候之所始，道之所生，不可不通也。"我们的祖先最先看到的直觉感是天圆地方，建立了盖天说宇宙理论。在天地之间最关注的天是太阳，因为万物生长靠太阳啊！首先看到的是太阳每天东升西落，其次是太阳运动形成的春夏秋冬四季变化，即太阳的南北回归线运动。这些都记载于《周髀算经》一书中，并绘图加以表示说明。古人为了掌握太阳运动规律还发明了立杆测日影技术，《黄帝内经》有明确记载：

《素问·生气通天论》说："天运当以日光明。"

《素问·六微旨大论》《素问·八正神明论》都说："因天之序，盛衰之时，移光定位，正立而待之。"

《素问·六节藏象论》说："立端于始，表正于中，推余于终，而天度毕矣。"

依据立杆测日影技术还发明了勾股定理，也记载于《周髀算经》里，并由此导出"圆出于方，方出于矩"之理，而有九九八十一也记载于《黄帝内经》里。

夜里最大的天象是月亮。《素问·八正神明论》与《灵枢·岁露论》都论述了人体气血盛衰随月相盈亏而变化。

《灵枢·九宫八风》《灵枢·岁露论》作了专门的论述。《灵枢·九宫八风》说：

太一常以冬至之日，居叶蛰之宫四十六日，明日居天留四十六日，明日居仓门四十六日，明日居阴洛四十五日，明日居天宫四十六日，明日居玄委四十六日，明日居仓果四十六日，明日居新洛四十五日，明日复居叶蛰之宫，曰冬至矣。

太一日游，以冬至之日，居叶蛰之宫，数所在日，从一处至九日，复返于一。常如是无已，终而复始。

太一移日，天必应之以风雨，以其日风雨则吉，岁美民安少病矣。先之则多雨，后之则多汗。

太一在冬至之日有变，占在君；

太一在春分之日有变，占在相；

太一在中宫之日有变，占在吏；

太一在秋分之日有变，占在将；

太一在夏至之日有变，占在百姓。

所谓有变者，太一居五宫之日，病风折树木，扬沙石，各以其所主，占贵贱。因视风所从来而占之，风从其所居之乡来为实风，主生，长养万物；从其冲后来为虚风，伤人者也，主杀，主害者。谨候虚风而避之，故圣人曰避虚邪之道，如避矢石然，邪弗能害，此之谓也。是故太一入徙立于中宫，乃朝八风，以占吉凶也。

风从南方来，名曰大弱风，其伤人也，内舍于心，外在于脉，其气主为热。

风从西南方来，名曰谋风，其伤人也，内舍于脾，外在于肌，其气主为弱。

风从西方来，名曰刚风，其伤人也，内舍于肺，外在于皮肤，其气主为燥。

风从西北方来，名曰折风，其伤人也，内舍于小肠，外在于手太阳脉，脉绝则溢，脉闭则结不通，善暴死。

风从北方来，名曰大刚风，其伤人也，内舍于肾，外在于骨与肩背之膂筋，其气主为寒也。

风从东北方来，名曰凶风，其伤人也，内舍于大肠，外在于两胁腋骨下及肢节。

风从东方来，名曰婴儿风，其伤人也，内舍于肝，外在于筋纽，其气主为身湿。

风从东南方来，名曰弱风，其伤人也，内舍于胃，外在肌肉，其气主体重。

此八风皆从其虚之乡来，乃能病人。三虚相抟，则为暴病卒死。两实一虚，病则为淋露寒热。犯其雨湿之地，则为痿。故圣人避风，如避矢石焉。其有三虚而偏中于邪风，则为击仆偏枯矣。

《灵枢·岁露论》说：

黄帝曰：愿闻岁之所以皆同病者，何因而然？少师曰：此八正之候也。黄帝曰：候之奈何？少师曰：候此者，常以冬至之日，太一立于叶蛰之宫，其至也，天必应之以风雨者矣。风雨从南方来者，为虚风，贼伤人者也。其以夜半至也，万民皆卧而弗犯也，故其岁民少病。其以昼至者，万民懈惰而皆中于虚风，故万民多病。虚邪入客于骨而不发于外，至其立春，阳气大发，腠理开，因立春之日，风从西方来，万民又皆中于虚风，此两邪相搏，经气结代者矣。故诸逢其风而遇其雨者，命曰遇岁露焉。因岁之和，而少贼风者，民少病而少死。岁多贼风邪气，寒温不和，则民多病而死矣。黄帝曰：虚邪之风，其所伤贵贱何如？候之奈何？少师答曰：

正月朔日，太一居天留之宫，其日西北风，不雨，人多死矣。

正月朔日，平旦北风，春，民多死。

正月朔日，平旦北风行，民病多者，十有三也。

正月朔日，日中北风，夏，民多死。

正月朔日，夕时北风，秋，民多死。终日北风，大病死者十有六。

正月朔日，风从南方来，命曰旱乡；从西方来，命曰白骨，将国有殃，人多死亡。

正月朔日，风从东方来，发屋，扬沙石，国有大灾也。

正月朔日，风从东南方行，春有死亡。

正月朔日，天和温不风，籴贱，民不病；天寒而风，籴贵，民多病。

此所谓候岁之风，残伤人者也。

二月丑不风，民多心腹病；

三月戌不温，民多寒热；

四月巳不暑，民多瘅病；

十月申不寒，民多暴死。

诸所谓风者，皆发屋，折树木，扬沙石，起毫毛，发腠理者也。

这里明确提出春天始于农历的正月初一，故《素问·六元正纪大论》说："夫六气者，行有次，止有位，故常以正月朔日平旦视之，睹其位而知其所在矣。运有余，其至先；运不及，其至后。此天之道，气之常也。运非有余，非不足，是谓正岁，其至当其时也。"

二月、三月、四月属于春分以后至秋分以前的时间段，其"不风""不温""不暑"指这段时间该热不热反寒，《伤寒例》谓有"寒疫"也。十月属于秋分以后至春分以前的时间段，其"不寒"指这段时间该寒不寒反热，《伤寒例》谓有"冬温"也。

而且古人的科学实验方法，也非一种。例如《素问·八正神明论》说："因天之序，盛虚之时，移光定位，正立而待之。"《素问·六节藏象论》说："立端于始，表正于中，推余于终，而天度毕矣。"他们观察到一年四季之气是怎样运行的呢？《素问·六元正纪大论》说：

四时之气……春气西行，夏气北行，秋气东行，冬气南行。故春气始于下，秋气始于上，夏气始于中，冬季始于标。春气始于左，秋气始于右，冬气始于后，夏气始于前，此四时正化之常。故至高之地，冬气常在，至下之地，春气常在，必谨察之。

《灵枢·九宫八风》和《灵枢·岁露论》中的"太一"，古代"太"又写作"泰"或"大"，"一"或作"乙"，故"太一"或作"泰一"，或作"太乙"。"太一"一词，最晚出现于战国中期，如1993年10月出土的《太一生水》，经考证郭店楚简抄写成书的时间不晚于公元前300年，大约相当于战国中期，是到目前为止中国所发现最早的原装书。又《楚辞·九歌》中有《东皇太一》章，作者屈原公元前340年出生于楚国丹阳，为战国时期楚国诗人。《庄子·天下》称老子的学说"主之以太一"，庄子（约前369～前286）为战国中期哲学家。

屈原的"东皇太一"指太阳神，明确"太一"指太阳。《灵枢·九宫八风》记载一年为366日，是太阳回归年，而北斗旋转一周是360度为360日，可知"太一"是太阳，不是北斗。太阳的运行规律多种古籍都有记载，如江林昌认为《楚辞》里《九歌》中的"东皇太一"反映的就是太阳白天的空中运动，而《东君》则是描写太阳神的夜行，如谓"青云衣兮白霓裳，举长矢兮射天狼；操余弧兮反沦降，援北斗兮酌桂浆"。屈原概言之说："暾将出兮东方，照吾槛兮扶桑；抚余马兮安驱，夜皎皎兮既明。"并在《天问》中叙述了一个完整的太阳昼夜循环运动过程，如图 15-1 所示。

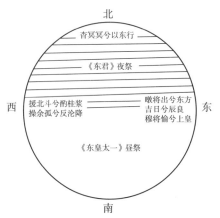

图 15-1 《东皇太一》《东君》昼夜循行图

（引自江林昌《楚辞与上古历史文化研究》第 30 页）

出自汤谷，次于蒙汜；

自明及晦，所行几里？

夜光何德，死则又育？

厥利维何，而顾菟在腹？

女歧无合，夫焉取九子？

伯强何处？惠气安在？

何阖而晦？何开而明？

角宿未旦，曜灵安藏？

开头四句，写太阳白天的运行。接着"夜光何德"四句写太阳西下后，月亮升起的情况。"女歧无合"四句则写星星。"何阖而晦"四句则是写在月亮星星显现的夜间，而太阳藏到哪里去了？其中所谓的"九子"，是暗指九个太阳说的。屈原还列出了管理四方四时的四个太阳神，谓：

东方，句芒：撰余辔而正策兮，

　　　　　　吾将过乎句芒。

西方，蓐收：凤皇翼其承旂兮，

遇蓐收乎西皇。

南方，祝融：指炎神而直驰兮，

吾将往乎南疑！

……

祝融戒而跸御兮，

腾告鸾鸟迎宓妃。

北方，玄冥：轶迅风乎清源兮，

从颛顼于增冰。

历玄冥以邪径兮，

乘间维以反顾。

另外长沙子弹库出土楚帛书《四时》篇则说，伏羲女娲生四子为"四神"而分管四方四时。这至少说明在伏羲女娲时代已有了掌管太阳循环运动的天文官员，他们是太阳神伏羲和月亮神女娲所生的四个小太阳。据李零先生考证，伏羲四子即《尚书·尧典》所载羲和四子。这四个小太阳到了屈原那里就变成了句芒、祝融、蓐收、玄冥四方神。而何新认为，屈原《九歌》是赞颂了管理太阳运动中所形成的四季男女十神，这十神是：

东方：何伯（男），东君（女）。

南方：湘君（男），湘夫人（女）。

中央：东皇太一（阳），云中君（阴）。

西方：少司命（男），大司命（女）。

北方：国殇（男），山鬼（女）。

太阳神帝俊，又名帝喾。文献记载帝喾是商人的祖先。由此可知，商人的日神崇拜是与祖先崇拜结合在一起的。帝俊的两个妻子，一个叫羲和，一个叫常羲，羲和生了十个太阳，常羲生了十二个月亮。《吕氏春秋·勿躬》说："羲和作占日，尚仪作占月。"尚仪即常羲。所以帝俊则是十个太阳和十二个月亮的父亲。故子弹库出土楚帛书说帝俊是日月运行的管理者，谓："日月复生……帝夋乃为日月之行。"屈原歌颂太阳神而高歌《九歌》《九辩》《九招》（一作《九韶》），江林昌认为，《九歌》《九辩》《九招》都是与太阳神有密切关系的歌曲，是太阳崇拜的产物。

1993年10月，湖北省荆门市沙洋区四方乡郭店村出土了一批战国楚竹简，其中的《太一生水》与讲"太一"的《老子》都是讲太阳运行规律——四时之序变化的。

太一生水。水反辅太一，是以成天。天反辅太一，是以成地。天地复相辅也，是以成神明。神明复相辅也，是以成阴阳。阴阳复相辅也，是以成四时。四时复相辅也，是以成沧（寒）热。沧热复相辅也，是以成湿燥。湿燥复相辅也，成岁而止。

故岁者湿燥之所生也。湿燥者沧热之所生也。沧热者四时之所生也。四时者阴阳之所生也。阴阳者神明之所生也。神明者天地之所生也。天地者太一之所生也。

是故太一藏于水，行于时。周而或始，以己为万物母；一缺一盈，以己为万物经。此天之所不能杀，地之所不能厘，阴阳之所不能成。君子知此之谓道也。

天道贵弱，削成者以益生者；伐于强，责于坚，以辅柔弱。

下，土也，而谓之地。上，气也，而谓之天。道也其字也，青昏其名。以道从事者，必托其名，故事成而身长；圣人之从事也，亦托其名，故功成而身不伤。天地名字并立，故过其方，不思相当。天不足于西北，其下高以强；地不足于东南，其上低以弱。不足于上者，有余于下，不足于下者，有余于上。

这里的"神明"与《素问·八正神明论》的"神明"是一个意思，都主四时，从《灵枢·九宫八风》可知，沧（寒）主冬，热主夏，湿主春，燥主秋。古人认为，太阳夜里行于水下，故云"太一藏于水"。太阳运行产生了阴阳，故云"阴阳者，神明之所生也"。太阳运行于天地之间，故云"神明者，天地之所生也，天地者，太一之所生也"。

《礼记·礼运》说："夫礼必本于大一，分而为天地，转而为阴阳，变而为四时。"《吕氏春秋》中《大乐》中说"音乐……本于太一。太一出两仪，两仪出阴阳"，"万物所出，造于太一，化于阴阳"。

"太一"就是太阳，这是在四时日入时祭祀太阳的仪式。其歌词《汉书·礼乐志》有记载：

青　阳

青阳开动，根荄以遂。

膏润并爱，跂行毕逮。

霆声发荣，壧处顷听。

枯槁复产，乃成厥命。

众庶熙熙，施及夭胎。

群生啿噬，惟春之祺。

朱　明

朱明盛长，旉与万物。

桐生茂豫，靡有所诎。

敷华就实，既卑既昌。

登成甫田，百鬼迪尝。

广大建祀，肃雍不忘。

神若宥之，传世无疆。

西　颢

西颢沆砀，秋气肃杀。

含秀垂颖，续旧不废。

奸伪不萌，妖孽伏息。

隔辟越远，四貉咸服。

既畏兹威，惟慕纯德。

附而不骄，正心翊翊。

玄　冥

玄冥陵阴，蛰虫盖藏。

草木零落，抵冬降霜。

易乱除邪，革正易俗。

兆民反本，抱素怀朴。

条理信义，望礼五岳。

籍敛之时，掩收嘉谷。

这四首歌的内容涉及一年之间不同时节的自然现象和人事活动，四首歌合起来，恰与春夏秋冬的时间顺序相吻合对应，《青阳》就是"春歌"，《朱明》就是"夏歌"，《西颢》就是"秋歌"，《玄冥》就是"冬歌"。而四季的形成，古人认为是太阳的视运动造成的，所以古人歌颂四时，实质内容是在歌颂太阳。由此可知，太阳的运行需有音乐伴奏。《吕氏春秋·大乐》说："音乐之所由来者远矣，生于度量，本于太一。"学者们认为，"太一"的原型是太阳，所以说音乐应是起源于太阳。江林昌认为，古歌《九招》（虞舜时的歌）《九辩》（夏启时的歌）《九歌》（楚国的歌）都是祭日时唱的歌，都与太阳有密切的关系。《九歌》里有九神，即东皇太一、云中君、湘君、湘夫人、大司命、少司命、东君、河伯、山鬼九位神，与《说卦传》帝行九宫八卦有密切关系。《说卦传》云：

帝出乎震，齐乎巽，相见乎离，致役乎坤，说言乎兑，战乎乾，劳乎坎，成言乎艮。

万物出乎震，震，东方也。

齐乎巽，巽，东南也。齐也者，言万物之絜齐也。

离也者，明也，万物皆相见，南方之卦也。圣人南面而听天下，向明而治，盖取诸此也。

坤也者，地也，万物皆致养焉，故曰："致役乎坤。"

兑，正秋也，万物之所说也，故曰："说言乎兑。"

战乎乾。乾，西北之卦也，言阴阳相薄也。

坎者，水也，正北方之卦也，劳卦也，万物之所归也，故曰："劳乎坎。"

艮，东北之卦也，万物之所成终，而所成始也，故曰："成言乎艮。"

其对应关系如表 15-1 所示：

表 15-1　《九歌》九神与《说卦》九宫八卦比较表

九宫八卦	中宫帝	震	巽	离	坤	兑	乾	坎	艮
八节		春分	立夏	夏至	立秋	秋分	立冬	冬至	立春
九神	东皇太一	云中君	湘君	湘夫人	大司命	少司命	东君	河伯	山鬼

《说卦传》中的"帝"在古代有太阳之义，在人间指皇帝。张舜徽先生曾有精辟的考证，甲骨文"帝"字的形体"象日之光芒四射状"。从字义看："《易经》上说：'帝出乎震。'注家都道：'震，东方也。'这不很明显地指出了它的本义吗！《益》卦六二：'王用享于帝。'王弼注：'帝者，生无之主，兴益之宗。'那么，更非日不能有这威力。""再拿声韵来说：……'日'字古读当为舌音，和'帝'音本近。"综合以上所说，张先生得出以下结论："我根据这些理解和证明，断定'帝'字受义的根源是从'日'字来的。""由于日光的威力在自然界中为最烈，造福人类亦最大，反方面又可以摧残生物，许多生物在经不起太阳高热时便枯萎死亡，这证明了它在自然界中实操生杀大权。"而《淮南子·本经训》说："帝者体太一……秉太一者，牢笼天地，弹压山川，含吐阴阳，伸曳四时，纪纲八极，经纬六合，覆露照导，普氾无私，螵飞蠕动，莫不仰德而生。"说明"帝"

与"太一"是同构的。从而可知,"太一"也有太阳之义。而"东皇"有太阳之义,多为学者所认同。所以"东皇"与"帝"也是同构的。《说卦传》"帝"的出行路线,就是"东皇太一"的出行路线,应该不是问题。时至春分,北半球的阳气渐升,温度逐渐升高,水气也逐渐上升为云,故有"云中君"。二三月春雨贵如油,至立夏、夏至雨水渐多,故有"湘君""湘夫人"和"大司命"之雨神。时至立秋以后,北半球阴气逐渐上升,温度逐渐降低,而进入肃杀和潜藏的秋冬时期,故有"少司命""东君""河伯""山鬼"诸神。江林昌先生认为:

"太一"为太阳神的这一推论,还可以 1973 年在长沙马王堆出土的西汉墓中的《太一图》为佐证。此图正中上方的主神,头左方有两行文字,题词为"大一"。大一即太一,"大""太"古字相通。帛画原为彩图,太一神作面红身赤状。这与太阳光色相一致。因此,周世荣先生认为"这位面红身赤的神人就是楚人所崇拜的火神和太阳神"。

于此可知,《灵枢·九宫八风》和《灵枢·岁露论》中的"太一"当是太阳,不是北极星,经文原文中没有写北极星、招摇。《灵枢·九宫八风》一岁为 366 天的太阳回归年,而北极星旋转一周是 360 度,为 360 天,不是 366 天。

其实《灵枢·九宫八风》讲的是天圆地方观,八风属于四正四隅八方,366 天属于太阳回归年周期。

"太一"从冬至开始运行,指太阳从南回归线开始北回。"正月朔日,太一居天留之宫"指农历春天的开始。

根据天人相应观,《灵枢·九针论》则论述了"身形"应九野九宫。

附录 河图、洛书、八卦来源于日月运动规律

《黄帝内经》里有河图、洛书及八卦图,可是注解《黄帝内经》的人,没有一个能说清楚河图、洛书、八卦的真实来源。笔者现将河图、洛书、八卦的来源及日月地运动规律的科学性阐述于下。

学习《黄帝内经》,首先要有盖天说宇宙观,坐地观天。

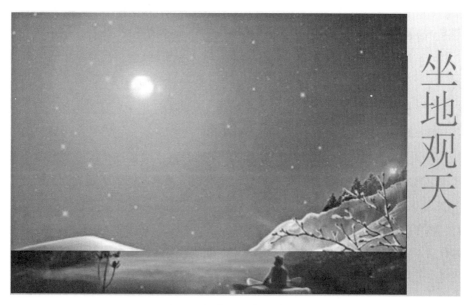

附录图 1 盖天说

一、河图、洛书来源于古人研究日月运动的科学实验

传世《周易·系辞传》和 1973 年马王堆出土帛书《周易》都说:"是故天生神物,圣人则之;天地变化,圣人效之;天垂象,见吉凶,圣人象之。河出图,洛出书,圣人则之。"神物指河图、洛书。这就是说,河图、洛书生于天,来源于天道,故《素问·六元正纪大论》说河图、洛书之数是"天地之纲纪,变化之渊源"。这个"神"指太阳神。《管子·五行》说:"黄帝得蚩尤而明天道。"《管

子·枢言》说："道之在天，日也。"《素问·生气通天论》说："天运当以日光明。"可知天道主要讲日运动，其次是月亮运动。《周易·系辞传》说："一阴一阳之谓道……阴阳不测之谓神……阴阳之义配（帛书作'合'，更恰当）日月。"《周易·系辞传》又说："是故法象，莫大乎天地；变通，莫大乎四时；县象著明，莫大乎日月。"所谓"天垂象"，主要是指日月之象。周成王五年，周公在洛水北岸修建了一个陪都洛邑，作为周王朝统治控制东方的政治、经济中心，即著名的历史故事"周公卜洛"。

《周礼·地官·大司徒》说："以土圭之法测土深，正日景（影），以求地中。"又《春官·典瑞》说："土圭以致四时日月，封国则以土地。"《周礼》国都地点的选择，是通过"土圭"来确定的。《周礼·大宗伯》说："以土圭之法测土深，正日景（影），以求地中。……日至之景（影）尺有五寸，谓之地中。天地之所合也，四时之所交也，风雨之所会也，阴阳之所和也。然则百物阜安，乃建王国焉。"

土圭是一种测日影长短的工具。所谓"测土深"，是通过测量土圭显示的日影长短，求得不东、不西、不南、不北之地，也就是"地中"。夏至之日，此地土圭的影长为一尺五寸。之所以做如此选择，是因为"地中"是天地、四时、风雨、阴阳的交会之处，也就是宇宙间阴阳冲和的中心。

所以"河出图，洛出书"，应该是指在黄河和洛水交汇这个地方观测太阳视运动绘制出的图、书（河、洛是指地名，指黄河、洛水。图、书是刻制品的名），一个名叫洛书、一个名叫河图。为了保存下来，古人常把它们刻在龟背和马背上，如含山出土的玉版、玉龟。据专家考证此玉版、玉龟是5000～8000年之间的产品，伏羲生活在8000年左右。据此推测河图应该是刻在玉马背上的，洛书是刻在龟背上的。

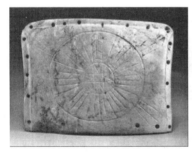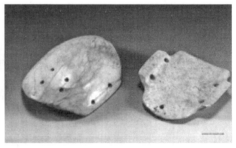

附录图2　安徽含山凌家滩出土的玉版、玉龟（1）

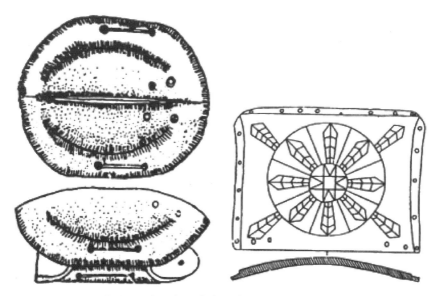

附录图 2　安徽含山凌家滩出土的玉版、玉龟（2）

商代妇好墓出土有玉马，山东省曲阜战国时期鲁国故城墓葬也出土有玉马。

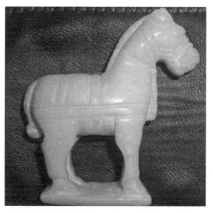

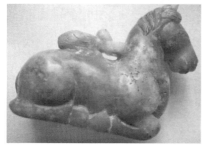
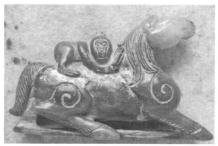

附录图 3　玉马

为什么要刻在龟背和马背上呢？《楚辞》给我们揭开了这个千古之谜。

《楚辞·天问》描述太阳循环运动的问题，有太阳的昼夜循环，也有太阳的周年循环。太阳在白天，是由羲和驾"六螭（即六龙）"载之而行。而太阳在夜间的运行则是骑马。这说明，"在神话思维里，太阳神除生物化为阳鸟、神龙之外，有时还被生物化为马。《五帝德》：'帝喾春夏乘龙，秋冬乘马。'帝喾为东夷初民所奉之太阳神，而言其乘龙乘马，是为证。'撰余辔兮高驰翔'，自然是指太阳神乘马而行之意。"[①] 又如《九歌·东君》开头就说：

　　　　暾将出兮东方，照吾槛兮扶桑，

　　　　抚余马兮安驱，夜皎皎兮既明。

太阳神驾着神马结束了他的夜间运行而从东方露出海面，其灿烂的阳光也将从扶桑树梢照射到人家的门栏上。请看，太阳神既驾龙又驾马，既为龙又为马，马与龙通。《西游记》里的小白龙可以变为白马，也是一证。

关于龟书的来历阐述于下。

《天问》说"鸱龟曳衔"，鸱是猫头鹰，一种白天休息夜间活动的动物。龟是四兽中的北方之兽，代表北方，北方为水，为水族动物，起于太阳运动到南回归线的冬至日，是古人计算太阳运动的起点。根据古代神话记载，鸱居住在西方三危之山，即太阳落山的地方。王小盾说："鸱即猫头鹰，包括现代动物学归入鸱鸮科的若干种鸟，也就是前面说过的商民族的图腾鸟——玄鸟。"又说"龟在古人的观念中是代表太阳的……具有日神和水神的身份。"

由此可知，白天有鸟太阳神背负太阳运行在天空阳间世界，夜里有龟太阳神背负太阳运行在水里阴间幽冥世界。这与前文所言，白天太阳乘龙，夜里太阳骑马，是一个故事，两种不同的表述方法。

《尚书·顾命》说："大玉，夷玉，天球，河图，在东序。"这是最早记载河图之文。我在《周易与日月崇拜》和《周易基础知识十五讲》中已经讲过河图、洛书来源于日月运动的科学规律。

---

① 江林昌.楚辞与上古历史文化研究［M］.济南：齐鲁书社，1998：28。

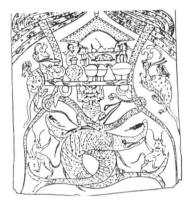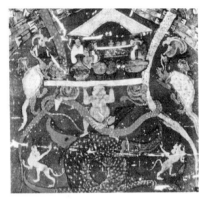

附录图 4　马王堆帛画鸱龟曳衔图

是马王堆汉墓帛画的下部水里阴间世界。在玄鱼的上方两侧，各有一龟一鸱在爬行。它们代表一组连续的动作：太阳在西山降落以后，变成一只鸱鸮，由龟背负着爬回东方；左边一龟已经进入右边一龟的状态——到达了东方，即将转变成天上的太阳。

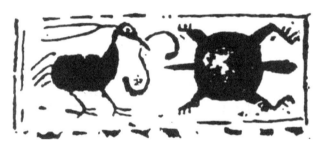

附录图 5　新郑汉画像砖鸱龟曳衔图

采自《中原文物》1986 年第 1 期所载《河南新郑出土的汉代画像砖》一文。分别属于文中所记画像砖的第十七块和第十八块。左图可命名为《鸱鸟和玄武》，右图则是《鸱龟曳衔》。据古代传说，鸱是一种毒鸟，雕形，长颈赤喙，食蝮蛇，雄名"运日"，雌名"阴谐"。在图所描写的正是这样一种同鸱鸮一样能运日、能谐阴的食蛇毒鸟的形象。在右图中，鸱的尾部与两足伏在龟背上，两耳高耸，圆目长嘴张口，周围有十颗圆圈。它很明确地展示出了太阳崇拜的主题：大龟运载十日，十日化身为鸱鸮而负在龟背上运行。

　　太阳视运动一年有冬至、春分、夏至、秋分 4 个特征点，两年连续运动就有 9 个特征点，见附录图 6 中 A 图，把 A 图向两边展开就是 B 图。5 为第一个 4 特征点的封闭点，即前 4 个特征点和后 4 个特征点的中点，6 是下一个 4 特征点的开始，所以 1 和 6 都是一年的开始点，于是将 1 和 6 归为一组为北方水。同理，2 和 7 为一组特征点，3 和 8 为一组特征点，4 和 9 为一组特征点，并根据展开的螺旋圈数字顺序即变为 C 图。

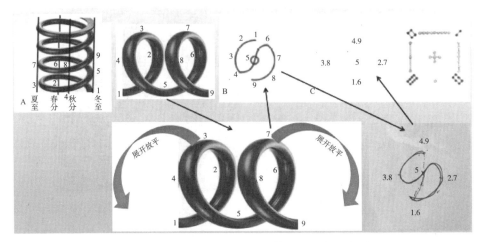

附录图6　太阳螺旋视运动9特征点周期示意图

太阳的视运动是绕地球的螺旋运动,其一个封闭周期是5个特征点,两个封闭周期是10个特征点,即是附录7的河图。

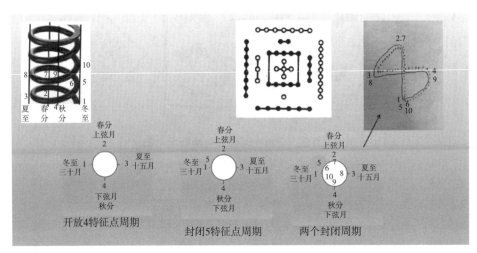

附录图7　河图、洛书

正因为河图、洛书来源于太阳视运动规律,所以《黄帝内经》称河图、洛书之数为天地之纲纪。

对于这种天地1～9数的顺序在《灵枢·九宫八风》中有论述,谓:

太一在冬至之日有变,占在君;太一在春分之日有变,占在相;太一在中宫之日有变,占在吏;太一在秋分之日有变,占在将;太一在夏至之日有变,占在百姓。

按其节气顺序可以绘成下图。

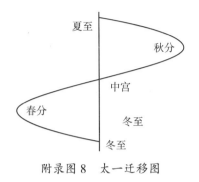

附录图8　太一迁移图

这不正是太阳视运动螺旋轨迹吗？但天地日地运动反向有左右之不同，《素问·五运行大论》说"上者右行，下者左行"，懂中国古天文历法者自知之。

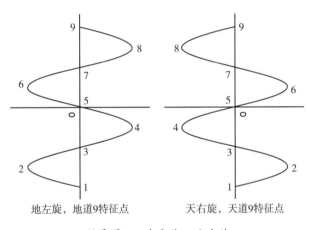

地左旋，地道9特征点　　　　天右旋，天道9特征点

附录图9　地左旋、天右旋

伏羲就依据记录太阳视运动规律的河图、洛书而演成八卦，河图、洛书表示天文历法。所以《周易·系辞传》说："古者包牺氏之王天下也，仰以观象于天，俯则观法于地，观鸟兽之文，与地之宜，近取诸身，远取诸物，于是始作八卦，以通神明之德，以类万物之情。"《礼含文嘉》说："伏羲德合上下，天应以鸟兽文章，地应以河图、洛书，乃则之以作《易》。"《尚书中候·握河纪》说："伏羲氏有天下，龙马负图出于河，遂法之画八卦。"《图说》说："孔安国曰：河图者，伏羲氏王天下，龙马出河，遂则其文以画八卦。"《汉书·五行志》说："刘歆以为虙羲氏继天而王，受河图，则而画之，八卦是也。"具体如何依据河图、洛书画八卦见后文。

二、释卦

太阳运行在天，古人如何掌握太阳运动规律呢？古人最初观察太阳是为了作息，即所谓"日出而作，日入而息"，在认识到太阳对人类生存的重要性以后，就开始研究太阳的运动规律，并在实践中发明了立杆测日影之术，立杆就成了最古老最简单的天文仪器。立杆测日影的发明，展现了古人研究太阳运动从感性认识发展到理性认识，从被动发展到主动，并走向了科学研究天文历法的方向。这一工作记载于《周髀算经》之中。立杆测日影的研究工作在《黄帝内经》也有明确记载。

如《素问·生气通天论》说："天运当以日光明。"《素问·六微旨大论》说："因天之序，盛衰之时，移光定位，正立而待之。"《素问·八正神明论》说："因天之序，盛衰之时，移光定位，正立而待之。"《素问·六节藏象论》说："立端于始，表正于中，推余于终，而天度毕矣。"

《周礼·地官》记载用"土圭之法"测量日影。"圭"是什么？可以说人们还未解释清楚。最初立杆测影肯定是在平整的土地上进行，在影端画一记号，如"X"形，再量影长，所以叫土圭。土圭源于周代，后来演变为圭表。

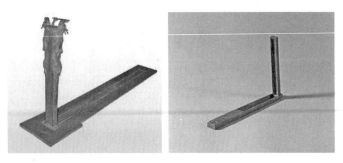

附录图 10　圭表

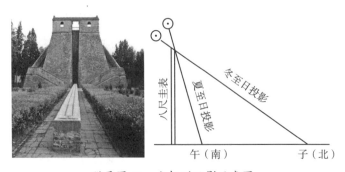

附录图 11　立杆测日影示意图

卦字，从圭，从卜。圭者，即测日影长度的工具。卜者，立杆和日光投影线也。

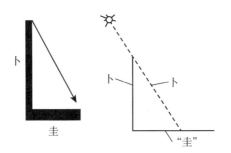

附录图 12　卦字来源示意图

占，从卜，从口。口表示大地，在地上立杆测日影即为卜，所以占训察看。

三、三爻卦

太阳视运动四点三线图，构成了三爻八卦图。

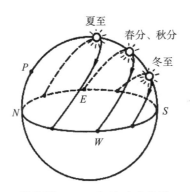

附录图 13　回归运动示意图

太阳运行到北回归线夏至点用乾卦表示，运行到南回归线冬至点用坤卦表示，就是天地乾坤定位，日月东西升落用离坎表示于赤道线。太阳运动有严格的规律，是永久性的无限循环，是科学，不是迷信，并且传递给了我们阴阳认识、五行认识。

按照上面太阳运动可以画成如下的圆图。

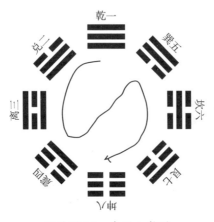

附录图 14　先天八卦图

震卦冬至后一阳生，逐渐阳气生至三阳爻乾卦。巽卦夏至后一阴生，逐渐阴气生至三阴爻坤卦。太阳的运行轨迹表示时间，运行方向表示空间。

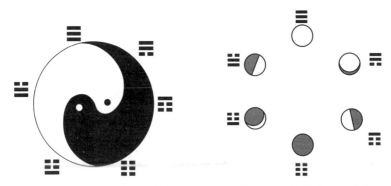

附录图 15　太阳视运动阴阳消长图　　　附录图 16　朔望月阴阳消长图

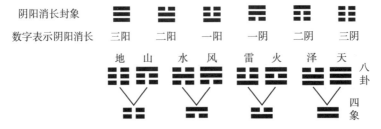

附录图 17　三阴三阳表示日月运动规律

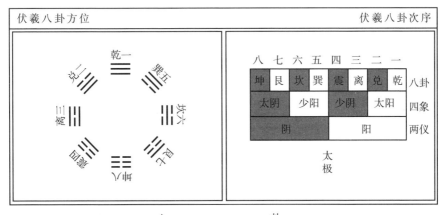

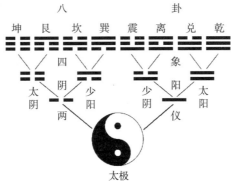

附录图18 先天八卦图

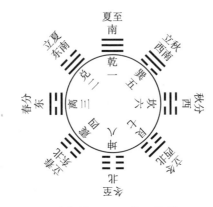

附录图19 八卦八节图

圆周是太阳运行轨迹表示时间，方位表示空间，时空俱在其间。

四、六爻卦

太阳运行的"七衡六间"规律，构成了六爻卦图。

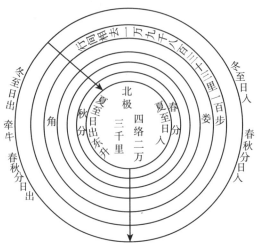

附录图 20　七衡六间图

上面的箭头表示太阳从南回归线往北运行，是春夏六个月，组成一个六爻卦；下面的箭头表示太阳从北回归线往南运行，是秋冬六个月，组成一个六爻卦。故《周易》用正反两个六爻卦表示一年。

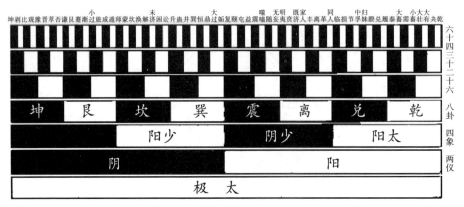

附录图 21　六十四卦图（1）

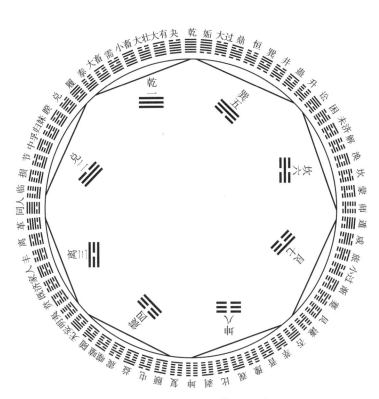

附录图 21　六十四卦图（2）

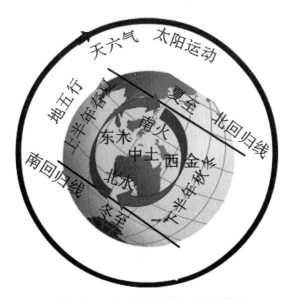

附录图 22　太阳绕地球视运动示意图

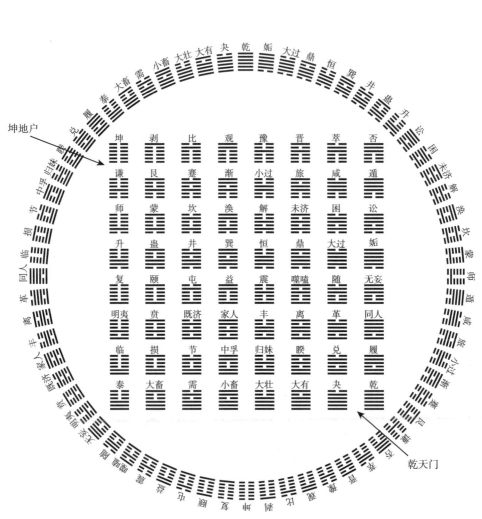

附录图 23　天门地户示意图

　　"七衡六间图"表示一年十二个月。《灵枢·阴阳系日月》将十二个月和人体十二经结合起来了，见附录图24。

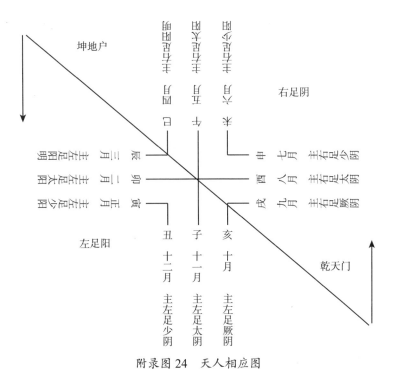

附录图 24 天人相应图